Ivan Ivanji

Hineni

Gedruckt mit freundlicher Unterstützung der Kulturabteilung der Stadt Wien.

MIX
Papier aus verantwortungsvollen Quellen
FSC® C004378

Grafische Gestaltung: Dorothea Löcker, Wien
Umschlagabbildung: © akg-images
Druck und Verarbeitung:
EuroPB, s.r.o., Tschechische Republik
ISBN 978-3-7117-2093-1

Informationen über das aktuelle Programm
des Picus Verlags und Veranstaltungen unter
www.picus.at

Ivan Ivanji

Hineni

Roman

Picus Verlag Wien

HAGAR

Sie war als Kind nie hungrig schlafen gegangen, nie. Tagsüber war sie natürlich mitunter hungrig gewesen, aber am Abend gab es immer genügend zu essen. Allerdings erzählte man ihr immer wieder, wie es ist, großen Hunger zu haben, von Menschen, die lange ohne Nahrung leben müssten, sogar ohne Wasser blieben und starben. Als kleines Mädchen konnte sie sich das nicht einmal vorstellen. Noch hatte sie keine Ahnung, was das war – Tod, Sterben –, nur dass es etwas Furchtbares sein musste. Die Herrschaft sorgte für alle, Männer, Frauen und Kinder, alle, alle, die sie kannte. Es hieß, sie seien Sklaven. Nun, dachte sie von klein auf, es ist, wie es ist. Konnte es anders sein? Wie denn? Kann man anders sein, als man ist? Sie glaubte nicht, dass ihr etwas fehlte.

Wie aber war es mit den sogenannten freien Menschen? Sie waren zum Beispiel Fischer am Nil, mussten ihren Fang Herrn Hisisi zeigen, der ihnen überließ, was sie und ihre Familien zum Überleben brauchten. Mehr nicht. Oder sie waren Arbeiter an den Dämmen des großen Stromes. Sie alle mussten sich große Mühe geben, um nicht hungrig schlafen gehen zu müssen. Hagar und die Sklaven mussten natürlich ebenfalls arbeiten, aber Sorgen, was sie am Morgen und am Abend essen würden, hatten sie nicht.

Bald konnte Hagar viele Fischsorten unterscheiden, die silbrigen Meeräschen, Buntbarsche, Hechte und seltsame Kugelfische, am häufigsten waren Welse, manche davon größer als sie selbst. Sie wuchs mit gekochtem, gebratenem, manchmal auch roh zubereitetem Fisch auf, mit Grützen am Morgen und am Abend. Erwachsene erhielten dazu täglich einen Krug Bier.

Herr Hisisi streichelte Hagar manchmal über den Kopf und gab ihr von seinem Fladenbrot mit Honig. Als kleines Mädchen dachte sie, es sei viel besser, Sklave zu sein als ein freier Mensch wie die Fischer und die Arbeiter am Damm. Man bekam, was man brauchte, ohne sich sorgen zu müssen. Darum kümmerte sich Herr Hisisi. Ziemlich lange fragte sich das Mädchen nicht, warum das so war.

Sie wusste, Herr Hisisi war ein Schreiber. Außer freien Arbeitern, Fischern, nicht zu vergessen Matrosen, gab es auch solche Leute. Lange glaubte sie, er sei der einzige Schreiber auf der Welt. Und der einzige Mensch, den man mit Herr anredete. Abends hörte Hagar, wie der Wind ihr Lieder zutrug:

Der Ruderer ist müde,
in seinen Händen das Ruder,
auf seinem Rücken der Peitschenhieb,
sein Magen leer,
der Schreiber sitzt in der Kabine,
es rudern die Kinder der anderen.

Azenat sagte einmal zu ihr: »Du weißt nicht, wie glücklich du bist, Kind.«

Das war sie also, nicht nur Sklavin, sondern auch glücklich. Natürlich glaubte sie Azenat. Ziemlich lange. Später nicht mehr, nicht mehr ganz.

Azenat erzählte vor dem Einschlafen Geschichten. Sie hatte eine blasse, fast weiße Haut. Sie sagte dem Mädchen jedoch, dunklere Haut sei für die meisten Männer begehrenswert.

»Viele werden von dir Kinder haben wollen, Hagar, die sollen schön sein wie du.«

Sie wusste noch nicht genau, was das sein sollte, Schönheit, aber wenn Azenat meinte … Das war doch gut für sie, oder?

Es hieß, sie alle seien Eigentum des Pharaos. Natürlich war auch Hagar als kleines Mädchen überzeugt davon, er sei einer der Götter, sie selbst also ein Mädchen Gottes, was will man mehr? Jemand Wichtigeren, Großartigeren als Herrn Hisisi als Mensch konnte sie sich ohnehin nicht vorstellen. Azenat erklärte ihr, der Name Hisisi bedeute Geheimnis, geheimnisvoll.

»Und was bedeutet dein Name, Azenat?«

»Ganz einfach, es bedeutet Tochter.«

»Sind wir nicht alle jemandes Töchter?«

»Das schon, Kind, aber manchmal weiß man nicht, wer der Vater ist. Viele unter uns wollte keiner anerkennen.«

»Ist es nicht so, dass Seine Majestät der Pharao uns wollte? Wir sind die Seinen, ist das nicht viel mehr als irgendein gewöhnlicher Vater? Unser Vater ist ein Gott. Was macht es, wenn man dann nicht weiß, wer sein menschlicher Vater ist? Und was bedeutet mein Name?«

»Das weiß ich nicht«, seufzte die ältere schon etwas genervt.

»Gibt es wirklich etwas, was du nicht weißt?«

Jetzt lächelte Azenat, deshalb wagte Hagar weiterzubohren. »Wieso weißt du überhaupt so viel?«

»Ich wurde nicht als Sklavin geboren …«

Sie schloss die Augen und drehte sich weg, schlief ein oder tat, als wäre sie eingeschlafen, und so schlief auch Hagar ein. Es gibt Gespräche, nicht viele, aber doch einige, die man sich ein ganzes Leben lang merkt. Nachträglich wundert man sich, was man einmal geglaubt hat.

Herr Hisisi hatte zwar Azenat nicht zur Aufseherin der jungen Sklavinnen ernannt, aber sie war es, es war wohl einfach so gekommen. Sie arbeitete nicht, sondern teilte die Arbeit ein, und ihm war das recht. Am frühen Morgen gingen die Sklavinnen ans Ufer des Nils und wuschen die Fischernetze. Das fiel Hagar nicht schwer, fast war es Spielerei. Wenn die

Netze zerrissen waren, machten die Mädchen Azenat darauf aufmerksam und sie gab sie weiter an geschicktere Frauen, die sie flickten. Wenn die Sonne immer höher stieg und auf Sklavinnen, Arbeiter und andere freie Menschen herunterbrannte, die Wellen leise plätscherten, bläulich, freundlich, dann setzte sich Azenat auf einen Stein am Ufer und ihr Blick verlor sich irgendwo in der Ferne. Eines Tages teilte sie Hagar für eine neue Aufgabe ein, sie brachte nun den Arbeitern, die an Dämmen arbeiteten, um die Tempelanlagen von den Fluten des Nils zu schützen, ihr Trinkwasser.

Man erzählte, der große Strom sei manchmal verärgert und böse, dann trete er über die Ufer und zerstöre viel, reiße alles mit sich, Gemäuer, Vieh, auch Menschen, ein andermal wurde er träge, mochte die Felder nicht überschwemmen, dann verödeten die Äcker, die Ernten fielen aus und es herrschte Hunger. Hagar hatte Hunger nie direkt erlebt, nie, sie bekam wie alle anderen jeden Abend Fisch und Grütze und das war gut, der vorabendliche Hunger war nur die Einleitung zum Genuss des Abendmahls.

Azenat erklärte ihr, dass man vor Durst rascher sterbe als vor Hunger. Wieder dieses Sterben! Wenn Hagar manchmal durstig war, nahm sie einfach den Schöpflöffel und trank aus dem Nil. Bald hatte sie begriffen, dass der Strom Herr des Schicksals war, man musste ihn lieben und verehren. Die Beziehungen der Götter zum Nil verstand sie noch nicht, dachte nicht über sie nach. Sie würde es nie begreifen. Es ist, wie es ist. Im Nil lebten nicht nur Fische, sondern auch Krokodile. Seit sie lebte, wusste Hagar von ihnen und wie hässlich, wie gefährlich sie waren.

Man führte die jungen Sklavinnen zum Dienst am Gott Hapi, der sich darum kümmerte, dass der Nil das Land rechtzeitig überschwemmte und sich auch wieder zurückzog, um die Felder für die Saat freizugeben. Meist wurde er in der Gestalt eines fetten Mannes mit hängenden Brüsten abgebildet. Es hieß, die Felder am Nil seien ihrer aller Kornkammer, aber was das sein sollte, begriff Hagar lange nicht. Grütze und Fladenbrot brachte sie jedenfalls nicht mit diesem Begriff in Verbindung. Viele Worte lernt man, ohne zunächst zu wissen, was genau mit ihnen gemeint ist, wenn man sie ausspricht. Aber Hagar sah, wie man beim Bäcker mit Dreschflegeln auf das Korn einschlug, wie es zwischen zwei flachen Steinen zerrieben, mit Wasser vermischt und und zu Brot gebacken wurde. Das begriff sie wohl und mochte Brot lieber als die langweilige Grütze.

Für Brot und Leben gab es nur ein Wort. Das schien selbstverständlich. Den Geschmack des Brotes kannte Hagar lange bevor sie sich Gedanken über den Sinn des Lebens machte.

Gott Hapi hatte blaue Haut, aus seinem Kopf wuchs die Papyruspflanze. Man brachte ihm Opfer, die man nicht verbrannte, sondern in den Nil warf. Hymnen für ihn wurden gesungen, man lobpries ihn und betete, er solle dafür sorgen, dass stets genug zu essen vorhanden sei, man brachte jedoch den Mädchen auch bei, dass der Nil auch anderen Göttern unterstellt war, vor allem Osiris. Der Fluss, der das Leben gab und nahm. Menschen ertranken oder wurden von Krokodilen gefressen, deshalb war der größere Herr der Gott des Todes Osiris.

Später hörte Hagar auch, dass über jedem Herrn ein noch höherer Herr stand und der allergrößte sich allen unseren Gedanken entzog, jedem Verständnis, und so genügte es ihr, auch weiterhin zu wissen, dass Herr Hisisi ihr Herr war. Was kümmerten sie alle Zwischenstufen zwischen ihm und Seiner Majestät dem Pharao und dessen Sohnsein des Osiris? Viel, viel später, als man Hagar zum ersten Mal vor den Thron des

Pharao brachte, des Königs mit den zwei Kronen auf dem erhabenen Haupt, als sie sich vor der Erhöhung, auf der er saß, auf den Boden werfen sollte, dachte sie, etwas Wichtigeres, Erhabeneres werde in ihrem Leben nicht mehr geschehen. Als er dann jedoch mit gewöhnlicher, menschlicher Stimme sagte, sie solle näher kommen und sie Abraham schenkte, begriff sie, dass er nur der Höchste unter den Menschen war, ein Mensch, aber vielleicht gleichzeitig der Niedrigste unter den Göttern, obgleich Sohn des höchsten Gottes, der doch unermesslich mächtiger war als er. Keine Ahnung konnte sie damals davon haben, was ihr noch viel später eines Tages Abraham erklären würde, sein Gott sei der größte und man solle keine andere Götter haben als ihn.

Nach Gottesdiensten wurde sowohl an die Sklaven als auch an die freien Arbeiter von den Dämmen und Steinbrüchen Bratfisch und sogar Fleisch verteilt, Erwachsene bekamen einen zweiten Krug Bier, es schlossen sich Matrosen an, die behaupteten, zu Hapi eine besondere Beziehung zu pflegen. Die Matrosen sagten, Hagars Hautfarbe deute darauf hin, dass sie aus einem fernen Land stamme, das Kusch heiße und ebenfalls am Nil liege. Denn auf der Insel Scha-At lebten Menschen, die aussahen wie sie.

Die Seeleute erzählten, wie groß und mächtig der Nil sei, aus welcher riesigen Entfernung er zu ihnen strömte, aus Urwäldern, wo Menschen mit noch viel dunklerer, echt schwarzer Hautfarbe lebten. Ihn unterbrachen starke Wasserfälle, dann stürze er von großer Höhe in die Tiefe, er fließe auch durch Wüsten, aber wo er die Erde überschwemme und seinen Schlamm hinterlasse, blühe alles auf, wachse das Korn. Gott Osiris habe selbst aus Nilwasser und wilder Gerste Bier gebraut und die Menschen gelehrt, wie man das tue.

Die jungen Sklavinnen, die noch im Kindesalter waren, begriffen nicht, wieso sich manche Männer komisch verhielten, nicht richtig sprachen, sondern lallten, schwankten, statt aufrecht zu gehen. Azenat erklärte ihnen, dass sie besoffen seien und was das bedeutete, jetzt aber sollten alle Mädchen schleunigst in den Schlafraum gehen und sich schlafen legen. Sie sollten die Matrosen meiden, denn ihre Unschuld sei ihr einziger, großer Besitz, den müsse man so teuer wie möglich verkaufen, die Gelegenheit dafür würde sich nur einmal im Leben bieten. Das war noch bevor Hagar zum ersten Mal ihre Tage bekam und sie hatte keine Ahnung, was damit gemeint war. Am nächsten Abend fragte sie jedoch, was das sei, Unschuld, und was sie mit betrunkenen Matrosen zu tun habe. Azenat erklärte es. Hagar fand das seltsam und ekelhaft. Aber auch in dieser Hinsicht war es wohl, wie es war.

Jahrelang schien Gott Hapi zufrieden mit den dargebotenen Opfern und Gesängen zu sein, denn der Nil überschwemmte das Land regelmäßig und zog sich auch brav wieder zurück, die Ernten waren gut, man war zufrieden. Hagar also ebenfalls, weil sie jeden Abend satt wurde. Noch wusste sie nicht, dass das Glück mehr sein konnte und dass es größeres Leid gab als Hunger.

Eines Tages setzte sie vor einer Lagerhalle den Wasserkrug für die Arbeiter auf dem Damm ab, er war ihr schwer geworden. Zufällig blickte sie auf die weiße Wand und sah, wie eine riesengroße, blaugrünlich im Sonnenlicht schimmernde Eidechse hinaufkletterte. Sie war entsetzt, dachte im ersten Augenblick, es sei ein kleines Krokodil, aber was hatte ein Krokodil auf einer Mauer auf dem Festland zu suchen? Wie erstarrt stand sie noch da, als das Tier längst wieder weg war und ein Arbeiter brüllte, er sei durstig, sie solle nicht blöd ins Nichts gaffen, sondern gefälligst Wasser bringen, dafür sei sie da.

Am Abend berichtete sie Azenat von diesem seltsamen Erlebnis und fragte: »Sind wir Sklaven Eidechsen, Schreiber wie Herr Hisisi jedoch Krokodile? Wir sind einander so ähnlich, weil wir Menschen sind, und doch so verschieden, oder? Der Unterschied ist vor allem, dass die Krokodile gefährlich sind, wir aber unschuldig, wenn auch auf eine andere Art, als du es mir erklärt hast …«

Azenat unterbrach die Kleine: »Du bist ein seltsames Mädchen, Hagar. Was dir nicht alles einfällt. Es ist für unsereinen nicht gut, so viel nachzudenken …« Dann machte sie eine Pause und sagte nachdenklich: »Wer weiß, was die Götter mit dir vorhaben.«

AVRAM

Haran war eine reiche Handelsstadt in einem Land gleichen Namens, die Heimstätte freier Menschen, hochgewachsener Männer und schöner Frauen. Ihr Schutzgott hieß Sin und erschien ab und zu auf nächtlichem Himmel. Er hatte Hörner wie eine nach oben gebogene Sichel. Oft saß er auf dem Mond. Der wichtigste ihm geweihte Tempel hieß Uhulu. Händler, die hier durchkamen, erwiesen ihm ihre Ehrerbietung mit Opfern, denn hier befand sich eine wichtige Wegkreuzung für Karawanen. Sie zogen von hier in verschiedene Richtungen, vor allem jedoch über das Land Naharain Richtung Meer.

Manchmal überquerten auch königliche Karawanen in Begleitung schwer bewaffneter Reiter die Straßen, das waren finstere, schweigsame Männer, denen man besser aus dem Weg ging. Man war froh, wenn sie sich damit begnügten, ein wenig Wasser und Nahrung zu verlangen und weiterzogen. Sie hatten den Auftrag, dem Pharao in Ägypten Geschenke und Tribute zu überbringen, oft Gegenstände aus Lapislazuli, dem wunderbaren blauen Edelstein, den es nur in dieser Gegend gab und der seinem Besitzer Weisheit verlieh. Beliebt waren Skarabäen, die dem Käfer nachgebildet waren, der im Schlamm des Nils lebte und das Glück segensreicher Überschwemmungen bezeugte. Auch für die Augen der Totenmasken der Könige brauchte man diesen Stein. Die Karawanen führten auch Goldbarren mit dem Stempel des Pharaos, der anzeigte, wie schwer sie wogen, mit sich.

Man handelte mit Getreide: Weizen, Hirse, Roggen, mit Obst und Gemüse, Rindern, Schafen, Ziegen, Geflügel, Gewürzen, Weihrauchstäbchen, Honig, Farben, allerlei Werkzeug und Gerät, Lampen und Öl. In einem Ort fehlte das eine, im anderen etwas anderes, Tücher, Seide, Leinen und Baumwollstoffe, Holzstämme, Holz in Form von Brettern oder Balken, auch als Möbel, die waren besonders teure Waren und umständlich zu transportieren. Die Schreiber schrieben einander, wo was fehlte und zu welchem Preis was gehandelt wurde, wie viel Gold und Silber man bereithalten oder mitnehmen sollte, wo Räuberbanden die Wege gefährdeten. Sie bekamen ihren Anteil für die wertvollen Nachrichten. Die geschicktesten Kaufleute stellten eigene Karawanen zusammen, charterten Schiffe, kauften billig von verarmten Bauern und Handwerkern, verkauften teuer, wo Mangel herrschte oder einfach Wertvolles und Seltenes gewünscht wurde, dann schafften sie neue Schaf- und Ziegenherden an, Obstgärten und Grundstücke, ließen sich Häuser bauen, mehr als sie bewohnen konnten, sodass sie auch an Wuchermieten verdienten, die Erfolgreichen beneideten die noch Erfolgreicheren, alle opferten jenen Göttern, die sie für ihre wichtigsten Wünsche für zuständig hielten, meinten, so Frieden zu kaufen und die Möglichkeit, noch reicher zu werden, beteten um Erfolg in der Liebe und gesunden Nachwuchs. So kamen auch die Priester zu ihrem Reichtum, denn sie waren gleichzeitig Ärzte und Apotheker, an die man sich wandte, wenn Krankheiten einen überfielen, davon waren nicht einmal die Allerreichsten befreit.

Avram, dessen Name bedeutete, der Vater sei erhaben, Sohn des Terach, und sein Neffe Lot gehörten zu den ziemlich geschickten Kaufleuten in Haran, freilich nicht zu den reichsten und bedeutendsten.

Es schien, als hätte sich die Welt erweitert. Vor nicht so langer Zeit, erzählten Greise, habe man selten seine Siedlung verlassen, die Familien produzierten selbst, was sie zum Leben brauchten, und das war nicht viel, Nahrung und etwas, um den Leib zu bedecken. War das Leben gewesen oder Dahinsiechen?, fragte sich Avram. Immer mehr Menschen gingen jetzt auf Reisen, wechselten die Wohnorte, suchten nach dem Glück. Man sattelte Esel und Maultiere, seltener Pferde und für die Wüstenlandschaften Kamele, bezahlte Plätze auf dem Deck von Schiffen, die ohnehin mit Lasten den Strom hinauf und hinunter segelten oder gerudert wurden. Es hieß, es gebe Völker, die sich weit auf das Meer hinauswagten. Man berichtete über wundersame ferne Länder, Völker, Sprachen, Städte, Tiere, Früchte, Pflanzen, Sitten und Götter. Da es der Götter so viele und unterschiedliche gab, musste man in Erfahrung bringen, welchem man was und wo opfern sollte. Allen überall zu opfern, war nicht möglich, Empfehlungen, die man bei einheimischen Priestern einholte, waren in Silber zu bezahlen. Doch es konnte für das eigene Schicksal entscheidend sein, den richtigen Gott anzubeten oder zu vernachlässigen.

Avram war schon als junger Kaufmann, kaum war ihm noch der Bart gewachsen, ungeduldig, nichts ging ihm schnell genug, die Unruhe, die ihn jeden Abend befiel, war quälend, denn er war mit seinem bisherigen seiner Meinung nach zu ruhigen Leben unzufrieden, anders als sein Neffe, der friedfertige Lot. Die Geschäfte liefen auch nicht mehr so, wie er sich das vorstellte, die Konkurrenz war groß. Er wollte sich nicht damit abfinden und beschloss, sich aufzumachen, Richtung Meer. Vielleicht war inzwischen die Hälfte seines Lebens vergangen, er kannte kaum jemanden, der älter als sechzig Jahre war. Sein Vater war jung gestorben, er aber hatte immer noch nichts erlebt, was lebenswert gewesen wäre. Warum lebte der Mensch? Er wollte weg von hier, es war wohl ratsam, sich mit einem der vielen Götter zu beraten, seinen Segen zu erflehen. Aber welchen sollte er um Hilfe bitten?

Avram beschloss, den Priester der Göttin Ningal aufzusuchen, der Schutzherrin der Stadt Ur, aus der sein Vater hierher nach Haran gekommen war. Auch er war also von Unruhe erfasst gewesen. Der Priester des Ningal geweihten Tempels war ein sehr alter, angeblich weiser Mann.

Der Göttinnenname Ningal bedeutet Laut rufende Herrin. Ihr Wahrzeichen war die Sichel, ihr Gatte war der Mondgott Nannar, der jedoch in der Stadt Haran Sin hieß. Sins Wahrzeichen war der Mond in Form einer waagrechten Sichel, die als Boot verstanden wurde, mit dem man über den Himmel reist.

So suchte Avram mit vielen Geschenken den Priester der Ningal auf, der Munambu hieß, das bedeutet Überbringer von Nachrichten, und beklagte sich wegen seiner Unruhe, die fast schon eine Krankheit sei. Er erzählte von seiner Absicht, alles zu verkaufen und wegzureisen, weg und dem Meer entgegen. Munambu hörte ihm aufmerksam zu.

»Du bist keineswegs der Einzige, der unruhig ist und nach etwas anderem, nach Höherem strebt, guter Avram. Das ist stets so mit Männern deines Alters, das legt sich mit der Zeit. Dass du südwärts dein Glück suchen willst, ist auch in Ordnung, warum nicht?«

Avram gefiel die Antwort.

»Was darf ich deiner Göttin opfern, um ihren Segen für meine Reise zu bekommen?«

»Eine schöne Kuh!«

»Eine Kuh? Ich dachte an eine Schafherde oder so etwas. Wieso eine Kuh?«

»Ningal ist eifersüchtig auf Kühe. Ihr Ehemann Nannar hat sich in eine irdische Kuh verliebt und sie geschwängert, sie weiß jedoch nicht, welche Kuh das war. Deshalb erfreut sie eine jede geschlachtete Kuh, die schon Kälber auf die Welt gebracht hat.«

Das leuchtete Avram nicht ein, er wollte es jedoch dem Greis nicht sagen und fragte: »Hast du dein hohes Alter deshalb erreicht, verehrter Munambu, weil du Ningal viele Kühe geopfert hast?«

Lächelnd antwortete der Priester: »Das weiß ich nicht, mein lieber Freund. In meinem eigenen Namen und für mich selbst bittend habe ich nie geopfert, nie. Nur für andere, die deshalb zu mir kamen. Ich weiß nicht, was die Götter erreicht, was sie zu irgendeinem Beschluss bringt oder bereits Beschlossenes verändert. Niemand weiß das und trotzdem versuchen es viele, fast jedermann. Ich rate dir, opfere die Kuh. Schaden kann es nicht. Rufe dann die Göttin an. Vielleicht antwortet sie dir. Das soll vorgekommen sein …«

Schon in der nächsten Nacht opferte er seine schönste Kuh und für alle Fälle auch ihre Kälber dazu. Die Nacht war hell, unendlich viele Sterne funkelten auf dem Himmel und es war Vollmond. War das die richtige Nacht? Sollte er warten, bis sich der Mond waagrecht und sichelförmig zeigte? Und was sollte er erbitten, falls ein Zeichen kam? Eine gute Reise und Schutz vor einem Überfall. Gewiss, aber das war nicht genug, wenn schon, denn schon. Also noch eine große, eine ganz große Bitte, dann würde er zehnmal zehn Kühe opfern, Land, ein ganzes Land, und Söhne, um es zu bevölkern. Die ganze Nacht wartete Avram, aber er empfand nichts Neues, seine Unruhe wuchs sogar noch, als die Sonne aufging. Er beschloss, dennoch fortzureisen, denn es war nichts geschehen, um ihn aufzuhalten.

»Bevor wir abreisen, wollen wir heiraten, Lot«, sagte Avram, ohne von seinem Gespräch mit dem Priester und der geopferten Kuh zu erzählen. »Nirgendwo werden wir so schöne und dem Mann ergebene Mädchen finden wie hier. Ich nehme Sarai, sie ist aus meinem Geschlecht, meines Blutes, sie soll mir viele Kinder gebären, hübsch wie … wie der Vollmond schön ist meine Sarai. Dann aber müssen wir auch einen neuen Gott finden, an den wir uns wenden können, Gott Sin und die Göttin Ningal werden uns auf dieser Reise und in der Ferne nicht helfen können.«

Lot hatte gerade einen Krug in der Hand, setzte ihn ab, weil er nicht gleichzeitig etwas tun, denken und sprechen konnte, und sagte zögernd: »Man kann doch Götter nicht einfach finden. Die Priester wissen, wo welche angebetet werden, ist es nicht so? Willst du die Götter auswechseln?«

»Nein, du hast mich falsch verstanden, nicht auswechseln. Ich will unseren eigenen Gott suchen, denn anscheinend passt keiner der bekannten zu uns. Ich habe mit vielen Menschen gesprochen. Pass auf! Mein Vater, die Götter mögen ihm ein gutes Jenseits gönnen, kam aus Ur. Auch ich wurde dort geboren, ich kann mich aber nicht an diese Stadt erinnern. Ich weiß jedoch, dass sie ein Hort der Weisheit, der Kunst und des Reichtums ist. Greise erzählten, Vater sei trotzdem in Richtung eines Landes aufgebrochen, das Kanaan heißt. Dort soll es große, sehr große Städte mit vielen Tausend Einwohnern am Meeresufer geben, ein Riesenangebot an Waren und Möglichkeiten. Vater hat jedoch schon hier haltgemacht und es für gut befunden, ich weiß nicht warum, er ist zu einem bescheidenen Wohlstand gekommen, bis er das Diesseits verlassen hat. Vielleicht wohnt dort in Kanaan unser Gott und wartet auf uns.«

Die Stadt Ur lag am Fluss Al Furat, dem Euphrat. Hier befand sich ein großer Zikkurat, ein künstlicher Berg aus Ton und Ziegelsteinen, auf den die Menschen stiegen, um den Sternen und den Göttern etwas näher zu sein. Geweiht war der Gipfel dem Mondgott Etemiguru, auch ein Name des Gatten der Ningal. Dort glaubte man, ihre Kinder wären der Sonnengott An, der Zeiten und Unwetter bewegende Gott Adad und die als Falke erscheinende Inana, die das Schilf segnet. Man kam aus allen Richtungen, um hier diesen Göttern zu opfern, um inständig zu beten und von ihnen alles Mögliche zu erbitten. Das alles wusste Avram, doch es genügte ihm nicht.

An dieser Stelle hatte man entdeckt, wie man aus Ton nicht nur Ziegelsteine für den Bau herstellen, sondern auch Platten, in die man Zeichen ritzte, die man verstehen konnte. So konnte man Verträge absichern, nicht nur wie bisher mit Handschlag, den unredliche Menschen mitunter vergaßen, man konnte auch Nachrichten sicherer senden, als wenn sich Boten merken mussten, was sie berichten sollten.

»Aber warum sollen wir jetzt weg von hier?«, zauderte Lot. »Hungrig sind wir hier auch nicht …«

»Ich reise auf jeden Fall, du musst ja nicht mitkommen.«

»Natürlich komme ich mit, Avram. Ich habe auch gehört, dass Kanaan ein fruchtbares Land ist.«

»So ist es.«

Wenn er stillstand, wurde Lot gesprächig. Dabei fuchtelte er nie mit den Armen, scharrte nicht mit den Füßen, denn entweder sprach er oder er bewegte sich. Er werkte mit den Händen oder er ging einfach, im Laufen zu reden war für ihn unmöglich. Nicht allen fiel das auf, aber Avram merkte es und zog daraus seine Schlüsse.

Lot ängstigte sich: »Onkel! Dort leben doch gewiss schon Leute. Warum meinst du, dass man uns friedlich aufnehmen wird, dass wir willkommen sein werden? Vielleicht bringen sie uns einfach um.«

»Wenn die uns nicht in Frieden empfangen, werden wir sie zwingen, sich zu unterwerfen. Wir werden sagen, dass uns unser Gott dieses Land verheißen hat.«

Avram setzte sich immer durch. Fast immer. Sie heirateten in aller Eile, was nicht allen gefiel. Avram kümmerte sich nicht darum, Lot litt deswegen. Sie nahmen nicht die jüngsten, aber die hübschesten Mädchen, deren Eltern einverstanden waren, immerhin waren Avram und Lot aus einer angesehenen Familie und Töchter musste man anbringen. Wen interessierte es schon, wie die Frauen aussahen, wichtiger war, wie ihre Kinder sein würden, man wusste, wofür man Frauen brauchte. Wovon hatten sie geträumt, bevor sie verheiratet wurden? Wen kümmerte das? Avram erklärte Lot immer wieder, dass er viele starke und schöne Kinder haben musste.

Sie verkauften das einstöckige, aus Ziegelsteinen erbaute weiß gekalkte Familienhaus. Ziegelhäuser waren im Gegensatz zu den Hütten aus Lehm und Stroh Zeichen von Reichtum, mehr als nur ein Dach über dem Kopf, ein Zuhause. Lot war auch weiterhin unglücklich, diese Sicherheit und Bequemlichkeit zu verlassen, gehorchte jedoch und verließ sich auf die Willenskraft des älteren Verwandten.

In der Nacht, bevor er endgültig sein Haus verlassen musste, das Haus, in dem seine Unruhe ins Unerträgliche gewachsen war und ihn nicht einmal die geduldige, allerdings willenlose Hingabe Sarais in der ersten Ehenacht beruhigt hatte, stieg er auf das Dach, um den Himmel zu betrachten. Der Mond zeigte sich diesmal als Sichel und stand waagrecht am Himmel. Hatte das etwas zu bedeuten? Nein, dachte Avram, alle diese Geschichten über Götter und Göttinnen, ihre verschiedenen Namen und Eigenschaften, waren zu verwirrend. Die Priester verwirrten die Besucher ihrer Tempel vielleicht, um möglichst viele Fleischopfer zu erwirken, alle, alle waren sie wohlbeleibt, weil sie so viel von den besten Stücken der Tiere für sich selbst nahmen, wie es ihnen beliebte. Das war keine Anbetung von Erhabenem, sondern Geschäft. Ein gutes Geschäft. Von Geschäften verstand Avram etwas.

Als er etwas später sein Gespräch mehrmals von Neuem

überdachte, hielt er anfangs manches, was ihm Munambu gesagt hatte, für richtig. Da hatte ein weiser, alter Mann versucht, einem jüngeren seine Unruhe zu erklären, sie war damit jedoch nicht aus der Welt geschafft. Sie ergriff ihn immer stärker wie ein Juckreiz, den man nicht loswerden kann.

Am schlimmsten war es vor der Abreise. Alles war bereit. Schläuche mit Wasser und Wein, die notwendigen Vorräte, gut verpackt Gold und Silber. Früh am Morgen würde man das Haus den neuen Besitzern überlassen und losziehen. Noch einmal ging er aus einer Kammer in die andere, inspizierte den Stall und das Vieh, beruhigte mit wenigen Worten die aufgeregten Knechte, wusste, dass er keinen Schlaf finden würde, und ging langsam durch die Stadt, in der er aufgewachsen war. Hinaus ins Freie, bis er zwischen den alten Bäumen auf eine Brache stieß, stehen blieb und hinauf in den Himmel schaute. Wo würde er anfangen, wollte er die Sterne zählen? Es war unmöglich, aber dann sagte er sich, es geht nicht um die Sterne! Es geht um mich und mein Leben.

Urplötzlich, als hätte ihm eine unsichtbare starke Hand eine Last abgenommen, fühlte Avram sich frei. Zuversichtlich und frei. Befreit vom Zweifel, ob er richtig entschieden hatte. Gewiss, dass er die Zukunft erobern würde. Nicht ein neues Haus, nicht ein neues Gut, nein, ein neues Land. Nein, er war nicht alt, die erste Hälfte des Lebens war nur der Beginn, nur die Vorbereitung gewesen. Die Vorbereitung für die Vorbereitung. Und wieso die Hälfte. Der Priester war doch alt, manche Menschen wurden sehr alt. Nicht viele, aber manche. Wieso nicht er? Warum sollte das bisher die Hälfte seines Lebens gewesen sein, warum nicht ein Drittel? Ein Viertel? Mit einem neuen Blick zum Himmeln hinauf, mit der beruhigenden Feststellung, dass alle Sterne da waren, seit jeher da gewesen waren und am Himmel jede Nacht weiterleuchten würden, wusste er, dass es oben mehr gab als nachts Sterne und Mond, am Tage Sonne, manchmal Wolken, diese Harmonie konnte nicht von miteinander streitenden, eifersüchtigen, menschenähnlichen oder tierähnlichen Göttern stammen. Der Gedanke schlug ein wie ein Blitz und er rief so laut er konnte zum ewigen Gewölbe hinauf: »Bist du ein Gott? Hast du mir eingegeben, mein Vaterland und meine Verwandtschaft und mein Haus zu verlassen und in ein neues Land zu gehen?«

Der Antwort war er nicht sicher, nicht ganz sicher, aber er glaubte an sie. Eiligen Schrittes ging er nach Hause, ruhig legte er sich auf die Matte neben sein schlafendes Weib, schlief kurz, aber fest, und als er aufwachte, als hätte ihn jemand wachgerüttelt, war er auf einmal hellwach und erinnerte sich an die Nacht, als hätte nicht er den Himmel angerufen, sondern eine urmächtige Stimme ihn. Zu Sarai sagte er, er habe einen großen Segen erhalten, Gott habe versprochen, ihm ein Land zu schenken und ein Volk.

»Welcher Gott?«, fragte Sarai schlaftrunken.

»Unser Gott, der Allmächtige!«

So begaben sie sich auf eine Reise, zogen los, wie der Mond das Himmelsgewölbe überquert von Nacht zu Nacht, zogen los mit ihren Frauen, den Hirten und Knechten, bildeten eine große Karawane, ritten auf guten Pferden. Die Säcke mit Proviant und den Waren, die sie unterwegs verkaufen oder eintauschen wollten, trugen die starken Maulesel, begleitet wurden sie von ihren Schaf- und Ziegenherden.

Es wurde eine lange, schwierige Reise durch wechselvolle Landschaften und durch Wüsten, nur selten hielten sie an saftigen Oasen. Nacht für Nacht wurde ein Lager aufgeschlagen, am Morgen abgebrochen, man schlief in ungemütlichen Zelten auf einfachen Matten, mit den Säcken, in denen das Gold und das Silber war, unter den Köpfen. Einige der Knechte waren gut bewaffnet und lösten einander als Nachtwachen ab, sie hatten jedoch Glück oder es war ihr Gott, ihr neuer Gott, der ja kein neuer war, denn er hatte alles geschaffen, der von Avram neu entdeckte Gott, der sie bewahrte. Sie wurden nicht von Räubern überfallen, größeren Banden hätten sie nicht standhalten können. So erreichten sie nach vielen Tagen das Land Kanaan westlich des mächtigen Flusses Nahar ha-Jarden, des Jordan. Tatsächlich lag es am Ufer des Meeres. Die Weite der See, die Brandung mit ihrem Geräusch, wie sie nie eines gehört hatten, die frische, salzige Luft begeisterten alle, Herren und Gesinde. Sie fanden eine Stadt mit einem großen Hafen, wo sie zum ersten Mal Schiffe mit hohen Masten sahen.

Am Meeresufer waren viele Städte erbaut, freie Gemeinschaften bildeten keine Bündnisse. Nachdem sie die ägyptische Herrschaft abgeschüttelt hatten, fühlten sich die Städte sicher, weil jedermann auf der Welt gut geordnete Handelsstätten und seetüchtige Mannschaften brauchte und dafür einen ruhigen Ort bewahren würde. Dieser Ort waren sie. Diese Nützlichkeit war ein stärkerer Schild als jedes Bündnis und als Waffen, die sie hätten aufbringen können. Eroberer fürchteten sie nicht. Irrten sie?

Das Meer. Am ersten Abend, an dem sie in einer großen Siedlung am Meeresrand angekommen waren, stand Avram am Strand und beobachtete den Himmel, die Dämmerung und die Farben, die sie auf der endlosen Wasserfläche zauberte. War es derselbe Himmel wie über Haran, immer dasselbe Gewölbe über ihnen auf der langen Reise? Ja. Sicher. Dann aber war es auch derselbe Gott. Diesem Gedanken ergeben stand Avram lange bewegungslos da, als wäre er eine Säule, kein lebendiger Mensch. Wie sollte er ausdrücken, was ihn bewegte, mit wem hätte er reden sollen? Mit niemandem. Oder doch? Mit keinem Menschen. Noch nicht? Aber mit dem Himmel hatte er doch schon in der Nacht vor der Abreise aus der Stadt seiner Kindheit gesprochen. Oder hatte er sich das eingeredet, eingebildet? Nein. Unmöglich. Es fehlte jetzt ein Wort, ein Ausdruck für das, was er fühlte. Das war keine Unruhe. Oder doch eine andere als jene, die ihn losgeschickt hatte, etwas zu suchen. Und zu finden. Was? In Gedanken versuchte er es auszudrücken: dieses Wunder, das Leben, Land und See, das Murmeln der Wellen, der Himmel, der rote Sonnenball, der silberne Mond, die Sterne, die unzählbaren Sterne, denn es war inzwischen Nacht geworden. Sie breitete mildes Halbdunkel über die Stadt, denn Lichter in den Häusern und der Mondschein ließen es nicht ganz finster werden. Für das alles musste es ein umfassendes kurzes Wort geben, ein einfaches und kurzes – El, Gott? Alles war eins. Einheitlich schön, herrlich. Jetzt wusste er, es war unmöglich, Einzelnes aus der Gesamtheit, dieser Harmonie herauszulösen und je einem Gott anzuvertrauen, der noch dazu in seltsamer Gestalt zu erscheinen geruhte. Der Gott, den Avram suchte, nein, den er gefunden hatte, der ihn gefunden hatte, konnte nur selbst in einer Vielzahl existieren und doch eins sein, wenn er der eine war, El, er musste im Plural gedacht und angesprochen werden, Elohim. Einen Namen für ihn entdeckte Avram nicht, konnte er nicht ersinnen. Sicher, ganz sicher war es keiner der Götter, von denen er bisher gehört, denen er Opfer dargebracht hatte, weil es so Sitte war, dieser Gott, den er jetzt fühlte, mit allen Poren fühlte, befand sich in allem, was er sah und nicht sah, im Himmel, im Meer und auf Erden, Sand, Acker, Blumen, Palmen, Abenddämmerung, Sonnenaufgang. Ja, sicher, es war eine Einheit, er, dieser Gott, war eine Einzigkeit, ein Unendlicher.

Der groß gewachsene Mann verliebte sich in dieses Unaussprechbare, fürchtete sich gleichzeitig davor und war doch überzeugt, dass eine solche Liebe nur auf Gegenseitigkeit beruhen konnte.

War es vorstellbar, dass es immer schon gewesen war wie jetzt? Unmöglich. Hatte es etwas gegeben, bevor irgendetwas gegeben war? Ja. Und nein. Wüst musste es gewesen sein, wüst und leer. Er benannte es in seiner Sprache – tohu va-bohu. Er sprach es nicht laut aus, das Rauschen des Wellengangs hätte er ohnehin kaum übertönen können. Es war auch keiner da, der es hätte hören können. Oder doch? Vogelgezwitscher im Hintergrund, Grillengezirp um ihn herum. Das alles war eine Schöpfung, es war aus dem tohu va-bohu geschaffen worden. Das war einleuchtend. Wer sonst hätte der Schöpfer sein können, wenn nicht Elohim. Man musste die Natur loben und preisen, und Elohim.

In seinem Rücken hörte er Schritte, diese Stadt schlief nie. Tonfetzen drangen bis zu ihm, aber darauf achtete er nicht. Manche mochten den Mann mit dem starken, wilden Bart, der unbeweglich dastand, Himmel und Meer anstarrte, bemerken. Er war offensichtlich in einer Art Verzückung, dafür hatte man hierzulande einen Sinn, solcher Wunderlinge gab es viele, die meisten waren harmlos.

Nachdem die Sonne aufgegangen war, Himmel, See und Landschaft vergoldet und ein heftiges Treiben von Menschen und Tieren auf der Straße eingesetzt hatte, drehte sich Avram ruhig um, mischte sich in die Menge und ging zu den Zelten zurück, in denen seine Leute geschlafen hatten. Er brauchte nie viel Schlaf.

Er beschloss, sich hier niederzulassen, kaufte ein Haus, das bescheidener war als das Heim, das sie verlassen hatten.

In ihrer neuen Heimat wurde vor allen anderen der mächtige Gott der Fruchtbarkeit, des Wetters und des Gebirges im Hinterland verehrt, sein Name war Baal. In seiner hoch nach oben gestreckten Rechten hielt er den Donner, in der Linken den Blitz. Wenn er Lust hatte, jagte er Wolken über den Himmel wie Hirten ungezogene Lämmer. Es hieß, ohne seinen Segen könnten keine Kinder geboren werden, keine Jungtiere, nicht einmal Küken, Tauben und Möwen konnten ohne seine Hilfe aus ihren Eiern kriechen. Seine Gattin war Aschterot, die Göttin der Liebe, manche nannten sie auch Astarte. Sie hielt oft eine Schlange in den Händen, ihre Krone war der quergelegte, sichelförmige Mond, auf dem der Sonnenball thronte. In ihren Tempeln verkauften die jungen Mädchen ihre Körper zu Ehren der Göttin. Konnte ein sterblicher Mensch was auch immer gegen den Willen dieses Götterpaars beginnen?

Die Natur war voll der Bedrohungen, Giftschlangen, Krokodile im Nil, Haifische im Meer – auch sie alle mussten Geschöpfe Elohims sein. Wie war er, der, den er Elohim nannte? Gut? Oder böse? Oder beides zugleich? Konnte jemand zugleich gut und böse sein? Ein Mensch nicht, aber Elohim? Oder war doch jedes Ungetüm Abbild eines furchtbaren Gottes?

Dieser Gott, den Avram schon ahnte, den er noch nicht verkündet hatte, hatte ihm dieses Land Kanaan verheißen, das wusste er mit Gewissheit.

ÄGYPTEN

Die Ägypter hielten alle Bewohner Kanaans für Räuber. Die Bezeichnung Kanaaniter galt als Schimpfwort. Eine Zeit lang hatte Ägypten Kanaan direkt beherrscht, sich dann aber mit einem gewissen Ekel freiwillig von der Verwaltung des Landes zurückgezogen. Die Kanaaniter hatten weder Kraft noch Lust gehabt, ihre Unabhängigkeit mit Waffengewalt zu verteidigen. Wozu auch? Handel zu betreiben war klüger als Kriege zu führen.

Die Pharaonen verfolgten freilich auch weiterhin das Geschehen bei ihrem nördlichen Nachbarn, hatten ihre Kundschafter unter den Händlern und Schiffskapitänen, interessierten sich für die Sitten in diesem Land, die Launen seines Gottes Baal. Die Kanaaniter galten als die besten Seefahrer der Welt, die Ägypter hatten bloß Erfahrung auf dem Nil, das war etwas anderes als in offene See zu stechen, sich den wilden Winden anzuvertrauen und sich an keiner Küste orientieren zu können. Natürlich waren keineswegs alle Kanaaniter Räuber oder Seeräuber, sie waren einfach geschicktere und schlauere Kaufleute, die ihre ägyptischen Geschäftspartner leicht übers Ohr hauten, weil sie mehr von der Welt wussten.

Die Beherrschung der Schifffahrt war für das Leben in Ägypten unverzichtbar. Der Nil strömte von Süd nach Nord, der Wind wehte meist von Nord nach Süd, deshalb war die Schifffahrt auch flussaufwärts immer möglich und viel schneller als Karawanen, die dieselbe Strecke nur mühsam die Ufer entlang bewältigen konnten. Bis zum ersten Katarakt ging es problemlos, wenn der Wasserstand sehr hoch war, konnte man weitersegeln, meist jedoch mussten die Schiffe dort an Land gezogen und mühsam am Wasserfall vorbei bergauf geschleppt werden. Das war umständlich, zeitraubend und teuer. Es war für die ägyptischen Kapitäne entscheidend, immer die Ufer in Sicht zu behalten. Die kanaanitischen Schiffe hingegen wagten sich sehr weit weg von der Küste und handelten mit fernen, mitunter wilden, angeblich sehr reichen Ländern und deren Bewohnern.

Das war die Lage, als Avram an das Ufer des Meeres zog, in dem Land angekommen war, das, wie er überzeugt war, sein Gott für ihn bestimmt – oder das er für sich gewählt hatte.

Auf dem Thron der beiden Ägypten, des Landes unterhalb und oberhalb der Katarakte des Nils, saß die Inkarnation des Gottes Horus mit dem Kopf eines Falken, Amenemhet, Sohn des Sesostris und der Nubierin Nofret. Mit ihm hatte die Herrschaft der zwölften Dynastie begonnen. Die beiden Ägypten hatte, viele Generationen vor ihm, der Pharao Menes vereint, er war der erste König, der verkündete, himmlischer Herkunft zu sein, sodass man ihn als Gott verehren müsse. Amenemhets Gattin hieß Neferetjatenen, trug den Titel Königinmutter, denn sie hatte den Thronfolger Sesostris auf diese Welt gebracht, der seinen Namen nach seinem Großvater trug. Die Königinmutter zeigte sich selten in der Öffentlichkeit, aber es hieß, sie führe mit Amenemhet eine gute Ehe, jedenfalls war im intrigenreichen Lande nichts über Ehezank im Herrscherhaus bekannt.

Amenemhet war nicht königlicher Herkunft. Unter der Herrschaft seines Vorgängers Mentuhotep war er im Amt des Tjati, des obersten Beamten des Reiches gewesen. Hatte Mentuhotep die Vereinigung des Oberen und des Unteren Ägypten neu und endgültig bestätigt, oder war das sein Tjati gewesen? Niemand stellte diese Frage, die Untertanen waren ehrfürchtig genug, nur selten musste die Todesstrafe wegen Majestätsbeleidigung verhängt werden.

Die Grenzen Ägyptens waren im Nordwesten die Wüsten Libyens, im Norden das Meer, im Nordwesten das Sinaigebirge, im Süden das Ende der Schiffbarkeit des oberen Nils. Man wusste, dass nur starke Herrscher Frieden und Fortschritt für das Land und die Bevölkerung sichern konnten, die Bedingung für Wohlstand für alle oder doch zumindest für viele. Unter schwachen, unentschlossenen Königen versank auch das einfache Volk in noch mehr Elend. Deshalb musste man den lokalen Fürsten und Priestern und den verschiedenen Göttern ein strenges Regiment aufdrängen, zumindest wenn man glaubte, der Mensch könne auf den Willen der Götter Einfluss nehmen. Nur die Pharaonen wussten, ob es wirklich so war, oder fragten sich das zumindest. Ihre engsten Mitarbeiter mochten mehr wissen als die Herrscher selbst, sie erfuhren, wenn der Gottessohn, der Pharao, Kopfschmerzen hatte, sich mit Zahnschmerzen quälte, an Verdauungsproblemen litt, als wäre er ein gewöhnlicher Mensch. Mitunter hatte es früher auf dem Hof unter den zwei Kronen im Palast Streit mit eifersüchtigen Gattinnen oder einander bekämpfenden Frauen aus dem Harem gegeben. Jetzt nicht mehr. Unzweifelhaft gab es gesegnete ebenso wie verfluchte Zeiten. Wenn sie über die Menschen verärgert waren, ließen die Götter zu starke Überschwemmungen oder Dürren über das Land kommen. In der Folge brachen Kriege aus, häuften sich Raubüberfälle, kam es zu Veränderungen auf dem Thron – oder zur Geburt neuer Götter.

Räuberbanden verwüsteten mitunter ganze Landesteile, deshalb galt es, Festungen zu bauen, mit anständigem Lohn und Verpflegung die freien Arbeiter an den Tempelbauten und Dämmen bei Laune zu halten, sie von den Sklaven zu unterscheiden. Hunger leiden sollte niemand, sonst würden die Leute schlechter arbeiten, das zahlte sich nicht aus.

Von je hundert freien Männern musste einer zum Heer. Es

war wichtig, eine starke, zufriedene Streitkraft zu haben. Amenemhet hielt sich eine fünftausend Mann starke Garde. In ihr dienten die am besten ausgebildeten und entlohnten Kämpfer. Sein Heer war mächtig genug, um sein eigenes Volk und die meisten potenziellen Gegner davon zu überzeugen, dass es nicht klug war, sich seinem Willen zu widersetzen. Feige war er nicht. Argwohn ist nicht Feigheit, sondern Weisheit. Er hatte tausend Jahre der Machthabe Ägyptens studiert, zahllose Krisen, die das Land erschüttert hatten, all das war auf Tempelwänden und Papyrusrollen gut dokumentiert. Es gab auch Versuche, ihn vom Thron zu stürzen, mehrere Attentate und Komplotte überstand er glücklich. Auf seine Berater verließ er sich nicht vollständig. Nie. Vorsicht ließ ihn bedenken, dass er sterblich war. Amenemhet war kein Dummkopf, zudem ein guter Schauspieler – jeder Herrscher sollte sich in dieser Kunst üben.

Manchmal langweilte ihn das Regieren, die Doppelkrone wog schwer auf dem Kopf, das lange Sitzen auf dem unbequemen Thron war ihm lästig, die meisten öffentlichen Gottesdienste hielt er für überflüssig, sie waren nicht mehr als eine Pflicht. Er forderte, dass jedes seiner Worte als Gesetz betrachtet würde, seine Wünsche waren möglichst noch bevor er sie aussprach zu erfüllen. Er genoss es, sich Momente der Entspannung zu nehmen, nicht immer nur den Gott zu spielen, wie er meinte, dass es vor dem Volk sein musste. Er liebte die gelösten Stunden mit ausgewählten Freunden, scherzend und trinkend. Alles hatte seine Zeit. Und doch hieß es, immer auf der Hut zu sein. Kann ein Potentat Freunde haben?

Um zu bestätigen, dass mit ihm eine neue Zeit angefangen hatte, beschloss Amenemhet, Theben, die Stadt des Zepters, zu verlassen, obwohl es seit der vierten Dynastie Hauptstadt Ägyptens war, die schönste Menschensiedlung seiner Zeit, so groß, dass es hieß, ihre Mauern hätten hundert Tore. Er übersiedelte seinen Regierungssitz nach El Lischt, genannt auch Itj-Taui, näher am Delta des Nils. Als wichtigste Gottheiten verehrte er Osiris und Amun – betete er sie an, oder glaubte er bloß, es sei politisch opportun, sich den Anschein zu geben? Natürlich bildete er sich nicht ein, Gott, nicht einmal gottgesandt zu sein. Es musste gekämpft, gearbeitet, nachgedacht werden. Er wusste nur zu gut, was körperlicher und seelischer Schmerz war, brauchte oft Medizin, die seine körperlichen Leiden wenigstens teilweise milderte. Das durfte aber niemand außer seinen Priesterärzten wissen. Die schwiegen, weil sie wussten, dass sie bei der leichtesten Indiskretion den Krokodilen zum Fraß vorgeworfen werden würden.

In Nubien erschien Amun als Widder, mitunter gab er sich jedoch als Mensch mit blauer Haut zu erkennen, auf dem Kopf eine sehr große Krone, in der Rechten hielt er einen Stab, er war auch Gott der Winde. Der Nordwind war für die Barken, die den Nil flussaufwärts segelten, wichtig, besonders für die Seeleute, die sich aus dem Delta weit ins Meer hinauswagten, um es den Kanaanitern gleichzutun. Nur mit diesem Risiko war es möglich, unmittelbar mit entlegenen Völkern Handel zu treiben.

Es hieß, Amun liebe Theben. Obwohl er mit seinem Namen an diesen Gott gebunden schien, hielt Amenemhet mehr von Osiris. Amun war unverzichtbar, um das Leben auf Erden zu erhalten, Osiris regierte jedoch die andere Welt nach dem Tod, und die war die Ewigkeit.

Der neue Herrscher war sich dessen bewusst, dass seine Vorgänger viel, sehr viel geschaffen hatten, dass er an der Spitze eines einmalig wunderbaren Reiches stand, dass alles Vergangene zu ehren war, er wollte jedoch noch besser sein als sie alle, aus ihren Fehlern lernen, ein neues Zeitalter begründen. Anfangs stand ihm das Glück zur Seite. Oder möglicherweise war es doch Gott Amun, der für günstigen Wind gesorgt hatte, denn der Strom überschwemmte die Felder rechtzeitig und zog sich zurück, sobald die beste Zeit für Aussaat gekommen war, die Ernten waren ausgezeichnet, Hunger kannte man nur vom Hörensagen. Kriege mit Libyen und die Eroberung des südlichen Nubien führte der Pharao erfolgreich, sein Sohn Sesostris erwies sich als begabter Heeresführer, und so gab es genug Sklaven, auch für so manchen ehrlichen und ergebenen Untertanen.

Amenemhet bemühte sich, seinen oft aufkeimenden Jähzorn zu kontrollieren, zu jedermann, dem überhaupt die Ehre erwiesen wurde, sich vor seinem Antlitz mit zum Boden gekehrtem Gesicht hinzuwerfen, liebenswürdig zu sein. Vor allem mit dem Großwesir, dem königlichen Oberzahlmeister, dem höchsten Priester und den Kommandanten seiner Streitmacht unterhielt er sich entspannt, nicht vom Thron herab, sondern bei Kuchen, Obst und Wein. Er war ja selbst in dieser Position gewesen, wusste genau, was alles vom Wesir zu bewältigen war und dass jeder hohe Beamte überzeugt war, klüger zu sein als der Pharao. Deshalb war es am besten, mit solchen Leuten kameradschaftlich umzugehen und nicht als gefürchteter Vorgesetzter. Wenn nötig, konnte man sie immer noch gegeneinander aufhetzen, aber es war günstiger, wenn sie ein Team waren und jeder auf seinem Gebiet demselben, dem gemeinsamen Ziel zustrebte. Mitunter sollte man danach trachten, gefürchtet zu werden, aber man sollte auch wissen, wann es wichtiger war, beliebt zu sein.

So saß Pharao Amenemhet meist im Pavillon neben dem Palast mit seinem Wesir Antefikvar und Zahlmeister Mentuhotep. Der unterbreitete eines Tages den Vorschlag, die Erfassung aller Haustiere nicht wie bisher nur dann und wann, sondern ab sofort einmal jährlich zu veranstalten.

»Warum?«, fragte der Herrscher. »Das ist doch ein gewaltiger Aufwand.«

»Es bringt aber viel mehr ein, als es kostet, Majestät. Was Steuern und sonstige Abgaben angeht, werden wir an allen Enden und Ecken betrogen. Ich möchte Rinder, Schafe, Ziegen, Maulesel und Esel erfassen lassen. Wenn wir jemanden erwischen, der uns belügt und seine Tiere versteckt, soll alles beschlagnahmt und er als Sklave verkauft werden. Im ersten Jahr einige Exempel statuieren und nachher geht es wie geschmiert …« Nach einer kurzen Pause fügte er hinzu: »Erhabener Träger beider Kronen!«

»Lass die blöden Anreden, wenn wir unter uns sind. Federvieh und Kamele willst du nicht aufschreiben lassen?«

»Unnötig, mein Herrscher des Oberen und Unteren Reiches …« Er lächelte verschmitzt. »Entschuldige, mir fällt es manchmal schwer, vom Zeremoniellen zum Fachgespräch umzuschalten. Lassen wir die Leute Hühner, Gänse und Enten halten so viele sie wollen. Kamele sind nicht so wesentlich, in den Wüsten sind sie notwendig, aber die Karawanen, die dort durchziehen, haben es schwer genug, die sollten wir nicht noch mehr belasten. Für den Alltag sind Esel und Maulesel als Last- und Reittiere ohnehin günstiger.«

In der Wüste musste man sich auf Kamele verlassen, Pferde hielten Hitze und Durst schwer aus, deshalb fragte Amenemhet schnell: »Ich weiß, warum du dich so benimmst. Ich bin nicht als Gott geboren, sondern war auch Wesir und schwang mich dann auf den Thron auf. Du, ich weiß, wie man das macht!« War das eine leise Drohung? »Und Pferde? Was schlägst du vor, mit den Pferden zu tun?«

»Das würde ich lassen, wie es ist, Göttlicher!«

»Du willst mich doch auf den Arm nehmen mit dieser Anrederei, Mann!«

»Das mögen die Götter verhüten, nein, Pharao, danke für die Ehre, ich werde mich bemühen, sachlich zu bleiben. Also, Pferde sollten nur für die Streitkräfte zur Verfügung stehen, selbstverständlich auch für dich und einige wenige Würdenträger, die du bitte persönlich bestimmen solltest. Und Boten sollen reiten dürfen, wenn es um Staatsgeschäfte geht, aber das werden ohnehin fast immer Soldaten sein.«

»Einverstanden. So soll es sein!«

Antefikvar, der lange geschwiegen hatte, räusperte sich laut, und der Pharao wandte sich ihm zu.

»Du willst etwas sagen?«

»Aber natürlich! Die Erfassung aller Haushalte in beiden Reichen ist eine Riesenaufgabe, dafür muss ich viele neue, verlässliche Beamte einstellen, wenn der Zahlmeister mit seinem Amt nicht alles übernimmt.«

»Ich habe euch beide ernannt, damit ich mich nicht mit Einzelheiten beschäftigen muss. Ich bin einverstanden. Mentuhotep, du bereitest den Erlass vor, den ich zeremoniell verkünden werde. Ihr beide beratet euch, meine Freunde, verzankt euch nicht, wenn ihr mit verschiedenen Auffassungen wieder zu mir kommt, zanke ich mit euch. Ich will auch einen Vorschlag bekommen, wer ohne Sondererlaubnis Pferde halten dürfen soll. Achtet darauf, dass Stallknechte und Zureiter anständig bezahlt werden. Über Pferde für die Streitkräfte rede ich noch mit unserem Heeresführer Nesmont. Wenn ich gewusst hätte, welche Richtung unser Gespräch annehmen wird, hätte ich ihn dazugeladen. Eine Lehre für die Zukunft, ich sollte euch immer zu dritt zu mir bitten. Ich will im Heer einiges umorganisieren. Starke Streitwagen mit je einem Kutscher und einem Kämpfer, immer fünf Wagen eine Gruppe, fünf Gruppen eine größere Einheit. Dafür brauchen wir die besten und kräftigsten Tiere …«

»Du bist der Feldherr!«, sagte der Oberwesir, ohne sich um eine offizielle Anrede zu bemühen.

»So ist es. Der Zahlmeister sieht zu, wie er das Geld zusammenkriegt, der Wesir sorgt mit fester Hand für Ruhe und Ordnung. Mir lasst so viel Ruhe wie möglich …« Amenemhet befahl, die tägliche Bierration für gute Arbeiter auf zwei Krüge zu verdoppeln.

Bierbrauen war Staatsmonopol, denn Osiris selbst hatte es erfunden, die Bäcker, die es brauten und verteilten, benötigten eine Konzession für ihr Handwerk. Bäcker waren wohlhabende Leute in Ägypten.

»Darf ich dir jetzt eine Abrechnung unserer Werkstätten vorlegen, Pharao?«

Der Zahlmeister schluckte, als er es fertigbrachte, ohne zeremonielle Anrede auszukommen, oder er tat nur so. Der König sah in lächelnd an und schüttelte den Kopf:

»Nicht jetzt. Später einmal. Zeig die Liste dem Wesir, wenn ihr etwas findet, was meine Entscheidung fordert, bringt mir, was meines Siegels bedarf. Und damit endgültig: So soll es sein und danke, meine Freunde!«

Alle Werkstätten im Lande standen im Eigentum des Thrones. Die Handwerker waren geachtete, freie Menschen, sie alle, Goldschmiede, Juweliere, Tischler, Zimmerleute, Bäcker, Fleischhauer, Töpfer, Weber, Perückenmacher, Friseure, Papyrushersteller und Steinmetze wurden jedoch von Schreibern als Vorsteher für eine oder mehrere Werkstätten kontrolliert. Je nach Lage durften sie einen Teil ihrer Einkünfte behalten. Auch Künstler, Maler, Bildhauer, Musikanten und Dichter galten als Handwerker. Es war eine Ehre für Knaben, als Lehrlinge angenommen zu werden, mit der Hoffnung, zu Gesellen aufzusteigen und eines Tages zum Meister zu werden. Sklaven, die sich als besonders geschickt erwiesen, hatten die Chance, befreit und in solchen Werkstätten aufgenommen zu werden. Die Schreiber rechneten alles ab und bemaßen die Höhe der Abgaben.

Amenemhet unterstützte die Kunst, insbesondere die Dichter, denn sie konnten das Andenken an Fürsten und Könige bewahren, ihre Werke auf Wänden der Tempel einritzen und damit ihre Botschaften auch den Göttern senden, Tonplatten oder Papyri beschreiben. Der bekannteste hieß Sinuhe, er stand als Höfling im Dienst des Palastes. Aber der Pharao traute ihm nicht und machte daraus keinen Hehl, sodass der Mann es eines Tages vorzog zu fliehen.

Amenemhet war zufrieden mit seinen militärischen Erfolgen, mit der Reorganisation des Reiches und der Übersiedlung der Hauptstadt. Jetzt war es an der Zeit, auch an die Stunde zu denken, die einmal schlagen würde, wenn sein Umzug zu den älteren Kollegen, den Göttern, anstand. So drückte er sich aus. Ob er es ironisch oder ernst meinte, durfte jeder deuten wie er wollte. Der Fortbestand der Macht, der Übergang zu einem Nachfolger war ein realeres Problem. Um ihn friedlich zu sichern, ernannte er seinen Sohn Sesostris zum Mitregenten. Das hatte es in der zweitausendjährigen Geschichte Ägyptens noch nie gegeben. War der Sohn jetzt ein Mitgott? Außerdem befahl er, als seine Grabstätte die größte Pyramide aller Zeiten zu errichten. Bisher war die Pyramide des Pharaos Khufu, auch genannt Cheops, aus der vierten Dynastie als die größte bekannt.

Amenemhet begann also, Sesostris in der Kunst des Regierens zu unterrichten, und ließ seine Lehren aufschreiben:

»Du wirst der König dieses Landes sein.
Du wirst an seinen Ufern die Herrschaft ausüben.
Du wirst vermehren, was gut ist …«

Er solle nie zu großes Vertrauen haben in Menschen und auch nicht in die Natur. Übermäßiges Vertrauen führe meist zu Katastrophen. Er solle sich angewöhnen, nie sehr tief zu schlafen, es gebe keine Leibwache, die nicht bestechlich sei. Der Vater beschrieb seinem Sohn Attentate aus der Geschichte Ägyptens. Aus diesem Grund solle er nie betrunken vom Wein zu Bett gehen. Gute Werke solle er so oft wie möglich verrichten, aber auch dafür sorgen, dass man von ihnen erfahre, das sei eine der Grundlagen für Loyalität.

Als alles geregelt war, beschloss der Pharao, sich mehr Zeit für sich zu nehmen, und wandte sich seinem Harem zu. Die Zahl der Frauen war zuletzt stark angewachsen. Die Größe des Harems, die Zahl, Schönheit und Herkunft der Frauen musste die Gottgleichheit des Pharaos und seine Bedeutung widerspiegeln. Mit seinem Eheleben war Amenemhet zufrieden, selten verlangte er nach einer Bettgenossin aus dem Harem. Mentuhotep war auch für den Harem zuständig, der große Zahlmeister überprüfte ab und zu den Geschmack des Bieres da und dort, die Nahrung der Soldaten – und auch Frauen im Harem. Man konnte ja nie wissen, wann der König dies oder jenes selbst inspizieren würde. Aber Seine Majestät genoss die Machtausübung so sehr, dass sie ihm andere Freuden ersetzte. Bier konnte Seine Majestät nicht leiden, er zog beste Weine vor, lieber solche aus fernen Ländern als aus den eigenen königlichen Weinbergen. Er war im Grunde nicht kompliziert, aber wenn so einer jähzornig wurde, konnte es besonders gefährlich sein. Mentuhotep wusste, dass Amenemhet nicht glaubte, Sohn des Osiris zu sein, aber auch, dass er trotzdem mit seiner Grabstätte, die viel, viel Geld kosten würde, ein Denkmal seiner Regierung, seiner Zeit für die Ewigkeit errichten wollte.

Tag für Tag brachte Hagar fleißig und flink den Arbeitern am Nilufer Wasser, aber einmal blieb sie entsetzt stehen. Die Fluten hatten eine halb verweste Antilope ans Ufer gespült, kaum konnte man noch feststellen, von welchem Tier das Gerippe stammte, nur an den Hörnern war es zu erkennen. Auf einer Seite hackte ein Geier, auf der anderen ein Krokodil auf dem Kadaver herum. Der Greifvogel und das Reptil nahmen voneinander keine Kenntnis, nur das Fleisch war ihnen wichtig, es war genügend da, eine unerhoffte gemeinsame Beute, die als Geschenk des Flusses vor ihnen lag, deshalb machten sie es einander nicht streitig. Für das Mädchen hatten sie keinen Blick übrig, obwohl es wie paralysiert dastand, bis es sich endlich losriss und an ihnen vorbeischlich. Als es ängstlich mit dem leeren Krug denselben Weg zurücknahm, waren die beiden Aasfresser weg, da war nur das abgenagte weiße Gerippe. Nachträglich schien ihr, der Geier sei bezaubernd gewesen, sein Gefieder herrlich, selbst die grünbraunen Schuppen des Krokodils waren schön gewesen, eine lebendige Antilope hingegen war noch viel schöner. So manches ist schön auf dieser Welt. Ist es wichtig im Leben, schön zu sein? Schrecklich und schön, oder einfach nur schön? Oder nur schrecklich?

Jeden Abend war Hagar glücklich, wenn sie sich nach dem Essen auf ihre Matte neben Azenat legen konnte. Stets schlief sie sofort ein, träumte viel, doch wenn man sie weckte, erinnerte sie sich kaum an Einzelheiten, höchstens ob es bösartig oder friedlich gewesen war in der Nacht. In ihren Träumen gab es stets viel Wasser. Im Traum konnte sie schwimmen, und das war herrlich. In Wirklichkeit hatte sie es noch nie versucht, niemand hatte es ihr beigebracht, niemand hätte es ihr erlaubt. Denn Frauen schwammen nicht, nur Arbeiter und Matrosen, Hagar schaute ihnen oft zu. Das schien lustig zu sein, sie spritzen einander an, prusteten, lachten, trieben weit hinaus, hatten keine Angst. In Hagars Traum war plötzlich ein Krokodil erschienen, daran konnte sie sich am Morgen erinnern, es hatte die Zähne vor ihrem Gesicht gefletscht und sie hatte geglaubt, jetzt sei alles aus, jetzt müsse sie sterben, aufgefressen werden wie die Antilope. Und dann rüttelte sie Azenat grob auf. Es war noch mitten in der Nacht. Der Tag wartete. Doch wenn sie nicht rasch genug aufstand, drohte der Aufseher mit der Peitsche zu kommen.

Nur zwei Fackeln erleuchteten den Schlafsaal. Azenat hob das Mädchen auf, streichelte seinen Kopf, machte dann zwei Schritte zurück, um es besser mustern zu können.

»Heute ist für dich ein großer Tag. Vielleicht hast du Glück. Man hat Schminke für dich geschickt und neues Gewand. Bald kommt Herr Hisisi, er will dich sehen.«

»Mich? Wieso mich?«

»Das werden wir bald erfahren, ich habe so meine Vermutung. Du bist jetzt kein kleines Kind mehr …«

Azenat lächelte. Sie lächelte traurig. Bis zu diesem Morgen hatte die junge Sklavin nie über ihre Zukunft nachgedacht. Tage und Nächte, viele, viele Tage und Nächte war sie einfach glücklich gewesen, satt zu sein und nicht geschlagen zu werden. Natürlich wusste sie, dass es nicht ewig so bleiben konnte, doch sie wusste nicht, was sie hoffen, wovor sie sich fürchten sollte. Ihr Körper sagte ihr, dass sich etwas verändert hatte. Ihre Brüste waren größer geworden, unter den Achseln wuchsen schwarze Haare, sie bekam ihre erste Monatsblutung. Azenat hatte sie aufgeklärt, sie wusste, dass sie jetzt Kinder bekommen konnte, dass sie eine Jungfrau war, einmal würde ein Mann sie entjungfern. Viel konnte sie sich darunter nicht vorstellen, aber sie hatte begriffen: Es ist, wie es ist. Jetzt war sie überrascht, als man ihr das Kleid zeigte, ein leichtes weißes Leinenkleid. So etwas Feines hatte sie noch nie aus der Nähe gesehen, geschweige denn berührt, allenfalls aus der Ferne hatte sie so einen Luxus erahnt, wenn feine Damen von den leichten Booten stiegen, die immer wieder am Ufer des Nils anlegten. Sofort zog sie sich um. Das Kleid war halb durchsichtig, tief ausgeschnitten und reichte bis zu den Füßen.

Man hatte ihr beigebracht, Weiß sei die schönste Farbe, die wichtigste, die göttliche. Schwarz war auch nicht schlecht, denn die fruchtschenkende Erde war schwarz, wenn sich der grüne Nil zurückzog. Es gab auch schöne gelbe Blumen, blaue und rote, aber Rot war eine böse Farbe, weil die Sonne rot glühte und die Erde versengte, und gelb war der Sand der Wüsten.

Hagar musste sich auf einen Hocker setzen und Azenat schminkte sie. Das kitzelte im Gesicht.

»Steh auf. Gut. Jetzt ist es gut, aber man wird dir Sandalen bringen müssen, in dieser Aufmachung darfst du nicht barfuß laufen. Wer dich wohl nehmen wird? Die reichen Männer sind oft alt und abstoßend, aber wenn du lieb und geschickt bist, kann es dir ganz gut ergehen. Sehr gut sogar. Los, komm!«

Sie ging voran. Hagar schwindelte, aber sie streckte den Rücken durch und folgte ihr. Angst hatte sie nicht. Doch, ein wenig schon, vor allem aber war sie neugierig, erwartungsvoll, dass etwas geschehen würde. Besorgt war sie überhaupt nicht. Gar nicht? Noch nicht.

Herr Hisisi wartete schon nervös, begann sofort zu brüllen, aber nicht gegen Hagar, sondern gegen Azenat:

»Bist du verrückt geworden? Wie hast du dieses Mädchen geschminkt? Das ist ja eine groteske Maskerade!« Er drohte. Die bleiche Frau wehrte sich:

»Ich kann das nicht besser!«

»Er wird gleich da sein!«

Wie sehe ich wohl aus?, fragte sich Hagar. Wer würde gleich da sein? Zu fragen wagte sie nicht. Jemand reichte Herrn Hisisi ein Tuch und er begann, wild und roh das hübsche Gesicht des jungen Mädchens abzuschrubben. Das tat weh, aber sie schrie nicht. Der erboste Mann wischte ihr die Nase ab, die Augen, mehr als der Schmerz störte, dass er sie wie einen Gegenstand behandelte, nicht als Menschen. Endlich war er fertig.

»Stell dich dort in die Reihe!«

Einige Mädchen standen bereits in der Sonne, bisher hatte sie Hagar vor Aufregung nicht beachtet, sie waren in ihrem Alter oder noch jünger. Alle waren gleich gekleidet, die meisten hatten weiße Haut, eine hatte sogar blondes Haar, blaue Augen, große, strahlende blaue Augen. Hagar hatte bisher nur Menschen mit dunklerer Haut und schwarzen Haaren gesehen, abgesehen von den Göttern ... Die Götter erschienen mit unterschiedlichen Hautfarben, Köpfen, Rümpfen – war das bei Menschen auch so? Die Sklavinnen wagten kein Wort zu sagen, kaum einander anzublicken, obwohl ihnen niemand befohlen hatte zu schweigen. Die Sonne schien an diesem Tag riesengroß, es war unmöglich, in ihre Richtung zu blicken. So stand die Mädchenreihe regungslos und wortlos und wusste nicht, worauf sie wartete. Oder auf wen.

Plötzlich Pferdegetrappel. Zwei Rappen zogen einen goldverzierten, zweirädrigen Wagen. So einen Prunk hatte keines der Mädchen je gesehen. Viel Neues würde auf Hagar zukommen. Herr Hisisi warf sich auf den Boden, berührte den Sand dreimal mit der Stirn, sprang dann auf und schrie:

»Meine schönsten Mädchen sind bereit, erhabener Herr Oberzahlmeister der beiden Kronen, Beherrscher von Gold und Silber!«

»Lass sehen!«

Hisisi half einem dicken Mann, vom Wagen zu steigen. Um die Lenden trug er nur einen Schurz, der war reichlich mit Gold bestickt. Dicke Menschen hatte Hagar auch noch nie gesehen. Konnte man überhaupt leben mit so einem Bauch? Er watschelte näher und betrachtete sie, eine nach der anderen.

»So werden die Weiber für den Harem Seiner Majestät ausgestattet?«, knurrte er Herrn Hisisi an.

»Entschuldige gnädigster, hoher Herr, wir haben hier niemanden, der etwas davon versteht.«

»Schweig! Vielleicht ist es ja sogar besser so.« Er machte einige Schritte zurück und musterte alle noch einmal genau. »Du hättest jemanden mit einem Sonnenschirm kommen lassen sollen, es ist unerträglich heiß.«

Herr Hisisi war erstarrt. Der dicke Mann zeigte auf Hagar: »Die nehme ich. Die anderen kannst du wieder wegschicken.« Zu Hagar gewandt fragte er mit ruhigerer, fast freundlicher Stimme: »Wie heißt du, mein Kind?«

»Hagar.«

Sie war so überrascht, dass ihr gar nicht einfiel, sich auf den Boden zu werfen, Herr oder hoher Herr zu sagen. Hisisi brüllte sie an, wie sie den erzogen sei! Dabei hatte sie doch niemand für so eine Situation erzogen, Hagar wusste nicht einmal, was das Wort genau bedeuten sollte.

Aber der Dicke winkte ab und sprach weiter ruhig zu ihr: »Du bist Nubierin, nicht wahr? Unser König, Herrscher des Oberen und des Unteren Ägypten, mag dunkelhäutige Frauen. Seine Wurzeln liegen dort. Lass es gut sein«, wandte er sich an Hisisi. »Sie ist sehr jung, es ist besser, nichts zu wissen, als falsch erzogen zu sein, dann kann man ihr umso leichter beibringen, wie sie sich zu benehmen hat, sie muss nicht erst gezwungen werden, Dummheiten zu vergessen. Ich hoffe, dass sie Jungfrau ist, ist es so?«

»Jawohl!«, sagte Herr Hisisi erschrocken, fügte aber leise hinzu: »Ich hoffe es, ich habe nicht …«

»Mich hat noch kein Mann berührt«, sagte Hagar und wunderte sich, dass sie es fertigbrachte, ruhig zu sprechen. Die höfliche Anrede vergaß sie wieder, aber das kümmerte niemanden.

»Hebt sie auf den Wagen!«

»Hoher Herr Oberzahlmeister, darf ich Euer Gnaden einladen …«

»Das darfst du nicht. Ich habe keine Zeit.«

Der Kutscher war abgestiegen, setzte das Mädchen auf den hinteren Sitz und half seinem neuen Herrn auf seinen throngleichen Platz zwischen den vielen Pölstern.

Zum ersten Mal im Leben fuhr Hagar auf einem Wagen, sie hörte Hufgeklapper, das Rollen der Räder. Auf eine neue Weise streichelte der Wind ihre Wangen, das Schaukeln war angenehm. So verließ sie den Ort ihrer Geburt, ihrer Kindheit, ihres gesamten bisherigen Lebens, von dem sie geglaubt hatte, es sei das einzig denkbare. Nichts hatte sie je von ihrer Herkunft erfahren, die meisten Sklaven wissen nicht, woher sie stammen. Nichts wusste sie von ihrer Zukunft, wohin man sie jetzt bringen würde. Fast nichts wusste sie über das Leben, aber doch, dass es Krokodile gab und Geier und Götter und auch sonst noch so einiges.

Der Weg führte am Ufer vorbei, Krokodile sonnten sich am Strand, sie wirkten hier friedlich, gar nicht so schrecklich wie das Ungeheuer in ihrem Traum. Ein Purpurreiher stieg auf, flog in die gleiche Richtung, als begleitete er sie, sein Hals glänzte rotbraun, dann stürzte er sich in den Fluss hinunter, sicher hatte er einen guten Fisch erspäht. Benureiher hießen diese Vögel auch, weil der Gott Benu, einer der für die Unterwelt zuständigen Geister, den Menschen in ihrer Gestalt erscheint.

Hagar konnte sich nicht einmal von Azenat verabschieden,

es ging alles so schnell. Sie hätte ihr zumindest winken, einen Dank zurufen wollen. Ist es das, was man gut erzogen nennt? Von der Kindheit hatte sie sich nicht verabschiedet, von einem Ort, der Heimat gewesen war, das ging ihr durch den Kopf, obwohl sie es nicht mit Worten hätte ausdrücken können. Was jetzt kommen würde, würde möglicherweise erfreulich sein, vielleicht aber auch furchtbar. Es ist, wie es ist, es wird sein, wie es sein muss. Vor ihr döste der dicke Mann, der jetzt über ihr Leben bestimmen würde. Er beachtete sie nicht mehr.

Endlich kam die Kutsche vor dem Palastgelände an. Hagar war müde von der Reise, angespannt, freilich auch neugierig auf das, was sie jetzt erwartete, hungrig und durstig. Zuerst fuhr man an schönen weißen Häusern vorbei, vor ihnen Gärten, Blumen, Palmen. Danach eine lange Mauer, Soldaten, ein großer Garten, blau schimmerndes Wasser in kleinen Becken. Sie konnte nicht wissen, dass die weißen und rosafarbenen Dinge Lotusblüten waren, kannte die Namen von Lorbeer, Zedern, Sykomoren noch nicht, aber dass das alles schön war, das begriff sie, wunderbare Farben, die mussten für die Götter bestimmt sein.

»Absteigen, Kleine!«

Hagar versuchte vom Wagen zu springen, daran würde sie sich ihr Leben lang genau erinnern, an diesen Augenblick. Die Wende in ihrem Leben. Die weiße Mauer blendete sie. Sie wusste nicht, dass sie aus Marmor war, wusste nicht einmal, dass es so etwas gab, stolperte, wäre hingefallen, wenn sie die starken Arme einer Frau nicht aufgefangen hätten. Sie umarmte das zitternde Mädchen, das sogleich benommen war vom starken Duft ihres Parfüms. Auch eine neue Erfahrung. Mit einer überraschend tiefen Stimme fragte sie:

»Was hast du uns da angeschleppt, dicker Silberwucherer?«

»Schau sie dir gut an, Keket, du Oberhure. Ich glaube, die

hier ist für den inneren Harem. Ein richtig anständig wirkendes Stück, meine ich.«

»Kannst du stehen, Kleine?«

Jetzt betrachtete sie die Frau, die sie in Empfang genommen hatte, genau. Ihr Kleid war von feinem weißen Tuch, aber mit Blumen bemalt, um die Hüfte hatte sie einen bunten Leibgurt geschlungen, am meisten überraschte Hagar allerdings ihre Haarpracht, schwarz, glänzend, duftend, eine hoch aufgetürmte Frisur, erst später begriff das Mädchen, dass es eine Perücke war. Die Frau sah, dass die Kleine jetzt fest auf ihren Beinen stand und wandte sich wieder an den dicken Herrn.

»Es ist gut, dass sie ungeschminkt ist.«

»Du hast immer schon gewusst, was hübsch ist, alter Zuhälter. Die könnte selbst Amenemhet gefallen, er hat früher Nubierinnen bevorzugt, aber du kennst ihn ja besser als ich, uns hat er schon lange nicht besucht.«

Hagar hatte keinen blassen Schimmer, wovon die beiden sprachen, einige Wörter hatte sie noch nie gehört. Sie konnte nicht wissen, dass Amenemhet der Name des Pharaos war und wie ungewöhnlich es war, dass Hofleute so einfach über ihn plauderten, ihn beim Namen nannten wie irgendeinen Nachbarn.

»Wie heißt du, Kleine?«, fragte die Frau.

»Hagar, Herrin.«

»Komischer Name. Ich weiß nicht, was er bedeuten soll. Vorläufig behalten wir ihn, er klingt ganz gut. Mein Name ist Keket, so heißt auch die Göttin der Finsternis, aber wenn du anstellig bist, werde ich dafür sorgen, dass du im Licht lebst. Wir gehen jetzt hinein. Leb wohl, du Geizhals und Behüter von Gold und Silber, das nicht das deine ist.«

»Pass auf dich auf, Urmutter aller Dirnen!«

Keket war die Oberaufseherin des Harems Seiner Majestät, früher war sie nicht nur irgendeine seiner Geliebten gewesen, sie hatte ihm beigebracht, wie man seine Triebe befriedigt, und er hatte nicht vergessen, was ihm, dem Zwölfjährigen, das junge, aber schon reife, erfahrene Mädchen im Auftrag seines Vaters gezeigt und mit ihm eingeübt hatte. Deshalb nahm er sie mit an den Hof, als er Pharao wurde, und kümmerte sich um sie, gab ihr diesen wichtigen, hoch angesehenen Posten. In Hagars Alter, als sie in den Harem gebracht wurde, war sie wahrscheinlich auch die Geliebte des Vaters des jetzigen Pharaos gewesen.

Keket führte Hagar durch eine Reihe von großen Sälen und kleinen Kammern, durch den Garten mit Zier- und Schwimmbecken, machte sie mit den anderen Frauen bekannt. Alle waren hübsch. Der Garten war mit hohen Mauern von anderen Bereichen des Palastes abgetrennt, hier konnten sie sich frei bewegen, spazieren gehen und baden. Die vielen Blumen erfüllten den Garten mit einem herrlichen Duft, in den Räumen lag ein ganz anderer, ebenfalls angenehmer Geruch, er stammte von einer Art Weihrauch.

So begann die schönste Zeit in Hagars Leben. Sie hätte nicht sagen können, wie lange sie dauerte. Es gab keine Möglichkeit, die Zeit zu messen. Arbeiten musste sie nicht. Die Frauen bekamen sehr gut zu essen, aber nicht zu viel, Keket achtete darauf, dass keine dick wurde. Es gab Fladen mit Feigen, Brei mit Datteln, gebratene Wachteln in Muschelsauce, große Fische mit Orangen, Kuchen mit Honig, Gelée von Lotusblüten. Davor hatte Hagar nicht einmal geahnt, dass es solche Speisen gab, jetzt aß sie jeden Tag davon. Ihre Aufgabe erschöpfte sich darin, jederzeit für den Pharao zur Verfügung zu stehen, aber keine der Frauen konnte sich erinnern, dass er je eine bestellt, geschweige denn sie besucht hatte.

Auch von der Existenz von Katzen hatte Hagar in ihrem früheren Leben keine Ahnung gehabt. Im Harem schlichen mehr als ein Dutzend von ihnen herum. Sie durften gekost werden, man konnte mit ihnen spielen. Es war ein schönes Gefühl, die Katzen zu streicheln und ihr zufriedenes Schnurren zu hören. Und ein seltsames, das aufgeregte Miau Miau zu hören, wenn draußen im Mondschein die Kater nach ihnen riefen.

Die Frauen erklärten ihr, dass Katzen heilig seien. Ihre Göttin hieß Bastet und war eine der Töchter des Sonnengottes Re, sie sorgte für Fruchtbarkeit, für Schwangerschaften und die Liebe. Eine Katze zu töten galt als Todsünde, sie den Göttern zu opfern war jedoch erlaubt, sogar erwünscht und gesegnet. Die Opfer vollbrachten Priester begleitet von Gesang und Gebet. Die Tiere wurden danach mumifiziert, als wären sie steinreiche Menschen gewesen. Keket zeigte Hagar eine Statue der Bastet, einen zierlichen Mädchenkörper mit Katzenkopf.

In den Truhen gab es viele schöne Kleider für die Frauen des Harems, aber alle liefen den ganzen Tag nackt herum.

Einige waren noch Jungfrauen. Keket erklärte, dieser Zustand – wie sie es nannte – müsse behütet werden, wann es für sie Zeit war, würde sie bestimmen. Inzwischen zeigte sie auf Papyri verschiedene Posen und Stellungen, die wurden geübt, sie lehrte Schminktechnik, wie man zu gehen, zu stehen, zu sitzen und zu liegen hatte, zu weinen und zu lachen, Freude, Lust oder Trauer zu zeigen. Sie sprach über die Götter, über die Barken, auf denen man ins Jenseits segelte, und dass der Tod das Tor zu einem anderen Leben sei, vor dem sich niemand fürchten müsse. Auch über den Hof klärte sie auf, über ihren Besitzer, den Pharao:

»Unser König, Herrscher des Oberen und des Unteren Ägypten, Träger der Doppelkrone, lebendiger Sohn der ewigen Götter, ist ein seltsamer Mensch, jedoch ein Mensch. Er liebt seine Gattin, die große Königinmutter Neferetjatenen, relativ selten beliebt es ihn, andere Frauen zur Erwärmung in sein Bett zu bestellen.«

Im inneren Harem waren nur sehr junge Frauen, wenn sie ein wenig älter geworden waren, wurden sie den Bereich des größeren Harems gebracht, verkauft oder verschenkt.

Im Garten lebte in einem besonderen Becken ein großes, zahmes Krokodil. Es trug Schmuckreifen an den Pfoten. Ein Diener, ein Eunuche, sonst hätte er nicht in diesen Bereich kommen dürfen, fütterte es und badete mit dem Reptil, die Frauen jedoch sollten nicht in seine Nähe kommen, es sei zwar satt, wenn es sich jedoch bedroht oder gereizt fühle, könne es zupacken. Hagar erzählte Keket, wie der Geier und das Krokodil die tote Antilope gefressen hatten und sie danach geträumt hatte, so ein Monster würde sie umbringen.

»Du musst wissen, wer Sobek ist, der Gott der Krokodile«, sagte Keket belehrend. »Er erscheint mitunter in menschlicher Gestalt, aber mit dem Kopf eines Krokodils. Als Sobek-Re ist er Sohn des Sonnengottes, ein sehr mächtiger Gott, deswegen sind alle Krokodile heilig und ihnen werden manche Opfer dargebracht. Sie werden mumifiziert und wie hohe Herren bestattet.«

»Und was bedeutet der Geier?«

»Es ist ein wichtiger Vorgang, den du gesehen hast. Vielleicht bedeutet er, dass die Götter mit dir Besonderes vorhaben, weil sie dir diese beiden Tiere gemeinsam am Werk gezeigt haben. Ich habe ein wenig gelernt, Träume zu deuten. Der Geier gehört zur Göttin Nechbet, man ruft sie auch Mut, sie ist die Verkörperung des Weiblichen, Mutter aller Pharaonen, Göttin des Oberen Ägypten.«

»Wieso gibt es ein Oberes und ein Unteres Ägypten?«

»Kind, Kind, nichts weißt du, ich dachte, du bist ein gescheites Ding. Wir befinden uns im Unteren Ägypten, dem der Nil die größte Fruchtbarkeit geschenkt hat. Die Göttin des Unteren Ägypten ist die Göttin der Fruchtbarkeit, sie wird als Uto verehrt und erscheint mitunter als Kobra. Sie leitet den Pharao an, ist seine Beschützerin, aber wenn sie unzufrieden ist, tötet sie, tötet sogar ihn, komm, ich will dir etwas zeigen …«

Sie führte Hagar in den großen Saal, der den Harem von den übrigen Teilen der Palastanlage trennte, den die Frauen sonst nicht betreten durften, denn dahinter befanden sich die Räume der höchsten Amtsträger des Reiches und, wie sie erklärte, danach folgten der Thronsaal und die Wohnräume des Herrschers. Hier zeigte sie Hagar die Statue des Gottes Sobek-Re, eines bunt gewandeten, breitschultrigen, muskulösen Mannes mit Krokodilkopf, darauf eine hohe Krone mit dem Zeichen des Sonnenkreises und einem Geier mit weit ausgebreiteten Flügeln.

»Das ist Ägypten«, sagte Keket. Danach zeigte sie auf die Statue einer Kobra, der Schlange Uräus, die in Gold und Grün gekleidet war. »Der Sonnengott Re entsandte einst eines seiner beiden Augen, einen Auftrag zu erledigen, als es zurückkam, war jedoch sein Platz bereits von einem neuen Auge besetzt. Um es zu trösten, verwandelte Re dieses Auge in eine glut- und giftspeiende Schlange und setzte sie sich als drittes Auge auf die Stirn. Sie kann selbst anderen Göttern gefährlich werden.«

Ein Wächter kam angelaufen: »Verzieh dich, Weib, es könnte jemand kommen!«

»Und selbst wenn Amenemhet käme, wir kennen einander gut!«

Der Wächter erstarrte für einen Augenblick, weil diese Frau den Herrscher so einfach beim Namen genannt hatte, das war unerhört, aber da zog sie Hagar in die inneren Räume zurück, wohin der Wächter nicht folgen durfte.

»Erzähle das nicht weiter, Kind«, sagte sie etwas erregt. »Ich weiß nicht, warum ich dir das alles gezeigt und erklärt habe, irgendwie hatte ich das Gefühl, ich soll es tun.«

Die jungen Mädchen vertrieben sich die Zeit mit Ballspielen, oder sie spielten ein Würfelspiel auf einer Platte mit drei Reihen von je zehn Quadraten, die mit Hieroglyphen gekennzeichnet waren, dabei würfelten sie mit viereckigen Stäben aus Knochen. Oder sie erforschten einander zärtlich, machten sich auf die Entdeckung, welcher Teil ihres Körper wie auf Berührung reagierte. Keket unterband das nicht, sie beteiligte sich jedoch nie an solchen Spielen.

Männern, die nicht kastriert waren, war das Betreten des Harems strengstens untersagt, darauf stand die Todesstrafe. Die Köche stellten die Töpfe und Teller mit den Speisen und die Krüge mit Bier in die Vorhalle, Keket vergewisserte sich immer erst, dass sie schon weg waren, bevor sie einigen Frauen auftrug, alles hereinzuholen. Manchmal erhaschten sie aber doch einen Blick auf die bloß mit einem Lendenschurz bekleideten Männer, von manchen wussten sie sogar die Namen. Keket verbat ihnen strikt, auch nur ein Wort mit ihnen zu wechseln, geschweige denn mit ihnen zu liegen: »Ihr wisst, was euch in einem solchen Fall erwartet …« Solche Vorfälle hat es gegeben, dann war der Mann hungrigen Krokodilen vorgeworfen worden, die Frau erlitt einen gnädigeren Tod, den Biss einer Kobra.

Das war der sogenannte innere, nur für den Pharao bestimme Harem. Schon lange war er von keinem der Würdenträger mehr besucht worden, die das seltene Privileg dazu als Geschenk des Pharaos erhalten konnten. Auch Seine Majestät war sehr lange nicht mehr erschienen. Früher hatte er mitunter Frauen zu sich bestellt, die Keket auswählten durfte, aber das lag weit zurück.

Sollte sich Hagar freuen, dass sie eine solche Ruhe genoss? Mit der Zeit erfasste sie eine gewisse Unruhe, sie hoffte, dass endlich etwas geschehen würde.

»Was hat man mit mir vor?«, wagte sie Keket zu fragen, weil sie glaubte, dass sie bevorzugt wurde.

»Das weiß ich nicht. Du musst geduldig sein. Genieße jeden Augenblick. Sicher ist, dass auch du nicht lange jung und schön bleiben wirst, und was uns später in der Unterwelt erwartet, weiß nicht einmal der Pharao. Zumindest mir hat er das gesagt …«

Jede Frau im inneren Harem hatte eine eigene Liege mit einer Kopfstütze aus Holz. Sie wurden beneidet von den Frauen im äußeren Harem, die es nicht so bequem hatten, nicht so gut zu essen bekamen, aber regen Besuch der Hofleute erhielten. So erfuhr man wenigstens alles. Keket war auch zuständig für den Einlass in diesen Bereich. Im anderen, größeren Teil des Harems verkehrten auch der dicke Oberzahlmeister Mentuhotep, der Hagar hergebracht hatte, der Großwesir Antefikvar und der Kommandant der Heerscharen, Nesmont. Sie waren alle mit Keket befreundet.

Hagar schlief im Harem immer gut. Ja, gewiss, das war das Schönste am Leben im inneren Harem. Falls sie träumte, was ja sehr wahrscheinlich war, konnte sie sich jedenfalls nach dem Aufwachen nie an einen Traum erinnern, nie. Deshalb konnte sie später, als sie es sich hätte leisten können, ihre damalige Zeit nicht deuten lassen. Vielleicht war dieser Teil ihres Lebens als Ganzes ein Traum, der Traum, den sie nie vergessen würde. Das Leben war schön, mitunter konnte sie nicht glauben, dass es so schön war, so schön.

SODOM

Avram und Lot saßen schlecht gelaunt vor ihrem neuen Haus. Die Geschäfte gingen nicht gut, gar nicht gut. Sie mussten für den Alltag vom Silber nehmen, das sie mitgebracht hatten, obwohl es eigentlich für neue Investitionen bestimmt gewesen war. Noch hatten sie genug zum Leben, aber ewig konnte es so nicht weitergehen. Es schien unmöglich, die Preise der einheimischen Händler zu unterbieten, denn sie pflegten beste Zusammenarbeit mit den Seefahrern, manche von ihnen besaßen eigene Segelschiffe, wussten daher stets über Bedarf oder Angebot in Nachbarländern und fernen Gebieten Bescheid, ihre Schreiber führten genau Buch über Einnahmen und Ausgaben. Das hatte Avram noch nicht erlernt und fremde Hilfe konnte er sich nicht leisten, Schreiber waren teuer, Lot war für solche Arbeit nicht zu gebrauchen, also notierte er selbst bis tief in die Nacht Schulden, Unkosten, die Zahl der verkauften Schafe und Ziegen und den erlösten Preis.

Er hatte gehört, dass die ferne Stadt Mykene jenseits des Meeres ein lohnender Markt war. Die Stadt sei reich, ihre Bewohner verlangten nach vielem, was von hier aus anzubieten war, aber es gelang ihm nicht, seine Waren dort anzubieten. Seltsamerweise nannten diese Menschen dort die Kanaaniter Phönizier. Was man sich nicht alles merken musste.

Die Stadt, in der Avram und Lot jetzt mit Frauen und Gesinde lebten, war bekannt für die Herstellung von Farben, am teuersten waren die purpurrote, die aus Muscheln gewonnen wurde, und die azurblaue. Aus dem fernen Babylon kamen Tonwaren, gefragt waren auch Gegenstände aus Schilf, Körbe,

Möbel. Die Seeleute brauchten Werkzeug, Waffen, auch Statuen unbekannter Gottheiten, das alles brachte Gewinn, aber zu solchen Geschäften hatten die Neuankömmlinge keinen Zutritt. Man behinderte sie nicht, sie waren frei zu tun, was sie wollten, nur kamen sie an die wirklich lukrativen Geschäfte nicht heran. Milch, Wolle, Lämmer, Handarbeiten der Frauen konnten sie verkaufen, aber nur zu bescheidenen Preisen. Sie besaßen ein eigenes Haus, aber Avram fühlte sich nicht zu Hause. Am meisten quälte ihn, dass seine Frau Sarai nicht schwanger wurde, dabei sehnte er sich so nach vielen starken Söhnen und schönen Töchtern. Wenn er ihr vorwarf, dass sie keine Kinder bekam, behauptete sie, es sei die Anwesenheit Lots und seiner Frau, die sie störe, deren Gesinde sei zu laut.

Lot war schon Vater zweier hübscher Töchter. Als die beiden Männer eines Morgens unterwegs zum Hafen waren, blieb er stehen, weil er ja im Gehen nicht reden mochte oder konnte, und meinte, Avram solle doch dem lokalen Gott Baal, auf dessen Boden sie sich befänden, Opfer darbringen, in seinem Tempel könne man wahrscheinlich mit örtlichen Kaufleuten Bekanntschaft schließen, vielleicht gemeinsame Geschäfte vorschlagen. Avram wunderte sich, Lot hatte selten eigene Ideen.

»Ja, Bekanntschaften sollten wir schließen, Partnerschaften anstreben, da hast du recht, aber Baal opfern? – Nie! Ich nicht! Wir nicht! Ich muss für uns unseren eigenen Gott finden. Früher habe ich es ja versucht, aber dann ist er mir erschienen. Er könnte sehr böse werden, wenn ich wieder anderen und nicht ihm Opfer bringe. Vielleicht ist er ein eifersüchtiger Gott. Aber vielleicht habe ich ihn erfunden und erwählt, nicht er mich! Mag sein, in der letzten Zeit habe ich mich nicht genug bemüht ihn zu suchen …« Plötzlich ärgerte er sich, dass er seinem Verwandten so viel gesagt hatte, und herrschte ihn an: »Warum stehst du so dumm da, wir können ja auch unterwegs reden!«

»Ich leider nicht, Lot, du weißt doch, dass ich dazu nicht fähig bin. Ich kann nicht sprechen, wenn ich gehe oder reite, ich muss nachdenken, bevor ich etwas sage und dafür brauche ich Zeit. Und du läufst zu schnell für mich, du mit deinen langen Beinen …«

Das Haus war eng geworden, als wäre es geschrumpft. Die beiden Frauen mochten einander nicht. Sarai beklagte sich immer wieder über den Lärm, der aus dem benachbarten Raum kam, die Unruhe, die die Familie mit den zwei kleinen Kindern erzeugte. Lots Gattin Ado wiederum hielt ihrem Mann vor, er sei zu unterwürfig, er sei zu still im Vergleich mit seinem immer so lauten Verwandten, eigentlich sollten sie doch gleichberechtigt in Geschäft und Haushalt sein. Dann brüllte Avram, er wolle seine Ruhe haben. Er sprach tatsächlich stets laut, es klang, als spräche er mit Schwerhörigen, aber er meinte das nie böse, er konnte einfach nicht anders. Unten im Erdgeschoß, in den Ställen und im Hof zankten das Gesinde, die Hirten, Arbeiter und ihre Frauen und Kinder. Sarai beklagte sich deswegen. Dann lief er nach unten und sorgte für Ruhe. Wartete derweil Gott?

Unter der großen Hitze litten sie sehr. Es herrschte Windstille, deshalb verspäteten sich manche Segelschiffe, bestellte Waren kamen nicht rechtzeitig an, die Preise stiegen. Das war jedoch für Avram und Lot günstig, sie hatten Schaf- und Ziegenfleisch anzubieten, auch lebende Tiere, die für die Opfer gebraucht wurden. Das verbesserte die Laune ein wenig, es linderte aber nicht ihr Bedürfnis nach Komfort.

»Es ist hier ein wenig eng geworden, lieber Lot«, sagte Avram eines Abends. »Es schmerzt mich, aber ich möchte dir vorschlagen, dass wir uns trennen.«

Die beiden Frauen hörten es, zuckten zusammen, schwiegen jedoch, wenn die Männer redeten.

»Das wollte ich dir schon längst selbst vorschlagen«, antwortete Lot, der weder überrascht noch beleidigt schien. Sie saßen gemütlich im etwas kühleren Zimmer, bei solchen Gelegenheiten wurde auch er einigermaßen gesprächig. »Ich hatte nur Angst, das würde dich verärgern. Ich weiß sogar schon, wohin ich ziehen möchte. An den Ufern des Flusses Jordan gibt es Platz genug, Wasser, gute Weiden. Schlage bitte vor, was meines ist, was ich mitnehmen darf, meinen Anteil an unseren Herden und Vermögen. Ich habe in einer der dortigen Städte schon ein Haus gefunden, das ich kaufen kann. Ein Gut mit großen Weiden und eine Wasserquelle gehört auch dazu.«

»Warum hast du mir das nie gesagt? Es freut mich, dass wir in Frieden voneinander scheiden.«

Die beiden Frauen schwiegen auch weiterhin in Anwesenheit des strengen Avram, den Sarai ebenso fürchtete, wie sie ihn liebte. Ado jedoch fürchtete und hasste ihn.

»Die Stadt heißt Sodom, ihr König Bera«, fuhr Lot fort.

»Dort also möchtest du leben?«

Ado seufzte und Avram sah sie verwundert an, als sie sich unterstand, ungefragt etwas zu sagen: »Es heißt, dort sei das Leben leicht, es wird viel getanzt und gesungen, es herrscht Fröhlichkeit, nicht wie in diesem Haus …«

Avram unterbrach sie, ignorierte ihre Anwesenheit, als wären ihre Worte nicht mehr als das Summen eines Insekts, und wandte sich an Lot:

»Der Name dieses Königs verheißt nichts Gutes, Bruder. Hast du darüber nachgedacht, was sein Name bedeutet? Boshaftigkeit! Meinst du nicht, das deutet darauf hin, dass er boshaft ist, dass er auf der Seite des Bösen steht?«

»Nein, Avram, das habe ich nicht bedacht. Das bedeutet sein Name ja nur in unserer Sprache, nicht in der dortigen.«

Avram war zu erleichtert ob der Aussicht auf friedliche Scheidung, um auf seine Bedenken zu bestehen. Sie teilten gerecht die Herden auf. Es gab auch genug Gold und Silber in ihrem Besitz, um teilen zu können.

»Möge der Herrgott dich begleiten und beschützen!«, wünschte der Ältere, als sie sich umarmten.

»Welcher Gott?«, fragte Lot sehr ernst. »Sag mir seinen Namen, damit ich ihm opfern kann, wenn wir angekommen sind, damit ich zu ihm beten kann und mein Leben an dem neuen Ort ein gesegnetes wird.«

Avram wurde nervös. Wer sollte ihn verstehen, wenn nicht sein nächster Anverwandter? Wie sollte er seinen Glauben einem ganzen Volke beibringen?

»Mein Gott! Ich habe doch versucht zu erklären, dass ich ihn gefunden habe. Nein, er mich! Nichts willst du verstehen. Sein Name ist viel zu heilig, als dass er ausgesprochen werden dürfte. Rede ihn einfach mit Herr an, nein, wende dich an ihn als sprächest du zu einer Mehrheit, weil er ist wie alle anderen Götter zusammen: Nenne ihn Elohim.«

So trennten sich Avram und Lot mit einem Missverständnis.

Eine lange Karawane brach in Richtung Osten auf, der Morgen war noch frisch, die Sonne erhob sich jung und rotgolden über den glatten Meeresspiegel, es würde ein sehr heißer Tag werden. Ado murmelte, Avram sei ein boshafter Mensch. Der hörte das, blickte ihnen jedoch wortlos nach, stand unbewegt, groß, aufrecht, ernst, wie er es sich angewöhnt hatte, in der rechten Hand hielt er seinen Hirtenstab, mit der linken streichelte er seinen langen schwarzen, ungekämmten Bart.

Jahre vergingen. Es war viel stiller geworden in ihrem Heim. Sarai wurde weiterhin nicht schwanger. Avram arbeitete vom frühen Morgen bis zum Abend, rechnete, grübelte über die

Preise, überlegte, wie er unterbieten konnte, was andere anboten, ohne Verluste zu machen, handelte, redete mit vielen Leuten, aber Freunde gewann er nicht. Er hatte jetzt sein Auskommen, aber reich wurde er nicht. Müde ging Avram nachts trotzdem immer für einige Stunden zum Meeresufer und stand bewegungslos. Blickte zu den Sternen empor. Seine innere Unruhe war groß, er begann sich leise zu verneigen, aber nein, das war ja, als betete er das Meer an. Nein. Diese Unruhe ergriff ihn Nacht für Nacht, und er legte sich immer erst am Morgen für einige Stunden zum Schlaf.

In den Wirtshäusern, wo sich die Kaufleute trafen, sprach man viel über die Götter. Jede Stadt betete einen anderen besonders an. Für jeden Gott galt es, andere Opfer darzubringen. Die Frage war stets, welche Opfer, wann, wie und welchem Gott. Darüber diskutierte man viel, denn davon konnte vielleicht der Erfolg der Geschäfte abhängen. Man tauschte Erfahrungen aus. Avram glaubte an keinen dieser Götter, für ihn waren es Götzen oder sogar Dämonen, er nahm deshalb nicht an solchen Gesprächen teil. Fühlte sich als Fremder, auch wenn man ihn flüchtig anlächelte. Die Kanaaniter waren freundliche Menschen. Trotzdem sah er, dass das nur eine Sitte war, nicht von Herzen kam, dass es keine Eintracht unter Menschen gab, anscheinend nicht geben konnte, deshalb auch keine unter den Göttern. Oder umgekehrt, weil die Götter miteinander im Streit waren, stritten auch die Menschen. Worüber? Meist über Götter. Sonst über Geld, Frauen, ungezogene Kinder und das Wetter.

Avram hatte große Pläne, die weit über gute Geschäfte und Wohlstand für seine Familie hinausgingen. Er wollte ein Volk begründen, das aus der Saat seiner Lenden entstehen würde, ein Volk mit einem eigenen Gott. Er rätselte, wie dieser Gott sein musste, ob es ihm möglich war, die richtigen Worte zu finden, um unter der Ägide dieses Gottes künftig ein Volk versammeln zu können, ein geeintes, großes, mächtiges Volk, das allen anderen, Dummheiten plappernden, falsche Götzen anbetenden überlegen sein würde. Diese Ignoranten waren allerdings die besseren Kaufleute, sie befuhren das Meer und kümmerten sich nicht um ihn, weder liebten noch hassten sie den Herkömmling.

Da war ein alter Mann, Hamilkar, der von Avram Lämmer und Wolle kaufte, anständig dafür zahlte und sie mit großem Gewinn auf seinen Schiffen in ferne Länder verkaufte. Er hatte vier Söhne und vier Töchter, die Zahl seiner Enkelkinder und ihre Namen überblickte er nicht mehr. Hamilkar war ein gutmütiger Mensch, lebensfroh. Er beobachtete seinen Nachbarn und Geschäftsfreund, diesen hochgewachsenen, ansehnlichen Mann, er kannte auch seine Frau, fand sie hübsch mit ihrem langen Haar, den großen schwarzen Augen, den breiten Hüften und der schmalen Taille. Er wollte helfen:

»Wenn du gestattest, möchte ich dir einen Rat geben, guter Avram, ich bin ja viel älter als du.«

Avram hoffte auf eine die Geschäfte betreffende Idee.

»Ich werde dir dankbar sein.«

»Es macht mich traurig, dass ich keinen Kinderlärm aus deinem Hof höre. Sieh, mir hat Baal großen Kindersegen geschenkt, er kann jedoch mitunter grausame Forderungen stellen. Als mein erster Sohn geboren wurde, da war ich noch sehr jung, kaum hatte mein Bart noch angefangen zu sprießen, da opferte ich den Säugling auf Baals Altar und bat ihn, mir für ihn viele andere Kinder zu schenken. Er erhörte mich, er ist auch Gott der Fruchtbarkeit, der größte hierzulande. Ich empfehle dir, mein Avram, geh zu ihm, opfere deinen besten schwarzen Widder und dein schönstes weißes Lamm und versprich ihm, schwöre auf dein Leben, dass du ihm auch den ersten Sohn opfern wirst, den dir dein Weib schenkt. Wahrscheinlich wird er dich erhören. Du und deine Sarai seid so schöne, stattliche und anständige Menschen, ihr verdient eine große Kinderschar.«

Avram stutze einen Augenblick, bedankte sich, sagte natürlich nicht, dass ihm Lot Ähnliches empfohlen hatte, auch nicht, dass er nicht daran denke, diesen Rat zu befolgen. Den Geschäftspartner vor den Kopf stoßen wollte er keineswegs, noch weniger jedoch Baal als seinen Gott anerkennen. Umso mehr überlegte er nächtelang, wie sein Gott eigentlich wirklich war, ein stärkerer Gott als alle anderen, von denen er gehört hatte. Es gab deren so viele, dass er sie in Gedanken nicht erfassen, auch alle ihre Namen und Sonderbefugnisse sich nicht merken konnte, schon gar nicht, wer von ihnen wofür zuständig war und was für Opfer er erwartete.

Ein junger Reisender aus der Stadt Sodom berichtete ihm, dass dort Unruhen ausgebrochen seien, Krieg geführt werde. Eine Räuberbande habe Lot gefangen genommen und halte ihn im Tal von Siddim fest. Avram war bestürzt, auch wenn er eine kleine Genugtuung, dass Lot die schlechtere Wahl getroffen hatte, nicht verbergen konnte. Dennoch beschloss er zu helfen, bewaffnete seine Knechte, nahm seine besten Pferde, und unter der Führung des jungen Mannes fand er Lot und kaufte ihn frei. Er schlug die Räuber, nahm ihnen ihre Beute ab, behielt für sich nur, was seine Reise und die Dienerschaft gekostet hatten, und überließ den Rest den Befreiten. Stolz kehrte er nach Kanaan zurück, in sein Zuhause, zufrieden, weil er so auch die Waffengewalt seiner Gefolgschaft geprüft hatte. Er konnte kaum erwarten, sich zu seiner Sarai zu legen. Als Sieger, der starke Räuberbanden vernichten konnte, würde er jetzt vielleicht einen Sohn zeugen. Diese Hoffnung trog jedoch.

Ein starkes Erdbeben erschütterte Kanaan, es wurden aber

nur wenige Häuser am Rande der Stadt, in der Avram und die Seinen wohnten, beschädigt. Hamilkar meinte, das Unglück habe der ägyptische Gott Apophis verursacht, er habe die Gestalt einer Riesenschlange, die am Meeresgrund wohne und jeden Morgen versuche, die Sonne auf diese Weise aufzuhalten und sie nicht scheinen zu lassen. Gott Re müsse mit seiner Lanze verhindern, dass Apophis den Tag aufhalte, mitunter gelang ihm das jedoch nicht.

»Nicht dieser Baal?« Avram versuchte, die Erklärung ins Lächerliche zu ziehen. Hamilkar begriff gar nicht, dass er spottete, erwiderte, das glaube er keineswegs, ein Opfer für Re sei angebracht. Apophis könne man kein Opfer darbieten, der nehme nichts von Sterblichen an.

»Wie sieht dein Gott aus, guter Avram?«

»Er hat keine Gestalt. Er ist unsichtbar, jedoch allmächtig.«

Der alte Kanaaniter schüttelte den Kopf:

»Jeder Gott muss dann und wann eine für Menschen begreifliche Gestalt annehmen, sonst kann er doch nicht richtig angebetet werden.«

Nachrichten verbreiteten sich schnell. Bald erfuhr man, dass das Erdbeben am schlimmsten nahe der Stadt Sodom gewütet hatte. Eine nachfolgende furchtbare Feuersbrunst verschluckte, was noch halbwegs heil geblieben war, die meisten Bewohner der Siedlung waren ums Leben gekommen. Avram war in Sorge wegen seines Verwandten, aber nach einigen Tagen erschien Lot, auf einem erschöpften Maulesel reitend. Er sah elend aus, schmutzig und abgemagert. Sarai beeilte sich, einen Krug frischen Wassers zu holen, befahl den Mägden, ein gutes Abendessen vorzubereiten, und holte ein Gewand Avrams, das der schlotternde Flüchtling anzog, obwohl es ihm viel zu groß war.

Essend konnte er nicht reden, aber danach berichtete er, wie es seinen zwei Töchtern und ihm gelungen war, im letzten

Augenblick vor den Flammen zu fliehen. Als Avram nach seiner Frau fragte, erhob Lot verzweifelt beide Hände. Sie habe nicht zu Hause übernachtet, sei oft allein ausgegangen, um sich in Gaststätten im Stadtzentrum zu belustigen, dort schlief jeder mit jedem, selbst Männer miteinander. Sicher sei sie im Feuer umgekommen. Auch seine Töchter seien leider sündige Mädchen, diese Nacht aber seien sie glücklicherweise unter seinem Dach geblieben. Auf ihre Flucht hatten sie einen Krug Wein mitgenommen. Als sie weit genug weg vom Unglücksort waren, beschlossen sie, in einer Höhle zu übernachten, und betranken sich dort aus Verzweiflung, weil sie Hab und Gut verloren hatten und er seine Frau, sie ihre Mutter. Lot konnte sich an nichts mehr erinnern. Als er am Morgen mit starkem Kopfschmerz aufwachte, erzählten ihm die Töchter lachend, sie hätten beide mit ihm, dem fast Ohnmächtigen, Beischlaf gehabt, er hätte sich keineswegs gewehrt. Sie hätten nicht gewusst, dass er, der so still und zurückgezogen tat, so ein starkes Mannsbild sei, jetzt verstünden sie erst recht nicht, warum ihre Mutter sich nicht mit ihm begnügte. Dann schwieg Lot, bat endlich um noch Wein. Sarai reichte ihm entsetzt den Krug.

»Und dann?«, wollte Avram wissen.

»Dann gingen die beiden weg. Sie sagten, sie wollten eine Stadt finden, die heil geblieben sei. Zurück zu dir wollten sie auf keinen Fall.«

Lange schwiegen alle. Avram nickte, überlegte, erhob sich, strich seinen Bart und sagte dann im Befehlston:

»Gut so! Wir tun Folgendes: Was du mir berichtet hast, darfst du sonst niemandem erzählen! Niemandem, hörst du! Du wirst sagen, Gott, der Herr, habe die Städte Sodom und Gomorrha und alle ihre Einwohner wegen ihrer Sünden vernichtet, euch errettet, dich und die Deinen errettet, weil ihr meine Verwandten seid …«

»Welcher Gott?«

»Frage nicht immer dasselbe. Du bist zu dumm, das zu begreifen. Nimm zur Kenntnis, was ich dir sage. Unser Gott, Mensch, unser Gott, er sei gelobt und gepriesen! Der einzige, allmächtige Schöpfer von Himmel und Erde. Wie oft soll ich dir das erklären. Er hat euch von einem seiner Engel aufwecken lassen und geheißen zu fliehen, ohne zurückzuschauen …«

»Aber meine liebe Frau ist doch verbrannt«, seufzte Lot mit Tränen in den Augen.

»Deshalb wirst du sagen, der Befehl Gottes sei gewesen, sich nicht umzudrehen, nicht zurückzuschauen! Deine Frau hatte es jedoch getan und erstarrte als Strafe zur Salzsäule.«

»Wieso zur Salzsäule?«

»Was weiß ich. Das klingt doch nach einer guten Geschichte, das werden die Leute sich merken. Einfach im Feuer umgekommen zu sein genügt nicht. Tu, was ich dir sage, Lot. Du wirst doch nicht zugeben wollen, dass deine Ehefrau und deine Töchter Huren waren!«

Lot versprach, gehorsam zu sein. Er gehorchte Avram immer. Avram selbst wunderte sich im Stillen, was ihm da spontan eingefallen war, als hätte ihm jemand dieses Vorgehen eingeflüstert. Wer, wenn nicht Gott?

Er schenkte Lot eine Schafherde und Maulesel und befahl einigen seiner Knechte, mit ihm Richtung Osten zu ziehen, dort solle er ein neues Leben beginnen. Als die kleine Gruppe loszog, begleitete Avram sie bis zum Stadtrand und sah ihnen von dort aus nach, mit zum Himmel erhobenen Händen, regungslos, genauso wie damals, als sein Verwandter zum ersten Mal mit seiner Frau weggegangen war, und murmelte etwas in seinen Bart, bis sie am Horizont verschwunden waren. So wollte er, dass man künftig davon erzählen würde, so sollte es überliefert werden. Inzwischen war er ja selbst überzeugt davon, dass der Allmächtige ihm diese Geschichte eingegeben hatte, dass die Verbindung mit ihm jetzt hergestellt war. Ja, endgültig glaubte er, dass es so war. Nicht anders sein konnte. Immer wieder würde er es künftig in den Wirtshäusern wiederholen. Eine Salzsäule? Salz war teuer.

»Warum hat dein Lot nicht ein Stück davon mitgenommen?«

DER PHARAO SPRICHT

In Kanaan war es nicht mehr auszuhalten. Niemand tat Avram und den Seinen etwas zuleide, niemand nahm ihm übel, dass er nicht in den Tempeln erschien, Baal oder wenigstens irgendeinem anderen Gott Opfer darbrachte. Gut möglich, dass er selbst schuld war an seiner Vereinsamung, jedenfalls wollte niemand mehr mit ihm Handel treiben. Keiner sagte ihm, dass ein Beschluss über den Umgang mit ihm gefasst worden war, anfangs bemerkte er gar nicht, dass ein System dahintersteckte. Man verkaufte ihm keine Waren mehr aus fernen Ländern und nahm ihm kein Fleisch, keine Wolle, keine Schafe oder Ziegen mehr ab. Er hatte gedacht, dies könne auch sein Land werden, hier würde das Volk entstehen und dereinst herrschen, das seine Kindeskinder bilden würden. Aber Sarai schenkte ihm keine Kinder, es gelang ihm nicht, Wurzeln zu schlagen in dem Lande am Meer, und seine Ersparnisse schmolzen dahin. Da erfasste ihn eine große Unruhe. Etwas musste geschehen. Nichts geschah von selbst, er musste etwas tun.

Selbst Hamilkar, sein Nachbar, den er für seinen Freund gehalten hatte, wurde immer distanzierter. Oder es schien Avram so. Dann wandte sich der alte Mann doch noch einmal freundschaftlich an ihn.

»Entschuldige, dass ich meinen Rat wiederhole. Du solltest Baal einen schönen schwarzen Widder und dein bestes weißes Lamm opfern, guter Avram, und ihm deinen erstgeborenen Sohn versprechen. Ich bin wahrhaftig überzeugt davon, dass er dir entgegenkommen würde, versuche es doch.«

»Habt ihr das so vereinbart?«, fragte Avram entrüstet. »Ist

das eine Bedingung? Ihr wollt nichts mit mir zu tun haben, solange ich ihn nicht anerkenne, solange ich ihm nicht opfere?«

»Nein! Wie kommst du denn auf so etwas?« Hamilkar wunderte sich. »Du überschätzt dich. Du bist nicht wichtig für uns, keiner kümmert sich um das, was du tust oder unterlässt, nur ich.«

Das war ja möglicherweise noch schlimmer, aber Avram blieb stur: »Ich werde Baal nicht opfern, nicht einmal eine Taube!«

In der Sprache der Kanaaniter war das Wort für Gott El. Baal war der Rufname ihres bevorzugten El. Er wurde mitunter auch als Baal Zebub angesprochen, als Herr der Fliegen, oder als Baal Zebul, erhabener Herr. Im Alltag wurden reiche Männer höflich mit Baal angesprochen, das war keineswegs eine Gotteslästerung, keine Beleidigung des erhabenen Gottes der Blitze und des Donners.

Avram sah ein, dass er hier und jetzt seine großen Ideen nicht verwirklichen konnte. Welche Ideen? Das wusste er selbst nicht so genau, nur dass es etwas Großes, Einmaliges, nie Dagewesenes sein musste. Und er begriff, dass es keinen Stillstand geben konnte, entweder machte man Fortschritte oder man stieg ab. Da um ihn herum alles stillstand, war klar, dass er sich im Abstieg befand. Also musste er losziehen. Aber wohin? Im Osten war es Lot nicht gut ergangen. Avram fand kaum noch Schlaf. Die Nächte verbrachte er jetzt auf dem Dach seines Hauses. Er wollte nicht gestört, nicht gesehen werden, wenn er Gott suchte. Er starrte den Himmel an. Die Sterne. Wieder, wie einst in Haran, machte er sich Gedanken über die Himmelslichter. Wer wollte sie zählen? Gab es mehr Menschen oder mehr Sterne? Er hatte plötzlich die Eingebung, in Richtung Süden aufzubrechen, obwohl er nicht wusste, was ihn dort erwartete. Unruhig fragte er sich, was ihn so drängte. War es Gott, der Herr?

Er sagte seiner Frau, sie würden sich auf den Weg machen.

»Schon wieder?«, klagte sie. »Wieder das feste Haus verlassen und in kleinen Zelten übernachten? Warum findest du keine Ruhe?«

»Hättest du mir Kinder geboren, würden wir bleiben. Was hilft es, dass du schön, wenn du unfruchtbar bist!«

Da wurde sie böse, es tröstete sie kaum, dass er sie schön genannt hatte. Wenn sie so verärgert war, erschien sie Avram noch schöner. Glänzten ihre schwarzen Augen nicht wie Sterne am helllichten Tag? Gehorchen musste sie jedoch. Frauen hatten keinen eigenen Willen. Hasste sie ihn jetzt?

Das Haus und den größten Teil seiner Herden und Vorräte verkaufte er Hamilkar. Der Kaufvertrag wurde mit Keilschrift auf eine Tonplatte geritzt und gebrannt. Avram wunderte sich, obwohl er von dieser Art, Verträge zu schließen und sie festzuhalten, schon gehört hatte. Bisher hatte man sich allein mit Handschlag geeinigt, doch den konnte man später leugnen. Ihm gefiel diese neue Art von Vertragsbildung.

Die Reise war lang und mühsam, es war so heiß und trocken, dass sie den selten vorbeiziehenden Nomaden für pures Gold einige Schläuche lauwarmen, trüben Wassers für ihre Maulesel abkaufen mussten. Für Menschen war dieses Wasser nur vermischt mit Wein einigermaßen genießbar. Sie fürchteten sich vor Räuberbanden, aber niemand griff sie an. Avram erklärte, der unsichtbare, große Gott beschütze sie, weil er Pläne mit ihm habe.

Endlich kamen sie in der Stadt Kadesch am Fluss Orontes im Land Gerar an. Am Stadtrand wurden sie von bewaffneten Soldaten aufgehalten. Avram erklärte, sie seien Flüchtlinge, sie seien nicht arm und planten, sich hier niederzulassen, vielleicht ein Haus zu kaufen. Man befahl ihnen, ihre Zelte vor der Stadt aufzuschlagen, darüber müsse ein Vorgesetzter entscheiden, der jetzt nicht da sei. Wenigstens durften sie aus dem Fluss Wasser schöpfen so viel sie wollten. Wahrscheinlich hatte ein Soldat die Leute in der Stadt benachrichtigt, dass eine seltsame kleine Karawane angekommen war, denn bald erschienen Händler mit unterschiedlichsten Waren auf ihren Eseln. Avram kaufte gebratenen Fisch und einige Rebhühner, Fladenbrot, Melonen und Datteln. Endlich konnten sie furchtlos ein Feuer machen und sich satt essen, denn unterwegs waren sie sehr sparsam mit ihren Vorräten umgegangen.

»Siehst du, Frau«, sagte er zu Sarai. »Unser Gott sorgt für uns!«

»Gar nichts sehe ich«, antwortete sie müde.

»Blick hinauf auf den Himmel, siehst du die Sterne nicht?«

Sarai zuckte die Achseln und zog sich ins Zelt zurück. Avram blickte noch lange hinauf auf den Nachthimmel. Standen die Sterne hier anders als in Kanaan? In der Stadt Haran? In der Stadt Ur? Er hätte es nicht sagen können. Trugen sie eine Botschaft von Gott, die er nicht entziffern konnte? Es hieß, überall gebe es andere Götter mit anderen Namen, mit anderen Zuständigkeiten, Beziehungen wie unter den Menschen. Sie kämpften gegeneinander, vermählten sich miteinander, verbanden sich mit Mond oder Sonne, Krokodilen oder Schlangen. Waren das Götter, nur weil sie unsterblich waren? Und war sein Gott überall? Überall derselbe? Der Sternenhimmel war doch überall der gleiche. Ja, es musste etwas, nein, es musste einen geben, der viel größer war als sie alle, mächtiger als die anderen Götter, allmächtig, über ihnen stehend, einer, der alles umfasste, die Erde, die See und das All, alles, was über der Erde, in der Tiefe der Erde und des Meeres entstand, was lief, flog oder schwamm. Avram war kein Mann, der sich mit Kleinem,

Unbestimmtem, Unausgegorenem zufriedengeben mochte. Was jedoch sollte er als einsamer Mensch tun, wenn ihm nichts gelang, nicht einmal Kinder hatte er gezeugt, wie sonst jeder. Was nützen alle Erkenntnisse und Gedanken, wenn er sie nicht eigenem Fleisch und Blut weitergeben konnte? Überall war er ein Fremder. Keiner war da, den er belehren, bevatern, führen hätte können. Wie sollte er dann an irgendetwas glauben?

Er musste seine Zweifel besiegen, er musste an etwas glauben, an etwas Festes, Ewiges, Unerschütterliches, sich festhalten an etwas, er musste das, sonst würde er vor Verzweiflung sterben. Er musste stark sein und seine Zweifel besiegen, er musste. Ja, aber wie?

Es war still geworden, windstill. In dieser Nacht schlüpfte er nicht ins Zelt zu Sarai, sondern stand reglos da, wartete auf den Sonnenaufgang. War er schließlich im Stehen eingenickt? Jetzt weckte ihn die Kraft und Schönheit des roten Balles, der seine Reise über den Himmel begann, dessen Blau immer heller wurde, die Dunkelheit der Nacht wurde weggewischt, die Sterne erloschen vor so viel Licht, die Schatten der Palmen und Zedern, der Zelte und Tiere, die ruhig weideten, sein eigener auch, alle Schatten wurden kürzer. Das befestigte seinen Glauben, dass das alles zu dem gehörte, was er in der Nacht erdacht, nein, gefühlt und erkannt hatte. Es war so mächtig, dass er schon deshalb keinen Namen dafür hatte oder nennen wollte.

Avram zuckte zusammen, als ihn ein Soldat der Morgenschicht ansprach: »Du hast Glück, Fremder. In unsere Gegend kommt der große Herr Antefikvar, der Zweite nach dem göttlichen Träger der beiden Kronen Ägyptens. Er besichtigt das Land, man hat ihm von deinem Wunsch berichtet. Er möchte dich sehen und befragen.«

»Ich stehe ihm selbstverständlich untertänigst zu Diensten. Kann er gestatten, dass ich mich in eurer mächtigen und überaus schönen Stadt niederlasse?« Avram hatte noch gar nichts von der Stadt gesehen, hatte keine Ahnung, ob sie schön war, aber instinktiv wusste er, dass es klug war, hier so zu reden.

»Wer sonst? Bereite dich vor, bringt euch alle in Ordnung. Ich werde Kaufleute kommen lassen, damit ihr euch besorgen könnt, was ihr benötigt, Öl, Farbe, Schminke, Parfüm, auch deine Frau muss so schön sein, wie sie kann. Wie viele Kinder hast du?«

Das war wie eine Ohrfeige.

»Leider keine. Danke für die Nachricht, Soldat. Ja, bitte, lass diese Händler kommen.«

Sarai schlief noch, das lange schwarze Haar umrahmte ihr ovales weißes Gesicht. In diesem Augenblick liebte er sie mehr als je zuvor, vergaß den Zorn, weil sie ihm keine Kinder geboren hatte, weckte sie so zart, wie es große und starke Männer tun, wenn sie fürchten, der Gegenstand ihrer Liebe sei zerbrechlich. Als sie sich ihm hingab, denn sie war so schläfrig, dass sie sich nicht wehren mochte, begriff er erst recht nicht, wieso sie keine Kinder haben konnten, begann zum ersten Mal an sich selbst zu zweifeln und grübelte, ob der Allmächtige, den es ja geben musste, einen anderen Plan hatte, ihn mit anderen Menschen, nicht mit ihm verwirklichen wollte.

Als sie aufgestanden waren und sich zurechtmachten, Sarai wieder ihre etwas spöttische, zurückhaltende Art annahm, sagte er ihr, ein wichtiger hoher Beamter würde kommen, sie müssten Kosmetikartikel kaufen, sie solle ihr schönstes Gewand anziehen.

»Ich werde dich als meine Schwester vorstellen, Sarai, nicht als Gattin. Benimm dich entsprechend.«

»Warum? Ich mag keine Lügen.«

»Mir wurde gesagt, dass die Ägypter fremde Frauen lieben. Erinnere dich, was uns Lot von schlimmen Sitten erzählt hat.«

»Ein Grund mehr, mich als deine Ehefrau von ihrer Lüsternheit zu schützen.«

»Du bist eine sehr schöne Frau, Sarai. Wenn du diesem Herrn gefallen solltest und er dich als meine Gemahlin sieht, wird er mich umbringen, denn es ist bequemer, eine Witwe zu nehmen, als jemandem die Frau zu rauben. Einen Bruder kann nicht einmal so ein Verbrechen schrecklich stören …«

»Du fürchtest dich? Mein Avram ist ein Feigling?«

»Den Tod fürchte ich nicht«, antwortete er beleidigt. »Ich stehe jedoch vor großen Aufgaben und Herausforderungen. Glaube mir, Sarai, so muss es sein, sei folgsam. Du bist ja tatsächlich meine Halbschwester, wir sind derselben Wurzel entsprossen.«

Sarai dachte, es sei eine faule Ausrede, er wolle sie verkuppeln, um das eigene Leben zu schützen, doch sie sagte nichts. Sie war noch jung genug, aber auch kein Mädchen mehr. Sie dachte an seine Umarmung. Waren seine Zurückhaltung, Zahmheit, Nachdenklichkeit selbst beim Geschlechtsakt Zeichen von Schwäche? War er zauderhaft und tat deshalb herrisch, wo er es sich leisten konnte? Bekamen sie deshalb keine Kinder? Sie konnte nicht wissen, wie viel Beherrschung es ihn kostete, sie seine Kraft nicht spüren zu lassen. Gerade weil er sie so zärtlich liebte, behandelte er sie wie einen zerbrechlichen, wunderschönen Gegenstand. Sie verstanden einander nicht, obwohl sie einander liebten. Undenkbar auszusprechen, wie man es mochte, was man gerne hätte und täte. Über Gefühle, ja auch über Bedürfnisse sprach man nicht. Dabei war sie neugierig, sie hatte von anderen Frauen allerlei gehört, auch Lots Frau Ado, die so stolz war auf ihre zwei Töchter, hatte ihr gesagt, wie man es machen konnte, sie damit geneckt. Sarai ahnte vieles oder wusste, wie es sein könnte, aber die Verzückung, von der die Frauen sprachen, hatte sie nicht erlebt. Sie hatten ja Tür an Tür geschlafen, Ado und sie. Sie hatte so manches aus dem Nachbarzimmer gehört. Sarai war bereit, etwas Neues zu erleben, sie sehnte sich nach Abenteuern, konnte es aber nicht nur nicht sagen, sondern nicht einmal richtig denken. Ihre Sprache hatte kein Wort für Abenteuer, es gab nur ein Wort für Erleben.

»Seid ihr bereit?«, fragte der Befehlshaber der Grenzsoldaten. »Stellt euch dorthin, ihr beiden vorne, das Gesinde hinter euch. Es kommt der Großwesir Antefikvar!«

Sie standen wie die Soldaten in der grellen Sonne, der Kommandierende jedoch im Schatten. Endlich hörte man Pferdetrab und Marschtritt. Im Gleichschritt laufend erschienen zuerst fünfzig Soldaten, alle glatt rasiert, nur mit roten Schurzen bekleidet und roten Kappen auf dem Kopf, sie trugen Schwerter in der Rechten und stellten sich trichterförmig auf. Avram stellte fest, dass sie alle von kleinerem Wuchs waren als er, er bewunderte jedoch ihre eingeübten Bewegungen und wie sie stillstanden und starr geradeaus vor sich blickten, sie nahmen keine Kenntnis von ihm und seinen Leuten. Dann fuhr ein leichter, zweirädriger Wagen, gezogen von zwei wunderbaren Schimmeln, vor. Der Kutscher sprang als Erster auf den Boden, stellte einen Schemel auf und half einem Mann auszusteigen, der einen größeren, reich mit Gold bestickten Schurz um die Lenden gebunden hatte, goldene Sandalen trug und über die Schultern ein Leopardenfell geworfen hatte. Er musterte Avram neugierig.

»Niederknien!«, befahl der Befehlshaber der Wache. Sarai hätte fast gehorcht, aber ihr Mann hielt sie auf und deutete nur eine leichte Verbeugung an.

»Du bist ein stolzer Mann. Verstehst du unsere Sprache?« Die Worte des Großwesirs klangen freundlich. Ihm gefiel Avrams Haltung augenscheinlich.

»Ich verstehe Sie gut, Herr. Stolz bin ich nur, weil ich ein

Mensch bin und Ihnen entbiete ich meine Verehrung, wie es sich gebührt.«

»Gut, gut. War ja nur eine Frage. Woher stammst du?«

»Geboren bin ich in der Stadt Ur, gelebt habe ich lange in Haran, jetzt komme ich jedoch aus dem Lande Kanaan.«

»Interessant. Das ist ein Land der Räuber und Wucherer. Dein Weib?«

»Meine Schwester, Herr.«

»Du möchtest dich bei uns in Ägypten niederlassen, ist es so?«

»Jawohl, Herr, wir …«

Eine Begründung wartete der Großwesir nicht ab, für ihn war es eine Selbstverständlichkeit, dass jedermann das wünschte.

»Ja, ja. Aus Kanaan also kommst du? Das könnte sogar den Sohn des Osiris, den Herrn der beiden Länder und Träger der beiden Kronen, höchstpersönlich interessieren. Gebt den Leuten alles Notwendige, damit sie sich ausrüsten können, führt sie dann nach El Lischt und bringt sie in einer Kaserne unter. »Du!«, wandte er sich an den Befehlshaber. »Du bist dafür verantwortlich. Hilf mir jetzt auf den Wagen, komm mit. Wir wollen diesen Sektor der Grenze inspizieren!«

»Zu Befehl!« Nachdem der Großwesir mit seiner Hilfe auf dem Wagen Platz genommen hatte, stieg er selbst leichtfüßig auf und hockte vor dem thronartigen Sitz des hohen Herrn.

Die Zurückgebliebenen würdigten sie keines Blickes mehr. Die mit Antefikvar gekommenen Gardisten zogen im Laufschritt neben ihnen ab, die Grenzwache löste ihre Reihen auf, einige von ihnen gingen auf Avram zu und boten sich an, beim Abbrechen der Zelte und Aufladen ihrer Habe auf die Esel zu helfen. Er fand die Selbstverständlichkeit, mit der sie Befehle ausführten, beeindruckend.

Die kleine Truppe, die Avram, Sarai, ihr Gesinde und ihre

Herden begleitete, bestand aus schweigsamen Soldaten, nicht nur, dass sie sich nicht an ihn wandten und einfach vorausritten, auch untereinander wechselten sie kaum ein Wort. Als sie nach einer langen Reise vor einigen lang gestreckten Häusern aus Ziegelsteinen angekommen waren, begrüßte sie ein glatt rasierter Mann mittleren Alters:

»Mein Name ist Esam, das bedeutet in unserer Sprache der Beschützer. Ich habe die Ehre, auf dem Hof des Göttersohnes, unseres Pharaos, zu dienen. Pharao bedeutet übrigens Großer Palast. Wir reden Seine Majestät nie mit seinem weltlichen Namen an, sondern, wenn es kurz sein darf, mit Großer Palast, denn der Palast ist der Ursprung seiner Macht. Er, der Sohn des Osiris, verkörpert alle weltliche Macht. Es wurde mir befohlen für dich, Avram, und deine Leute zu sorgen.«

Esam zeigte ihnen einen Palmenhain, wo sie ihre Zelte aufstellen sollten, etwas weiter weg war ein Feld für das Gesinde und die Tiere. Am nächsten Morgen würde er bekannt geben, was man von ihnen erwartete.

Klares Wasser floss an dem Feld vorbei und Avram hätte nicht sagen können, ob es ein Bach oder ein Kanal war. Sie konnten sich nach Wunsch bedienen. Die Knechte erhielten je eine Schale Haferbrei und eine Melone, Sarai und er gebratene Tauben mit Fladenbrot und eine große Auswahl an Obst. Nach dem Abendessen blickte er nur kurz auf die Sterne und legte sich dann ins Zelt auf eine Matte, die er so weit wie möglich von der ihren entfernt hatte.

»Alles wird gut, Schwester.«

»Aber ich habe Angst.«

»Es gibt keine Ursache, Angst zu haben. Alles geschieht, wie der himmlische Herr es bestimmt …«

Früh am Morgen erschien Esam in Begleitung einiger älteren Frauen.

»Der Herrscher beider Ägypten hat gnädigst entschieden, euch persönlich zu empfangen. Das ist ungewöhnlich, es hat mich überrascht. Selten darf jemand außer seinen Mitarbeitern vor Seiner Majestät erscheinen. Ich habe Friseurinnen und Schneiderinnen mitgebracht, um euch auszustatten.«

Sarai war erfreut, warf aber erst einen züchtigen Blick auf den Mann, der jetzt als ihr Bruder galt. Er nickte. In Eile wurde ihr ein Kleid aus feinem weißen Leinen angepasst, ihre Haare geölt und gekämmt, ihr Gesicht grell geschminkt, parfümiert. Auch Avram erhielt ein neues, bis zu den Knien gehendes Gewand, man wollte seinen wilden Bart stutzen, das ließ er jedoch nicht zu. Während das alles geschah, erklärte Esam:

»Ich begleite euch bis zum Tor des Thronsaals, das sich auf einen Gongschlag öffnen wird. Ihr schreitet dann zwölf Schritte voraus und werft euch auf den Boden. Seine Majestät wird wahrscheinlich geruhen, euch zum Aufstehen aufzufordern, das tut ihr selbstverständlich und steht dann still und stumm. Keine Silbe dürft ihr aussprechen, bevor der Herr mit den beiden Kronen auf dem Haupt seine Fragen gestellt hat, dann antwortest du, Avram, kurz und bündig. Ich weiß nicht, was danach geschieht, ihr werdet es erfahren …«

Sarai schaute wieder auf Avram, da er schwieg, fragte sie: »Nun … Bruder? Nie wolltest du auf die Knie fallen, sollen wir uns auf den Boden werfen wie befohlen?«

»Wir werden es tun. Das ist der Herrscher eines großen Landes!« Er ist tatsächlich ein Feigling, dachte Sarai. Esam wurde ungehalten: »Seine Majestät ist der Sohn des Osiris, ein Gott, der auf Erden wandelt, kein einfacher Herrscher oder irgendein König!«

Man ging zu Fuß. Ein Pfad führte durch einen Hain mit Palmen, Sykomoren, Zedern, Akazien, blühenden Büschen, Blumenbeeten. Männer trugen Krüge vorbei, gossen die Pflanzen.

Vor dem Tor an einer hohen Wand standen Wächter, kannten augenscheinlich Esam, ließen sie wortlos durch. Avram wunderte sich, wie schweigsam die Menschen in diesem Ägypten waren. Der innere Garten war noch schöner, einzelne Bäume spendeten Schatten, die Blumen schienen bunter und üppiger zu blühen. Sie gingen an Wasserbecken vorbei, in denen golden flimmernde Fische schwammen. Dann erreichten sie eine Mauer, vor der viele, nur mit kurzem weißen Schurz bekleidete Soldaten mit Speeren in der Rechten standen. Sie betraten nun einen Raum. Nie hatten sie einen so großen gesehen. Er war leer, nur an den Wänden brannten goldene Fackeln, der Boden war aus Marmor. Vor einer hohen Tür blieben sie stehen. Es duftete stark, seltsam, ein wenig betäubend.

»Nun also, wie besprochen!«, sagte Esam leise. »Wenn ihr einen Fehler macht, richtet man euch auf der Stelle hin.«

Avram und Sarai waren dermaßen erschrocken und bestürzt, dass sie auf nichts achteten, nichts bemerkten, sich später an keine Einzelheiten erinnern konnten. Sie taten wie befohlen, hielten sich an der Hand, gingen zwölf Schritte auf den Marmorboden starrend und warfen sich hin.

»Steht doch auf!« Die Stimme des Pharaos war tief, angenehm, freundlich. »Kommt näher, ich will nicht schreien müssen.«

Auf einem Thronstuhl aus Gold auf einem Podest saß ein Mann mittleren Alters in einem bunten Gewand, das bis zu den Knöcheln reichte und mit grünen Schlangen bestickt war. Seine Haut war ziemlich dunkel, er trug einen gepflegten Spitzbart, auf dem Haupt die Doppelkrone.

»Los, kommt doch, seid nicht so verschreckt, ich fresse euch nicht auf. Du nennst dich Avram?«

»Jawohl, Majestät, falls Ihr gestattet.«

»Du bist seine Schwester namens Sarai?«

Sie wagte es, ihm ins Gesicht zu schauen. Er erwiderte ihren Blick. Er schien doch ein ganz normaler, netter, nur eben seltsam gekleideter Mensch zu sein.

»So ist es, Herr.«

»Und ihr kommt aus Kanaan?«

»Beide sind wir in der Stadt Ur geboren, aber jetzt kommen wir aus Kanaan, Majestät. Wie darf ich Eure Majestät ansprechen?«

»Wie du willst. Über Kanaan möchte ich mehr erfahren, aber genug der Zeremonie, die haben wir geschafft.« Der Pharao klatschte in die Hände, sofort erschienen Bedienstete, er stieg jedoch allein leichtfüßig vom Podest. Seltsam, dachte Avram, alle anderen bedeutend kleineren Würdenträger hätten sich wohl aus Prinzip helfen lassen. »Ruft Mentuhotep und meinen Sohn. Los, Avram und Sarai, mir nach. Immer mit der Ruhe, ihr braucht vor nichts Angst zu haben, am wenigsten vor meiner Majestät.«

Eigenhändig nahm er die Krone vom Haupt und reichte sie einem der Diener. Unter ihr kam eine schwarze Perücke zum Vorschein, auf der eine grün-goldene Kobra im Sprung befestigt war. Auch die streifte er ab. Sein natürliches Haar war auch pechschwarz, kurz geschnitten. Jetzt wagte auch Avram, ihn anzuschauen. Amenemhet hatte schwarze, dichte Augenbrauen über schwarzen Augen, eine gerade Nase, dicke Lippen.

»Die ist schwer«, sagte der Pharao über die Krone. »Schwer wie das Regieren zweier Länder und des Restes der Welt, schwer wie alles, was von mir erwartet wird. Setzt euch da hin.« Er zeigte auf Stühle, die um einen runden Tisch in der Ecke standen. »Nehmt Platz.«

»Im Angesicht Eurer Majestät?«, wunderte sich Avram. »Sind Eure Majestät nicht eine Gottheit?«

»Natürlich nicht, aber göttlich ist der Palast, den ich zu vertreten habe. Götter bete ich an, überlege, welchem ich wann und wo besondere Hingabe schenke, es gibt deren zu viele, wahrscheinlich haben sie mich ausgewählt. Der für mich wichtigste Gott ist Amun, Amun-Re. Mein Name bedeutet ja Amun ist der Größte, dabei gelte ich als Sohn des Osiris. Das gegenseitige Verhältnis dieser Götter würdet ihr nie begreifen, ich erspare mir, das zu erklären, jedenfalls habe ich alle Götter zu verehren, das erhält die Macht des Oberen und des Unteren Ägypten. Ich bin ein Mensch, der Pflichten hat, Pflichten, die ihm zugeteilt worden sind, und der sie fleißig ausüben muss, wie der letzte Sklave, der letzte Wasserträger im Garten des Palasts oder eine Sklavin in meinem Harem. Verstehst du das, Avram?«

»Ich glaube es zu verstehen, erhabener Herr.«

»So, und jetzt möchte ich mit euch ein Gespräch führen wie unter Menschen …« Ein junger Mann, der ähnlich gekleidet war wie der Herrscher, betrat leise den Raum. »Das ist mein Sohn Sesostris, er wird meine Kronen erben, wenn es die Götter gestatten.«

»Mein Vater glaubt niemandem aufs Wort«, sagte Sesostris. »Er vertraut weder seinen Mitarbeitern noch Boten, mitunter nicht einmal sich selbst. Darum hat er euch empfangen und will euch persönlich anhören.«

Avram war bestürzt, denn hier beim Herrscher der Welt redete man einfach wie unter gleichen in einem Wirtshaus. Er hatte sich das ganz anders vorgestellt. Wie? Das wusste er nicht, jedenfalls anders. Die Götter, hatte der Pharao gesagt, hätten ihn ausgewählt. Ihn würde sein Gott erwählen. So musste es sein. Zumindest würde er es so unters Volk bringen. Er begriff intuitiv, dass Zeremonien wichtig waren, ein Schauspiel gewissermaßen, ein mächtiges, das den Unterschied zwischen dem Bedeutenden und einem zwanglosen Gespräch sichtbar machen sollte. Nicht sollte, sondern musste. Und wenn das für menschliche Angelegenheiten galt, dann erst recht im Umgang mit dem Allmächtigen. Ja, Zeremonien! Vielleicht war dies alles eine Schule, in die ihn der Herr geschickt hatte. Vielleicht. Nein, sicher. Alles kam von ihm. Er musste jedenfalls lernen, lernen.

Lautlos sich durch die Räume bewegende Bedienstete setzten Schalen mit Obst und Honigkuchen auf den Tisch. Dann betrat ein dicker Mann in einem mit goldenem und rotem Zwirn bestickten kurzen Gewand den Raum, verneigte sich nur kurz vor dem Pharao und dem Thronfolger.

»Das ist Mentuhotep, mein Schatzwart. Er verspätet sich immer, kann sich das jedoch leisten, weil er unser Vermögen verwaltet, über Gold, Silber, Korn, Wasser verfügt, jeden kontrolliert, auch mich. Er ist mächtiger als ich.«

»Ihr beliebt zu scherzen, Majestät.«

Nachdem sich alle gesetzt hatten, fragte der Pharao:

»Hast du irgendwo Militärdienst geleistet, Avram?«

»Nein, Majestät.«

»Schade. Du bist groß, scheinst kräftig zu sein. Aber mit Waffen kannst du umgehen?«

Avram begriff, dass kein einfaches, sondern ein sehr ernstes Gespräch begonnen hatte, von dem viel abhängen würde.

»Ja, ich glaube einigermaßen schon, man fürchtet sich ja überall vor Räubern.«

»So? Hast du unterwegs bewaffnete Menschen gesehen, Räuberbanden?«

»Ich bin nicht blind meines Weges gezogen …«

Der Pharao stellte eine Frage nach der anderen. Kaum hatte er die Antwort erhalten, stellte er die nächste, zeigte mit keiner Miene, ob er mit dem Gehörten zufrieden war. Manchmal warf er einen fragenden Blick auf seinen Sohn, aber der schüttelte nur den Kopf, das bedeutete sicher, dass er selbst nichts fragen wollte. Vater und Sohn schienen sich ausgezeichnet zu verstehen. Liebten sie einander? War so etwas in Herrscherfamilien möglich?, überlegte Avram. Bestand keine Eifersucht des Jüngeren, keine Ungeduld, endlich den Thron zu besteigen, hielt sich so einer nicht immer für stärker, klüger, besser aussehend als sein Vater? Es schien hier nicht so zu sein, wie er es oft bei reichen Kaufleuten beobachtet hatte. Auch darüber musste er nachdenken, auch das war wohl ein Teil des Unterrichts. Nur dass er gar keinen Sohn hatte.

Amenemhets Fragen reihten sich rasch aneinander, er musste nie lange überlegen. Was für eine Stadt war Ur? Was hatten Avrams Vorfahren dort gemacht? Warum hatte er die Stadt verlassen? Auf welchem Weg? Und Haran? Was wisse er vom Untergang der Stadt Sodom? Warum war er ausgerechnet nach Kanaan gekommen, ans Meer, hatte nicht anderswo, zum Beispiel am Ufer des Jordan, seine Bleibe gesucht? Was wisse er von den Beziehungen der kanaanitischen Städte zueinander? Welche Götter wurden seines Wissens nach wo verehrt? Was werde ihnen geopfert? Nahm man stets nur Tiere aus eigenen Herden oder kaufte man sie für den Opfergang? Wo gab es Menschenopfer und zu welchem Zweck? Der Pharao wollte auch alles über den Preis von Korn, Vieh, Werkzeugen, Farben wissen, alles über die Viehzucht, die Verwertung des Fleisches, der Wolle, der Hörner, wie Stoffe gewebt wurden, wie gefärbt. Von Schiffen und Seeleuten. Was kosteten wo Sklaven? Was verdienten gute Kaufleute? An welchen Waren am meisten? Wie legten sie ihr Kapital an? Was wusste Avram vom kanaanitischen Schiffbau? Woher kamen Holz, Nägel, Werkzeug für die Werften? Wie war die Ausbildung der Schiffbauer, der Seefahrer? Was war der Unterschied zwischen ihren Löhnen? Was für Segel wurden genutzt? Wie und wo wurden sie hergestellt und geflickt? Woher kamen Werkzeuge aus Bronze? Leuchten? Tuche? Sicher, ganz sicher wusste der Pharao über alle diese Dinge weitaus mehr als Avram, aber er wollte es auch aus anderem Munde hören, vielleicht neue Deutungen bekannter Tatsachen erfahren.

Auf viele Fragen konnte Avram nur antworten, dass er zu dem Thema nichts wisse, andere beantwortete er ausführlich. Schon nach der zweiten Frage hatte er gebeten, stehend antworten zu dürfen. Er sprach laut, als redete er vor einer größeren Gemeinschaft. Nur manchmal machte er eine Pause, um nachzudenken. Der Pharao betrachtete ihn und Sarai, die natürlich schwieg, wie es sich für Frauen ziemte, wenn sie ausnahmsweise in Männergesellschaft sein durften, aber augenscheinlich aufmerksam zuhörte und begriff, worum es sich handelte.

Nach einiger Zeit befahl der König dem Zahlmeister: »Geh und hole aus dem inneren Harem eine schönes, sehr junges Mädchen, sie soll Jungfrau sein. Sag Keket, dass ich so eine brauche, aber verlasse dich auch auf deinen Geschmack.«

Der dicke Mann sprang mit einer Leichtigkeit auf, die man von ihm nicht erwartet hätte. Kaum war er weg, setzte der Pharao mit seinen Fragen fort, bis der Dicke mit einer dunkelhäutigen jungen Frau zurückkam. Sie war nur mit einem sehr kleinen Schurz bekleidet, sonst nackt, bloßfüßig, hatte kaum weibliche Formen, so schlank und schmalbrüstig, wie sie war. Augenscheinlich hatte sie keine Ahnung, dass sie vor dem Herrscher stand, denn sie warf sich nicht zu Boden, stand nur verwirrt vor ihnen.

»Wie heißt du?«, fragte Amenemhet.

»Hagar, Herr.«

Was folgte, ging schnell wie ein Gewitter aus heiterem Himmel. Die friedliche Unterhaltung war zu Ende, jetzt sprach nicht mehr ein plaudernder Mitmensch, sondern der Herrscher der Welt. Hatte er plötzlich eine Maske abgelegt?

»Schwester Avrams«, wandte er sich plötzlich Sarai zu. Das schien so unüblich zu sein, dass selbst der Thronfolger überrascht zusammenzuckte. »Steh auf!«

Sarai stand auf. Einen Augenblick war es sehr still im Saal.

»Du gefällst mir, Schwester des Avram. Diese kleine Sklavin schenke ich dir. Sie ist hübsch. Du könntest eigentlich mit ihr machen, was du willst, ich aber wünsche, dass du sie deinem Bruder überlässt, denn dich nehme ich und du wirst genug Mägde haben. Großer Zahlmeister, bring diesen Mann, Avram, weg, lass für ihn sorgen, bis wir entscheiden, was wir mit ihm machen. So soll es sein!«

Amenemhet stand auf. Jetzt war er Herr und Gottheit, der Pharao, einer, der entscheidet, was zu machen ist, auch wenn er keine Kronen auf dem Haupt hat und nicht von einem erhöhten Podest, von einem Thron aus spricht. Er klatschte zur Bestätigung seines Befehls und ging einfach ohne Gruß in Richtung einer verborgenen Tür, die Avram nicht gesehen hatte. Von irgendwoher erschienen überraschend zwei starke, weiß gewandete Frauen, nahmen Sarai rechts und links unter den Armen und führten sie dem Pharao nach, augenscheinlich hatte er schon zuvor den entsprechenden Befehl erteilt. Das alles geschah so schnell, dass sich Sarai nicht einmal von Avram verabschieden konnte, sie hatte nicht einmal Zeit und Kraft, noch einen Blick mit ihm zu wechseln.

DER BAU DER PYRAMIDE

Die meisten Ägypter, in deren Land Avram mit den Seinen gekommen war, hielten Osiris für den obersten Gott, so einfach war das jedoch nicht. Die Mutter des Osiris war Nut, der Vater Schua, sie hatten noch zwei Söhne, die Gottheiten Set und Nephtis. Set war eifersüchtig auf seinen hübscheren Bruder Osiris, besiegte ihn nach schwerem Kampf und zerstückelte ihn. Seine Schwester Nephtis und seine Gemahlin Isis sammelten die Körperteile aber auf und fügten sie wieder zusammen, so wurde Osiris der Herrscher der Unterwelt. Das Leben auf Erden ist kurz, jenes danach in der Unterwelt unendlich, deshalb wünscht man sich, es möge schöner werden als das irdische, und deshalb ist Osiris mindestens so wichtig wie Set, der sich als der körperlich Stärkere erwiesen hatte. Welcher der beiden einem wichtiger ist, hängt davon ab, ob man sich eher an das Leben klammerst oder für die Unsterblichkeit vorbereitest. Meist ist das eine schwere Entscheidung, eine sehr schwere. Der Kampf der beiden Brüder dauerte jedenfalls fort, was sich den Sterblichen als der Wechsel zwischen Tag und Nacht, Nacht und Tag darstellte.

Osiris und Isis hatten einen Sohn, Horus. Er war der Gott des Lichtes und der Vergänglichkeit der Zeit und wurde in mancher Hinsicht allmählich mächtiger als seine Eltern, die im ständigen Streit mit seinem Onkel Set lagen. Er war ein dunkelhäutiger Mann und trug den Kopf eines Falken und beobachtete alles mit Falkenaugen. Set dagegen zeigte sich mit sehr heller Haut und hatte den Kopf eines unbestimmbaren Raubtieres. Osiris hatte grüne Haut.

Man verehrte jedoch mehrere Hundert Götter, ihre Gestalten, familiären Beziehungen, Rivalitäten, Verbindungen, Zuständigkeiten waren so vielfältig und kompliziert, dass sich kaum jemand genau auskannte. Einem Fremdling wie Avram war es erst recht nicht möglich, Überblick zu gewinnen. Nur der Pharao wusste alles über die Götter, galt er doch selbst als Gottessohn. Seiner Deutung und seiner Entscheidung, welche Götter nun vorzuziehen seien, hatten auch die Priester zu folgen. Nach seinem irdischen Tod würde er sich mit Osiris vereinen und in der Unterwelt weiterregieren.

Wie manche seiner Vorgänger förderte Amenemhet I. den Kult des Osiris, weil dieser mächtige Gott auch für den Nil zuständig war. Der gewaltige Strom sorgte für gute oder schlechte Ernten, insofern für die Zufriedenheit oder Verzweiflung der Untertanen, das wiederum bestimmte Frieden oder Unruhe im Lande. Die Politik war eng mit den Beziehungen zu den Göttern verknüpft, aber nur der Pharao hatte eine unmittelbare Verbindung zu ihnen. Natürlich hatte er aber vor allem viele, sehr viele konkrete irdische Geschäfte zu besorgen, Entscheidungen zu treffen und zu verkünden. Deshalb hatte er, als er die Macht übernommen hatte, sehr lange überlegt, wen er zu seinem wichtigsten Stellvertreter, den Setem genannten Oberpriester, ernennen sollte. Er entschied sich für einen Kriegskameraden, einen im Kampf sehr tapferen, aber bei den Siegesgelagen auffällig zurückhaltenden Mann, dessen Vater und Onkel Schreiber im Dienste des vorigen Pharaos gewesen waren.

Raramu, der oberste Priester, war ein ziemlich großer, magerer Mann mit einem Kopf, der für seinen dünnen Hals zu schwer schien. Er hatte den Kopf schon als Soldat glatt rasieren lassen, selbst die Augenbrauen. Als Priester hatte er zweimal täglich und zweimal nachts zu baden und seinen ganzen Körper enthaaren zu lassen, was seinen Bedürfnissen aber ohnehin entsprach. Er bewegte sich stets schnell, energisch, und man wunderte sich, wenn man seine für diesen Körperbau unerwartet tiefe, schöne Stimme hörte. Seine Ernennung in ein Amt, auf das er nicht vorbereitet gewesen war, hatte er höflich angenommen, hatte keine Überraschung gezeigt und ruhig erklärt, er wolle den König der beiden Ägypten und den Göttern auch weiterhin dienen, so gut er könne, aber sowohl der Pharao als auch die Götter des Himmels und der Unterwelt müssten ihn dabei unterstützen.

Es war Priestern nicht untersagt, mit Frauen zu schlafen, solange sie sich nach so einer Begegnung rituell reinigten, aber der Oberpriester besuchte den Harem nie. Seltsamerweise gab es auch keine Gerüchte über oder Intrigen gegen ihn, auch keine über Knabenliebe. Er aß mäßig, liebte guten Wein, besoffen hatte ihn trotzdem niemand gesehen.

Raramus bester Freund war Nesmont, der Oberbefehlshaber der Streitkräfte, obwohl sie sehr verschieden waren. Der Offizier war mittleren Wuchses, ein schöner, gut gebauter Mann, dem die Pflege seines schwarzen Haares wichtig war. Amenemhet war aufgefallen, dass sie schon als junge Soldaten am Lagerfeuer stets beisammensteckten, und er hielt es für günstig, dass der oberste Priester und der ranghöchste Soldat Freunde waren und nicht um seine Gnade wetteifern würden.

Im Gegensatz zum Bier, das ein für jedermann erschwingliches Getränk war, das Arbeiter, ja selbst Sklaven erhielten, war Wein, der über Kanaan aus fernen Ländern importiert werden musste, ein Luxusgetränk. Die Pharaonen bewirtschafteten bereits seit der vierten Dynastie eigene Weinberge. Gott des Weines, der Weinberge und Weinpressen, gleichzeitig auch für Parfüm, Salben und Kosmetika zuständig, war der löwenköpfige Schesemu, der in enger Verbindung zu Osiris stand, manchmal die Rolle des Henkers versah und dann aus den Köpfen der Hingerichteten das Blut presste, um daraus Wein zu gewinnen. Bevor sie mit Osiris Kontakt aufnahmen, tranken die Pharaonen mit Feigen verfeinerten Rotwein.

Ein anderer wichtiger Begleiter des Osiris war Anubis, der Gott des Begräbnisrituals. Er wachte über die Mumifizierung wichtiger Toten, empfing alle Sterblichen in der Unterwelt, maß ihre Seelen und bestimmte den Ort ihres ewigen Verweilens. In Erscheinung trat er mit Hunde-, mitunter mit Schakalkopf, meist in liegender, aber sprungbereiter Pose. In der Hand hielt er einen Anch, eine Art Schlüssel, mit dem er das Tor zur Unterwelt öffnete. Die Priester, die für den Totenkult, vor allem die Mumifizierung, sorgten, die Leichen für die letzte Ruhestätte vorbereiteten, trugen Masken mit dem Antlitz des Anubis.

Nachdem er seine Residenz nach El Lischt übersiedelt und die Trockenlegung der Sumpfgebiete eingeleitet hatte, begann Amenemhet über die Wohnung nachzudenken, die er nach seinem Tod beziehen würde. Er war ein durch und durch realistischer Mensch, er wusste von seiner Sterblichkeit und war fest entschlossen, seinem Sohn noch zu seinen eigenen Lebzeiten die Kronen aufzusetzen. Die größte Grabesstätte bisher war die vor mehr als sechs Jahrhunderten zur Zeit der vierten Dynastie für den Pharao Cheops westlich vom Nil aus Granitblöcken und Kalkstein errichtete Pyramide. Amenemhet gefiel sie. Nach seiner Rückkehr von der Besichtigung lud er Raramu zu einem Krug Wein ein: »Ich bin nicht fest überzeugt vom Leben im Jenseits, lieber Kamerad, aber nehmen wir einmal an, es existiert …«

»Du bist es, der sich unmittelbar mit den Göttern berät, oh Großer Palast«, unterbrach ihn Raramu mit leicht ironischem

Unterton. »Ich bin nur ein einfacher Priester und würde jeden anderen, der so etwas sagt, den heiligen Krokodilen vorwerfen lassen!«

Amenemhet winkte ab.

»Nun, Osiris hat bisher nicht geruht, mir Einzelheiten darüber mitzuteilen. Also, heiliger Mann, ich mische mich nicht in das Geschäft ein, das ich dir anvertraut habe. Mir geht es nicht um das Jenseits, sondern um Staatspolitik. Es ist mir gelungen, unser Land zu festigen. Wenn du meinst, das sei mithilfe der Götter gelungen, dann antworte ich, sie hatten wohl Vertrauen zu mir als Werkzeug. Wie du das weitererzählen möchtest, ist deine Sache. Ich beabsichtige, hier auf unserem Sand, mit unserem Gestein und mithilfe unserer Ingenieure und Arbeiter bauen zu lassen. Es soll die größte Pyramide werden, die die Welt je gesehen hat, verstanden?«

»Zu Befehl. Aber lass mich darauf hinweisen, dass Khufu, Sohn des Suphis, den man auch Cheops genannt hat, dreiundzwanzig Jahre lang erfolgreich geherrscht hat, ein gottesfürchtiger Sohn von Osiris und Amun war und erst danach …«

»Das weiß ich doch alles, ja, ja, er war ein großer Staatsmann. Er ist mein Vorbild. Aber wir leben jetzt und nicht zu seiner Zeit, Ägypten ist größer und mächtiger, als es damals war, und deshalb will ich ein entsprechendes Symbol unserer Macht aufstellen, nicht meinetwegen, ich werde ja tot nichts davon mitbekommen, sondern für unsere beiden Ägypten …«

Raramu verkniff es sich trotz ihres vertrauten Umgangs darauf hinzuweisen, dass das pure Eitelkeit war, sondern fragte nur:

»Und wo soll deine Pyramide gebaut werden?«

»Unweit von der seinen, nahe dem Nilufer, schon um das Material leichter hinbringen zu können.«

Amenemhet klatschte in die Hände, befahl, sein Sohn, der

Kommandant der Streitkräfte und der Oberzahlmeister mögen sich ihnen anschließen und ließ noch Wein und Rosinenplätzchen kommen. Als alle versammelt waren, wiederholte er, er wolle den größten Bau der Welt errichten lassen, man solle sofort damit beginnen.

Nachdem alle außer Raramu genickt hatten, fuhr er fort, er wolle jetzt wieder den Grenzen des Landes und den Ländern jenseits von diesen mehr Aufmerksamkeit widmen. Kanaan zum Beispiel sei aufsässig geworden, dort müsse Ordnung geschaffen werden. Nein, nicht mit der eigenen militärischen Macht, es mache keinen Sinn, das Land direkt an Ägypten anzuschließen. Ein militärischer Sieg wäre einfach, aber das würde später vieles nur komplizieren und das Land würde ein Unruheherd bleiben. Ein befriedetes Kanaan sei aber nützlich, das Wissen und die Kunst der kanaanitischen Seefahrer seien ein Gewinn für Ägypten – es würde Generationen dauern, bis sich Ägypter die Kunst der Navigation auf offener See angeeignet hätten. Er wolle die dortigen Städte und Häfen zu einem neuen Staat vereinen, der sich politisch Ägypten unterwerfen solle. Nesmont warf ein, das sei ohne militärische Besatzung nicht möglich, dafür sei das kanaanitische Volk von Räubern zu stolz.

»Stimmt, also müssen wir das Volk austauschen! Ich habe da einige Ideen …« Amenemhet sagte das, ohne die Stimme zu heben, so beiläufig, wie er eben Trank und Süßigkeiten bestellt hatte, nicht als plante er etwas Einzigartiges, Unerhörtes, noch nie Dagewesenes. Die Runde nahm wortlos zur Kenntnis, was er gesagt hatte, denn augenscheinlich war der Pharao im Augenblick nicht in der Stimmung, eine Widerrede zu hören. Man kannte seine Launen und spontanen Einfälle.

Sie berieten weiter über das Projekt des Pyramidenbaus und wer von den Anwesenden welche Aufgaben zu übernehmen hatte. Mentuhotep war natürlich für das meiste zuständig, er musste die finanziellen Mittel aufbringen, die Aufsicht über ihre Verwendung führen, Nesmont sich um die Sicherheit kümmern.

»Du, lieber Raramu, hast natürlich die höchste Pflicht, uns den Segen der Götter zu sichern und über die Innengestaltung meiner Räume für die Ewigkeit nachzudenken. Bis es so weit ist, sie zu fertigen, brauchst du dich um keine Einzelheiten zu kümmern. So soll es sein!«

Das Projekt war schnell fertig umrissen, vielleicht zu schnell und zu oberflächlich, weil der Pharao drängte. Neben der Pyramide sollte für die Weiterlebenden ein Tempel für den Kult des Amenemhet und seiner Regierungszeit gebaut werden, trotzdem solle man genug Platz für die Grabstätten der engsten Mitarbeiter und die Wohnungen der Priester und Wächter freimachen.

Bald stellte sich allerdings heraus, dass es unmöglich war, Baumaterial aus dem Süden so schnell herbeizuschaffen, wie es der Pharao wünschte, der Pegel des Nils stand zu tief. Also befahl Amenemhet, das nötige Material einfach von den Grabstätten seiner Vorgänger Cheops, Heprem, Userkaf, Unas, Pepi und anderen zu nehmen. Sie zu plündern. Raramu hatte ernste Einwände: »Das darfst du nicht, Sohn des Osiris, du Großer Palast, das würde deinen göttlichen Vater erzürnen. Wenn du damit beginnst, werden eines Tages deine Nachfolger mit deiner heiligen Grabstätte dasselbe tun.«

»Das lass meine Sorge sein. Aber gut, dann verschonen wir die eigentlichen Grabstätten, dafür bist du im Namen der Götter zuständig. Ich meinte jedoch die Villen der Priester, die Kasernen der Wächter, die gehen dich nichts an. Du sagst, meine Bauten wird man auch zerstören. Das weiß ich. Dagegen ist kein Kraut gewachsen. Jawohl, ich baue für die Zukunft, für den Ruhm dieses Reiches, aber die gibt es nicht, wenn ich nicht jetzt die Fundamente für sie lege ... Nun, keine Zukunft dauert ewig.«

»Aber dein Leben in der Unterwelt ...«

»Darüber unterhalten wir beide uns einmal unter vier Augen!«

Sesostris hatte wie üblich aufmerksam zugehört und geschwiegen, aber jetzt meldete er sich kurz zu Wort:

»Wenn du gestattest, sollten wir beide ebenfalls unter vier Augen weiterreden, Vater.«

»Einverstanden, das machen wir. Du wirst in absehbarer Zeit die Herrschaft übernehmen und wirst dich um alles kümmern müssen, was ich nicht fertigbringe. Auch um meine letzte Wohnstätte. Das werden deine Entscheidungen sein. Aber für heute ist das alles!« Und, wie immer, wenn eine Audienz oder Besprechung seiner Meinung nach zum Ende gekommen war, fügte er hinzu: »So soll es sein!«

Gemeinsam verließen die hohen Beamten den Palast des Pharaos. Mentuhotep entfernte sich in Richtung Harem, Nesmont und Raramu beschlossen, in die Villa des Kommandanten zu gehen. Während sie durch den großen Garten schritten, stellten die vielen Gärtner ihre Arbeit ein und verneigten sich tief vor den hohen Herrschaften, aber als sie außer Sicht waren, belächelten sie das komische Paar.

»Er hat uns nicht zum Essen eingeladen«, stellte Nesmont fest.

»Dazu ist er ja nicht verpflichtet«, sagte der Oberpriester. »Wir werden wohl auch in deinem Haus irgendetwas zu essen bekommen.«

»Das schon, aber meinst du nicht auch, dass sich Amenemhet verändert hat? Irgendetwas ist los mit ihm. Er ist verliebt, und das in eine Fremde! Das wusstest du nicht? Du befragst ja deine Götter, aber ich habe irdische Spione. Es ist die, die er mit diesem Avram empfangen und die er ihm gleich weggenommen hat. Sie ist fast einen Kopf größer als er, und was sie für Augen hat! Sie ist tatsächlich anders als die Frauen bei uns, an die wir gewöhnt sind …«

»An die du gewöhnt bist, davon verstehe ich nichts.«

»Solltest du aber, mein frommer Freund, denn diese Geschichte kann nur die Göttin Hathor angeregt haben. Von meinem Standpunkt aus ist das ein Problem der Staatssicherheit.«

»Meinst du?«

»Das meine ich. Wir müssen sie loswerden. Was sagt unsere Königin dazu? Dich ruft sie doch oft zu sich.«

»Neferetjatenen? Der wird es recht sein, wenn ihr Gatte sie in Ruhe lässt. Sie hat ihm den Thronfolger geboren und ist der Meinung, damit habe sie ihre Pflicht getan. Sie ist wunderbar!«

»Das ist sie. Unser Herr deiner Meinung nach nicht?«

Der Oberpriester lachte: »Als Herrscher ist er perfekt, was er mit Kanaan vorhat, klingt genialisch, wenn sein Plan gelingt, wird er damit die Welt verändern, aber was die Götter mit ihm vorhaben, weiß ich nicht …«

Avram und Hagar wurden in ein einfaches Haus mit zwei Räumen am Rande der Stadt gebracht. Man zeigte ihnen, wo sie aus einem See Wasser holen konnten. Im Haus gab es einen Lehmofen, Brennholz, nützliche Dinge wie einen Mörser, ein Sieb aus Binsengras, einen Krug mit Öl, je einen Sack Hafer und Weizen, je einen Korb mit Datteln und Feigen, auch getrocknete Fische. Man würde Avram später erklären, wo er sich weitere Vorräte verschaffen könne. Als er sich nach seinen Knechten, Hirten und Herden erkundigte, wurde ihm barsch bedeutet, der Pharao werde sie ihm schon nicht stehlen, aber wann er sie zurückerhalten würde, entscheide Seine Majestät.

Avram wusste nicht, was er erwarten sollte. Da war niemand,

den er hätte fragen können. Vielleicht sein Gott, aber der hüllte sich wie immer in Schweigen. Avram suchte nach dem Allmächtigen den ganzen Tag, nachts rief er ihn jetzt sogar laut an. Doch nichts. Sternenhimmel. Ein leichter Wind in den Baumwipfeln und Sträuchern. Seine Verzweiflung und Ratlosigkeit versuchte er im Bett mit der jungen Frau loszuwerden, die ihm der Pharao überlassen hatte. Bei ihr musste er sich nicht zurückhalten wie bei Sarai, mit der ganzen Kraft, der Gewalt eines starken Mannes mittleren Alters nahm er sie wütend auf seiner Liege. Sie wusste, was er von ihr erwartete, sie hatten im Harem ja darüber geredet, Keket sie instruiert. Als sie dem Pharao, dem Sohn des Osiris, vorgeführt worden war, hatte sie auf etwas Wunderbares gehofft, etwas Reicheres, Besonderes, als Bewohnerin des inneren Harems war sie verwöhnt worden, hatte sich an feine Düfte und Umgangsformen gewöhnt. Avram entsprach diesen Erwartungen gar nicht, aber nach den ersten Schmerzen erkannte sie, dass dieser große, kräftige, schwitzende, bärtige, zornige und schweigsame Mann ein guter Liebhaber war. Sie wusste, dass sie selbst keinen Einfluss auf ihr Schicksal hatte und so gab sie sich ihm hin, wie sie von Kindesbeinen an gelernt hatte zu gehorchen. Es ist, wie es ist.

Wenn er vom meist wortlosen Spiel mit ihr ermüdet war, kletterte Avram auf das Dach, stand dort mit erhobenen Armen, bewegungslos, still wie eine Statue, bis Ruhe in ihn einkehrte. Er fühlte etwas, ja, sicher, da war etwas, was er jedoch nicht verstand, immer noch nicht, hoffte und wusste. Eines Tages würde er es verstehen, finden, das Unendliche, Unerreichbare, Unvergängliche, das Seine. Gewiss. Wenn der Morgen graute, stieg er hinunter, schlief kurz, fest, traumlos, falls er doch träumte, erinnerte er sich jedenfalls an nichts. Erst später würde er sich an neue Träume erinnern und davon ausgehen, dass der Herr, dass Elohim im Traum zu ihm gesprochen hatte.

Als sieben Tage so vergangen waren, kam Esam mit einigen Soldaten angeritten und teilte ihm mit, der Herr, der Große Palast, Herrscher des Oberen und des Unteren Ägypten, wünsche ihn zu sehen, schnell, schnell!

Vor dem Eingang zum inneren Palast, der eigentlichen Residenz, wiederholte der Höfling die Anweisung, wie Avram dem Thron entgegenschreiten und sich auf den Boden zu werfen habe, bis ihn der Pharao anzusprechen geruhte. So geschah es auch. Amenemhet saß auf dem Thron, auf Schemeln zu seinen Füßen Thronfolger Sesostris und Oberzahlmeister Mentuhotep. Avram kam es vor, als wäre die Stimme des Herrschers strenger als bei ihrer ersten Begegnung:

»Steh auf und komm näher, ich schreie nicht gern.«

Avram gehorchte, stand nun still und bescheiden vor dem Podest. Da nichts geschah, überlegte er einen Augenblick und nahm sich die Freiheit, dem Pharao direkt ins Gesicht zu schauen:

»Ich bin Euer Diener, Herr, weiß aber nicht, ob und wie ich Euch anreden darf.«

Das gefiel Amenemhet und er lächelte für einen Augenblick: »Anreden? Haben wir das nicht schon besprochen? Mir ist das gleichgültig, Hauptsache, du weißt, wer ich bin. Was ich bin. Wir haben beschlossen, zum Ruhme unserer Herrschaft und der beiden Ägypten, die unter meinem Zepter blühen, eine Grabstätte für meine Majestät zu errichten, die größte, die es je gegeben hat. Du, Avram, wirst dich in das Tal am Nil begeben und am Ort, der schon bezeichnet ist, die Aufsicht über die Arbeiten führen!«

»Großer Herr!« Avram war bestürzt und erschrocken. »Ich habe doch keine Ahnung von so einem Bau. Ich werde Fehler machen und Ihr werdet mich hinrichten lassen.«

»Du wirst die besten Architekten und Ingenieure haben und

vor allem darauf zu achten haben, wer mich bestiehlt, und regelmäßig Berichte schreiben!«

»Herr, Herr! Ich beherrsche das Schreiben in eurer Schrift nicht, ich …«

»Das ist ohnehin das Geschäft der Schreiber, du wirst ihnen sagen, was sie schreiben, diktieren nennt man das. Mit allem, was du brauchst oder nicht verstehst, wendest du dich an diesen Oberdieb hier, meinen Zahlmeister …«

»Ich …«

»Jetzt hast du oft genug ich gesagt. Du hast zu gehorchen, zu befolgen, was ich dir im Namen der Götter auftrage. Aber eines verspreche ich dir, falls ich mit dir zufrieden bin, bekommst du für dich und deine Leute ein ganzes Land von mir. Und deine Schwester gebe ich dir dann auch zurück.« Nesmont war bei ihm mit seinen Sorgen vorstellig geworden und Amenemhet hatte ihm versprechen müssen, die Fremde in absehbarer Zeit wegzuschicken.

Wenn Avram den Mut gehabt hätte, den Prinzen und den Finanzminister anzuschauen, hätte er sich vielleicht beruhigt, denn sie schmunzelten, sie wussten genau, was Amenemhet vorhatte. So aber war er erschrocken. Ein ganzes Land versprach ihm der Pharao? Dieser Mann hier auf dem Thron nannte sich Sohn eines Gottes, dieses Osiris, konnte es trotzdem sein, dass sich sein Gott, Avrams Gott, dieses Mundes bediente, um ihm ein Land zu verheißen? Das, was er in so vielen Nachtstunden unter dem Sternenhimmel gewünscht, erhofft, gefordert, aber nie zu Sätzen geformt hatte? War er deshalb in den vergangenen Tagen irgendwie ruhiger gewesen als zuvor? Durfte er jetzt das irdische Gespräch weiterführen?

»Wie geht es meiner …«, fast hätte er gesagt »Frau«, biss sich auf die Zunge, es gelang ihm kaum, flüsternd zu Ende zu sprechen: »… meiner Schwester Sarai?«

Der Pharao blickte ihn an, lange, Avram begriff gar nicht, wie amüsiert und im Grunde verständnisvoll dieser Blick war.

»Ich habe gesprochen. Du kannst sie zurückgewinnen. Deine neue Aufgabe kannst du auch als eine Art Prüfung vorstellen. Strenge dich an. Und bis dahin, reg dich ab. So soll es sein!«

Sesostris stand auf und begann leise eine Unterhaltung mit seinem Vater, als wäre niemand mehr da. Mentuhotep gab Avram streng ein Zeichen, dass er sich in Richtung des Thrones zu verneigen und ihm dann zu folgen hatte.

Vor dem Palast wartete Esam auf sie.

»Ihr kennt euch bereits«, sagte der Oberzahlmeister. »Dieser Esam da, Diener des allerhöchsten Thrones, wird dir immer zur Seite stehen, Avram, dir deine Unterkunft zeigen und Silber für die Arbeiten und für dich bereithalten. Du bist zwar der Vorgesetzte, aber er schreibt seine eigenen, streng geheimen Berichte an uns, du verstehst, was ich meine?«

»Sehr wohl, mein Herr, aber meine Leute …«

»Die unterstehen jetzt der Befehlsgewalt unserer Heerscharen und lernen, die Kriegskunst auszuüben.«

»Wozu? Das sind doch Hirten!«

»Hat dir der Pharao nicht ein eigenes Land versprochen? Wie willst du es erobern?«

»Mit der Hilfe Gottes!«

»Ja, ja …« Der dicke Mann lachte jetzt offen. »Sicher! Ohne die Götter geht gar nichts, auf Erden jedoch bedienen sie sich bewaffneter Menschen, um ihren Willen durchzusetzen, Soldaten sind ihre gesegneten Werkzeuge. Und Soldaten, das präge dir ein, Avram, Soldaten wollen gut verpflegt und belohnt werden, das ist auch eine Sorge der Götter, die allerdings sterblichen Menschen anvertraut wird, wie ich einer bin.«

Etwas verwirrt wagte Abraham zu fragen: »Und das Mädchen Hagar?«

»Die ist deine Sklavin, du hast sie für deine Schwester bekommen. Du kannst mit ihr machen, was du willst, du kannst sie mitnehmen, verkaufen, erwürgen, wie beliebt. Die Entscheidung der Götter über ihr Schicksal liegt in deiner Hand.«

»Ich habe meinen eigenen Gott!«

»Ja, ja, jeder von uns hat seinen Gott … Eine Hitze ist das heute …« Er winkte, im Laufschritt brachten vier dunkelhäutige Männer eine Sänfte. Mentuhotep nahm darin Platz, holte von irgendwoher einen Fächer hervor und rief noch: »Macht euch an die Arbeit!«

Avram und Esam machten sich auf den Weg, um Hagar abzuholen. Dort waren schon Maulesel vorbereitet, das wenige Gut in Lederbeuteln aufgeladen, ohne zu murren ließ sich die schöne junge Nubierin auf den Sattel eines der Tiere heben und so ritten sie der großen Niederung am Nil entgegen.

Unweit des mächtigen Stroms erwarteten sie riesengroße Bauten. Etwas Ähnliches hatte Avram noch nie gesehen, sich nicht einmal vorstellen können. Der größte Fels war zu einem liegenden Löwen gehauen, es schien, als wachte er vor dem Weg zum sandigen Tal. Sie ritten an dieser Warnung vorbei und erreichten einige kleinere Gebäude, von denen manche augenscheinlich gerade niedergerissen wurden. Schwitzende Arbeiter nahmen vorsichtig die Ziegelmauern auseinander, die Steine wurden ordentlich beiseitegeschafft. Ein Mann in blauem kurzen Gewand, der mit seinem frisierten Haar vornehm wirkte, erwartete sie: »Mein Name ist Imhotep, ich bin hier der führende Architekt und Baumeister der Grabstätte Seiner Majestät. Ich werde euch helfen, euch zurechtzufinden. Sowie du dich ausgeruht hast, Avram, will ich dich zum Tempel des Gottes Ptah begleiten, er ist hier über uns und in uns.«

»Ich habe meinen eigenen Gott!«, erwiderte Avram.

Der Architekt lächelte und breitete die Arme aus: »Das ist dein gutes Recht. Wie er sich mit Ptah zurechtfinden wird, ist nicht unsere Sache. Aber Ptah ist der Gott der Baumeister und der Schöpfung, er hat aus Lehm den ersten Menschen modelliert und ihm das Leben eingehaucht.«

Avram nahm sich zusammen und beschloss zu schweigen. Er begriff, dass er jeden Widerspruch vermeiden, nicht schon am ersten Tag mit dem Mann streiten durfte, mit dem er am engsten zusammenarbeiten musste. Möglicherweise sprach jedoch Elohim auch mit den Lippen dieses Mannes, den Menschen aus Lehm zu formen klang gut. Das konnte eine Botschaft sein. Es gab viel zu lernen in Ägypten.

Hagar blieb stumm und ohne sich zu bewegen im Sattel, beobachtete jedoch alles mit weit aufgerissenen Augen. Sie hatte sich schon daran gewöhnt, neue und wieder neue Wunder zu erleben.

Avram wurde eine Wohnung im Komplex vor der Pyramide des Cheops zugeteilt. Sie bestand aus vier Räumen, die Betten waren mit schönen, aus gutem Holz geschnitzten Kopfstützen versehen, es gab Truhen, Schemel und Stühle. Tagsüber störte der Baulärm, aber die Nächte waren still.

Hagar hatte dank der reichlichen Kost etwas zugenommen, da war keine Keket mehr, die kontrollierte, wie viel sie aß und trank. Es stand ihr gut. Diener sorgten für die Verpflegung, Nahrungsmittel, Bier, Palmenwein, Weihrauch, Gewürze, Brennholz und Fackeln. Die Arbeiter, Pferdeknechte und andere Bedienstete benahmen sich ihr gegenüber respektvoll, das gefiel ihr, leicht fand sie sich in der Rolle einer Herrin zurecht. Ihr feiner Geruchssinn unterschied, wie Mörtel, Steine, Holz rochen, den Duft des Weihrauchs, mit dem sie in der Wohnung jeden Gestank vertrieben, bis auf Avram … Es war seltsam, wie er … stinken konnte man es nicht nennen, aber sie hatte auch kein anderes Wort dafür. Es war die Ausdünstung eines schwitzenden, starken Mannes. Sie freute sich aufrichtig, wenn sich Avram zu ihr legte. Sie erwartete keine Unterhaltungen mit ihm, er teilte ihr einfach seine Wünsche mit. Nie schlug er sie. Konnte eine Sklavin mehr vom Leben erwarten? Alles erfüllte sich, wie es Azenat prophezeit hatte. Natürlich konnte Avram sie jederzeit verjagen oder verkaufen, aber warum sollte er das tun? Hagar war nicht naiv, was ihre Lage betraf, aber jetzt fühlte sie sich sicher. Ziemlich sicher. Sie war die offiziell anerkannte Bettgefährtin eines wichtigen Mannes, den jedermann mit Herr anredete. Gewiss war er wichtiger als Hisisi, den sie so verehrt, vor dem sie sich als kleines Mädchen gefürchtet hatte. Einmal nahm Avram sie in einer zweirädrigen Kutsche in die nahe Siedlung mit und kaufte ihr zwei Kleider aus feinem Leinen, ein weißes mit vielfarbigen Blumen besticktes und ein hellblaues.

Jeden Morgen ritt er zur Baustelle. Sie waren nahe, er hätte auch zu Fuß gehen können, aber ein hoher Funktionär musste reiten, eine Kutsche nehmen oder sich in einer Sänfte tragen lassen. Jedes Mal kam er an der riesigen Figur des Löwen vorbei, die man Schesep Anch nannte – lebendige Gestalt. Einmal hielt er an, um sie näher zu betrachten. Man sah, dass sie nicht aus einem Stück gemacht war, auch die Spuren des Werkzeugs waren zu entdecken. Es war Menschenwerk, kein Gottesgebilde. Sein Gott durfte nicht so sein, auch nicht wie andere Statuen von Göttern, die er gesehen hatte. Sein Gott musste über allem stehen, undenkbar, dass er als Mensch mit Tierkopf oder umgekehrt, als Tier mit menschlichem Haupt vorzustellen war. Nein. Keinesfalls. Es gab seinen Gott, das fühlte er mit seinem ganzen Wesen, aber entweder hatte er keine Gestalt, oder er wollte sie nicht zeigen. Avram zweifelte keinen Augenblick mehr, dass es ihn gab, diesen Gott, auch wenn er ihn erst finden musste. Oder Gott ihn.

Aber wie war Gott anzusprechen? Der Pharao hatte gesagt,

wie er angeredet werde, sei ihm gleichgültig, wichtig sei, dass man wisse, wer er war. Aber alle seine Mitarbeiter übten sich dennoch in verschiedenen ehrfurchtsvollen Anreden. Darüber hatte er schon lange nachgedacht. Nein, Gott mit Herr anzusprechen, konnte nicht genügen. Er war viele, viele Herren in einem, nicht Adon, sondern im Plural, Adonai. Er war, das wusste Avram schon länger, ja auch nicht ein Gott, sondern die Mehrheit aller Götter, nicht El, sondern Elohim.

Manchmal erfasste Avram große Angst. Was, wenn Jener es sich anders überlegt, ihn fallen gelassen hatte? Hatte er große Fehler gemacht? Zu große? War es möglich, dass ein anderer Mensch auserwählt worden war, um der Gottesherrlichkeit ein eigenes Volk zu schaffen, und er, Avram, an der Baustelle für ägyptische Grabstätten vergessen worden war? Sarai war unfruchtbar, Hagar anscheinend auch, er selbst ein Feigling, der seine Gattin als seine Schwester ausgegeben hatte. Mit dem König verkuppelt. Was war mit ihr geschehen? War sie noch im Palast oder hatte er sie längst verjagt? Der Pharao hatte zwar versprochen, er würde ihm die Schwester zurückgeben, falls er zufrieden wäre, aber er konnte ja immer behaupten, er sei unzufrieden. Manchmal benahm er sich wie ein liebenswürdiger Mensch, aber plötzlich konnte er sich in einen zürnenden Herrscher verwandeln, der unerklärliche Befehle durchführen ließ. Waren die Götter auch so? War sein Gott so?

Avram lernte die Hieroglyphen verstehen, begriff ihren Sinn, sie waren das Heilige, das eingeritzt war. So beugte er sich über die Baupläne, die blau und rot auf Papyrus gezeichnet wurden, und gab vor, sie zu verstehen. Der Architekt war ein redseliger Mensch, erklärte alles Mögliche, noch bevor er danach gefragt wurde. Als die beiden Männer ihre Köpfe zusammensteckten, fiel Avram auf, wie gut das Haar seines ersten ägyptischen Freundes duftete, und er erkundigte sich danach.

»Es ist einfach gutes Parfüm. Nun ja, du bist aus der Wildnis gekommen. Ich empfehle dir meinen Friseur, er ist ausgezeichnet, freilich auch teuer. Solltest du dir trotzdem leisten, der bringt deine Haare und deinen unmöglichen Bart in zivilisierte Form.«

»Nie würde ich das zulassen!«

»Bitte, bitte. War ja nur eine Empfehlung. Für deine kleine Sklavin bist du wohl hübsch genug. Also, wenn dich der Herr der beiden Kronen auserwählt hat, wie du bist, geht es mich ja nichts an …«

Brav zeichneten die Schreiber die Worte auf, die Avram diktierte. Ja, es war ein gutes Leben, aber es war nicht das, was er ersehnt hatte. Auch weiterhin verbrachte er halbe Nächte auf dem Dach seines Hauses und streckte die Arme den Sternen am ägyptischen Himmel entgegen, als wollte er ihm so näher sein.

Imhotep vertraute sich eines Tages Avram an: »Ehrlich gesagt, wir machen vieles falsch. Der Bau schreitet zu schnell voran. Ich muss mich mit Material aus der Umgebung begnügen, der Sand taugt aber nichts, der Stein ist porös, das wäre gut für Wände, die etwas Feuchtigkeit und Luft durchlassen sollen, aber es ist nicht für die Ewigkeit geeignet. Man sollte jedes Jahr auf den Frühling warten, bis die Schiffe mit den Blöcken von oberhalb des Katarakts ankommen können, aber wie du weißt, ist das nicht jedes Jahr möglich, sondern nur bei günstigem Wasserstand. Dann würde allerdings der Bau viele Jahre länger dauern, als der Pharao es wünscht. Nun, ich kann nur hoffen, dass nichts zusammenbricht, solange wir beide leben. Was die Ewigkeit angeht, darüber kann Amenemhet mit Osiris verhandeln …«

Der Hohepriester Raramu ließ sich mehrmals von kahl geschorenen Mönchen in seiner prächtigen Sänfte zur Baustelle bringen. Er interessierte sich jedoch nur für die inneren Gemächer und Säle der Pyramide, wo der Pharao einst balsamiert und in seinem Sarkophag die ewige Ruhe finden würde und wo man die Gaben und Vorräte, die er im Jenseits brauchen könnte, verstauen würde. Auch wie der Eingang versteckt und versiegelt werden würde, interessierte ihn. Aber dafür hatte man noch jede Menge Zeit, der Herrscher erfreute sich bester Gesundheit und Willenskraft.

»Das wird wohl nicht mehr meine Aufgabe sein«, sagte der Priester mit einfachen Worten. »Amenemhet wird mich überleben, ich habe vorzubereiten, was meine Nachfolger aufgrund des heiligen Totenbuches beenden sollen. Am Ende entscheidet ja doch Osiris im Einvernehmen mit den anderen Göttern.«

Eines Tages kam der oberste Kommandant der Heerscharen, Nesmont, mit großer Begleitung angeritten. Auch er wollte sich ein eigenes Bild davon machen, welche Fortschritte der Bau der Amenemhet-Pyramide nahm, das Symbol der Zeitspanne der Herrschaft, die auch er vertrat. Er mahnte zur Eile, befahl, Tag und Nacht zu arbeiten. Wenigstens die Pyramide wolle er selbst noch erleben, der Ausbau des Inneren, wo der Sohn des Osiris einst ruhen wolle, würde dreimal so lange dauern, das wisse selbst ein einfacher Soldat wie er.

Kurz nahm er Avram beiseite: »Deine Leute sind gut, die werden einmal prächtige Soldaten sein. Sei unbesorgt, der Herrscher der beiden Ägypten, der Große Palast, hat so seine Pläne mit dir!«

DAS GELOBTE LAND

Ein Jahr war vergangen und Avram lebte wie andere hohe Beamte des großen Reiches unter der festen Hand des Pharao Amenemhet I., dessen zukünftige Grabstätte aus dem Sand wuchs. Niemand war zufrieden mit dem Fortschritt der Bauarbeiten, weder der Oberzahlmeister noch der Hohepriester oder der Führer der Heerscharen, der Große Palast schon gar nicht. Avram wusste nicht, was er unternehmen könnte, er kam sich überflüssig vor, hatte Angst, was man dem König wohl über ihn berichtete. Oberarchitekt Imhotep wunderte sich, dass Seine Majestät die Baustelle kein einziges Mal persönlich besucht hatte.

Hagar blickte an sich hinab, ihr Bauch hinderte sie daran, die eigenen Füße zu sehen. Das war neu. Natürlich hatte schon Azenat sie auf die Möglichkeit einer Schwangerschaft vorbereitet, auch die jungen Frauen im Harem hatten oft darüber gesprochen. Es war ein Teil des Schicksals, und trotzdem wunderte sie sich, nun war es also auch ihr geschehen. Sie war schwanger. Es ist, wie es ist. Avram hatte ihr einen Handspiegel aus geglätteter Bronze geschenkt. So konnte sie sich betrachten, was sie gerne tat, sie mochte, was sie sah, war zufrieden mit sich. Ja, ihr Gesicht war sogar schöner geworden. Die Arme und Beine waren immer noch schlank und wohlgeformt. Nun würde sie ihren Herrn, ihren Bettgenossen, noch stärker an sich binden können, hoffte sie, obwohl sie wusste, dass er sie und ihr Kind genauso gut verjagen konnte, wegwerfen wie einen unbrauchbar gewordenen Gegenstand. Als kein Zweifel mehr über ihren Zustand bestand, vertraute sie sich ihm an. Sie hatte sonst niemanden, mit dem sie über so etwas reden hätte können. Konnte sie das mit ihm?

Avram war nichts aufgefallen. Er war überrascht, bestürzt, aber froh. Ziemlich lange schwieg er, blickte sie nur an, er war viel größer als sie, sodass es von oben herab geschah, auch wenn er das nicht beabsichtigte. Dann sagte er einfach, es sei gut. Hatte sie mehr erwartet? Ja, er war ein schweigsamer Mensch, aber hätte er sie nicht zumindest umarmen können? Ja, er war zumeist zurückhaltend, außer die Leidenschaft überkam ihn, dann … Sie konnte nicht ahnen, dass sein erster Gedanke alles andere verdrängte, es hatte also nicht an ihm gelegen, dass Sarai nicht schwanger geworden war. Er würde mit der kleinen Nubierin ein Kind bekommen, auch ohne Opfer an Baal. Dann fasste er sich wieder, fragte, wie sie sich fühle, wann die Geburt zu erwarten sei und versprach, er würde ihr eine Dienerin kaufen, die mit Entbindungen Erfahrung habe.

Er war trotzdem besorgt. Diese kleine, hübsche dunkelhäutige Sklavin konnte unmöglich die Urmutter seines Volkes werden. Das ging einfach nicht. Er hatte die stattliche, starke Sarai, die noch dazu eine nahe Verwandte war, auserwählt, um das Becken zu bieten, aus dem durch seinen Samen das neue Volk Gottes hervorgehen sollte, das auserwählte Volk. Und wieder stieg der schreckliche Zweifel in ihm auf, ob Elohim Adonai nicht inzwischen eine andere Person als Stammvater auserkoren hatte. Oder wollte er möglicherweise ein Volk auserwählen, das es bereits gab? Avram zweifelte nicht an Gott, aber daran, ob er den Herrn aller Himmelscharen verstand.

Eines Tages musste er seine schöne Wohnung aufgeben. Veränderungen war er ja gewohnt. Sie hatte einst einem Priester gehört, der für die Grabstätte des Cheops zuständig gewesen war. Jetzt wurde auch sie vorsichtig abgerissen, ihr Material für den Neubau benutzt. Er zog in eine der einfacheren Wohnungen, die direkt neben der Baustelle für ihn, Imhotep und einige andere wichtige Fachleute errichtet worden waren. Imhotep besaß in der Stadt eine prächtige Villa, die er für sich geplant und erbaut hatte. Selbstverständlich wusste er, dass Avram kein Haus besaß, und so tröstete er ihn: »Mach dir keine Sorgen, du wirst hier genug sparen können, um dir später auch etwas bauen zu lassen, falls wir hier je fertig werden, vielleicht auch schon früher. Zum Beispiel im Stadtteil am Nilufer. Ich helfe dir gern, den richtigen Bauplatz zu finden, und mache dir die Baupläne zum Sonderpreis. Deine kleine Sklavin ist wirklich hübsch, sie wird dir ein schönes Kind gebären. Du solltest sie behalten. Wie ich höre, hat sie dir unser allerhöchster Herrscher aus seinem Harem geschenkt, was willst du Besseres? Du bist ein glücklicher Mensch, Avram.«

War das das Glück auf dieser Welt? Avram strebte nach mehr, nach Höherem. Nach Gottgewolltem? Das konnte er niemandem sagen, niemandem.

Kommandant Nesmont erschien wieder, lobte verhalten, es gehe ja doch voran, aber es müsse noch schneller, viel schneller gebaut werden. Er könne gern Soldaten abstellen, wenn das die Arbeit beschleunige. Ein wenig Disziplin würde wohl nicht schaden. Der Architekt lehnte ab, das würde nur chaotische Zustände verursachen. Er benötige Facharbeiter, erfahrene Steinmetze, Maurer, Gerüstebauer. Nesmont sah das ein, es sei bloß ein Hilfsangebot gewesen, jetzt müsse er jedenfalls Avram mitnehmen, der Große Palast wolle ihn sprechen. Nein, er brauche nichts mitzunehmen, er würde bald wieder zurückkommen. Oder eben nicht. Auch sein Mädchen nicht, sie sei schwanger … Man könne sie ja gegebenenfalls nachkommen lassen. Oder eben nicht. Der leibhaftige Sohn des Osiris wolle Avram sprechen. Das sei eine große Ehre, solche Audienzen würden sehr selten gewährt, und es sei nun schon das dritte Mal, dass der Träger der beiden Kronen nach ihm verlange.

Avram konnte die Situation nicht deuten, jedenfalls schien es ihm nicht angemessen, in seiner Lage nach Sarai zu fragen. Von Hagar konnte er sich nicht einmal verabschieden. Würde er seine Frau je wiedersehen? Und die Nubierin, die ein Kind von ihm trug? Beabsichtigte sein Gott etwas, hatte er Pläne, auch mit ihr?

Esam war vorausgeeilt und nahm ihn am Tor des Palasts in Empfang, Avram wollte zeigen, dass er schon ein richtiger Höfling war, und sagte: »Du musst mir nichts erklären, ich weiß, wie ich mich zu benehmen habe.«

»Nichts weißt du, denn ich weiß auch nichts. Folge diesem Mann.«

Ein großer dunkelhäutiger Mann verbeugte sich leicht und gab mit einer eleganten Handbewegung das Zeichen, ihm nachzugehen. Durch einen wunderbaren Garten führte ein bekiester Pfad um das Palastgebäude herum. Avram fragte, wohin sie gingen, aber sein Führer schüttelte den Kopf und legte den Zeigefinger an den Mund. War er stumm oder verschwiegen? Sie kamen an einem großen Becken vorbei, in dem sich vielfarbige Fische tummelten, und erreichten einen Pavillon, an dessen Wänden sich Blumen hochrankten, und auf einmal stand er Amenemhet gegenüber, der ohne Kopfbedeckung und einfach gekleidet auf einem Stuhl mit hoher Lehne saß. Avram stutzte einen Augenblick, breitete entschuldigend die Arme aus und schickte sich an, sich auf den Boden zu werfen, aber der Pharao befahl mit strenger Stimme: »Lass das! Ich will hier keine Zeremonie, sondern dass du näher kommst und mir erklärst, warum du mich belogen hast!« Jetzt hob Avram die Arme hoch, als erflehte er Hilfe von seinem Gott, er hatte keine Ahnung, worum es ging und was er antworten sollte.

Der König erkannte, wie sehr er den Mann erschreckt hatte. »Komm, beruhige dich, du stehst ja nicht vor meinem Thron, ich will von Mann zu Mann mit dir reden.«

Also ging es um Sarai! Nur das konnte es sein, in seinen Berichten zum Baufortschritt hatte er nie etwas Falsches geschrieben.

»Darf ich aufrichtig sein, Majestät?«

»Wenn ich nicht wollte, dass du ehrlich sprichst, hätte ich dich nicht rufen lassen.«

»Als wir an der Grenze deines großen und herrlichen Landes angekommen waren, fürchtete ich, man würde mich umbringen, um Sarai als Witwe zu vergewaltigen. Ich dachte, es wäre sicherer für mich, zu behaupten, sie sei meine Schwester, und ganz falsch ist das ja nicht, denn wir sind nah verwandt, wir haben den gleichen Vater, jedoch nicht die gleiche Mutter. Du weißt doch, dass so etwas vorkommt …«

»Gewiss. Auch Pharaonen nehmen mitunter ihre Schwestern zur Gemahlin, um ihr Geschlecht nicht mit fremdem Blute zu verderben. Nun, es hat dir ja genützt, ein Feigling zu sein, dem sein Leben mehr wert ist als seine und seiner Gemahlin Ehre.«

»Ich bin kein Feigling, gnädiger Herr, aber mein Gott hegt noch große Pläne mit mir, die darf ich nicht vereiteln.«

»Gute Ausrede. Ich habe auch Pläne mit dir. Setz dich dorthin.« Der Pharao zeigte auf einen niedrigen Schemel, der zu seinen Füßen stand. Der Schemel sah nicht besonders bequem aus.

»Ich danke dir für diese große Ehre, aber ich bitte dich, mir zu gestatten stehen zu bleiben und dich etwas zu fragen.«

»Los, immerzu!«

»Wie hast du es erfahren?«

»Ein Pharao erfährt alles. Ich bin Sohn des Osiris, glaubst du, mir bleibt auf Erden oder unter der Erde irgendetwas verborgen?«

Avram hob wieder die Arme.

»Schon gut, Scherz beiseite. Das hat mir einer deiner Knechte erzählt, den wir zum tüchtigen Offizier gemacht haben. Dann hat auch Sarai alles gestanden. Sie ist nicht nur schön, sie ist auch klug und besonnen. Eine ungewöhnliche Frau. Ich werde sie dir jetzt zurückgeben, für uns ist sie eine Fremde, hüte sie wie einen Schatz. Wir wollen nicht unnötig in Lüge leben, aber die Wahrheit dürfen und müssen wir deuten. Deshalb solltest du dich in Zukunft an das halten, was ich dir jetzt erläutern will, zu meiner Ehre, aber auch zu deiner und ihrer.«

Amenemhet erklärte, welche Geschichte seine Priester künftig über Avram und Sarai verbreiten würden. Sie würden sagen, dem Pharao sei Osiris erschienen und habe gedroht: »Ich werde mich lossagen von dir und dich töten wegen dieser Frau!« Der Pharao habe sich vor dem Gott, seinem Vater, entschuldigt und sich gerechtfertigt, man habe ihm erzählt, sie sei die Schwester dieses Avram. Außerdem habe er sie mit keinem Finger berührt. Osiris habe Amenemhet nach dieser Erklärung seines reinen Herzens wegen gelobt und ihm befohlen, die Frau ihrem Ehemann zurückzugeben, denn der sei ein großer Prophet.

Wenn das Volk diese Geschichte höre, so werde es verstehen, warum der Pharao Avram reich mit Silber beschenken werde und warum er seine Knechte zu guten Soldaten habe ausbilden lassen und weshalb Ägypten ihm helfen würde, das Land Kanaan zu erobern.

»Bist du einverstanden?«

Avram war überwältigt, er hatte nicht geahnt, dass seine Pläne so nah vor ihrer Realisierung standen. »Ja, natürlich. Diesen Plan muss mein Gott dir eingegeben haben, denn genau das hat er mir versprochen, ein eigenes Land für meine Nachfahren.« War das wirklich wahr, überlegte Avram. Ja, doch, so musste es sein. Adonai Elohim hatte es mit der Stimme des Pharao gesagt.

»Von mir aus kannst du gern deine eigene Version der Geschichte verbreiten, verbreiten lassen und dich auf deinen Gott berufen«, antwortete Amenemhet süffisant. »Mich stört es nicht, wenn dein Volk glaubt, ich sei ein Werkzeug gewesen, um das Versprechen deines Gottes zu erfüllen. In Ägypten werden wir schon meine Version durchsetzen. Einfache Menschen lieben solche Geschichten. Aber eine Bedingung habe ich. Dein Volk muss ein treuer Verbündeter Ägyptens bleiben. Wie du die innere Ordnung in Kanaan gestaltest, welchen Gott oder welche Götter ihr verehrt, ist mir gleichgültig.«

»Du weißt alles, hoher Herr, kannst aber nicht wissen, was in der Macht meines Gottes steht. Wünschst du, dass ich einen Schwur leiste?«

»Das wird nicht notwendig sein. Wer Verrat begehen will, tut das trotz eines Eides oder Versprechens. Ich vertraue niemandem, aber ich habe die Macht, jeden zu töten, der vom von mir gewünschten Pfade abweicht. Du weißt das. Ordnungshalber werden wir jedoch einen Vertrag unterzeichnen. Das Volk hat nie genug an Zeremonien und Festen, deshalb gehen wir jetzt in den Zeremoniensaal, um diese unsere Vereinbarung amtlich zu besiegeln. So soll es sein!«

Vereinbarung!, dachte Avram. Wir haben überhaupt nichts vereinbart, er hat mir mitgeteilt, wie es sein wird. Aber wenn ich annehme, dass es Gottes Wille ist, wer bin ich, um nicht ergeben zu gehorchen?

Der Pharao klatschte in die Hände, sofort erschien der große schwarze Mann, der Avram hergeführt hatte, und hielt einen großen bunten Sonnenschirm über das Haupt des Herrschers. Der Pharao blickte sich nicht um, um sich zu vergewissern, ob Avram ihm folgte, er ging energisch, in großen Schritten. Im

Abstand von fünf Metern standen Gardesoldaten mit vergoldeten Helmen auf dem Kopf. Pfauen kreischten und schlugen ihre Räder, Singvögel flatterten aufgeregt von einer Palme zur nächsten. Als er vor einer Stunde hier vorbeigekommen war, hatte Avram nichts von alldem bemerkt, war er zu aufgeregt, zu erschrocken gewesen oder hatte man die Leute aufgestellt, weil der Herrscher vorbeikommen würde? Hoch oben am wolkenlosen Himmel kreisten zwei Geier, Symbole des Oberen Ägyptens. Die Symbole des Unteren Ägyptens waren Schlangen, lauerten die verborgen in Blumenbüschen? Vor dem Haupteingang hatten Gardesoldaten trichterförmig Aufstellung bezogen.

»Du bleibst jetzt zurück, Avram!«, befahl der Pharao. »Du wartest ab, bis man dich hineinführt, und dort im Saal wirfst du dich vor dem Thron auf den Boden. Zeremonien müssen sein, obwohl ich sie wahrscheinlich genauso wenig mag wie du. Dann werde ich dir sagen, wie es weitergeht.«

Auch eine Lehre für die Zukunft, für den Glauben, für das Volk: Zeremonien müssen sein!

Als Avram den ihm schon bekannten Zeremoniensaal betrat, saß der Pharao bereits mit der Doppelkrone auf dem Kopf auf dem Thron, eine Geißel hielt er in der rechten, einen Krummstab in der linken Hand. Auf einem kleinen Sessel zu seinen Füßen saß Sesostris, der Thronfolger. Drei Männer lagen bäuchlings auf dem Marmorboden. Als er sich in der gleichen Pose zu ihnen gesellte, erkannte Avram Raramu, den Hohepriester, Nesmont, den Befehlshaber der Streitkräfte, und den dicken Oberzahlmeister, für den diese Pose gewiss besonders unbequem war. Nach einer kleinen Pause, einem Augenblick der Totenstille, befahl der Pharao mit einer Stimme, die ganz anders klang als vorher im intimen Zwiegespräch:

»Steht auf und kommt näher!«

Diener brachten Schemel und die drei hohen Beamten setzten sich, Avram blieb stehen. Der Pharao klatschte wieder in die Hände, der Saal füllte sich mit meist schweigenden, feierlich gekleideten Männern. Als der Pharao die Hand mit dem Zepter hob, war es wieder totenstill.

Amenemhet wiederholte mit anderen Worten und gehobener Stimme, was er Avram im Pavillon angekündigt hatte. Er habe diesen Mann hier, einen Flüchtling, von dem er nicht gewusst hatte, dass er ein Prophet sei, in seinem Land aufgenommen, und dieser habe sich bescheiden nicht als solcher zu erkennen gegeben. Er habe ihm sein Weib genommen, in der irrigen Überzeugung, es sei seine Schwester. Dem Sohn des Osiris bleibe jedoch nichts lange verborgen, der große Gott der Unterwelt habe ihn aufgeklärt und gewarnt, nicht mit ihr die Liegestatt zu teilen. Als Gottessohn und Herrscher des Oberen und des Unteren Ägypten gebe er diesem Propheten nicht nur sein Weib zurück, er sende ihn in das Räuberland Kanaan, damit er es erobern könne, wie es sein besonderer Gott ihm versprochen habe.

Von zwei Seiten kamen Hofbeamte, der eine brachte die Reichsinsignien, der andere reichte dem Pharao zwei Fackeln, von denen nur eine brannte. Der Pharao entzündete die zweite Fackel mit der brennenden, hob beide hoch und sagte:

»So soll es sein!«

Soldaten drängten die Zuseher wieder aus dem Saal. Als er mit seinen engsten Vertrauten und Avram allein war, reichte Amenemhet die beiden Fackeln dem Mann, der sie gebracht hatte, und rief jetzt wieder mit seiner normalen Stimme: »Gibt es hier keinen, der mir diese verfluchte Doppelkrone abnimmt, die drückt immer schwerer …«

Sesostris sprang auf: »Gib sie mir, Vater, ich muss mich ohnehin mit dem Ding anfreunden.« Er reichte die Doppelkrone jedoch sofort ehrfurchtsvoll an einen herbeieilenden Beamten weiter. Avram wunderte sich, er hatte den Thronfolger bisher selten das Wort ergreifen gehört, aber der leicht ironische Ton zeugte von der sehr herzlichen Beziehung zwischen Vater und Sohn, die sonst wohl selten vor anderen zum Ausdruck kommen durfte.

»Lasst uns unsere Unterhaltung in Ruhe fortsetzen«, sagte der Pharao, stieg ohne Hilfe leichtfüßig vom Thronpodest und ging voraus in das Nebenzimmer, das Avram schon kannte. Diesmal entschloss er sich zum ersten Mal, sich in der Gegenwart des Herrschers auf den angebotenen Schemel zu setzen. Diener brachten Wein in blau schimmernden Tonkrügen und befüllten die Becher aus demselben Material.

»Den Göttern sein gedankt!«, rief Raramu, trank in einem Zug aus und gab dem Diener ein Zeichen, ihm nachzuschenken.

Avram schmeckte der Wein, und als er anerkennend nickte, erklärte der Pharao als guter Gastgeber: »Obwohl wir auch unsere eigenen königlichen Weinberge besitzen, kommt dieser Wein von fernen Inseln im Norden, wo andere Götter angebetet werden. Der Wein ist einfach besser als unserer, süßer, nicht wahr? Er wird von Kanaanitern geliefert, die sind ja die Einzigen, die sich mit ihren Schiffen so weit aufs offene Meer hinauswagen. Dafür wirst jetzt bald du zuständig sein, Avram, ist dir das klar?«

Man durfte jetzt also normal reden: »Ehrlich gesagt, nein, hoher Herr!«

Der Pharao erläuterte seine Pläne weiter und erklärte, er wolle die Meinung der Anwesenden erfahren. Sein Sohn nickte ab und zu bestätigend, wahrscheinlich hatten die beiden schon alles miteinander besprochen. Avram, erklärte der Pharao, würde Waffen und Silber, Pferde, Tragtiere und Wagen für seine militärisch bereits genügend ausgebildeten Leute bekommen.

Zuvor würden Nesmont und Mentuhotep ihn noch in die Kunst des Krieges und der Staatsverwaltung, insbesondere in den Umgang mit den Finanzen einweihen. Für die Zeit dieser Ausbildung solle er in eine Villa umziehen, die schon vorbereitet sei, mit Personal und den notwendigen Geldmitteln. Die Aufsicht über seine Männer und deren Ausbildung solle er sofort übernehmen.

»Kanaan als freier Bund kleiner Stadtstaaten ist Geschichte, es soll künftig ein neuer Staat unter deiner Herrschaft sein!«

Avram war immer noch überrascht, zugleich jedoch auch beruhigt. Das kam alles so unerwartet, auch wenn er schon lange glaubte, ihm sei ein Land verheißen. Aber er hatte keine Vorstellung davon gehabt, wann, wie, wo und ob das überhaupt tatsächlich geschehen könnte. Sprach Gott, der Herr, wieder aus dem Munde dieses Götzendieners? Sicher! Und mit wem sollte er das Land bevölkern, er hatte doch gehofft, das mit seinen eigenen Nachkommen zu tun? Er hatte doch die Vorstellung von einem Volk gehabt, das zahlreich sein sollte wie die Sterne am Himmel. Erst als der Pharao seinen Vortrag beendet hatte und reihum alle anblickte, wagte er die Frage zu stellen, die ihn die ganze Zeit gequält hatte: »Entschuldigt … Majestät …«, und dann kam es zu seiner eigenen Überraschung sehr laut aus ihm heraus: »… und Sarai?«

Der Pharao lächelte: »Die wartet schon in deinem neuen Haus auf dich.«

»Darf ich in allergrößter Dankbarkeit noch eine weitere Frage stellen? Was mache ich mit Hagar? Und meinem … und ihrem Sohn?«

»Die Nubierin? Ich glaubte, alles sei klar. Ich habe sie deiner Frau geschenkt, aber weil Sarai bei mir genügend Bedienstete hatte, wurde sie dir überlassen. Was ihr mit der Sklavin und ihrem Balg macht, entscheidest du und deine Frau. Ihr werdet genug Mägde und Knechte, Pferde und Maulesel haben, ihr könnt sie behalten, verkaufen oder verjagen, das ist keine Staatsaffäre, sondern deine Privatangelegenheit.« Er warf noch einen Blick reihum und verkündete: »So soll es sein!«

Avrams neue Bleibe war ein einstöckiges, aus Lehmziegeln errichtetes Haus in einem schönen Garten. Zum Anwesen gehörten Ställe und ein Haus für das Gesinde. Das Flachdach schien bereit, ihn schon in der ersten Nacht zu empfangen, aber jetzt war der Himmel noch hellblau und die Sonne vergoldete das Wasser im kleinen Zierteich. An der Haustür erwartete ihn Sarai. Sie war schön. War sie noch schöner geworden? Ernst, ernst war sie ja immer gewesen. Sie hatten sich ein Jahr lang nicht gesehen. Sie sagte kein Wort, deutete nur mit einem Nicken einen Gruß an. Er trat an sie heran, legte die Hände auf ihre Schultern, erwartete, sie würde sich an ihn anschmiegen. Vergeblich. Weder zuckte sie zurück, noch schien sie seine körperliche Nähe zu wünschen. Er sagte gleich, um es loszuwerden, Hagar, diese schwarze Sklavin, die der Pharao eigentlich ihr geschenkt hatte, erwarte ein Kind von ihm.

»Das ist gut«, sagte sie ruhig. »Ich weiß, wie unglücklich du wegen meiner Unfruchtbarkeit bist. Mit ihm bin ich auch nicht schwanger geworden.«

»Mit dem Pharao?«

»Mit wem sonst? Wofür hältst du mich?«

»Wie geht es dir, meine Sarai?«

»Das hast du mich bisher nie gefragt.«

»Jetzt frage ich dich!« Es kam keine Antwort. »Wie war es mit ihm? Mit dem Pharao, der behauptet, er sei der Sohn eines Gottes. Göttlich?«

»Solche Fragen darfst du mir nie stellen.«

»Hagar ist deine Magd. Was machen wir mit ihr?

»Bring sie her in unser Haus. Es ist groß genug. Sie soll nicht mit dem Gesinde leben. Da gibt es nichts Ungewöhnliches. Wir werden ein Kind von ihr haben. Wir beide.«

Sarai hatte sich verändert. Stark verändert. Nicht äußerlich. In diesem Sinne war das Jahr an ihr fast spurlos vorübergegangen. Aber sie war jetzt eine andere Persönlichkeit. Gleichberechtigt mit ihrem Gatten. Nicht mehr unterwürfig, wie es sich für Frauen schickte. Früher war sie die schweigsame, folgsame, ergebene Gattin gewesen, jetzt konnte sie ihren Mann mit dem Herrscher der beiden Ägypten, dem Gott auf Erden, vergleichen. Er nahm es hin. Musste er den Vergleich mit dem mächtigsten Mann der Welt fürchten? War jener auch auf der Liegestatt mächtig? Er begriff, dass diese Frage für immer unbeantwortet bleiben würde.

Die Villa war tatsächlich groß genug, die Dienerschaft gut geschult. Selbstverständlich war Sarai die Herrin, Hagar eine Mätresse, das war nicht unüblich, außerdem war Sarai frei geboren, Hagar Sklavin. Sie war aus dem Hause des Herrschers zu ihrem Ehegatten zurückgekommen und hielt Avram für einen Feigling. Andererseits hatte auch Hagar sich in der Zwischenzeit angewöhnt, selbst zu befehlen, und sie war auch im Vorteil, Avrams Kind unter dem Herzen zu tragen. Der ganzen Welt war nun bewiesen, dass nicht Avram unfruchtbar war, sondern Sarai, er wahrhaftig nicht.

Eines Tages wollte Hagar von Sarais Schminke nehmen, aber die Ältere schlug ihr auf die Hand.

»Ich möchte doch auch hübsch sein für unseren gemeinsamen Herrn!«, jammerte Hagar.

»Mir ist er nicht Herr, sondern Ehegatte, er und ich sind deine Herrschaft«, erwiderte Sarai hart. Nach einer kurzen Pause lenkte sie jedoch ein: »Du bist noch so jung und hübsch, deine dunklere Haut benötigt derlei Schmiererei nicht.«

Hagars und Avrams Sohn kam mit lockigem Kraushaar zur Welt, dunkel wie die Mutter, und erhielt den Namen Jischmael – oder Ismael – das bedeutet Gott hat erhört. Oder Gott hört. Oder Höre Gott! Avram wollte mit diesem Namen seines erstgeborenen Sohnes seinem Gott etwas sagen, seinem Gott, dem er den Platz des Einen und Einzigen einzuräumen gedachte: Es ist ja gut, dass du mir endlich einen Nachkommen geschenkt hast, ich bin auch dankbar und will dir gehorsam bleiben, aber das genügt nicht, dabei darf es nicht bleiben, Adonai Elohim, du kannst doch nicht wollen, dass dieser Knabe an der Spitze deines auserwählten Volkes steht? Oder doch? Wie soll sich das weiterentwickeln? Warum sagst du es mir nicht?

Zweifel über die Absichten seines Gottes erfassten Avram, er traute ja nicht einmal sich selbst jemals zur Gänze. All diese Ungewissheiten machten ihn im Umgang mit den Menschen, mit seinen Frauen und dem Gesinde, recht einsilbig. Niemandem konnte er sich anvertrauen, keiner sollte von seinem Zweifel wissen, deshalb war fast alles, was er von sich gab, kurz, ein Befehl, dem sofort Folge zu leisten war. Alle hatten Angst vor ihm – außer Sarai – und er wusste auch warum und fand sich damit ab. Sie war ein Jahr lang mit dem tatsächlichen Herrn dieser Welt zusammengewesen, mit dem, vor dem alle übrigen sich bäuchlings auf den Boden zu werfen hatten, hatte sie das Bett geteilt. Das würde sie nie vergessen.

Esam verbrachte den halben Tag in Avrams Haus, beaufsichtigte das Personal, die Beschaffung der Nahrungsmittel, empfing die Lieferanten, selten auch Gäste. Es war nicht ganz klar, ob er jetzt Avrams Bediensteter war, ungefähr so hatte der Pharao das ja formuliert, oder ob er einfach alles im Namen des Großen Palastes kontrollierte. Wahrscheinlich sandte er regelmäßig Berichte, aber für den Haushalt war er trotzdem unentbehrlich. Avram war jetzt ein angesehener Bürger der

Hauptstadt der beiden Ägypten, den höchsten Würdenträgern gleichgestellt, auch wenn keiner so genau wusste, in welcher Eigenschaft und wieso ihm der Träger beider Kronen eine so große Gnade erwies. Das wusste nur der innerste Kreis.

El Lischt war zu einer schönen, sauberen Stadt geworden, errichtet nach Amenemhets Ideen von den besten Architekten auf dem jungfräulichen Boden eines Hochplateaus, das durch eine tiefe Schlucht in zwei Teile gespalten war. Die Schlucht war meist trocken, doch zweimal im Jahr tobten wilde Wassermengen durch sie hinunter in den Nil. Nördlich der Schlucht standen der Komplex des Großen Palastes, mit allen seinen Pavillons, Nebengebäuden, Ställen sowie den Unterkünften der Garde, und die wenigen Villen der Auserwählten. Die Sicht auf das Nildelta tief unter ihnen war einzigartig.

Es schien, als zögerte der gewaltige Strom, bevor er in der unendlichen See verschwand, ob er wirklich auf diese Weise sein Sein aufgeben solle. Deshalb verzweigte er sich in viele kleinere Flüsse, die kleine Inseln umspielten und vom Palast aus das Bild einer riesengroßen Blume abgaben, silbrig-blau schillernd am Morgen, rotgolden zur Mittagszeit, alle Farbnuancen wechselnd, bevor die Nacht alles in undurchsichtiges Dunkelblau tauchte, außer wenn das Wasser den Vollmond mit seinen Silberstrahlen spiegelte.

Es war ein gutes Jahr. Der Nil begann im Sommer zu wachsen, überschwemmte rechtzeitig das Delta mit dem fruchtbaren Schlamm, es gab kaum Stürme, kein Hagel vernichtete das Obst. Im Frühjahr war die Arbeit der Bauern in vollem Gange, alle hatten viel zu tun, außer Avram, der nichts anderes konnte, als mit seinem Gott zu hadern. Eines Tages erschien ein magerer junger Mann mit kahl geschorenem Kopf und bat, vorgelassen zu werden. Vor dem Hausherrn verneigte er sich tief: »Seine Heiligkeit, Knecht aller Götter des Oberen und

Unteren Ägypten, Hohepriester unter beiden Kronen, Raramu wünscht Avram, den zukünftigen Herrn des heutigen Räuberlands Kanaan zu besuchen.«

Avram zuckte kurz zusammen, dieser Bote durfte nicht bemerken, wie sehr er sich wunderte, schnell sammelte er sich und sagte das Richtige: »Es wird mir die allergrößte Ehre sein, sollte seine Heiligkeit mit seiner Anwesenheit mein unwürdiges Heim segnen …«

Raramu war schon im Anmarsch. Voraus ging ihm ein Mönch, der der Zwillingsbruder des Boten hätte sein können. Er schlug auf einen Gong, ihm folgte eine von sechs starken Nubiern getragene Sänfte, in der unter einem gold-grünen Baldachin der Hohepriester saß. Avram hatte ihn schon beim Pharao und auch auf der Baustelle der Pyramide gesehen. Die Träger setzten die Sänfte sanft ab und der magere, aber hochgewachsene Hohepriester ging auf Avram zu. Es war der einzige Ägypter, der so groß war wie Avram, wenn auch viel schmächtiger. Sie verneigten sich tief voreinander und dann schlug Avram vor, sich auf das Hausdach zu begeben, wo es Liegen und Sessel unter Sonnenschirmen gab.

Hinter einer angelegten Tür lugten Sarai und Hagar.

»Weißt du, wer das ist?«, fragte Sarai.

»Ich glaube ja, der ist schon einmal auf der Baustelle der Pyramide erschienen und man hat mir gesagt, dass er der oberste Verantwortliche für den Dienst an den Göttern ist …«

Die beiden Frauen konnten freilich nicht hören, was auf dem Dach gesprochen wurde.

»Mein Heim ist nicht bereit, nicht vornehm genug, um einen so hohen Gast zu empfangen«, begann Avram. »Deshalb habe ich mir gestattet, deiner Heiligkeit anzubieten, dass wir uns hierher auf das Dach begeben, denn einen besseren Baldachin als den Himmel haben wir beide nicht.«

Raramu nickte und lächelte: »So ist es, verehrter Freund.«

Sie nahmen auf den Liegen Platz. Avram fragte, ob er etwas anbieten dürfe, aber der Hohepriester lehnte dankend ab.

»Wir haben uns noch nicht richtig kennengelernt. Ich weiß ziemlich viel über dich, Avram, du wahrscheinlich fast nichts über mich, deshalb ziemt es sich, dass ich mich vorstelle. Ich bin ein einfacher Mensch. Ich war unter Amenemhet Soldat, er hat mich zum Priester gemacht. Ich weiß, dass er ein Sterblicher ist wie du und ich, und er bildet sich auch nicht ein, etwas anderes zu sein. Wenn man uns mit einem Messer sticht, fließt Blut, wir leiden unter Magenbeschwerden, uns schmerzen die Zähne, aber wir sind verbunden mit den Göttern. Der Herrscher dieses Reiches, wer immer das war, ist und sein wird, ist Sohn des Osiris und des Amun. Das ist nicht leicht zu verstehen, und auch ich habe Mühe, es zu begreifen, und werde es wohl nie enträtseln können. Ich bemühe mich, dieser Idee zu dienen und dem Pharao zu helfen, dass er nach seinem Tod auf Erden das ewige Leben in der Unterwelt verdient, denn die muss es geben, auch wenn wir nichts von ihr wissen. Wir dürfen nicht einmal versuchen, alle großen Rätsel zu lösen, Licht in jede dunkle Ecke zu bringen.«

Avram hörte aufmerksam zu, beobachtete den unnatürlich großen, kahl geschorenen Kopf auf dem dünnen Hals dieses mageren Mannes. Sein Gesicht schien ihm seltsam, weil auch die Augenbrauen wegrasiert waren, wodurch die großen schwarzen Augen noch stärker zum Ausdruck kamen, sein ruhiger, fester Blick. Der Gastgeber schwieg, schwieg zu lange, betrachtete den Himmel, über den gerade wenige weiße Wolken zogen, als suchte er darin die Antwort auf die Frage, was dieser Besuch zu bedeuten habe. Er wusste, dass es ungewöhnlich war, dass der Hohepriester des mächtigsten Reiches ihn, einen Flüchtling, der von der Gnade des Herrschers lebte, aufgesucht hatte und mit ihm sprechen wollte, noch seltsamer, dass er den Pharao beim Namen genannt hatte, wie es der Oberzahlmeister und der Kommandant der Soldaten vor ihm nie getan hatten. Raramu bemerkte Avrams Blick nach oben: »Ja, du betrachtest die Wolken. Ihr Gott, der auch Gott des Sonnenlichts ist, heißt bei uns Schu. Vielleicht interessiert ihn unser Gespräch. Sein Name bedeutet als gemeines Wort einfach nur nichts. Gott Nichts. Eigentlich ist er nur ein Hauch des Amun-Re …«

Der Hausherr wagte es nicht, diesem Mann, der möglicherweise dem Pharao am nächsten stand, zu widersprechen, aber der schien Gedanken lesen zu können und setzte fort: »Ich dachte, es sei gut, dich wissen zu lassen, was bei uns als wahr und wahrhaftig gilt, weil wir Nachbarn sein werden, nachdem du Kanaan erobert hast. Deshalb möchte ich aus deinem Mund erfahren, wie dein Gott ist, dessen Existenz du dem Pharao angedeutet hast und von dem du glaubst, dass er dir dieses Land verheißen hat. Deshalb bitte ich dich, sprich mit mir über ihn.«

Wenn das so einfach gewesen wäre. Avram erklärte ihm, er selbst suche diesen Gott, der über allem stehen müsse, rufe ihn an. Aber er sei überzeugt, dieser wolle sich ein Volk erwählen und ihm ein Land schenken. Lange sei er sicher gewesen, er würde viele Kinder haben mit Sarai, die seine Halbschwester, aber auch seine Gattin sei. Es habe sich jedoch herausgestellt, dass sie unfruchtbar sei und eine Sklavin habe seinen ersten Sohn geboren. Deshalb stehe er jede Nacht hier auf dem Dach, strecke seine Arme dem Sternenhimmel entgegen, so lange er es aushalten könne, und streite mit Gott, werfe ihm Betrug vor, der antworte jedoch nicht. Bisher jedenfalls nicht. Es sei denn, dass er durch den Pharao und dessen Entscheidung eine Antwort gegeben hätte. Sei das möglich?

»Möglicherweise sprichst auch du in seinem Namen, Verehrtester.«

»Möglich ist das schon. Warum nicht?«, antwortete der Hohepriester. »Darf ich dir einen Rat geben, bevor du unser Reich verlässt?«

»Es wird mir eine Ehre sein, wenn du mich belehrst.«

»Schneide dir selbst und allen Männern, die dir folgen, vor allem den Soldaten, die Vorhaut ab und opfere sie deinem Gott. Du wirst sehen, wie gerne er diese Gabe annimmt.«

Avram war bestürzt: »Die Kanaaniter opfern mitunter ihre erstgeborenen Söhne ihrem Gott Baal, was du aber forderst …«

»Ja, ich weiß, dass das dort üblich ist. Was ich meine, ist jedoch etwas ganz anderes. Sie töten ein menschliches Wesen, dem die Götter das Leben geschenkt haben und das noch unschuldig ist. Das ist eine Todesstrafe, ohne dass ein Verbrechen geschehen ist, eine Sünde, die man möglicherweise sühnen muss. Das ist für mich bedenklich. Ich halte es für falsch. Was ich empfehle, tun Ägypter seit jeher. Damit wird das Leben nicht genommen, auch nicht verkürzt, ganz im Gegenteil … Ich will dir das erklären. Die Schlange ist für uns ein heiliges Tier. Sie häutet sich. Die Beschneidung ist etwas Ähnliches. Der Gott Ra hat das an sich selbst durchgeführt. Die Fruchtbarkeit wird erhöht, der Samen wird besser, die Liebe mit der Frau sauberer. Außerdem wirst du wissen, wie schmerzhaft es ist, wenn ein Sandkorn unter die Vorhaut gerät. Wenn es dann zur Entzündung kommt, ist sie schwierig zu heilen. Dieser leichte Eingriff, der nur für einen Augenblick schmerzt, verhindert den größeren Schmerz. Und diese Sitte unterscheidet uns von den Wilden. Ihr würdet dadurch beweisen, dass ihr zu uns gehört.«

»Wir gehören zu niemandem!« Die ruhige Art Raramus hatte Avram zum Widerspruch ermuntert.

»Ich fürchte, du bist zu stolz, verehrter Avram. Göttern soll man nicht trotzen, man soll ihnen Opfer darbringen und demütig sein. Auch du dem deinen gegenüber. Wir müssen lernen, ihre Botschaften zu verstehen. Das ist nicht leicht, aber man muss es versuchen. Wie sprichst du deinen Gott eigentlich an?«

»Adonai Elohim.«

»Was bedeutet das?«

»In meiner Sprache Herren. Herr in der Mehrzahl. Ihr habt so viele Götter, dass man ihre Anzahl nicht kennt, meiner ist alle Götter in einem.«

»Interessant, interessant …« Der höchste Priester des Osiris, des Amun-Re, des Set und aller anderen Götter wurde nachdenklich. »Ich verstehe.«

»Mein Gott ist der Schöpfer der Welt und von allem auf der Welt!«

»Von allem? Das mag er sich einbilden, möglicherweise jedoch bildest nur du dir das ein, Avram. Meine Fantasie reicht nicht aus, mir alles in einer einzigen Hand vorzustellen. Allerdings, wer weiß? Ein Sterblicher kann das nicht wissen. Ich bin nur der bescheidene Hohepriester des mächtigsten Reiches, das je auf Erden bestanden hat, was ist das im Vergleich zu dem Propheten von etwas, das es noch nicht gibt? Wie betest du, mein Freund?«

»Ich stehe hier oben unter dem Sternenhimmel und warte Nacht für Nacht.«

»Verstehst du die Sterne?«

»Deine Frage verstehe ich nicht, heiliger Mann.«

»Unter uns ägyptischen Priestern sind manche ausgebildet, die Sterne zu deuten, denn sie sprechen zu uns, reden von den Göttern, übermitteln deren Beschlüsse. Ein Sternenbild entspricht zum Beispiel Set, ein anderes Osiris. Wenn das erste das andere verschluckt hat, hat Set abermals seinen Bruder umgebracht, das hat man zur Kenntnis zu nehmen. Die Sternenbilder besagen auch, wie das Wetter wird, wie die Ernten ausfallen werden, und damit, ob wir Frieden haben werden oder Kriege führen müssen. In aller Bescheidenheit meine ich, dass es richtig ist, wenn du dich die Sterne beobachtend an deinen Gott wendest, aber du solltest versuchen zu verstehen, was sie dir sagen …«

Avram war nicht überzeugt, dass ihm das nützen würde, er entgegnete aber nichts. Der Hohepriester las jedoch wieder seine Gedanken und setzte fort.

»Auf der Grundlage des Sternenbildes machen wir Kalender und können ausrechnen, wann der Nil Fruchtbarkeit verleiht, indem er einen Teil des Landes überschwemmt, und wann er erzürnt ist und uns eine gute Ernte verweigert. Das ist sehr wichtig. Kalender geben wir unseren Toten auch in die Grabstätten mit, auf dass sie das Jenseits besser verstehen.«

Nachdem sich der Hohepriester verabschiedet hatte, stieg Avram, der ihn natürlich zur Sänfte begleitet hatte, wieder auf das Dach. Er überlegte. War Raramu einfach als besonders feinfühliger Staatsbeamter gekommen, um ihn auszuhorchen, dem Herrscher zu berichten, wie sehr man sich auf ihn verlassen konnte, ob man mit ihm die großen Pläne mit Kanaan ausführen konnte? Das wäre gewissermaßen eine Ehre, denn es würde bedeuten, dass jemand wie Esam die Intelligenz des Mannes, den man für einen Propheten hielt, also ihn, Avram, nicht verstehen, nicht deuten konnte. Ganz etwas anderes jedoch war es, wenn der Allmächtige mit der Zunge dieses seltsamen Ägypters gesprochen hatte.

Diesmal laut, mit donnernder Stimme ohne Rücksicht darauf, ob ein menschliches Wesen ihn hören würde, rief Avram Adonai Elohim an und forderte, er solle Klartext mit ihm reden, nicht über Sterne, nicht über andere Menschen, sondern verständlich als Er Selbst.

Gott jedoch schwieg.

DAS AUSERWÄHLTE VOLK

Der Pharao forderte Avram auf, mit ihm, Kommandant Nesmont und einem großen Gefolge in die Wüste Negev zu reiten. Er wollte den Vertrag über das Land, das Avram erobern würde, um es zu einem anerkannten Staat zu verwandeln, auf neutralem Boden unterzeichnen. Als immerwährende Erinnerung an diesen Vertrag ließ er einen Brunnen graben. Die letzte Schaufel Sand und Erde hob Avram aus. Sie nannten den Ort Be-er Schewa. Die Bezeichnung Be-er für Brunnen stammte aus Avrams Sprache, es sollte damit angedeutet werden, dass Avram den Brunnen ausgehoben hatte. Sie unterzeichneten eine Vereinbarung, dass Avram dem Pharao und seinen Nachkommen nie untreu sein, sein Volk sich immer an die von Ägypten erwiesenen Wohltaten erinnern würde. Avram schwor im Namen seines Gottes, der Pharao rief Amun-Re und Osiris an. Amenemhet schenkte Avram ein ganzes Land, Avram ihm als symbolisches Gegengeschenk sieben weiße Lämmer. Dann pflanzten sie eine Tamariske, die dafür bekannt ist, ihre Wurzeln tief in den Boden wachsen zu lassen und auch mitten in der Wüste überleben zu können. Sie ahnten vermutlich, dass es an dieser Stelle noch zu weiteren entscheidenden Ereignissen der Menschheitsgeschichte kommen würde. Als die feierliche Zeremonie erledigt war, kehrten sie zufrieden in die Hauptstadt El Lischt zurück.

Wieder verbrachte Avram seine schlaflosen Nächte auf dem Flachdach seines Hauses, seinen Gott hartnäckig fragend, ob er es gewesen war, der durch den Mund des ägyptischen Oberpriesters Weisungen erteilt hatte. Er bat um eine eindeutige

Antwort, ob er dem sehr konkreten Rat des ägyptischen Hohepriesters folgen sollte.

»Erkennst du nicht, Elohim, dass ich nicht weiß, was ich tun soll, auf welche Weise ich dir meinen Gehorsam erweisen, meine Anbetung darbieten kann? Erhöre mich, hier bin ich, hineni!«

Meist stand er regungslos, zur Säule erstarrt mit hochgehobenen Armen, mitunter versuchte er es auch mit ruckartigen, wiederholten Verbeugungen. Eine Antwort erhielt er nicht, begann zu begreifen, dass er sie direkt in Worten von oben nie bekommen würde, Gott würde nicht in menschlichen Worten zu ihm sprechen, in sich selbst musste er die Antwort finden. Ja, die Kanaaniter waren keine guten Menschen, Avrams Leute, sein Volk, musste sich von ihnen unterscheiden.

Avram fragte Esam, ob er beschnitten sei, der antwortete verwundert, das sei doch selbstverständlich. Also ließ Avram scharfe steinerne Messer anschaffen und bestimmte einen starken jungen Sklaven, an dem man es ausprobierte. Der dafür gut belohnte Mann berichtete, es habe nicht sehr geschmerzt. Als die Verletzung geheilt war, durfte er die hübscheste Sklavin auswählen, um mit ihr zu schlafen. Er erklärte begeistert, es sei besser gewesen als je zuvor. Das Mädchen bestätigte die Wonne ihrerseits.

Konnte das eine Folge des Eingriffs gewesen sein? Der stets zaudernde Avram fragte sich, ob nicht die Tatsache, dass der Sklave die junge Frau gewählt hatte, die ihm immer schon gefallen hatte, und dass sie es tun durften, ohne vor der Herrschaft Angst zu haben, für die Zufriedenheit gesorgt hatte. Immerhin …

Nun befahl er die Beschneidung aller seiner Sklaven und Knechte, berief sich dabei auf den Auftrag seines Gottes. Als sicher war, dass keiner von ihnen erkrankt war, keiner sich beschwert hatte, beschnitt er selbst seinen erstgeborenen Sohn

Ismael. Endlich ließ er sich in seiner Sänfte zu Raramu tragen und bat, ein erfahrener Priester-Arzt möge auch ihn beschneiden, aber nicht im Tempel, sondern in einem privaten Raum. Raramu verzog keine Miene. Er hatte das erwartet. Welchem seiner Götter er für die Einsicht des Propheten dankte, sagte er nicht, aber dem Pharao erstattete er gewissenhaft Bericht.

Alles war bereit für den Feldzug. Avram rief auf dem Flachdach zum Sternenhimmel: »Endlich, es ist so weit! In deinem Namen!«

Einige Wagen waren von großen Schirmen beschützt, die schönsten für Sarai und Ismael mit Hagar. Dank ihrem Sohn war sie jetzt fast gleichgestellt mit der Gemahlin und Schwester des Herrn, wenn auch nicht in jeder Hinsicht. Sarai war sehr nett zu ihr und dem Kind, betonte jedoch bei jeder Gelegenheit, das sei keine Selbstverständlichkeit, sondern eine Gnade, beide seien ihr Eigentum. Avram hatte keine Zeit, sich mit solchen Sticheleien zu beschäftigen, am Tag nahm ihn die Vorbereitung des Heerzugs in Anspruch, jede Nacht versuchte er auch weiterhin, mit Gott die Lage zu besprechen, Anweisungen zu bekommen. Die bekam er nicht. Oder doch, weil ihm unter dem Sternenhimmel neue Ideen kamen. Jedenfalls hielt er es für wichtig, jede Nacht zum Himmel hinaufzumelden, er sei da: Hineni!

Eine ganze Herde von Maultieren wurde mit Nahrungsmitteln, Krügen mit Wein, Schläuchen mit Wasser, Zelten, Decken, Leintüchern und was man noch unterwegs brauchen konnte beladen. Eine kleine Truppe gut ausgebildeter Soldaten ritt mit dieser Karawane, an der Seite der beiden Frauen und des Kindes, um sie notfalls zu beschützen. Sarai war nicht zum ersten Mal mit Avram auf Reisen, nie jedoch war es so komfortabel gewesen.

Das schneller voranrückende Eroberungsheer mit der Kavallerie, der Abteilung zweirädriger Streitwagen und den Truppen, die zu Fuß unterwegs waren, war jetzt eine mächtige Formation unter dem Oberbefehl Avrams. Nie jedoch hätte er alles in den Griff bekommen, vor allem den Nachschub so ordnen können wie die ägyptischen Offiziere, die Nesmont ausgewählt und für diese Operation abgestellt hatte. Man wahrte den Schein, tat, als gehorchten sie ihm, tatsächlich jedoch hörte er auf sie, bevor er Befehle erteilte. Vielleicht sprach Gott ja durch sie.

Avram ging von dem Gedanken aus, Nesmont, alle diese bestens ausgebildeten Soldaten, ja selbst Pharao Amenemhet seien Werkzeuge seines Herrn, den er jetzt auch als Zebaot ansprach, als Befehlshaber der himmlischen Heerscharen. Konnte man sich Abgesandte Gottes, Malachim, Engel, so vorstellen, wie diese grimmigen, bärtigen, meist finsteren Männer aussahen?

Avram ritt auf dem schönen Hengst, den ihm der Pharao persönlich geschenkt hatte, an der Spitze seines Heeres. Er ließ anhalten. Sein wallender langer Bart und sein bereits graues Haar wurden malerisch vom Wind zerzaust, als hätte der Hohepriester Raramu den Wind bei einem seiner Götter bestellt, vielleicht dem Gott der Böen, Schu, oder als hätte ihn doch Adonai Elohim selbst gesendet. Avram dachte lange nach, hob dann beide Arme, gebot mit dieser Geste Schweigen, und alles verstummte, nicht nur die Soldaten und die Viehtreiber, es schien, als würden auch die Ochsen, Schafe und Ziegen, die als lebendiger Vorrat mitgezogen waren, auf sein Zeichen verstummen. Und dann sprach er sehr laut, langsam, jedes Wort betonend, mit Pausen, um den Leuten Zeit zu geben, ihn auch richtig zu verstehen: »Höret! Wenn wir auf ein Heer stoßen, das stärker ist als wir, bessere Pferde und Wagen hat und zahlreicher daherkommt, so fürchtet euch nicht, denn unser Gott wird mit uns sein und er ist gewiss stärker als ihre Götter. Ich kann nicht überall gleichzeitig sein, deshalb gebe ich euch jetzt schon folgende Anweisungen:

Wenn ihr vor eine Stadt kommt, bietet zunächst an, sie möge sich in Frieden unterwerfen. Ergibt sie sich tatsächlich und öffnet ihre Tore, beunruhigt die Bürger nicht, gewährt ihnen den versprochenen Frieden, solange sie gehorsam sind und Tribut entrichten. Wenn sie die Unterwerfung aber verweigern, so schlagt sie im Kampf, und nachdem der Herr Zebaot sie mit euch gemeinsam geschlagen hat, tötet alle Männer und nehmt die Frauen und Kinder und das Vieh und alles, was ihr vorfindet, als Beute. Was ihr nicht braucht, das vernichtet.

Städte, in denen Kanaaniter, die dem Götzen Baal dienen, Hethiter, Amoriter, Phereziter, Heviter und Jebusiter leben, prüft besonders streng. Habt keine Gnade mit diesen Leuten. Im Zweifel, tötet sie alle!

Wenn ihr eine Stadt belagert und das länger dauert, fällt keine Bäume, die Früchte tragen, pflückt die Früchte, aber verschont die Bäume, wir werden sie brauchen. Die Bäume, die keine nützlichen Früchte tragen, könnt ihr gerne fällen und das Holz verwenden.

Morgen mit Sonnenaufgang brechen wir auf und erobern das Land, das Gott, der Herr, uns verheißen hat!

Sagt Amen!«

Das war ihm plötzlich eingefallen. Emuna bedeutete Glaube, Zuversicht, das solle mit diesem kurzen Wort beschworen werden. Die Soldaten hatten keine Ahnung, was das sollte, aber gehorsam riefen sie laut Amen und schlugen dazu mit den Fäusten auf ihre Schilder. Waren sie ehrlich begeistert oder gehörte es zur Ausbildung, sich so zu verhalten, wenn der Vorgesetzte gesprochen hatte? Jeder wusste nun jedenfalls, dass Avram mehr war als ein Vorgesetzter, er war ein Prophet.

Avram ging sein Feldzug viel zu langsam. Er hatte er ja keinerlei militärische Erfahrung, auch wenn er jetzt Oberkommandierender einer so großen Streitmacht war. Mit dem Pharao war er mit kleiner Begleitung viel schneller bis nach Be-er Schewa geritten als jetzt mit seinem Heer. Erfahrene Kämpfer wussten, dass die Spitze einer Kolonne ruhig und selbstsicher marschieren konnte, doch die Letzten beim selben Tempo nur mit Mühe mithalten konnten. Die Reiter mussten auf das Fußvolk Rücksicht nehmen. Regelmäßig mussten Pausen angesetzt werden, um ein wenig zu ruhen, um aus den Schläuchen von dem warm gewordenen Wasser zu trinken. Avram hoch zu Ross zeigte sich unermüdlich, manchmal ritt er allen voraus, dann wieder galoppierte er zurück zur Nachhut, ermunterte die Männer, mahnte, immer mit dem Hinweis auf den allmächtigen Gott, der mit ihnen sei, der sie beobachte und segne, weil er sie auserwählt habe, sein Volk zu sein, und gewillt sei, ihnen ein reiches Land zu schenken, bei jeder Gelegenheit sollten sie ihn lobpreisen und ihm danken.

Avram glaubte, er kenne Kanaan, denn aus diesem Land war er ja nach Ägypten gekommen. Er irrte jedoch, er wusste ein wenig über den Streifen entlang der Küste, nichts aber über das wilde Innere des Landes, die von Nomaden und Räubern durchwanderte Wüste, die sich bis zum mächtigen Strom des Jordan ausbreitete. Einiges teilten ihm die ägyptischen Kundschafter mit, aber er glaubte ihnen nicht. Er glaubte keinem Sterblichen, das hatte ja auch Pharao Amenemhet empfohlen. Er war ja nicht einmal sicher, wie weit er seinem Gott glauben sollte, wie er ihn verstehen durfte. Er wusste allerdings, wie wichtig die Motivation durch eine feste Überzeugung war, also predigte er einen festen Glauben, selbst wenn er selbst mitunter zweifelte, forderte seine Leute auf, an diesem festzuhalten, obwohl es ihm selbst manchmal schwerfiel.

Keine Zeit blieb Avram, nach seiner Familie zu sehen, schon

gar nicht, die goldene Sonne und den silbernen Mond, die Palmen auf ihrem Weg zu bewundern, anzubeten – nein, nein, anbeten durfte man nur den Herrn, nur Adonai Elohenu allein, denn er hatte das alles geschaffen für den Menschen.

Jede der Hafenstädte war bisher eine Verwaltungseinheit für sich gewesen, sie hatten keine gemeinsamen Truppen, nur wenige bewaffnete Knechte, um sich gegen Räuberangriffe zu wehren und wichtige Karawanen zu begleiten. Die friedlichen, von Ägypten als gewalttätige Unruhestifter verleumdeten Städter stellten lieber Farben her, beschäftigten sich mit Handel und Seefahrt, Fischerei, das förderte auch Ingenieurskunst und alles, was dazu gehörte, nicht die Kriegskunst. Lebensmittel und Rohstoffe wurden aus dem Inneren des Landes herbeigeschafft und in alle Welt verkauft oder gewinnbringend gegen andere Waren eingetauscht, man verfolgte die Umweltbedingungen, Ebbe und Flut, Wind und Windstille, Stürme und Riesenwellen, niemand war auf Eroberungen, Landnahme, Streit aus. Einen Angriff aus dem Süden hatten die kanaanitischen Städte nicht erwartet, eine Stadt nach der anderen ergab sich friedlich oder wurde im Sturm genommen. Die Bürger wurden zu Untertanen gemacht oder umgebracht, genauso wie es der Prophet Avram gefordert hatte. Das stärkte seine Autorität und den Glauben an den von ihm gepriesenen neuen Gott, denn der Eroberungszug war leicht gewesen, hatte kaum Opfer gekostet und trotzdem reiche Beute gebracht.

Eine Patrouille suchte den ehemaligen Nachbarn von Avram und Sarai, Hamilkar, auf. Man versprach dem erschrockenen alten Kaufmann besondere Sicherheit und stellte gleich einige Posten vor sein Anwesen, einerseits um ihn von seinen eigenen Landsleuten abzuschirmen und vor ihnen zu schützen, andererseits um darauf zu achten, dass er nicht floh, bevor der Prophet ihn zu sich bestellen würde.

Als Erstes zog Avram in den Palast des ehemaligen Stadtvorstands ein, befahl, dass vorerst kein Schiff den Hafen verlassen dürfe, und ließ Wachen auf jedes einzelne stellen. Dann ließ er den Tempel des Gottes Baal niederreißen. Ließ Hamilkar in einer Sänfte holen, der eine Kiste voll bester Schminke aus fernen Ländern als Willkommensgabe für Sarai mitbrachte und fragte, ob der Hausherr jetzt mit Kindern gesegnet sei. Avram sagte offen, er habe einen Sohn von einer Zweitfrau, von der Hauptfrau leider keine. Es wäre sinnlos gewesen, das nicht zuzugeben, Hamilkar hätte ohnehin vom Gesinde alles erfahren.

»Und jetzt habt ihr auch noch Baal beleidigt, indem ihr seinen Tempel zerstört habt, Avram!«, sagte der alte Kanaaniter.

»Jetzt wird alles anders. Ab sofort wird nur mehr ein Gott angebetet!«

»So? Wie gut, wie gut! Und wie heißt er? In welcher Gestalt erscheint er den Sterblichen?«

»Er ist gestaltlos. Er befindet sich in allem, im Himmel, in den Sternen, in der Sonne und dem Mond, den Wolken und dem Wind, im Sand und in der See, in jeder Blume und in jedem Dorn, in allem, was du siehst, riechst, hörst, fühlst, mein Freund. Und er braucht keinen Namen. Wir reden ihn als unseren Herrn an, Adonai Elohim, denn ihn gibt es nur in der Vielzahl.«

»Das verstehe ich nicht.«

»Zugegeben, es ist schwierig, aber man muss täglich danach trachten.«

Hamilkar meinte, die Leute würden auch weiter im Geheimen die alten Götter anbeten. Wäre der Tempel des Baal noch da, könnte Avram sehen, wer ihm die Treue hielt, so nicht.

Auf die Frage nach seinen inzwischen erwachsenen Söhnen antwortete der alte Kanaaniter, sie seien fortgezogen, er wisse nicht, wohin. Avram glaubte ihm kein Wort, er bestand aber nicht darauf, mehr zu erfahren. Er wusste, dass viele Kanaaniter vor dem anrückenden Heer in das Innere des Landes geflohen waren, andere waren rechtzeitig auf ihren Schiffen davongesegelt. Die meisten aber waren doch in ihrer Heimat geblieben und warteten ab.

»Kannst du mir Weihrauch beschaffen? Wir haben nicht genug davon mitgebracht.«

»Aus Ägypten?«

»Ja. Ich glaubte, es sei bekannt, woher wir gekommen sind.«

»Ich wollte es aus deinem Mund hören. Ja, natürlich kann ich dir Weihrauch beschaffen.«

»Und Kyphi?«

»Selbstverständlich. Ich kann auch Kyphi beschaffen, das dauert aber ein wenig länger. Keine Sorge, es gibt nichts, was ich dir nicht verkaufen kann, außer meinem Gott, Avram!«

Avram nickte. Mit alten Menschen würde es schwierig werden, er musste Geduld haben. Er fragte den Freund, ob er vorhabe, seine Geschäfte im großen Stil weiterzubetreiben. Einige der jungen Leute, die als Soldaten ins Land gekommen waren, suchten nach Arbeit und Ausbildung.

»Warum nicht? Der Handel wird weitergehen. Der Handel wird alle Veränderungen überleben.«

Ismael wuchs schnell heran und wurde wie ein Prinz verwöhnt. Er war ein ungezogenes, wildes Kind. Seine Mutter war als gehorsame Sklavin aufgewachsen, von ihr konnte er das nicht haben. Sarai meinte, er sei seinem Vater nachgeraten. Das hatte sie sich von ihrem eigenen Sohn erwartet, den es nicht gab. Avram sah seinen Sohn zu selten, er war ständig beschäftigt, möglicherweise noch mehr als zuvor, der Kriegszug war zwar beendet, aber nun hieß es, ein Land, ein Volk, einen Gottesglauben zu bilden. Er versuchte, auch in seinem Heim streng zu sein, das gelang ihm jedoch nicht, der Anblick des Sohnes erfüllte ihn immer mit überschwänglicher Zärtlichkeit. Ismael hatte die dunkle Haut und die schönen Gesichtszüge seiner Mutter, das fiel dem Vater natürlich auf. Sarai registrierte das verärgert. Dass der Junge tagsüber ungestüm war, ungezügelt, wild, war an den Abenden, wenn sich sein Vater ausnahmsweise doch mit dem bereits müden Kind beschäftigte, nicht bemerkbar.

Avram tat, als wäre er zufrieden. Er habe die bisher vorgegebenen Ziele erreicht, sein Volk besitze nun sein eigenes, Gott geweihtes Land. Gott habe Wort gehalten, es würden keine anderen Götter mehr angebetet, nur noch der Eine, gelobt und gepriesen sei Er, man könne also weitermachen. Er sagte das, weil er wusste, dass er seine Zweifel und Ängste geheim halten musste.

Auch weiterhin stieg er jede Nacht auf das Flachdach seines Palastes, um dem Sternenhimmel näher zu sein, hob seine Arme hoch und stand dann reglos oder verneigte sich in schneller Abfolge tief, bis ihm schwindlig wurde. Vor Gott wollte er seine großen Sorgen nicht verbergen. Strahlten die Sterne hier stärker als anderswo, versuchten sie mit ihrem Flimmern, eine Botschaft zu übermitteln, die er nicht verstand? Es war so still, dass er aus der Ferne das Rauschen der Wogen im Hafen hörte, und er schrie immer lauter: »Mein Herrgott, und was ist mit dem Volk, das du mir aus meinen Lenden versprochen hast? Soll ich mit Sarai fruchtlos bleiben, als wäre mein Samen im Sande verlaufen, obwohl ich dir mein Leben gewidmet habe? Warum hast du mich betrogen, Herr?«

Ihm fiel gar nicht auf, dass er, wenn er sich allein mit Gott fühlte, ihn nicht in seiner Mehrzahl ansprach, dass er es wagte, mit ihm zu streiten.

SARAI LACHT

Es begann mit einem Zank unter den Dienerinnen.

»Ich habe den Vortritt, meine Herrin ist die gesetzlich anerkannte Erstfrau des Propheten, begreifst du das endlich?«

»Aber meine Herrin Hagar ist die Mutter seines Sohnes!«

»Sie ist eine Hure aus dem Harem!«

»Und deine feine Sarai war die Geliebte des Pharaos und wer weiß von wem noch!«

»Du bist offensichtlich zu dumm zu begreifen, was der Unterschied ist zwischen dem Teilen des Betts mit dem gottgleichen Herrscher der beiden Ägypten und den Pflichten einer nubischen Sklavin …«

Anfangs beschränkten sich solche Streitereien auf die Ställe, Wäschekammern und die Küche im Erdgeschoß und im Hof, aber eines Tages brachten die Mägde den Streit vor ihre Herrinnen, um ihn ein für alle Mal zu klären. Schon auf der Treppe traf die kleine Gruppe zufällig auf Sarai, Hagar und den kleinen Ismael. Unwillkürlich blieben alle stehen und Sarai fragte streng: »Nun, was gibt es?«

»Rena hat Honig aus dem Krug gestohlen, vor meiner Nase hat sie ihn mir weggenommen!«, schrie Madita, die in Sarais Diensten stand.

»Hör auf zu kreischen! Achte lieber darauf, wie du in meiner Gegenwart sprichst.«

»Sie lügt!«, behauptete Rena. »Ich habe für den jungen Herrn Ismael vom Honig genommen und wollte ihn gerade heraufbringen.«

»Sie ist es, die lügt! Ich habe gesehen, wie sie selbst angefangen hat, daran zu schlecken. Sie wollte den Honig zu Ham in den Stall bringen, nicht hinauf in Eure Gemächer.«

»Wer ist Ham?«, fragte Sarai. Hagar schwieg, hörte jedoch aufmerksam zu.

»Ham ist der persönliche Reitknecht unseres Herrn, des Propheten, die beiden …«

»Genug!«, entschied die Hausherrin. »Es gibt genug Honig für alle in diesem Haus. Wenn ich noch einmal höre, dass ihr euch zankt, entlasse ich euch alle beide und schicke euch Segel flicken, dort könnt ihr dann schreien und streiten so viel ihr wollt. Dies ist das Haus unseres Propheten, ein Haus des Friedens, der Eintracht, der Liebe zu Gott, dem Herrn. Weg mit euch, was wartet ihr noch?«

Ismael amüsierte sich, er schnitt Grimassen und schrie den Mägden nach: »Ihr schmutziges Gesindel!«

»Wirst du still sein, mein Kleiner! Komm«, Sarai breitete die Arme aus, »umarme deine Mutter.«

»Ich bin seine Mutter!«, sagte Hagar in der Pose einer Katze, die sich zum Sprung bereit macht. »Er ist mein Sohn!«

»Er ist Avrams Sohn!«, bestimmte Sarai. Es fiel ihr schwer, sich zurückzuhalten. Sie streichelte den schwarzen Wuschelkopf des Kindes, mehr um sich zu beruhigen, und stieß ihn sanft Hagar entgegen, der sie einen strengen Blick zuwarf, dann drehte sie sich um und ging zurück in ihre eigenen Gemächer.

Der gegenseitige Respekt war fast völlig verschwunden, da war keine Freundlichkeit mehr, geschweige denn Liebe im Haus des Propheten.

Avram arbeitete unterdessen mit fester Hand an der Verschmelzung der kanaanitischen Städte zu einer staatlichen Einheit. Das war gar nicht so einfach, die Gemeinden waren ihre Unabhängigkeit gewohnt. Im direkten Gespräch nickte jeder, stimmte allem und jedem zu, was er anordnete, aber tatsächlich änderte kaum jemand sein politisches Verhalten.

Beute hatte man genügend gemacht, damit war Avram zufrieden. Jetzt ging es um die Entstehung des Volkes, also ermutigte er seine Männer, möglichst viele Kinder mit einheimischen Frauen zu zeugen. Natürlich ging das nicht so schnell, wie er sich erträumt hatte, dass er ein eigenes, großes, starkes, von Gott erwähltes Volk erschaffen würde. Waren das Träume oder eine Entscheidung Gottes? Gottes Träume oder seine eigenen? Er konnte jedenfalls nicht zuwarten, bis die nun zahlreich neu Geborenen erwachsen waren. Also wurde jeder Mann aus den unterworfenen Völkern, der sich verpflichtete, sich beschneiden zu lassen und so endgültig Baal und den anderen Götzen zu entsagen, sich zu häuten wie eine Schlange, in die Gemeinschaft aufgenommen, erhielt dieselben Rechte wie die Männer, die bewaffnet gemeinsam mit Avram das Land erobert hatten. Das erzürnte die alten Kämpfer, sie machten ihrem Ärger Luft in den alten oder neu eröffneten Schenken, in der Öffentlichkeit freilich traute sich keiner, ihren Anführer, den Propheten zu kritisieren. Schließlich hatte er sie in dieses reiche Land geführt und ihnen ein gutes, bequemes Leben gesichert.

Avram wählte einundsiebzig angesehene Männer aus allen Kompanien, die er aus Ägypten hierhergeführt hatte, und bildete aus ihnen den Ältestenrat, den Sanhedrin, der das Land zu verwalten und in Streitfällen als Oberstes Gericht wirken sollte. In der ersten Sitzung, die er persönlich leitete, verkündete er, dass er seinen Namen Avram ablegen und sich ab sofort Abraham nennen werde, das bedeute Vater vieler Völker. Damit dokumentierte er, dass er sich als Vater all jener Völker fühlte, die seinen einzigen und allmächtigen Gott anerkennen würden. Seine Gattin Sarai heiße ab sofort Sarah, das bedeute, sie sei die Fürstin.

Avram, jetzt Abraham, achtete darauf, in der Öffentlichkeit

stets stolz, ein wenig abwesend, weihevoll, majestätisch zu erscheinen, sich ein wenig so zu benehmen wie Amenemhet, dem er vieles abgeschaut hatte. Das hatte ihm sicher auch der himmlische Herr eingegeben, ihm in Ägypten gezeigt, wie man es macht. Mit Wundern war der Herr der himmlischen Heerscharen geizig, im Stillen verwirklichte er seinen Willen. Deshalb hörte auch Abraham andere Leute geduldig an, teilte danach jedoch seinen Beschluss mit, von dem niemand mehr abweichen durfte. Er bemühte sich auch stets, zufrieden zu wirken, tatsächlich war er es jedoch nicht, konnte es nicht sein. Zwar regierte er jetzt über ein Land und ein Volk, dieses Volk stammte jedoch nicht aus seinen Lenden, wie es ihm Gott versprochen hatte. Oder bildete er sich nur ein, diese Zusage vom Allmächtigen erhalten zu haben? Er hätte so gerne einen Sohn als Nachfolger bei sich gehabt, dem er sich anvertrauen, den er als Thronprinzen und nächsten Propheten ausbilden könnte, wie Amenemhet seinen Sesostris in El Lischt. Sollte das der dunkelhäutige Ismael werden? War das Gottes Wille? Abraham wollte sich nicht damit abfinden.

Als Todesstrafe führte er die Steinigung ein. Der wegen Gotteslästerung oder anderer Verbrechen Verurteilte wurde bis zur Brust im Sand eingegraben und jeder, der vorbeiging, musste einen Stein auf seinen Kopf werfen, bis er tot war. Dazu brauchte man keine Henker. Wenn der Verurteilte nicht schnell genug tödlich getroffen wurde, starb er an Hunger oder Durst. Eine solche Hinrichtung drohte jedem, der sich Abraham widersetzte, denn er war der Vater der Völker im Namen Gottes, wer nicht gehorchte, war also Gotteslästerer, und Gotteslästerer verdienten den Tod.

Wenn er sehr müde am Abend in sein großes Haus kam, eine kurze Stunde, bevor er auf das Dach stieg, nur Vater dieses hübschen, verwöhnten, frechen Jungen sein wollte, wünschte er Ruhe, denn er musste Kraft sammeln, um später seine Arme dem Sternenhimmel entgegenzustrecken und Gott zu fragen: Was nun? Gott antwortete nicht, antwortete nie, jedoch seiner Familie und den Mitgliedern des Sanhedrin gegenüber behauptete er, jede Nacht mit dem Himmlischen, den er Elohim nannte, zu sprechen. Adonai Elohim. Als Adon, Herr, wurde auch Abraham angesprochen, die Form der Mehrzahl, Adonai, galt jedoch nur für den Einen, der viele war, der älter war als all die nun nicht mehr tolerierten Götter.

Am Abend des Tages, an dem die Mägde zum ersten Mal vor ihren Herrinnen gestritten hatten, kam Abraham müde nach Hause. Vor dem Tor erwartete ihn eine weiß gekleidete Frau mit einem seltsamen Instrument in der Hand. Er stieg vom Pferd, warf die Zügel dem Reitknecht zu und winkte ihr mit der Hand, ihm zu folgen. Leichtfüßig stieg er die Treppe hinauf, traf jedoch im mittleren, großen Raum niemanden an. Streng rief er, er sei da, Sarai kam sofort von links, Hagar schlenderte gemächlich mit Ismael von rechts herbei. Beide Frauen verneigten sich leicht, Ismael wollte dem Vater entgegenlaufen, wurde jedoch abgewiesen.

»Setzt euch!«, befahl er. »Du auch!«, sagte er der Fremden. Er erklärte, sie würde jetzt Musik machen. Ismael lief auf sie zu, wollte ihr das Instrument aus der Hand nehmen, war das ein neues Spielzeug? Abraham drohte mit dem Zeigefinger und der sonst ungezogene Knabe begriff, dass die Lage ernst war, und hockte sich zu seiner Mutter. Die Unbekannte würde leise auf dem Instrument spielen, erklärte der Prophet, es heiße Kinaru.

Erst schwiegen alle, hörten andächtig der Musik zu oder taten so, dann erklärte der Hausherr auch seiner Familie, während die Musikerin ihr Spiel fortsetzte, er heiße jetzt Vater aller Völker, Abraham, Sarai jedoch Sarah, die Fürstin.

»Und ich?«, fragte Hagar vorlaut.

»Du bleibst Hagar und sprichst in meiner Anwesenheit erst, wenn du gefragt wirst.«

Zu antworten hätte sie nicht gewagt, sie hob jedoch demonstrativ Ismael hoch und hielt ihn seinem Vater entgegen. Der verstand, was sie damit sagen wollte.

»Unser Gott hat mir seine Pläne mit dem Jungen noch nicht mitgeteilt, ich bin jedoch überzeugt, dass er auf ihn zählt. Er wird mir Weisungen geben, wenn es ihm gefällt.«

Danach sagte er, sie müssten etwas über ihre Herkunft erfahren, um ihr Schicksal begreifen zu können, und begann zu den Klängen der Musik zu erzählen. Wann hat er mit der Frau diesen Auftritt eingeübt, überlegte Sarai, jetzt Sarah. Das konnte doch nicht spontan sein.

Abraham begann leiser als sonst, jedoch bestimmt, jedes einzelne Wort betonend. Es sei ein einziger Gott, der den Himmel und die Erde und alles, was da sei, geschaffen habe. Alles sei für den Menschen geschaffen, der sich an allem, was er vorfinde, bedienen könne. Aus der Rippe des ersten Menschen habe Gott die Frau erschaffen, auf dass der Mensch nicht allein sei. Dieser erste Mensch, Adam, fand seine Frau Eva begehrenswert und schön. Sie hatten zwei Söhne, aber die mochten einander nicht, einer erschlug den anderen. Die vielen Menschen, die nach und nach geboren wurden, zankten und stritten nicht nur, sondern schlugen aufeinander ein und töteten sich gegenseitig.

Sarah und Hagar schauten sich verwundert an, war das eine Anspielung? Hatte Avram, nein, Abraham, schon etwas vom Streit des Gesindes erfahren? Der Prophet fuhr fort und berichtete, Gott, der Herr, sei erzürnt gewesen, enttäuscht von der Menschheit und habe beschlossen, sie zu vernichten.

»So wie es in Sodom geschah?«, fiel Sarah ihrem Mann ins Wort. »Du weißt, ich meine, was uns Cousin Lot erzählt hat …« Als sie Abrahams verärgerten Blick bemerkte, brach sie ab.

»Nein! Sodom war nur eine Stadt und der Herr hat sie verbrannt. Viel, viel früher hat er die Menschheit und alles Getier, die Vogelwelt und das Gewürm ersaufen lassen, vierzig Tage lang regnete es, das Wasser drang auch aus der Erde und die Meere überschwemmten alles Land. Im letzten Augenblick erst überlegte es sich Gott, der Herr, anders und sagte Noah, einem frommen Mann, er solle für sich, seine Frau und seine drei Söhne aus Tannenholz einen großen, einen sehr großen Kasten bauen. Er erklärte ihm, wie hoch und breit er sein müsse, wie er Fenster und eine Tür anbringen müsse, und dass er von allen Tieren je ein Paar einsammeln und mitnehmen solle. Das Wasser überschwemmte die Welt, hob jedoch den Kasten mit allem, was in ihm lebte, hoch, und als die Flut vorbei war, blühte die Erde auf und Gott segnete Noah und befahl seinen Söhnen, sie mögen sich vermehren. Und vom Sohn Noahs stammt mein Vater ab und also auch ich und du, Sarah, weil er auch dein Vater ist, und mein Geschlecht, so der Herr mich mit ihm segnen will. Merkt euch das!«

Als der Prophet endlich schwieg, fragte Ismael: »Was haben die alle gegessen vierzig Tage lang?« Hagar stieß ihren Sohn vorwurfsvoll in die Rippen, aber Abraham lächelte:

»Kluge Frage, mein Sohn. Gott hatte natürlich dafür gesorgt und rechtzeitig befohlen, auch Nahrungsmittel und Futter in den Kasten zu bringen. Du musst Gott vertrauen, Ismael, dann wird alles gelingen, nichts wird dir schwer und unbegreiflich sein.«

Abraham hatte genau überlegt, was er erzählen würde. Sonst redete er oft aus dem Stegreif, wie Gott oder seine Intuition es ihm im Augenblick eingaben. Er wusste bereits, als er sich die Geschichte zurechtgelegt hatte, das würde keine Familiengeschichte bleiben, war nicht nur für seine beiden Frauen und den Knaben bestimmt, das würde er dem Volk predigen und vom Sanhedrin weitererzählen lassen. Sicher hatte ihm Gott diesen Gedanken eingehaucht. Sprach Gott gar selbst durch seinen Mund? Hatte Gott ihm eingegeben zu behaupten, sein Wille sei, dass sie sich vermehrten? Abraham war zufrieden mit seinem Vortrag, zumindest vorerst. Er erhob sich, die Musikerin schlug noch einen letzten Akkord und stand auch auf.

»Lasst euch ein Abendmahl richten!«, befahl Abraham mit ruhiger Stimme.

»Und du?«, fragte Sarah.

»Ich steige auf das Dach. Er mag es, wenn ich unter dem Sternenhimmel stehe, dann verstehe ich ihn besser.«

Abraham musste nicht erklären, wen er meinte, vielleicht begriff es auch Ismael zumindest halbwegs, der fragte:

»Darf ich mit?«

»Nein. Jetzt nicht. Noch nicht. Ich habe ja schon gesagt, wir werden erfahren, was er mit dir vorhat.«

Abraham rief diese Nacht wieder seinen Gott an, falls er durch ihn gesprochen habe, solle er doch endlich auch einen Sohn mit Sarah das Licht der Welt erblicken lassen.

»Hast du mich betrogen und belogen, Herr?«

Die Nacht war hell, unzählbar die Sterne, der Mond eine Sichel. Musste er Gott erst daran erinnern, dass er da war? Er rief: »Hineni! Da bin ich!«

Dann schien ihm, der Allmächtige habe mit demselben Wort, mit »Hineni«, geantwortet, also war auch er da in dieser Nacht. Vielleicht war es jedoch nur das Echo seines eigenen Rufes gewesen.

Ein leichter Wind erhob sich und Abraham wurde wieder aufmerksam auf das Meeresrauschen, sein Haus war ja nicht weit weg von der See. Morgengrauen. Rötlich der Himmel im Osten. Bald würde die Sonnenscheibe aufleuchten. Langsam, sehr müde, fast taumelnd stieg er die Stufen hinunter, dann hielt er zögernd inne. Meist zog er sich nach solchen Nächten in seinen eigenen Schlafraum zurück, dort durfte ihn niemand stören. Er konnte auch zu Hagar gehen, sie würde ihn bereit erwarten, wie man es ihr beigebracht hatte. Das aber hatte er schon satt. Er fühlte sich trunken, obwohl er keinen Schluck Wein zu sich genommen hatte, und ein seltsamer Wunsch nach etwas Neuem, Seltenem, Geheimnisvollem ergriff ihn. Wonach? Hungrig war er nicht, durstig auch nicht. Da überkam ihn eine plötzliche Zärtlichkeit für Sarai. Sarah hatte er sie genannt, Fürstin. Während er gesprochen, berichtet hatte, was ihm vielleicht Gott eingegeben hatte, hatte sie sehr aufmerksam, mit leicht geöffnetem Mund zugehört, sie, mit ihren neugierigen, dunkel leuchtenden Augen und ihrem langen schwarzen Haar. Sie hatte verstanden, was er sagte, meinte, predigte. Ganz anders als das Kraushaar, seine Sklavin Hagar, der man ansah, dass sie nichts begriff, nur duldete, weil der Mann sprach. Sarah hatte sehr wohl begriffen, was er gesagt hatte. Sie gewiss. Hagar nicht. Die war nicht zum Verstehen geboren …

Er ging in Sarahs Zimmer und legte sich zu ihr. Sie wachte sofort auf. Und sie lachte. Warum lachte sie? Lachte sie ihn aus? Nein, das war ein freudiges Lachen.

»Mein Alter! Mein Lieber! Du bist zu mir gekommen!«

Ihr Lachen kam tief aus der Kehle, hörte sich glücklich an, glücklicher als je. Hatte sie je gelacht? So nicht. Abraham war jetzt bereit, alles zu vergessen, was sie beim Pharao erlebt hatte. Nein, er war bereit, sich zu verzeihen, dass er sie ihm überlassen hatte. Nein, nicht überlassen, eigentlich hatte er sie ja dazu gezwungen … »Ich oder Adonai Elohenu, gesegnet und gepriesen sei sein Name, den ich nicht aussprechen darf, nicht aussprechen kann, weil ich ihn nicht kenne. Alles ist sein Wille«, dachte Abraham, als er Sarah nahm, wer bin ich, seinen Willen in Zweifel zu ziehen, seinen Plan?

ISAAK

Das Land mit den einstmals unabhängigen Städten stand nun zur Gänze unter fremder Herrschaft, die von der Bevölkerung teils verachtet, teils gefürchtet wurde. Abraham herrschte in dem kleinen, aber wohlgeordneten Staat im Namen seines unsichtbaren und namenlosen Gottes in Frieden. Die Versorgung war gut, die Schiffe hatten wieder ihre Anker gelichtet und segelten in ferne Länder, der Handel blühte, die Handwerker hatten genügend Aufträge. Die Ernten fielen Jahr für Jahr besser aus, das mochte der Verdienst dieses neuen Gottes sein, also murrte keiner, wenn es darum ging, das Zehntel aller Erträge und Einkünfte dem Gemeinwesen abzuliefern. Alles war in bester Ordnung – nur im Heim, in der Familie des mächtigen Propheten herrschte das Chaos. Zunächst gelang es noch, den Zustand vor ihm zu verbergen, denn er war viel unterwegs, besuchte sein Land, seine Städte, nächtigte immer wieder auswärts, seine einzige Bedingung war, jede Nacht ein Flachdach zur Verfügung zu haben. Er wurde überall reichlich bewirtet, also war es geboten, auch in sein Heim regelmäßig Gäste einzuladen und mit dem Besten, was man auftischen konnte, zu bewirten, sie mit Musik zu erfreuen. Es war wichtig, die Bürgermeister, die Mitglieder des Ältestenrates als Freunde zu haben. Als Freunde? Konnte ein Herrscher aufrichtige Freunde haben? Man musste sie jedenfalls gut kennen, um sie zu durchschauen, denn so mancher begann sich als kleiner König zu benehmen, wollte selbst herrschen und nicht Gott und dem Volk dienen, sich bereichern, statt das Gemeinwohl zu schützen und zu verbessern. Einen Großwesir, wie ihn der Pharao hatte, wollte Abraham sich nicht leisten, lieber alles alleine organisieren, prüfen, richten. Doch er musste nun auch seinem Gesinde mehr Aufmerksamkeit schenken, sich Zeit für sie nehmen, auch wenn Frauen von solchen geselligen Abenden selbstverständlich ausgeschlossen waren.

Im Landesinneren zogen Räuberbanden durch das Land, griffen Karawanen an, näherten sich sogar dem einen oder anderen Stadtrand, wagten Überfälle, entführten Vieh. In der Wüste versammelten sich auch Gruppen, die weiterhin Baal oder andere fremde Götter anbeteten, selbst von Menschenopfern hörte man. Mit diesen Missständen wurde die nach ägyptischem Muster ausgebildete Geheimpolizei fertig, sie schleuste ihre Zungen genannten Agenten bei den Aufrührern ein, berichtete dem Propheten von ihren Erkenntnissen. Aber die Klärung der Vorgänge in seinem eigenen Heim, die Frage, wie es zum Streit zwischen Sarahs und Hagars Mägden und Knechten gekommen war, sogar zu Schlägereien, konnte er nicht gut an seine Agenten delegieren. Er hatte keine Ahnung, wer die Unordnung ausgelöst hatte, vermutlich sollte er die Hälfte des Gesindes mit Schimpf entlassen – aber welche Hälfte?

Hagar hatte sich verändert. Ihr Gesicht war hübsch geblieben, manchmal fand Abraham ihr Lächeln sogar lieblich, aber sie war dicker geworden. Hoffentlich war sie nicht wieder schwanger. Er war erleichtert, als sie es glaubwürdig verneinte, er wollte nicht mehr Nachkommen von der Sklavin, sondern von Sarah, so wie er glaubte, dass der Herr, sein Gott, es ihm versprochen hatte. War das in ihrem Alter überhaupt noch möglich? Manche Männer in seinem Alter erfreuten sich neugeborener Kinder, aber Frauen? Wenn der Herr es nur wollte! War er nicht allmächtig? Jedenfalls mied er nun Hagars Schlafkammer und verbrachte die Nächte immer öfter mit Sarah.

An einem Abend, der versprach ruhiger zu werden als zumeist, ordnete der Hausherr ein gemeinsames Abendessen an, er ließ Kerzen und angenehm duftenden Weihrauch anzünden, Sarah nahm neben ihm Platz, Hagar und Ismael ihnen gegenüber. Das verwöhnte Kind war müde, ungezogen und laut. Abraham, der auf Stille gehofft hatte und in seinen Gedanken plötzlich gestört wurde, schrie das Kind an, worauf Hagar aufsprang, Ismael an der Hand nahm und den Raum wortlos verließ, ohne um Erlaubnis zu bitten. Das war unerhört.

»Was hat sie?«, fragte Abraham verwundert und erbost.

»Siehst du nicht, dass sie besoffen ist?«

»Wieso? Wovon?«

»Vom Wein, mein lieber Prophet, der die Zukunft kennt, jedoch nicht sieht, was vor seiner Nase geschieht. Und noch von Verschiedenem …«

»Ich verstehe nicht.«

»Vom Mohn, vom Lotus, auch vom Hanf. Die Menschen berauschen sich an allem Möglichen, weißt du das nicht?«

»Natürlich weiß ich davon. Die Priester in Ägypten bedienen sich oft solcher Rauschmittel. Aber hier sind sie verboten, der Konsum wird mit harter Strafe geahndet, auch wenn der Handel mit Rauschmitteln ertragreich und wichtig für uns ist. Wir verkaufen sie genauso wie Heilkräuter, Gewürze und vieles andere, unser Gemeinwesen nimmt seinen Anteil. Das ist mir alles gut bekannt, aber in meinem eigenen Haus? Nimmst du das auch?«

»Nein, ich mag so was nicht. Ich habe es bei Amenemhet probiert, aber seither nie mehr. Ich brauche das nicht, solange du gut zu mir bist. Aber willst du mir sagen, dass unser Wohlstand, all das Schöne und Wertvolle, das wir uns leisten können, auch auf dieser Art von Handel beruht?«

Darauf antwortete Abraham nicht, forderte stattdessen: »Ruf Hagar zur Ordnung. Sie ist deine Dienerin. Dein Pharao hat sie dir geschenkt …«

»Sie hört nicht auf mich. Sie ist die Mutter deines einzigen Sohnes und beruft sich stets darauf.«

Abraham schlug mit dem Schlegel auf einen kleinen Gong, der immer vor ihm auf dem Tisch stand, und befahl, alles Personal möge sofort herkommen. Ja, alle, die Köche, die Pferdeknechte, die Diener, die Leibwächter, alle. Ja, wer sich schon schlafen gelegt habe, solle geweckt werden. Sofort! Ein Bote solle zu Esam laufen und ihn bitten, auch er möge sofort kommen. Ja, jetzt! Als alle außer dem Ägypter da waren, schickte er nach Hagar. Dann erhob er sich. Der Raum war voll, die Kerzen flackerten unruhig, er strich über seinen langen, bereits weißen Bart und sprach sehr laut und hart:

»Ich bin unzufrieden. Ich weiß nicht, was in dieses Haus gebracht wird, aber unser Gott sieht alles, weiß alles, und ich bin sein Prophet. Wenn künftig jemand Mohn, Hanf oder Ähnliches in dieses Haus bringt, wird er gesteinigt. Sofort und auf dem Hauptplatz. Es wird nicht schwierig für euch sein, Ersatz für diese Rauschmittel zu finden. Zwei Krüge Bier für jedermann haben zu genügen. Wein wird ausschließlich in die Räume der Fürstin Sarah geschafft und von ihr verteilt …«

Etwas atemlos kam Esam an, er war erschrocken, so spät am Abend noch zu Abraham bestellt zu werden. Erleichtert hörte er, dass es sich nur um eine Familienangelegenheit und Unordnung im Haushalt handelte. Für die anderen war seine Position nicht ganz durchschaubar – war er nun Berater des neuen Herrschers des Landes und dessen Angestellter oder Spion des Doppelthrones beider Ägypten? Vermutlich beides zugleich.

Der Prophet wiederholte seinen Befehl in Kurzfassung, schickte dann das Gesinde weg und ließ ein weiteres Gedeck auftragen. Mit großer Geste gebot er Sarah und dem Ägypter, Platz zu nehmen. Als sich jedoch Hagar anschickte, ebenfalls an die Tafel zu kommen, streichelte er nur den Wuschelkopf des Sohnes und befahl scharf:

»Zieh dich in dein Gemach zurück und nimm dieses ungezogene Kind mit!« Hagar zuckte zusammen, begriff, dass sie jetzt unerwünscht war, und zog sich schmollend, aber gehorsam, wie sie es im Harem des Pharaos gelernt hatte, mit Ismael zurück.

Sarah hatte sich in jeder Hinsicht verändert. Sie schlug die Augen nicht mehr bescheiden nieder, sondern sah auch Männern in die Augen, mischte sich in Gespräche ein, lachte oft. Abraham fragte sich, ob sie sich so in Gesellschaft des Pharaos verhalten hatte, den die meisten seiner Untertanen als Gottessohn verehrten, vor dem man sich bäuchlings auf den Boden zu werfen hatte. Allerdings hatte er ja selbst erlebt, dass Amenemhet fern von der Öffentlichkeit auch einen sehr einfachen, alltäglichen Umgang mit seinen nächsten Mitarbeitern pflegte. Manchmal, sogar häufig, aber nicht immer. Wie hatte sich seine Frau dem mächtigsten Menschen der Welt gegenüber verhalten dürfen? Im Bett? Wie war der Umgang mit Menschen hier im Vergleich zum großen Palast in El Lischt? Immer wieder fragte er sich, ob Sarah an den Pharao dachte, ob sie die beiden Männer miteinander verglich. In Abrahams Sprache gab es kein Wort für Eifersucht, jetzt jedoch, da er wieder regelmäßig mit Sarah schlief, war er wegen ihrer Vergangenheit eifersüchtiger als damals, als die Frau ihm weggenommen wurde, nein, als er sie einem anderen überlassen hatte und selbst mit Hagar so manches erlebt hatte, was ihm als zärtlich zurückhaltendem Ehemann bis dahin unbekannt gewesen war.

Der Hausherr brach ein aus Weißmehl gebackenes Fladenbrot, tauchte seinen Bissen in Wein, kaute langsam daran und forderte mit einer Handbewegung Gast und Gattin auf, sich ebenfalls zu bedienen. Dann fragte er: »Bitte macht mir Vorschläge. Was soll ich tun?«

Sarah fand es selbstverständlich, dass sie in Anwesenheit eines fremden Mannes gefragt wurde: »Verjage sie!«

»Sie ist trotz allem die Mutter meines erstgeborenen Sohnes«, sagte Abraham bedächtig. Er wollte mit dem Hinweis, dass Ismael der Erstgeborene war, nicht der einzige, daran erinnern, dass er noch immer auf weitere Nachkommen hoffte.

»Du kannst ihr das Kind wegnehmen«, meinte der Ägypter nachdenklich. »Verkaufe sie gut, sie hat nach dir einen gewissen Wert. Falls du den Sohn behalten willst, kann ihn ja Sarai erziehen …«

»Ihr Name ist jetzt Sarah, meine Fürstin«, berichtigte Abraham.

»Nie und nimmer will ich das tun!«, erklärte Sarah ziemlich laut und entschlossen. Die beiden Männer schauten sie verwundert an. War es möglich, dass eine Frau, noch dazu in Anwesenheit eines Fremden, ihrem Ehemann ungehorsam war und in so einem Ton widersprach? Sie bemerkte die Unschicklichkeit und fügte leiser hinzu: »Der Kleine ist so wild, ich werde einfach nicht mit ihm fertig.«

Der Ägypter sagte nichts, fühlte sich für das Problem nicht zuständig.

»Ich werde darüber nachdenken«, beschloss Abraham. »Wein und Rauschmittel bekommt sie jedenfalls nicht mehr. Der allmächtige, allwissende Schöpfer wird mir eingeben zu handeln, wie es seinen Plänen entspricht.«

Nachdem Esam gegangen und Sarah sich in ihre Gemächer zurückgezogen hatte, kletterte Abraham auf das Flachdach und überlegte. Die Kanaaniter opferten ihren erstgeborenen Sohn dem Gott Baal. Wollte auch sein Gott etwas so Schreckliches? Sollte er Ismael loswerden? Auf einem Altar öffentlich schlachten, war das der Preis, ein neues Volk, ein neues Reich, eine neue Ordnung zu schaffen? Würde dann ein neuer Stamm aus seinen Lenden entspringen? Oder eher nicht? Hatte Gott, der Allmächtige, es denn nicht versprochen? Immer wieder zauderte Abraham, misstraute seinen eigenen Gedanken, rang um eine Erkenntnis, hatte er den Herrn richtig verstanden? Was wollte der dort oben von ihm? Mit erhobenen Armen, reglos wie eine Säule rief er jenen an, an den er glaubte, mit aller Kraft glauben wollte: »Adonai Elohenu, hineni! Hier bin ich, hier!«

Esam unterhielt einen Kurierdienst schneller Reiter mit El Lischt. Eines Tages meldete er Abraham, das Amenemhet beschlossen habe, sich seinen Vätern und Verwandten, den Göttern im Jenseits, anzuschließen, und zwar als sich seine Streitkräfte unter dem Befehl seines Sohnes auf einem Siegeszug in Libyen befanden. Obwohl es zu keinen Unruhen kam, kehrte Sesostris sofort in die Hauptstadt zurück, um sich die beiden Kronen auf das Haupt zu setzen und der neue Große Palast zu sein.

»Du sollst wissen, Avram, lässt er dir ausrichten, dass sich die Politik des großen Reiches nicht verändern wird. Gut, gut, ich soll Abraham sagen, nicht Avram. Wie auch immer, Sesostris wird ein großer Herrscher sein, er hat viel von seinem Vater gelernt und einiges noch dazu!«

Abrahams einziger kanaanitischer Freund, der alte Hamilkar, war ebenfalls gestorben. Mit ihm hatte er offen über die Aufständischen, die auch weiterhin Baal anbeteten, reden können. Er war auch der Einzige gewesen, dem er sein Leid klagte, dass Sarah, die Fürstin, unfruchtbar geblieben war, mit seinen eigenen Leuten mochte er nicht über seine Familienprobleme sprechen, obwohl er wusste, dass man über sie redete.

Zum Abendmahl trafen sich auch weiterhin Vertreter der Städte und Mitglieder des Ältestenrats bei ihm, der eine Art Regierung und zugleich Oberster Gerichtshof geworden war.

Als sie einmal Esam sahen, der sich gerade verabschiedete, fragte ein Stadtvorsteher, der seine eigene Wichtigkeit umso mehr betonte, als seine Siedlung unbedeutend war: »Was hat dieser Ägypter ständig bei dir zu suchen?«

»Das geht dich nichts an. Kümmere dich lieber um den Ort, für den du zuständig bist. Hast du überhaupt in unserem Heer gedient, als wir mithilfe unseres Gottes dieses Land einnahmen? Ich weiß von keiner deiner Heldentaten ...«

»Ich habe ...«, der Mann warf einen verzweifelten Blick auf die anderen, von denen die meisten ehemalige Soldaten waren, und sagte leise: »Nein, also mit der Waffe gedient habe ich nicht.«

»Das dachte ich mir, denn wenn du mit ägyptischen Waffen dein elendes Leben aufs Spiel gesetzt hättest, wüsstest du, was uns alles mit dem großen Reich an den Ufern des Nils verbindet. Unsere Staaten sind auch vertraglich miteinander verbunden!«

Abraham war es nicht schwergefallen, diesen vorlauten Menschen, der sofort in Deckung ging, zum Schweigen zu bringen. Nachher jedoch war er besorgt, denn er konnte sich nicht erinnern, wann er diesem Kerl einen Posten gegeben hatte. Begann er die Übersicht zu verlieren? Gefährdete das seine Autorität? Er nannte sich mit seinem Namen Vater des Volkes, der Völker – aber konnte er das sein ohne leibliche Söhne? Wer sollte ihn eines Tages beerben wie Sesostris Amenemhet? In Ägypten hatte der Pharao seinen Nachfolger erzogen, zum Herrschertum ausgebildet, was sollte er hier tun? Der Sohn der nubischen Sklavin kam nicht in Betracht, ihn würde man nie anerkennen, außerdem zeigte er schon jetzt als Kind einen viel zu ungezügelten, heftigen, undisziplinierten Charakter.

Wenn er die Abende und anbrechenden Nächte mit seinen Männern verbrachte, hörte er immer wieder Lachen aus Sarahs Gemächern dringen. Gurrendes, fröhliches Lachen. Früher war sie immer so still gewesen, nachdenklich, wie fern der realen Welt. Aber sie hatte sich einige fröhliche Mägde ausgesucht und unterhielt sich mit ihnen, ließ auch Wein kommen. Er hatte dagegen nichts einzuwenden, und seine Gäste sahen einander zwar vielsagend an, wagten es aber nicht, den Patriarchen nach seinem Privatleben zu fragen, wenn sie Stimmen aus den benachbarten Räumen – Frauenstimmen! – hörten.

Obwohl er seine besten Jahre schon hinter sich hatte, fühlte sich Abraham noch durchaus als Mann. Vielleicht sogar noch mehr als in jungen Jahren. Jeden Morgen, wenn er nach dem Gelage mit seinen Untergebenen und seiner Andacht auf dem Dach hinunterstieg, ging er zu seiner Sarah.

Als er eines Morgens nachdenklich die Treppe hinunterging, grübelte er wieder über das Schicksal seines Volkes, das es ja noch gar nicht richtig gab, über die Zukunft der Welt. Er öffnete leise die Tür zu Sarahs Zimmer und überlegte, ob er seine Frau wecken sollte, aber sie erwartete ihn wach. Er freute sich über den Anblick ihres dichten, erst von wenigen Silbersträhnen durchzogenen Haares, ihrer großen schwarzen Augen. Sie hob die rechte Hand: »Komm doch zu mir. Ich wollte es dir nicht zu früh mitteilen, um dich nicht zu enttäuschen, jetzt aber fühle meinen Bauch …«, dabei warf sie das Leinentuch von sich. »Ja, ich bin schwanger von dir, mein Mann. In meinem Alter! Dein Gott hat dich nicht belogen!«

»Unser Gott«, verbesserte er leise, setzte sich auf das Bett und streichelte ihren Bauch.

»Wie … Wann … Wie soll ich dir danken?«

»Erfüllst du mir jeden Wunsch?«

»Selbstverständlich! Wenn ich es kann …«

»Du kannst. Wenn ich ein gesundes Kind zur Welt bringe, wenn ich dabei am Leben bleibe, dann bring die schwarze

Buhle und den Bastard um, du musst es ja nicht mit eigenen Händen tun!«

Was hatte er da versprochen? Noch am selben Morgen stieg Abraham ein weiteres Mal auf sein Dach. Jetzt brannte die Sonne groß und heiß und er wusste, dass sein Gott sich ebenso in diesem Feuerball befand wie im silbernen Sternenleuchten auf demselben Himmel, der so wunderbar seine Farbe wechseln konnte. Aber jetzt gestattete Er nicht, dass er zu ihm hinaufsah, er musste seine Augen mit der Hand bedecken, vor Scheu und Dankbarkeit. Sein Gott hatte sein Flehen erhört, Er hatte ihn nicht verraten. Jetzt, am helllichten Tag, wagte er es nicht, Gott laut anzurufen, also hämmerte er sich mit den Fäusten auf die Brust und murmelte dazu: Schma elohenu Adonai! Hineni!

Als Sarah einen kleinen, aber starken und gesunden Jungen geboren hatte, gab ihm Abraham den Namen Isaak, das bedeutet Gott hat gelächelt. Am siebenten Tag beschnitt er ihn. Dann gab er Hagar Brot und einen Schlauch Wasser und vertrieb sie bis an den Rand der Wüste in Richtung Be-er Schewa und drohte, er würde sie steinigen lassen, falls sie versuchen sollte, zurückzukehren. Er habe es seiner Frau versprochen. Da stand er nun, groß und schrecklich, und wunderte sich, dass Hagar mit keinem Wort, mit keiner Geste versuchte zu widersprechen, ihn an die gemeinsamen Nächte zu erinnern, um ihr Leben und das Leben ihres gemeinsamen Sohnes zu flehen. Sie verneigte sich bloß kurz vor ihrem Herrn, nahm das Kind an der Hand und ging wortlos, ohne sich noch einmal umzudrehen, ohne ihn anzusehen, in Richtung Wüste.

Hagar hatte ja gewusst, hatte wissen müssen, dass es einmal zu Ende sein würde. Azenat hatte sie auf ihr Schicksal vorbereitet. Aber jetzt schon? An schöne Farben, die sie geliebt hatte, erinnerte sie sich, an alle Düfte, daran, wie das salzige Meer ihrer Kindheit gerochen hatte, der Weihrauch im Harem des Pharaos, ein Braten auf gedecktem Tisch, auch der Schweiß Avrams. Jetzt war vor ihr nur das drohende Gelb des Wüstensands. Und seine seltsame Ausdünstung. Alle ihre Sinne waren da, stark wie stets, sie würden jetzt ausgelöscht werden, obwohl es farbig weiterglühen, die Welt auch weiterhin duften würde. Doch ohne sie. Ohne Ismael, der das alles gar nicht richtig kennengelernt hatte. Sie fühlte sich noch jung. So jung. Und kräftig. Und schön. Sie wusste, dass sie schön war. Schöner als Sarah, die alterte … Jetzt hieß es mutig sein. Sich umzudrehen hatte keinen Sinn. Dem Ende entgegenschreiten … Dem Ende? Ende von allem? Mit ihrem Sohn? Sie hoffte auf nichts mehr. Es war wie damals, als sie von der Begegnung mit dem Rachen des Krokodils geträumt hatte. Aber jetzt träumte sie nicht. In der Wüste gab es keine Krokodile. Vielleicht Schlangen. Ein Schlangenbiss wäre gut, er würde ihr Ende rascher herbeiführen als Verhungern und Verdursten. Auch davon hatte Azenat erzählt, auch darauf hätte sie vorbereitet sein sollen. Es ist, wie es ist.

Erst als das Kind von der Mutterbrust entwöhnt, Sarah munter und schöner als je war, entsandte Abraham feierlich gekleidete Boten in alle Windrichtungen, um zu verkünden, ihm sei ein Sohn namens Isaak geboren worden. Er ließ verlautbaren, er sei das siebente Geschlecht nach Set, dem Sohn Noahs, dem der Herr, der allmächtige Gott, hoch und ewig sei Er gepriesen, das Leben geschenkt habe, nachdem er den Rest der sündhaften Menschheit vernichtet habe. Das würde sich wiederholen, sollte man sich dem Laster ergeben. Sie alle seien Sprosse des Stammes Habiru oder Hapiru, den man auch Ivri oder im Plural Ivrim nenne, sie würden jedoch jetzt einen neuen Namen erhalten.

»Einen Propheten nennt ihr mich. Wahrlich, ich verkünde euch, ihr seid das Volk, das Gott auserwählt hat, Ihm habt ihr zu danken, vergesst das nie und habt keinen anderen Gott außer Ihm!«

Im Laufe der folgenden Nacht oben auf dem Flachdach seines Hauses schien Abraham der Himmel reicher an Sternen als bisher. Vom Meer her wehte der Wind nicht nur den Duft des Salzes, sondern der Ewigkeit herbei. Lange stand er reglos mit erhobenen Armen in der Nacht und rief: »Hineni!«

DIE WÜSTE UND DIE OPFER

Hagar schleppte sich trostlos durch die Unendlichkeit der Wüste und sprach mit sich selbst, denn keiner war da, um sie zu hören. Sie betete nicht, denn sie wusste, es würde sie ohnehin niemand erhören, am wenigsten dieser Gott Avrams, der ihr Schicksal besiegelt hatte, und wer war da sonst? Und so sprach sie laut vor sich hin. Ismael aber verstand nichts, quälte sich wie sie und wusste nicht, warum ihnen so geschah. Ja, es war aus, ja, Azenat hatte es vorausgesagt, jawohl, als Sklavin war sie in das Haus des Avram gekommen, der seine Frau Sarai dem Herrscher des Reiches überlassen musste. Wieso war sie schlechter als die Ältere und Hässlichere, die Avram gewählt hatte? Gewiss, das war sein Recht. Er war jetzt auch ein Herrscher, dieser ihr Avram, ihr einziger Geliebter, der Abraham heißen wollte. Er war der Ihre und sie die Seine, ja. Jetzt war er reich, konnte tun, was ihm gefiel. Ja, sie hatte ihn geliebt, nur ihn hatte sie geliebt in ihrem Leben, keinen anderen. Er hatte ihr Kleider gekauft, wie sie sie vorher nie gesehen hatte, und Schminke und Schmuck. Andere Erfahrungen hatte sie nicht, aber nach allem, was man ihr im Harem beigebracht und erzählt hatte, war er ein guter, ein mächtiger Liebhaber. Oft hatte sie lachen müssen, wenn sein Bart sie kitzelte oder seine langen, starken, behaarten Beine, wenn sie sie küsste. Ismael war ihr gemeinsamer Sohn. Er war auch sein Sohn. Er hätte ihn von der Sklaverei befreien, ihn anerkennen können, das hatte er jedoch nicht. Er hatte ihn mit ihr in die Wüste gejagt und so würde sein erstgeborener Sohn mit ihr sterben. Warum? Sie begriff es nicht, aber Avram war der Herr und sie seine Sklavin, sie hatte zu gehorchen. Es blieb ihr ja nichts anderes übrig. Es ist, wie es ist.

Grob zog sie ihren Sohn an der Hand hinter sich her. Anfangs wehrte er sich, wollte zurückkehren, danach weinte er nur noch. Sie setzten sich in den heißen Sand. Langsam schob sich die Sonne auf dem immer helleren, brennenden Himmel in die Höhe, rücksichtslos, gnadenlos. Hagar teilte das Essen, das man ihnen mitgegeben hatte, ohne zu sparen tranken sie lauwarmes Wasser aus dem Schlauch. Es war sinnlos, durch sparsameren Umgang mit den Vorräten die Qualen bloß zu verlängern, beschloss Hagar. Als das Kind erschöpft, stöhnend zusammenbrach, ging Hagar einfach weiter, doch nach wenigen Metern fiel auch sie in den Sand. Jeder musste einmal sterben. Das Verdursten ihres einzigen Sohnes wollte sie nicht mitansehen. Er war ein Kind, er wusste ja nicht einmal, was das Leben war und sein konnte, und schon verlor er es. Es war weniger schlimm, etwas zu verlieren, das man gar nicht kannte, hoffte sie und führte ihr Selbstgespräch weiter: »Ich habe besser gelebt, als es zu erwarten war. Im Harem des Pharaos war es gut. Gut, als mich Avram nahm, es hätte weitaus schlimmer kommen können. Noch besser vielleicht auch. Eine Zeit lang wurde ich wie eine Herrin behandelt, aß und trank vom Besten und so viel ich wollte, jetzt werde ich vor Hunger und Durst sterben. Wenn ich bis zum Abend trotz dieser Sonne durchhalte, verlängert sich die Folter. Es wäre gut, wenn Ismael schnell sterben, nicht zu lange leiden würde.«

Auf Avram, der jetzt Abraham genannt werden wollte, war sie nicht böse. Sie versuchte nicht, ihn zu verfluchen, obwohl man sie im Harem auch das gelehrt hatte. Sie verwünschte ihr Schicksal nicht. Sie hatte aufgegeben. Sie hatte schon immer gewusst: Es ist, wie es ist.

Aus tiefster Ohnmacht rüttelte sie eine starke Hand auf. Als sie die Augen aufschlug, sah sie neben sich eine ganz in Weiß gekleidete Gestalt hocken.

Sie fragte sich, ob sie schon tot war.

»Bist du ein Engel?«

Die Gestalt sprach ruhig und mit dem Akzent, den sie aus El Lischt kannte: »Komm, erst einmal musst du fort aus der Sonne. Das Kind habe ich schon in die Oase getragen. Die ist hier ganz in der Nähe …«

War sie jetzt in Amentet, dem Totenreich des Westens? Hatte es eine Ähnlichkeit mit der Hauptstadt am Nil?

Esams Gesicht war von einem weißen Burnus umhüllt, er war froh, dass sie ihn nicht an seiner Stimme erkannt hatte. Sie sollte nicht wissen, dass er ihr im Auftrag Abrahams nachgegangen war. Auch Sarah wusste nichts davon. Sarah, die verhindern wollte, dass Ismael gleichberechtigt mit Isaak zum Führer des im Entstehen begriffenen Volkes werden würde. Das konnte Gott, der Herr, nicht gewollt haben. Aber Ismael war der ältere, der erstgeborene Sohn. Abraham hatte zwar hoch und heilig versprochen, ihn und seine Mutter wegzuschicken, aber er hatte nicht ausdrücklich versprochen, sie zu töten. Er hatte eine Lösung gefunden, seine jetzt so gute Ehe zu bewahren, aber dennoch seinen Sohn mit Hagar am Leben zu lassen. Mochte der zum Urvater eines anderen Volkes werden. Der Name Abraham bedeutete schließlich Vater der Völker, nicht nur eines Volkes. Gott, der Erhabene, hatte es so gewollt, hatte ihm den Plan zugeflüstert. Amen.

Esam war der richtige Mann, mit dem er alles besprechen, planen, regeln konnte. Seine Höflinge und die vom Ältestenrat mussten nicht alles wissen. Ihren Glauben stärken sollten sie, nichts Überflüssiges erfahren, was sie verwirren könnte. Von Amenemhet hatte er gelernt, dass man zu wenigen Menschen

Vertrauen haben soll, mit der Mitteilung so mancher Geheimnisse sehr sparsam und vorsichtig umgehen muss.

»Habe keine Sorge, Hagar«, sagte Esam, nachdem er sie mit einer Mischung von Wein und Wasser getränkt hatte. »Dein Sohn wird der Begründer eines großen Volkes sein, genauso wie Sarahs Sohn Isaak. Deine Nachkommen werden so zahlreich sein wie die Sterne am Himmel, wenn der Mond von oben auf uns herablächelt.«

Die Oase, zu der Esam Hagar und Ismael gebracht hatte, erhielt den Namen Be-er Lahai-Roi, das bedeutet Brunnen des Lebendigen, der mich sieht.

Hagar und Ismael waren nicht allein in der Wüste. Die Karawanen der Nomadenstämme besuchten die Oase, um hier ihre Kamele zu tränken. Eines Tages zog Ismael mit einer von ihnen fort. Er entwickelte sich zu einem ausgezeichneten Schützen, kaum ein anderer verstand es wie er, im vollen Galopp reitend mit Pfeil und Bogen eine Antilope zu erlegen. Er wurde ein großer und starker Mann, heiratete eine Ägypterin, die ihm zwölf Söhne und eine Tochter gebar. Für Hagar wurde ein großes, mit Teppichen ausgelegtes Zelt in der Oase errichtet. Sie, die geglaubt hatte, sie müsse jung sterben, erreichte in großer Dankbarkeit gegenüber den Göttern ein hohes Alter. Datteln pflückte sie von ihren eigenen Palmen, alles andere, was für ein gutes Leben nötig war, brachte ihr ihr Sohn, der sie regelmäßig besuchte, oder er schickte es ihr mit befreundeten Karawanen. Auch Wein. Und Rauschgift.

Sarah erfuhr nie, wie ihr schlauer Mann seinen erstgeborenen Sohn gerettet hatte. Falls sie überhaupt wusste, dass es Menschen gab, die durch die Wüste irrend lebten, maß sie dem keine Bedeutung zu. Sie war stolz darauf, als Erzmutter eines neuen Volkes verehrt zu werden, und dachte jetzt oft an ihre

Kindheit, an die Stadt Haran, die ihr damals so groß erschienen war. Für das kleine Mädchen war sie die ganze Welt gewesen, aber ruhig, friedlich, beschützt, damals hatte sie keine Ahnung davon gehabt, wie riesengroß die Welt war, wie gefährlich und voller Überraschungen. Erst später war sie viel herumgekommen, durstig und hungrig gewesen, hatte Todesangst kennengelernt. Man hatte sie mit ihrem Halbbruder Avram verheiratet, sie hatte sich den Sitten gefügt, anfangs ihn mit geschlossenen Augen geduldet, so war eben das Schicksal jeder Frau. Aber dann hatten sie ihr erstes Heim aufgebaut, waren wohlhabende, angesehene junge Menschen geworden, sie führte einen Haushalt und konnte gut mit dem Gesinde umgehen und begriff nicht, warum sie das alles verlassen mussten. Wieder gehorchte sie ohne Widerspruch, sie fror in unbequemen Zelten, bis sie wieder ein neues Heim bezogen. Sie hatten keine Kinder bekommen. Sie waren nach Ägypten gereist, wo Avram seine Feigheit offenbart hatte, was ihr Leben im Palast des Pharaos zur Folge hatte. Mit diesem Mann, dem mächtigsten Menschen auf Erden, waren ihr Unterhaltungen leichter gefallen als mit Avram. Was Mann und Frau miteinander erleben können, hatte sie als reife Frau erst von Amenemhet gelernt. Er hatte sie Avram weggenommen und sie ihm zurückgegeben, aber sie konnte ihm nicht böse sein, ihr gegenüber hatte er sich nie als Gott aufgespielt. Lange hatte sie ihren Gatten verachtet, sein Gerede über einen besonderen Gott nicht ernst genommen, darunter gelitten, unfruchtbar zu sein. Aber als sie so spät ein neues Leben unter ihrem Herzen gespürt hatte, spät, so spät, aber doch, hatte sich alles verändert, jetzt war sie bereit zu glauben, dass es diesen Gott gab, dass Avram, jetzt Abraham, sein Diener war, sein Prophet, dass alles einen Sinn gehabt hatte. Sie wunderte sich fast, dass sie lachen konnte. Ihr lautes, gurrendes Lachen erfüllte alle Räume ihres großen

Hauses, in dem sie die Herrin war, im ganzen neuen Land verehrt als Herrin, als Fürstin, als Erzmutter. Abraham hatte also die Wahrheit gesprochen von seinem Gott. Sein Glaube war keine faule Ausrede gewesen. Und dieser Gott hatte Abraham nicht belogen. Dass er es mit einer Sklavin getrieben hatte, konnte man verzeihen. Aber sie bei sich behalten, ihre Frechheit dulden, ihren Balg neben dem eigenen Sohn aufwachsen zu sehen, nein, das ging zu weit, das hatte sie nicht ertragen können, das nicht! Nun war alles gut geworden. Mit diesem Bewusstsein verstarb Sarah friedlich im Schlaf.

Abraham begrub seine Frau und Halbschwester, die Fürstin des Volkes, das Gott, der Herr, auserwählt hatte, in der Höhle Machpela, die er für diesen Zweck vom Hethiter Ephron für vierhundert Scheffel Silber erstanden hatte, und befahl, auch ihn eines Tages dort zu bestatten. Die Idee großer Grabmäler wie in Ägypten verwarf er, sein Volk sollte auch keine Sarkophage oder Särge benützen, sondern die sterblichen Überreste der Toten in Leinen wickeln und unter die Erde bringen. Man hatte viel vom großen Reich am Nil übernommen, aber alles nicht, keinesfalls alles. Zwar drohten tief in der Erde weder Wind noch Sturm die ewige Ruhe zu stören, aber doch sollte jedermann, der sich vor den Toten verneigen wollte, einen Stein mitbringen und auf das Grab legen.

Abraham trauerte nur dreißig Tage lang, dann nahm er eine neue Frau, Ketura, das bedeutet Weihrauch. Er fühlte seine Manneskraft wie in jungen Jahren, und bald gebar sie ihm sechs weitere Söhne: Simran, Jokschan, Medan, Midian, Jischbak und Schuach. So hatte Gott es befohlen und gewollt, das erklärte der Prophet dem Ältestenrat, denn sein auserwähltes Volk sollte nicht nur den Kriegern, die das Land erobert hatten, entstammen, sondern seinen, Abrahams eigenen Lenden. Sein Nachfolger aber konnte nur Isaak, der Sohn Sarahs, werden.

Abraham wurde als Prophet und Anführer seines Volkes verehrt. Mit seinem gewaltigen weißen Bart und dem ungestümen Haar stieg er, sich auf einen Stock aus Edelholz stützend, den er wie eine Insigne seiner Macht benützte, weiterhin Nacht für Nacht auf sein Dach, hob die Arme, verbeugte sich ein Dutzend Mal und hielt so mit dankbarem Herzen den Kontakt mit seinem lebenden Gott aufrecht. Noch hatte er die Kraft, mit leichter Unterstützung durch seine Knechte sein Ross zu besteigen und in kleiner Begleitung seine Städte, Häfen, Schiffe und Werften, Marktplätze und Wirtshäuser zu besuchen. Er hatte zwar einen Geheimdienst aufgebaut, wie er es in Ägypten gelernt hatte, es war ihm aber auch wichtig, sich selbst ein Bild davon zu machen, was die einfachen Leute so sprachen. So erfuhr er von einer gewissen Langeweile, die begann, sich im Volk breitzumachen, es wurde zu viel getrunken, es war zu viel Rauschgift im Umlauf, immer öfter berichtete man ihm, dass Baal heimlich als Gott gehuldigt wurde. Es war notwendig, etwas zu unternehmen, etwas Großes, von dem man überall reden würde, es war nicht mehr genug, den Glauben an den einzigen Gott, neben dem es keine anderen Götter geben durfte, nur mit Reden und Predigten zu bestärken. Auch Esam alterte, wenn er ihn für die Durchführung eines weiteren geheimen Planes heranziehen wollte, musste er sich beeilen.

Waren geschickte Politik, Intrigen, die Blendung des Volkes nicht zu verdammen, sollte er nicht alles dem Allmächtigen überlassen, war alles andere nicht eine Lästerung gegen Seine Heiligkeit? Abraham war nicht frei von Zweifeln, wenn ihm sein Gewissen sagte, man dürfe nicht alles, was man vielleicht könnte. Doch meist setzte sich dann seine Überzeugung durch, seine Ideen seien ihm von Gott selbst eingegeben, der Allmächtige gehe sparsam mit Wundern um, meist lasse Er Rätselhaftes von auserwählten Sterblichen in Seinem Namen ausführen.

Abraham fühlte, dass er so ein Mensch war, dass er handeln musste.

Er erinnerte sich an den Rat seines verstorbenen Nachbarn Hamilkar, dem Gott Baal seinen erstgeborenen Sohn zu opfern, dann würde er reichlich mit Nachkommen gesegnet werden. Damals hatte er die Zumutung schroff abgelehnt, das würde er nie tun, nie! Und Gott hatte ihm ohne so eine furchtbare Tat, die er immerhin in Erwägung gezogen hatte, acht Söhne von drei verschiedenen Frauen geschenkt. Dann dachte er wiederum, gut, wenn das Volk hier Baal will, so werde ich ihren Wunsch erfüllen, aber auf eine neue, andere, auf meine, auf Elohims Art und Weise. Amen.

Einigen seiner Mitarbeiter teilte er als strenges Geheimnis mit, der Herrscher der Heerscharen, Zebaot, Adonai Elohenu, habe befohlen, seinen gesetzlich Erstgeborenen, den Spross seines überaus geliebten Weibes Sarah, zu opfern, um zu beweisen, dass Gott ihm mehr bedeutet als der eigene Sohn. Sehr bewusst hatte er Menschen ausgewählt, von denen er annehmen konnte, dass sie das Geheimnis sofort weitererzählen würden. Auch seinen Geheimdienst wies er an, die Geschichte auszustreuen. Isaak sollte davon nichts erfahren, er sollte sein Leben bis zum letzten Augenblick in Ruhe genießen. Erst ganz zum Schluss, unmittelbar vor seinem Tod, sollte er erfahren, dass er zur Ehre des einzigen, allmächtigen, die Welt segnenden Gottes sterben würde, Amen. Abraham hatte sich dieses Wort angewöhnt, immer häufiger schloss er seine Ausführungen damit. Zwar war dessen bisherige Bedeutung »fest«, »zuverlässig«, nun sollte es jedoch einen neuen Hintersinn erhalten, es sollte die Tatsachen, die Gebote, die Wünsche endgültig bekräftigen und besiegeln, danach sollte nichts mehr kommen, nichts mehr gesagt werden. Wenn er Amen sagte, sollte das bedeuten, dass jeder weitere Widerspruch ausgeschlossen war. Er erinnerte sich noch gut daran, wie Amenemhet Gespräche mit den Worten »So soll es sein!« zu beenden pflegte. Das Wörtchen »Amen« war noch kürzer und strenger.

Gott hatte keine eigene Gestalt, aber er befand sich in jeder Palme, in jedem Kaktus, in Löwen und Skarabäen, Geiern und Möwen, in jedem Kornhalm und jeder Lotusblüte und im Unkraut auch, in der Sonne, dem Mond und den Sternen, in allem war Gott, aber nichts von all den Gott enthaltenden Geschöpfen und Dingen hatte man anzubeten, sondern die Gesamtheit, die in jenem war, der sich »Ich bin, der ich bin« nannte.

Isaak war ein ruhiger, braver, gehorsamer Junge. Warum glauben wir, einer sei dumm, wenn er genügsam, friedlich, nachdenklich ist, mitunter abwesend scheint? Weil so einer kein Kämpfer ist, weil er nicht gegen das Schicksal löckt? Isaak war nicht weltfremd, aber von der Welt hatte er nur gesehen, was sein Vater ihm gezeigt hatte. Fantasieren war ihm fremd, die Fähigkeit, sich Unwirkliches vorzustellen und Wunderbares zu erträumen, war ihm womöglich mit der Vorhaut abgeschnitten worden. Abraham hatte ihm mit den frühesten Worten, an die er sich erinnern konnte, den Glauben an den allmächtigen Gott eingepflanzt, zu dem sie eine besondere Beziehung hatten, den man lobpreisen musste. Natürlich wusste er, dass sein Vater kein Gott war, sondern dessen Prophet, aber er konnte sich diesen namenlosen, gestaltlosen Gott nicht anders vorstellen als seinen Vater mit seinem aufrechten Gang, dem wilden weißen Haar und dem wallenden Bart, der mächtigen Stimme. Es war sehr schwer zu denken, jemand oder etwas sei allmächtig, allgegenwärtig und dennoch unsichtbar, also Gott, wenn sein Vater es jedoch sagte und forderte, dann war es so. Dann musste es so sein. Er wusste, Vater würde nach solchen Gedanken Amen sagen. Also sagte Isaak Amen.

Und so machten sie sich eines Morgens auf, um auf den

nahe gelegenen Hügel Morijah zu steigen, dessen Name man auch verstehen konnte als »JHWH ist mein Lehrer«. Sie würden diesem sich »Ich bin, der ich bin« nennenden Gott ein Opfer darbringen, hatte der Vater gesagt. Abraham nahm ein großes Messer, einen Strick und eine Fackel mit, die er am Herd ihres Heimes angezündet hatte, Isaak hatte sich Brennholz aufgebürdet. Ein wenig wunderte er sich, dass sie kein Tier mitführten, vielleicht einen schönen Widder oder einen Ziegenbock, den man opfern würde, aber Vater wusste gewiss, ein Opfer zu beschaffen. Einige Knechte hatten sich angeboten mitzukommen und die Lasten zu tragen, aber Abraham herrschte sie an, er brauche niemanden. Warum musste er schreien?

Die Sonne brannte immer stärker vom Himmel herab, Isaak schwitzte, sicher nicht weil eine unerklärliche Angst ihn ergriffen hatte, die er versuchte abzuwehren. Warum sollte er sich fürchten, wenn sein Vater an seiner Seite war? Gemeinsam errichteten sie den Holzstoß für das Opfer auf. Dann wagte Isaak endlich doch, eine Frage zu stellen: »Welches Tier werden wir opfern, Vater?«

»Kein Tier. Dich werde ich dem Herrn opfern, mein lieber, einziger Sohn. Ich muss dich jetzt fesseln!«

Isaak erschrak. Er erschrak fürchterlich. Jetzt sterben? Verbrennen? Aber er wehrte sich nicht.

»Wie du meinst, mein Vater.«

Abraham band Isaak die Hände sehr fest. Umarmte ihn und hob ihn zärtlich auf den Holzhaufen. Isaak schloss die Augen. Die Sonne brannte auf sein Gesicht, er konnte weder Arme noch Beine bewegen, die bereits stark schmerzten. Seine Angst wich allmählich einer seltsamen Neugier. Wie würde der Tod sein? Was mutete sein Vater ihm zu? Sicher nichts Schlimmes. Es war vermutlich nicht schlimm, als Opfer verbrannt zu werden, sonst hätte der Vater es nicht entschieden. Lange geschah nichts. Sehr lange. Sein Rücken wurde steif und ein einziger Schmerz, seine Hände und sein Gesicht brannten. Dann hörte er das Blöken eines Schafes. Sein starker Vater hob in auf, band ihn los. Verwundert öffnete er die Augen. Vor ihnen stand ein großer schwarzer Widder mit mächtigen Hörnern.

»Schon hatte ich das Messer hochgehoben, mein Sohn, furchtbar, furchtbar! Ich wollte es schnell machen, dir so wenig Schmerz wie möglich zufügen, aber dann hielt der Herrgott, gesegnet sei er, gesegnet, gesegnet!, meinen Arm auf. Aus dem Nichts schuf er diesen Widder herbei und befahl mir, ihn zu opfern, nicht dich, meinen Sohn, nicht dich! Hast du seine Worte nicht gehört?«

»Nichts habe ich gehört, nur das Blöken …«

Versteckt hinter einem Busch schmunzelte Esam, er sah zu, wie Vater und Sohn das Opfertier auf das Holz legten, Abraham ihm mit einem Hieb die Luft- und die Speiseröhre durchtrennte, wie das Blut aufspritzte und der Prophet mit der Fackel, die die ganze Zeit über brennend im Boden gesteckt hatte, das Feuer entzündete. Dann schlich der alte Ägypter zufrieden weg.

»Wir werden dem Volk erzählen, was geschehen ist, wie der Herr eingegriffen und das Menschenopfer verhindert hat, mein Sohn.«

»So sei es, Vater.«

Es war Esam, der als Erster die Nachricht verbreitete, der große Prophet sei bereit gewesen, seinen erstgeborenen Sohn zu Ehren des Allmächtigen zu schlachten, aber der habe das nicht gewollt, er nehme keine Menschenopfer an, nie wieder sollten Menschen für ihn geopfert werden. Sie sollten für ihn leben, ihn anbeten und lobpreisen und keine anderen Götter haben als ihn. Er lächelte, er teilte diesen Glauben an den einen Gott keineswegs, war aber aus pragmatischer Erwägung bereit, die Verwirklichung von Abrahams Idee zu unterstützen. Dieser komische Gott ohne Namen und Gestalt neben allen anderen Göttern? Warum nicht? Sicher war das auch im Sinne des Pharaos.

Überall in Kanaan wurde die wundersame Geschichte erzählt, Abraham, der große Prophet, sei bereit gewesen, seinen einzigen gesetzlichen Sohn zu opfern, wie man es zu früheren Zeiten für Baal getan hatte, aber dieser einzige Gott, der keine anderen Götter duldete, habe das nicht wollen.

»Sagt Amen!«

Die Leute sagten Amen.

ABRAHAMS TOD

Der alte Esam verabschiedete sich eines Tages von Abraham, er wolle in Ägypten, in seiner Heimat sterben, als Hofbeamter habe er Anrecht auf ein staatliches Begräbnis und Mumifizierung, eine Grabstätte nahe der Pyramide des Amenemhet sei für ihn reserviert, auch Sesostris wisse um seine Verdienste. Keineswegs wolle er, dass man seine sterblichen Überreste, wie jetzt hier üblich, einfach in ein Leinentuch schlage und im Sande bestatte. Damit hatte er auch preisgegeben, in wessen Auftrag er all die Jahre eigentlich gearbeitet hatte.

Abraham bedauerte seinen Abschied, aber er hatte volles Verständnis dafür. Er stellte seinem treuen Begleiter eine Karawane mit bewaffneter Ehrengarde, Pferde und Maulesel für Lasten zur Verfügung und ließ ihn mit reichen Geschenken ziehen. Er tat, als wäre der Abschied logisch, es hatte ja eines Tages so kommen müssen, nur der Allmächtige wusste, wen er wann wohin führte. Aber er war ziemlich traurig. Traurig, weil er einen so nahen Vertrauten verlor und auch weil er mit keinem der Menschen und Mitarbeiter, die ihm eigentlich näherstehen sollten, so frei über alles reden und diskutieren, planen und handeln konnte wie mit dem Ägypter. Er mochte diesen Mann. Nie hatte die beiden gestört, dass sie ein so grundverschiedenes Verhältnis zu den Göttern hatten. Keiner hatte jemals den anderen bekehren wollen. Esam war tief verwurzelt in den Glauben an Osiris, Amun-Re, Set und alle anderen Götter sowie den Großen Palast als Zeichen und Namen der Herrschaft und des Herrschers, weil er sich die Welt anders nicht vorstellen konnte. Er wusste, dass der Pharao kein Gott war, dennoch stand für ihn außer Zweifel, dass er der leibliche Sohn des Osiris war, einen Widerspruch zwischen diesen beiden Gewissheiten erkannte er nicht. Abraham hatte für sich einen seltsamen, unsichtbaren, namen- und gestaltlosen Gott gewählt – oder erfunden – und verstand sich als dessen Prophet. Amenemhet hatte Esam befohlen, diesem Menschen bei der Verwirklichung seiner Ideen zu helfen, ihm zu dienen, also musste die Vorstellung von diesem einen Gott im Sinne der ägyptischen Götter sein, das hatte der Sohn des Osiris sicher richtig durchdacht und abgewogen. Für Abraham waren sie umgekehrt alle, der Pharao, Esam, Sarah und Hagar, einfach Werkzeuge seines Gottes.

Glaubte der greise Abraham, alles was ihm einfiel, sei der Wille des Allmächtigen? Gott, der Herr, habe entschieden, dass aus dem bescheidenen Kaufmann aus Ur der Erzvater zweier großer Völker werden solle? Gott, der Herr, habe durch seinen Mund zum Volk gesprochen? Glaubte Abraham ehrlich und aufrichtig an diesen Gott, an den er sich fast jede Nacht unter dem Sternenhimmel stehend wandte? Wie fest war sein eigener Glaube, wie oft schwankte, zauderte er, zitterte er vor Unsicherheit? Zweifelte er an diesem Kontakt mit dem Himmlischen? Er zankte doch manchmal, ja, schimpfte mit ihm, dem Erhabenen, Allmächtigen, fürchtete sich nicht, mahnte nicht eingehaltene Versprechen ein, bat um Rat. Hatte er selbst diesen Gott erfunden, weil er ihn brauchte für die Erfüllung seiner irdischen Vorhaben oder, ganz im Gegenteil, hatte Elohim, sein uns unbekannter Name sei gelobt und gepriesen, Abraham auserwählt, seine Leute als sein Volk? Viel zu oft hatte Abraham gesprochen, gepredigt, verkündet, dass man keine anderen Götter verehren dürfe als diesen, um am Ende nicht selbst fest daran zu glauben. Amen.

Abraham hatte begriffen, dass es nicht genügte, wenn sein

Staat sich nur auf die Hafenstädte stützte, seine Basis musste breiter werden. Er erläuterte seinen Söhnen und den neuen Mitgliedern des Sanhedrin, die die inzwischen Verstorbenen abgelöst hatten, wie sie predigen und wie sie das Leben des Volkes organisieren sollten. Gott, der Herr, gebot Einheit. Keturas Söhne sandte er in Richtung der östlich benachbarten Länder, nicht ohne zuvor Kundschafter auszusenden, um die Lage zu beurteilen. Den Nomaden befahl er, sesshaft zu werden, Städte zu bauen, das Wasser, die seltenen Quellen der Oasen und den gewaltigen Strom Jordan zu bewirtschaften. Der Handel, den er betrieb, ermöglichte es, reichlich Silber für das Bohren von Brunnen, für die Errichtung von Festungen, den Bau von Tempeln zur Verfügung zu stellen, die Stammeshäuptlinge zu binden, aber auch bewaffnete, gut besoldete Truppenteile zu organisieren, wie er es in Ägypten gelernt hatte.

Streng befahl er, Ismaels Leuten aus dem Weg zu gehen. Es gab Platz genug für alle. Abraham fürchtete einen Streit zwischen den Halbbrüdern, denn Ismael war der wildere, möglicherweise streitlustige, der seinem Vater und seinem Halbbruder die reichen Hafenstädte neidete, wohl auch der stärkere. Nach dem Tode Hagars, von dem Abraham bald erfahren hatte, stellte er eine indirekte Verbindung zu seinem älteren Sohn her. Wusste Ismael nun, wer den Engel geschickt hatte, der ihn und seine Mutter zur guten Oase führte?

Ismael lebte im Süden der Halbinsel Sinai und hatte dank einer vom Pharao eingefädelten Vermittlung eine Ägypterin geheiratet, die im Harem des Herrschers erzogen worden war wie seine Mutter und aus einer kinderreichen Familie stammte. Tatsächlich wurde sie jedes Jahr schwanger, Ismaels zwölf Söhne wurden jeweils Häuptlinge eines eigenen Stammes.

Abraham war über alles informiert, er hatte nach ägyptischem Muster überall Kundschafter, es war schließlich ebenfalls sein

Volk, er war auch dessen Erzvater, sollte auch dessen Prophet sein, denn sein älterer Sohn, Hagars Sohn, war dabei, ein starkes Volk zu gründen. Er würde ihm gewiss viele Enkel schenken und das war gut so. Es war der Wille des Allmächtigen, gelobt und gepriesen sei Er. Von Ketura hatte er ja auch sechs Söhne. Isaak jedoch, Sarahs Sohn, seinen Liebling, hatte er bei sich behalten, er sollte die reichen Städte sofort übernehmen, die Grundlage für das große Reich, für das erwählte Volk schaffen … Ja, er war brav, er war gelehrig, er war gottesfürchtig, aber ihm fehlte die Durchsetzungskraft. Hatte ihn die schreckliche Erfahrung, als er glaubte, sein Vater werde ihn schlachten und verbrennen, noch mehr verunsichert, als er es sonst gewesen wäre? Nie, nie sprach er mit seinem Vater über das Erlebnis.

Abraham sah natürlich, dass Isaak prüde war, irgendwie schamhaft, zurückhaltend, zimperlich, sich nicht für Mädchen interessierte. Offensichtlich machte er keine Anstalten, sich dem anderen Geschlecht zu nähern. Hoffentlich auch nicht dem eigenen. Es war höchste Zeit, ihn zu verheiraten, er war immerhin schon vierzig Jahre alt. Als Ehemann, als Herr in einem eigenen Haus, würde er hoffentlich nicht nur ein folgsamer, leiser Sohn des Vaters mit der donnernden Stimme sein, sondern dessen Nachfolger, der nächste große Prophet des auserwählten Volkes werden.

Es war keineswegs ungewöhnlich, dass ein Vater für die richtige Schwiegertochter sorgte. Aus Kanaan sollte sie nicht stammen, Abraham fürchtete, in diesem Lande könne jeder mit der Idee Baals oder anderer Götter verseucht sein, er hatte kein Vertrauen zum auserwählten Volke. Zumindest noch nicht. Also war es wohl am sichersten, ein Mädchen aus der Ferne zu finden. Am besten von dort, von woher Sarah und er selbst stammten.

Einer der jüngeren Knechte in seinem Haus, der Sohn eines

seiner Krieger aus Ägypten, gefiel Abraham, auch weil er Elieser hieß, das bedeutet Gott ist die Hilfe. Sein Vater, der ihm diesen Namen gegeben hatte, war also sicher ein gottesfürchtiger Mensch gewesen. Schon seit einiger Zeit hatte Abraham ihn von jeder körperlichen Arbeit befreit, ihn zu einer Art persönlichem Sekretär erzogen. Schade, dass kein Esam mehr da war, der die Aufgabe, eine richtige Schwiegertochter zu finden, am besten erledigt hätte, nun, jetzt musste ein anderer aushelfen. Abraham befahl, Elieser sollte nach Haran fahren und in der Stadt Ur ein Mädchen suchen, das nicht nur körperlich, sondern auch seelisch unberührt sein musste. Und schön sollte sie auch sein, eine zukünftige gute Mutter vieler Kinder. Abraham wusste, dass er ein Risiko einging, einem unerfahrenen Menschen so eine Aufgabe anzuvertrauen, aber es musste ohnehin mit dem Segen des Allerhöchsten erledigt werden. Anders durfte, anders konnte es nicht sein. Mit Sicherheit nicht! Elohim würde es richten. Hoffentlich. Gewiss! Amen!

Elieser nahm zehn mit allerlei Gütern beladene Kamele. Die lange Reise verlief gut. Er hielt erst am Brunnen vor der Stadt, die ihm sein Herr genannt hatte, denn er wusste, die jungen Frauen würden Wasser holen kommen, er würde sie in Ruhe betrachten können. Eine gefiel ihm besonders. War das eine Inspiration, hatte ihm Gott zugeflüstert, dass er an sie herantreten solle? Als er sie bat, ihn trinken zu lassen, bot sie von selbst an, auch die Kamele zu tränken. Sie nannte ihren Namen, Rebekka, das bedeutet große Erwartung. War das ein weiteres Zeichen? Er fragte sie aus und sie antwortete gerne. Ihr Vater war der wohlhabende Kaufmann Bethuel. Elieser wollte ihr einen goldenen Stirnreif und zwei goldene Armreifen schenken, die Abraham ihm als Brautgeschenk mitgegeben hatte, sie aber sagte, sie müsse erst ihre Eltern fragen, ob sie so etwas Wertvolles von einem Fremden annehmen dürfe. Das bewies, dass sie anständig erzogen, züchtig, also geeignet war. Ihr Bruder Laban kam eilig zum Brunnen. Elieser berichtete ihm, warum er auf diese Reise geschickt worden und wer sein Herr war. Laban antwortete erstaunt, das sei wirklich seltsam und bemerkenswert, er sei in vierter Generation ein Verwandter Abrahams. Er lud den Boten und möglichen Freier ein, in seinem Haus das Quartier aufzuschlagen, auch für die Tragtiere und seine Begleiter würde man dort sorgen.

Im Hause Bethuels und seiner großen Familie angekommen, überreichte Elieser als Gruß und Geschenk Abrahams alles, was auf seinen Kamelen geladen war, silberne und goldene Kleinodien, Kleider aus feinstem Leinen, Schminke und vieles andere, was in den Hafenstädten Kanaans leicht zu besorgen, hier jedoch eine Seltenheit war. Nachdem Elieser im Namen seines Herrn, des Propheten, um die Hand Rebekkas für Abrahams Sohn angehalten hatte, wurde sie ins Zimmer gerufen. Sie sollte selbst entscheiden, ob sie dem Ruf in die Fremde folgen wollte, denn auch in ihrer Heimat könnte sie gute und reiche Ehemänner finden. Auf die Frage ihrer Mutter antwortete sie sofort, ja, sie wolle es. Eigentlich hatte sie längst gehofft, dass etwas in diesem langweiligen Leben geschehen würde, sie war es satt, Wasser vom Brunnen zu holen und ähnliche Verrichtungen zu tun, wofür es doch eigentlich Mägde gab, und fürchtete, bald ein noch langweiligeres Leben mit einem nicht weniger langweiligen Mann zu verbringen. In einer großen Stadt an einem fernen Meer zu leben schien ihr hingegen vielversprechend. Sie war tatendurstig und energisch. So setzten sie und das Gesinde sich schon am nächsten Tag auf die Kamele, die jetzt keine schwere Last mehr zu tragen hatten, und zogen los.

Auf offenem Feld kreuzte die kleine Karawane den Weg Isaaks. Elieser machte Rebekka auf den Mann, ihren Bräutigam, aufmerksam.

»Das ist mein junger Herr!«

Sofort verschleierte sich Rebekka. Der Knecht Abrahams stellte sie einander vor, berichtete Isaak, wie er die Braut gefunden und gefreit hatte. Er war ein wenig in Unruhe, ob sie einander gefallen würden, aber die Sorge war unnötig. Sie fielen einander in die Arme – und noch in derselben Nacht wurde die Ehe in Isaaks Zelt vollzogen. Die junge Frau zeigte sich erfahrener, als man gedacht hätte, und lehrte den zwanzig Jahre älteren, naiven, gutmütigen, etwas einfältigen Mann, was Liebe sein konnte. Von dieser ersten Nacht an hörte er ein Leben lang auf ihr Wort, fast wie auf die Weisungen seines Vaters.

Elieser sorgte sich natürlich auch, wie Abraham auf seine Schwiegertochter reagieren würde. Der war jedoch sofort begeistert. Er fand die junge Frau charmant, ja, so eine Frau hatte er sich für seinen Sohn gewünscht und Gott, der Herr, gelobt und gepriesen sei Er, hatte alles eingefädelt, wie Er es versprochen hatte.

Bald jedoch haderte der Prophet wieder mit seinem Gott, denn es stellte sich keine Schwangerschaft ein. Würde sich seine Geschichte mit Sarah wiederholen? Musste er auch für seinen Sohn eine Sklavin finden? Und wenn die Schuld gar nicht bei der so fröhlichen, kräftigen, energischen jungen Frau lag, sondern bei dem tollpatschigen Isaak? Unter dem Sternenhimmel fragte er den Allmächtigen, an den er immer stärker glaubte, obwohl er ihn immer weniger verstand, wie es nun weitergehen sollte. Was bitte, Herr, ist dein Plan, gib mir ein, was zu tun ist. Er überlegte schon, ob er nicht Rebekka einen geheimen Liebhaber finden sollte, als die Schwiegertochter berichtete, sie sei guter Hoffnung. Hatte Gott seine verzweifelte Idee als Drohung aufgefasst? Hatte allein schon der Gedanke genützt? Unmöglich, Gott hatte ihn wieder einmal in Versuchung gebracht, in Gedanken zu sündigen.

»Meine Tochter! Mögest du noch tausendmal zehntausend Nachkommen haben! Ich segne dich im Namen des Adonai Elohim!«

Rebekka trug Zwillinge. Sie stießen sich im Leib der jungen Mutter immer wieder und sie litt sehr unter der Schwangerschaft, erklärte, nie wieder wolle sie schwanger werden. Auch die Geburt war schwer. Isaak war zufrieden, er hatte seine Pflicht erfüllt, seinen Teil zum Auftrag seines Vaters, ein Volk zu begründen, beigetragen. Der erstgeborene Sohn hatte eine rötliche Haut und rötliche Haare. Man nannte ihn Esau, der Behaarte. Der zweite hatte eine glatte weiße Haut und kam mit der Hand an der Ferse des Bruders zur Welt, deshalb erhielt er den Namen Jakob, die Ferse.

Abraham war jetzt zufrieden mit sich, Sohn und Schwiegertochter, dem Schicksal und seinem Gott, er war zu müde, um zu überlegen, wie es weitergehen sollte, noch einmal in das Geschick eingreifen wollte und konnte er nicht. Vielleicht gab ihm auch der himmlische Herr nichts mehr ein. Bald nach der Geburt der Enkelsöhne stieg er wieder einmal auf sein Dach. Immer schwerer fiel es ihm in letzter Zeit, die Arme lange dem Sternenhimmel entgegengestreckt zu halten, sich schnell mehrmals hintereinander tief zu verneigen, denn sein Rücken schmerzte. Fast wäre er gestürzt. Aber er erschrak nicht. Noch einmal erwartete er so den Sonnenaufgang, noch einmal rief er: Hineni! – Hier bin ich! – diesmal als Gruß. Dann stieg er ruhig hinunter, legte sich auf sein Bett, streckte den langen, schmerzenden Körper aus, schlief ein und wachte nicht mehr auf.

Jetzt musste Isaak die Führung des Staates und des Volkes übernehmen, Beschlüsse fassen, über sich hinauswachsen. Er hoffte auf Gott, dessen Willen er zu deuten hatte, und bat ihn um Hilfe, wie er es von seinem Vater gelernt hatte, aber er hörte auch auf den Rat seiner energischen und klugen Frau, möglicherweise sprach ja der Himmlische aus ihrem Mund. Er war auf den Tod seines greisen Vaters vorbereitet, auch wenn dieser nie geklagt hatte. Aber es war nicht zu übersehen, wie schwer ihm jede Bewegung fiel, dass er nicht mehr ausritt, kaum noch aß und trank. Trotzdem hatte der Sohn irgendwie das Gefühl gehabt, die Welt könne ohne Abraham nicht weiter bestehen. Zumindest seine Welt nicht. Aber jetzt war eingetreten, was eintreten musste. Rebekka tröstete ihn, sein Vater habe doch ein wunderbares, einzigartiges Leben geführt, seine und Gottes Ziele verwirklicht.

Isaak schickte Boten auf den schnellsten Pferden los, um seinen Halbbruder Ismael vom Tod des gemeinsamen Vaters zu benachrichtigen und ihn zu bitten, gleich zu kommen. Man musste den Propheten bestatten und beide wussten, das würde kein gewöhnliches Begräbnis werden. Ismael kam in Begleitung einer Reiterschar zum ersten Mal nach so vielen Jahren wieder in seine Geburtsstadt. Seit seiner Kindheit war er nicht mehr hier gewesen, kaum konnte er sich an sie erinnern.

»Gut möglich, dass das unsere letzte Begegnung ist, Bruder!«, begrüßte ihn Isaak mit ausgebreiteten Armen.

Ismael, der Größere und Stärkere, hielt ihn lange an seine Brust gepresst und bestätigte: »Für uns soll die Erhaltung des Friedens das Wichtigste sein. Aber jetzt sind auch wir schon alt, wir müssen unseren Kindern beibringen, unseren Nachkommen mitgeben, dass zwischen ihnen nie Hass sein darf, sie mögen sich zanken und necken, wie wir das als Kinder getan haben, aber mehr darf es nicht sein.«

»Du hast mich nicht nur geneckt, du hast mich an den Haaren gezogen und geschlagen, um zu beweisen, dass du der Stärkere bist.«

»Na und? Ich bin der ältere Bruder.«

Fast hätte Isaak entgegnet, er, Ismael, sei ja nur der Sohn einer Sklavin, der Magd der rechtmäßigen Frau seines Vaters gewesen, doch er blieb ruhig und antwortete leise: »Unser Vater, möge er in Frieden ruhen, hat mich im Namen Gottes, des Herrn, zu seinem Erben und zum Statthalter des Volkes erwählt. Das war nicht mein Beschluss.«

»Natürlich nicht. Aber dieser unser gemeinsame Vater hat meine Mutter und mich in die Wüste gejagt, wir sollten verhungern und verdursten, weil es deine Mutter verlangt hat!«

Isaak wusste natürlich nicht, dass Abraham selbst seinen Vertrauten Esam mit dem Auftrag, sie zu retten und zur nächsten Oase zu bringen, in die Wüste nachgeschickt hatte. So murmelte er nur: »Unser gemeinsamer Gott hat euch errettet. Und mich auch, als mein Vater mich opfern, schlachten und verbrennen wollte, mich auch, das hast du nicht gewusst, aber das verbindet uns ebenfalls!«

Fast hätten sie sich wieder zerstritten. Die Gefolgsleute der beiden standen weit genug von ihnen, um nicht zu hören, was die Halbbrüder besprachen, sie deuteten jedoch ihre Gesten und merkten, dass ein Streit drohte. Hätte ein Kampf zwischen ihnen ausbrechen können? Waffen standen jedenfalls bereit. Ismael war mehr als einen Kopf größer, hatte breitere Schultern, seine Hände hielten keinen Augenblick still, ständig strich er sich über seinen wilden, immer noch schwarzen Bart, seine rot-weiße Kufiya legte er nicht einmal in Innenräumen ab, immer wieder fasste er an den edelsteingeschmückten Griff des Dolches, der an seiner Lende hing. Er sprach laut, in allem war er ihrem gemeinsamen Vater viel ähnlicher als Isaak, der mit verschränkten Armen ruhig, selbstsicher, fast reglos dastand, seine Meinung leise, aber bestimmt kundtat.

Doch im Angesicht des Anlasses ihrer Begegnung fassten sie sich und machten sich daran, die sterblichen Überreste ihres

Vaters, des Propheten, in ein Leinentuch zu wickeln, um sie in die Stadt Arba im Inneren des Landes zu bringen. Dort befand sich die Höhle von Machpela, die Abraham gekauft hatte, um dort seine Frau Sarah zu bestatten, und die er auch als seine Grabstätte bestimmt hatte. Die hohen Temperaturen untertags machten die Versorgung der Leiche vordringlich, und so banden sie den toten Vater auf sein schönstes Ross, zogen noch am selben Abend los, ritten stumm unter dem Sternenhimmel. Ihre bewaffneten Begleiter folgten, die beiden Truppen beobachteten einander argwöhnisch.

Isaak warf immer wieder Blicke nach oben, der Himmel schien mächtig und traurig trotz des silbernen Gefunkels, er wusste natürlich von den Nächten, die Abraham auf dem Dach mit Gott sprechend verbracht hatte, auch er hätte gern von dort oben erfahren, was er nun tun sollte. Gleichzeitig musste er jedoch auch auf den Weg achten, denn er war kein so guter Reiter wie Ismael.

In Arba fanden sie die Höhle, begruben den Vater und stellten einen großen Stein, einen wahren Fels davor. Sie konnten nicht wissen, dass er nicht nur der Stammvater zweier Völker, sondern auch der Begründer von Religionen war, denen einst die Mehrheit des Menschengeschlechts, Milliarden von Menschen angehören, auf deren Grundlage sie denselben Gott auf verschiedene Weise anbeten würden. Und dass sie beide die Erzväter großer Völker sein würden, wie es der gepriesene, allmächtige Gott ihrem Vater versprochen hatte.

Isaak erwähnte nicht, dass auch er dereinst hier mit seiner Rebekka begraben werden sollte, und dann der nächste, jener seiner Söhne, den er mit Gottes Hilfe bestimmen würde, das Volk weiterzuführen. Ismael und seine Erben sollten eine andere ewige Ruhestätte finden. Das hatte nicht er so entschieden, keineswegs. Er nahm vielmehr ehrfürchtig das Vermächtnis an, darauf bedacht, den Auftrag seines Vaters zu erfüllen, es war eben so beschlossen. Noch am Grab des gemeinsamen Vaters verabschiedeten sich die so verschiedenen Halbbrüder, nach kurzer Überlegung, ob das passend war, umarmten sie einander zum letzten Mal.

Ismael schwang sich auf sein Pferd und ritt, ohne sich noch einmal umzuwenden, davon, seine bewaffneten Begleiter schlossen sich ihm ohne Zögern an. Isaak sah ihnen nachdenklich nach, auch seine Männer waren bereit, jedem seiner Winke zu folgen.

Abraham war seiner Mutter Hagar gegenüber sehr ungerecht gewesen, dachte Ismael. Hätte sie nicht ebenfalls neben ihm bestattet werden sollen, ja, neben Sarah, hatte sie nicht auch gemeinsam mit dem Vater ihrer Söhne gelebt? Warum durften sie nicht auch im Tod mit ihm zusammenbleiben? Der Vater war ungerecht, aber Gott auch?

Vater war diesem Gott irgendwie nahe, fast sein Freund. Hatte wirklich ein Engel ihn, den erstgeborenen Sohn, und seine Mutter im letzten Augenblick vor dem Tod in der Wüste gerettet, den sein Vater beschlossen hatte? So hatte es Ismael Isaak erzählt. Aber konnte er verzeihen?

Die Halbbrüder ahnten vielleicht, dass man sie als Erzväter zweier großer Völker verehren, dass ihr seltsames Verhältnis aber dereinst in einen die ganze Menschheit gefährdenden Hass umschlagen würde.

JAKOB – ISRAEL

Isaaks Herrschaft über das Gelobte Land, das er in bestens geordnetem Zustand übernommen hatte, war ruhig, friedlich, die meisten seiner Einwohner waren zufrieden, der allgemeine Wohlstand wuchs, es gab keinen Grund, sich gegen Gott und die Ordnung, die in seinem Namen ausgerufen worden war, zu wehren. Der neue Prophet und Herrscher bemühte sich redlich, wenn auch auf andere, leisere, weniger donnernde Art, die Ordnung seines Vaters, seine Ideen und den Glauben an den großen Gott, der seinen Namen nicht mitteilen, keine seiner Gestalten zeigen wollte, zu festigen. Und da Isaak fest überzeugt von dem war, was er sagte, jedermann mitteilte und predigte, glaubte man auch ihm, dass dieser Gott keine anderen Götter neben sich duldete. Isaak wandte sich nie persönlich an Gott, hätte es nie gewagt, mit ihm zu rechten, aber das war auch nicht notwendig. Die Ernten in Ägypten waren gut, der Nil machte keine Probleme, das wirkte sich auch auf den Nachbarstaat aus. Der Handel im Gelobten Land blühte. Die Berge spuckten kein Feuer, die Städte wurden nicht von unbekannten Gewalten heimgesucht, es drohte keine Sintflut, mitunter versenkten zwar starke Stürme auf hoher See voll beladene Schiffe, deren Mannschaft dann elendiglich ersoff, aber damit musste man eben rechnen, das war schon immer so gewesen. Abrahams Schatten lag offensichtlich segensbringend über dem Land und dem von ihm auserwählten Volk.

Isaaks Söhne, die Zwillinge Esau und Jakob, waren nicht so still und folgsam wie ihr Vater es als Kind gewesen war. Beide hatten die Intelligenz und die Energie ihrer Mutter und ihres

Großvaters geerbt, beide waren neugierig und klug, frei von Misstrauen gegenüber dem Unbekannten, aber dem Temperament nach doch recht verschieden. Esau war draufgängerischer, Jakob nahm sich Zeit, die Dinge zu prüfen. Esau entwickelte sich schon in jungen Jahren zu einem ausgezeichneten Jäger, lernte von der Leibwache der Familie den Umgang mit allen Waffen. Er wirkte durchaus überheblich, als wäre er ein Prinz, weil er überzeugt war, als etwas älterer Sohn würde ihm dereinst die Herrschaft zustehen. Wie ein zukünftiger Prophet und Verkünder des himmlischen Herrn benahm er sich allerdings nicht. Er war unbeliebt. Jakob hingegen begab sich gern unters Volk, saß in Schenken, trank ein wenig mit und unterhielt sich mit Kaufleuten und Bauern, befragte die Seeleute in den Häfen, nahm sich auch Zeit, Schriftrollen zu studieren, die Abraham von überallher mitgenommen hatte. Auch er bereitete sich still auf die Nachfolge des greisen Vaters vor, war überzeugt, dass ihm die Führungsrolle zustand, weil er meinte, einfach besser dafür geeignet zu sein als der wilde Bruder, aber er hütete sich, voreilig darüber zu sprechen. Und Gott, der Herr? Gott würde entscheiden.

Isaak hatte viel weniger von dieser Welt gesehen als sein mächtiger Vater, sein Blick war stets nach innen gerichtet gewesen. Als spätes Kind betagter Eltern war er schmächtiger als diese. Die meisten wichtigen Entscheidungen innerhalb der Familie, über das Gesinde, die Güter, ja, über das ganze Land, hatte ohnehin nach und nach Rebekka getroffen. Als nun Isaak in seinen späten Jahren erblindete, gingen die Zügel endgültig in Rebekkas Hand über. Natürlich sprach sie stets im Namen ihres Gatten, dem Gott, der Herr, eingegeben hatte, was zu tun sei. Der alte Mann mochte naiv sein, doch er war klug genug, die Art und Weise, wie seine Frau herrschte, zu durchschauen und sie zu akzeptieren. Die Entscheidung darüber, welchem seiner Zwillingssöhne er den Segen erteilen und damit die zukünftige Herrschaft übertragen würde, hatte er sich aber vorbehalten. Er glaubte, Esau sei der Richtige, nicht weil er einige Sekunden früher das Licht der Welt erblickt hatte, man konnte ja sagen, die beiden seien gleichzeitig geboren worden, denn Jakob hatte Esau an der Ferse gehalten, doch die Geschicklichkeit im Umgang mit den Waffen, die er als Jäger stets von Neuem bewies, seine Aggressivität schienen wichtig für die Zukunft des Landes und des Volkes zu sein, denn man konnte sich nicht auf den ewigen Frieden zwischen den Völkern verlassen.

Isaak hatte viel Zeit nachzudenken, denn lesen konnte er nicht mehr, essen und trinken wurden immer wichtiger für ihn, die Tage wären ihm zu lang und zu langweilig geworden, hätten nicht die Mahlzeiten sie strukturiert. Er war über alles, was in seinem Land geschah, stets auf dem Laufenden, er ließ sich regelmäßig Bericht erstatten, wusste, dass Esau weniger beliebt war als Jakob, dass er den Mädchen nachjagte, die ihm, dem Prinzen, dem wahrscheinlichen Nachfolger des Herrschers, allzu gerne gefügig waren. Jakob war anders. War sein Sohn Jakob, der stille, nachdenkliche, gefasste Mensch, ihm ähnlicher als der starke Zwillingsbruder? Isaak befragte seinen Gott, erhielt jedoch keine Antwort.

Fast täglich erfreute sich Isaak an frisch gejagtem Wildbret, das ihm Esau von seinen Jagdzügen brachte. Jakob las ihm vor, aber das war ein anderer Genuss, sprach andere Sinne an.

Rebekka schätzte ihre Söhne anders ein als ihr Gemahl. Für die Regierung und Verbreitung des Glaubens war Weisheit wichtiger als Waffenkraft, und Jakob war nicht nur ein ruhiger, gefasster Mensch geworden wie sein Vater, sondern er hatte dazu auch noch die Geduld, die stille Energie, ja, auch die Unverfrorenheit seiner Mutter geerbt. Einfacher gesagt, er war ihr Liebling. Ihr war nicht entgangen, wie Abraham seine Taten als göttliche Aufträge dargestellt, wie er Geschichten in die Welt gesetzt hatte, die interessanter und daher glaubwürdiger waren als die fade Wirklichkeit. Sie wusste natürlich auch, dass die bisher so kurze Überlieferung forderte, dass Isaak persönlich den Segen auf einen seiner Söhne zu übertragen hatte, wie es Abraham mit Isaak gehalten hatte.

Die Mär, dass Esau hungrig von einer Jagd nach Hause gekommen sei und sein Recht des Erstgeborenen für ein Linsengericht verkauft habe, war eine Erfindung Rebekkas. In Wirklichkeit gab es in einem Haushalt wie ihrem zu jeder Tages- und Nachtzeit Speis und Trank in Hülle und Fülle, selbst für unangemeldete Gäste, also erst recht für den Hausherrn und die Söhne des Hauses. Erzählt werden sollte auch, Isaak habe Esau ausgesandt, ihm frisches Wildbret zu jagen. Rebekka habe die Gelegenheit genutzt und Jakob angestiftet, zwei kleine Böcke zu schlachten und sich mit einem Tierfell verkleidet als der haarige Esau auszugeben. Der blinde Vater habe so hinters Licht geführt werden sollen, sein Tastsinn habe Jakob für den Erstgeborenen Esau gehalten, dem er wunschgemäß seinen Segen gegeben habe. Die Wut des um seine Vorrechte gebrachten Sohnes sei so groß gewesen, dass Jakob zu Rebekkas Bruder Laban habe fliehen müssen. Auch diese Geschichte, die bald in den Schenken bei Bier und Wein kursieren würde, hatte Rebekka ersonnen, das passte doch zu der von Abraham erfundenen und von Gott gesegneten Art und Weise, Geschichte zu schreiben. Die drei Männer, der Vater und seine Söhne, begriffen die Absicht dieser erfundenen Darstellung. Isaak dachte lange nach, erklärte sich aber am Ende einverstanden, seine Rolle so zu spielen, wie es Rebekka vorschlug. Rebekka? Nein, Gott selbst hatte entschieden, dass seine Geschichte so weitergesponnen wurde. Esau war schnell einverstanden, denn er sollte ja wegziehen und sein eigenes Reich, sein eigenes Volk gründen, bei ihm würde es nicht so streng zugehen wie in der Nachfolge Abrahams. Und Jakob umarmte Vater und Mutter dankbar, ja, so hatte er sich wahrhaftig sein Leben vorgestellt. Auch die geplante Reise zu Laban freute ihn. Die Eltern und ihre Kinder setzten sich gut gelaunt zur Tafel, Isaak möglicherweise etwas nachdenklicher als die anderen, weil er immer wieder grübelte, ob es das war, was Gott von ihnen forderte. Es gab gebratene Antilope mit Linsen, Obst und den besten aus fernen Ländern herangeschafften Wein.

Und dann vollzogen sie, was die Welt erfahren sollte.

»Wo bist du, mein Sohn?«, fragte Isaak.

»Hineni! Hier bin ich!«

Und der greise, blinde Mann sprach den Segen: »Gott gebe dir vom Tau des Himmels und von der Fettigkeit der Erde, und Fülle von Korn und Most! Völker sollen dir dienen und Völkerschaften sich vor dir niederknien! Sei Herr über deine Brüder, und vor dir sollen sich niederknien die Söhne deiner Mutter! Wer dir flucht, sei verflucht, und wer dich segnet, sei gesegnet!«

Dann tranken sie weiter, Isaak nachdenklich, Rebekka beruhigt, Esau halbwegs zufrieden, Jakob im Bewusstsein, welche Last er jetzt übernommen hatte.

Esau stellte eine große Karawane mit allem, was er haben wollte, mit Kamelen, Eseln, Maultieren und starken Pferden zusammen, wählte eine Gruppe junger Männer aus, die schon immer gern an seinen wilden Abenteuern teilgenommen hatten, und ließ sich von Isaak segnen.

Wäre sein Vater Abraham mit diesem Entschluss einverstanden gewesen? Mit der Geschichte, die sich Rebekka ausgedacht hatte, die die Leute glauben sollten? Das war doch in Abrahams Sinne, oder nicht? Isaak wusste nicht, wie oft auch sein Vater verzweifelt gewesen war, weil er keine Gewissheit hatte, ob er im Sinne des Himmlischen handelte. War es der Wunsch des

Allmächtigen, gepriesen war sein Name, der sich über die entschlossene Handlung der Frau verwirklichte? Sprach Gott auch mit Frauenlippen? Der Greis war müde, er hatte keine Kraft mehr für zu viele Irritationen.

Jakob erwies sich als energischer, selbstbewusster Mann wie sein Großvater, weniger auffahrend allerdings als dieser, ganz anders auch als sein nachdenklicher und stets zaudernder Vater, jedenfalls neugierig, seine Ungeduld jedoch meist erfolgreich beherrschend. Ja, Geduld war eine Tugend, die er für wichtig hielt und in der er sich übte. Auch wenn er hungrig war, stürzte er sich nicht auf das Essen, sondern wartete ab, zügelte seinen Appetit. Anders als sein Großvater und sein Vater war er unter stabilen familiären Umständen aufgewachsen, war gebildet und gut ausgebildet und sich früh seiner Sendung bewusst. Er brach gern nach Haran auf, mit der Hoffnung, bei dieser Gelegenheit mehr über die eigene Herkunft zu erfahren, besser unterscheiden zu können, was Wahrheit und was Legende war. Er freute sich, die Stadt kennenzulernen, in die angeblich einst sein Urgroßvater Terach aus Ur gekommen, aus der Abraham ausgezogen war, um das Gelobte Land zu finden, das Gott ihm versprochen hatte, und das Volk, das auserwählt sein sollte, dem Herrn zu dienen, ihn zu loben und zu feiern. War er, Jakob, also ein wichtiges Glied einer unendlich langen Kette, hatte er nicht allen Grund, stolz zu sein? Ja, und dort, dort in Haran, unter der Obhut seines Onkels Laban, im Hause seines Großvaters Bethuel, würde er sicher auch endlich die richtige Frau finden. Schön sollte sie sein. Und verlieben wollte er sich. Wie war es, verliebt zu sein?

Als er sich von seinem Haus verabschiedete, die Mutter herzlich umarmt, vom Vater einen besonderen Segen für die Reise erhalten hatte, dachte er, ich bin bereit für mein Schicksal. Und mit einen Blick zum Himmel hinauf: Hineni!

Esau war unterdessen frohgemut in das Land gezogen, über das er herrschen sollte. Er nahm zwei Hethiterinnen, Judith und Basemath, als Frauen, etwas später eine dritte, Mahalat, die Tochter Ismaels, was bedeutete, dass der Halbbruder seines Vaters sein Schwiegervater wurde. Aber das kümmerte ihn wenig. Seine Frauen gebaren viele Kinder, seine Nachkommen, die später als die Völker der Edomiter und der Amalekiter bekannt wurden. Sie vermehrten sich schneller als die Erben Isaaks. Aber Abraham war ohnehin der Stammvater aller dieser Völker, und noch war der Hass zwischen den beiden Brüdern gedämpft. Esau hatte in das Spiel eingewilligt, um so bald wie möglich selbständig, sein eigener Herr zu werden – aber wie lange würde unter der Asche der Jahrhunderte weiterglühen, dass die Mutter den anderen Zwillingsbruder vorgezogen hatte? Allmählich vergaß Esau, dass er freiwillig mitgemacht hatte, und er begann, wegen der ihm widerfahrenen Ungerechtigkeit zu zürnen.

Seltsame Ungereimtheiten und Schwierigkeiten gab es in der engeren Familie des Vaters der Völker. Wie sollten dann diese Völker im ewigen Frieden zusammen oder zumindest nebeneinander leben können?

Viele, viele Jahrhunderte vergingen, da befahl der Prophet und letzte Richter Israels, Samuel, Saul, den er zum König gesalbt hatte: »So zieh nun hin und schlag Amalek und vollstrecke den Bann an ihm und an allem, was er hat; verschone sie nicht, sondern töte Mann und Frau, Kinder und Säuglinge, Rinder und Schafe, Kamele und Esel …« Das hätten Esau und Jakob zu ihren Lebzeiten nicht ahnen können.

Solange man zurückdenken konnte, war das Leben billig gewesen und das Überleben teuer, alle Hoffnung hatte sich deshalb auf das Jenseits gerichtet. Aber nun, nachdem seine Söhne fortgezogen waren, gab es unter der Herrschaft des stillen

Isaak, besser gesagt seiner klugen Frau Rebekka, einige Jahre des Friedens, als wäre Kanaan wahrhaftig das gesegnete Land, eine Oase mitten im wütenden Wüstensturm.

In Gedanken versunken ritt Jakob einen ganzen Tag seiner Begleitung voraus. Als er müde geworden und die Sonne untergegangen war, suchte er sich einen Platz zum Schlafen und legte dabei, wie es damals üblich war, seinen Kopf auf einen Stein. Er schlief tief und als ihn die ersten Sonnenstrahlen weckten, schmerzten alle seine Glieder. Er hatte etwas geträumt. Der Traum war intensiver, konkreter gewesen als alle Träume bisher, das wusste er, aber an Einzelheiten konnte er sich auch jetzt nicht genau erinnern. War da eine Leiter gewesen? Eine Leiter, die zum Himmel führte? Es war mitten in der Nacht leuchtend hell gewesen, aber nicht vom Mondschein oder einer Nachtsonne, sondern einfach hell, es war die Helligkeit an sich. Das musste Gott gewesen sein. War er es? Der gepriesene, der seinem Großvater erschienen war? War alles Heilige stets wie ein Traum? Hatte Großvater Abraham auch geträumt, waren für ihn die Träume Wahrheit gewesen? Gab es etwa das Wahrhaftige nur im Traum?

Jakob saß unter einem Ölbaum, neben dem Stein, auf dem er geruht hatte, und erschauderte. War das jetzt seine erste unmittelbare Verbindung zu seinem Gott gewesen? Hatte Adonai Elohim jetzt zu ihm gesprochen, zumindest etwas von sich gezeigt, der Gott Abrahams und Isaaks, der auch der seine war? So oder so erfasste er, wie er dieses Erlebnis, diesen Traum dem gemeinen Volk zu deuten hatte. Auf dieser Leiter, dieser Himmelsleiter, waren die Engel Gottes auf- und niedergestiegen. Und oben stand der Herr und versprach, dass sein Geschlecht zahlreich werden solle wie der Staub auf Erden. So musste es weitererzählt werden, so würde er es predigen.

Auch dem Ort, an dem Jakob seinen Traum gehabt hatte, kam für die Erzählung eine besondere Bedeutung zu. Schon Abraham hatte genau hier auf seinem Feldzug zur Eroberung des Gelobten Landes Halt gemacht und seinem neuen Gott geopfert. Der Ort musste einen Namen erhalten, Jakob nannte ihn Bet-El, das Haus Gottes, Heim des Gottes El, des Gottes Abrahams und Isaaks und von nun an auch Jakobs auf eine besondere, intime Weise. Er war sehr zufrieden, und hätte er nur den kleinsten Zweifel gehabt, ob er der richtige Nachfolger Abrahams und Isaaks war, hatte er nun endgültig Gewissheit. Es gab keinen Grund zu zaudern. Oder doch? Brauchte er noch ein Zeichen?

Als sie vor die Stadt Haran kamen, lief ihnen eine Schafherde entgegen, die von einer schönen, schwarzlockigen jungen Frau gehütet wurde. Jakob erinnerte sich, was ihm sein Vater Isaak über die erste Begegnung mit seiner Mutter erzählt hatte. Er fragte die Hirtin, ob sie einen Mann namens Laban kenne. Sie lachte, ja, einigermaßen schon, soweit nämlich eine Tochter ihren Vater kennen könne. Sie sei Labans Tochter Rachel. Der Name bedeutet Mutterschaf. Wenn das kein Zeichen war! Gott machte es ihm leicht.

Den ganzen Tag über leistete Jakob Rachel Gesellschaft, dann trieben sie gemeinsam die Tiere zurück auf das Anwesen Labans. Jakob stellte sich seinem Onkel vor und kam gleich zur Sache: Er bat um die Hand der Tochter. Laban zögerte, sagte, es sei Sitte, dass die ältere Tochter einer Familie als Erste heirate, also müsse man erst die Eheschließung seiner Tochter Lea abwarten. Jakob jedoch war ungeduldig. Es schien ihm undenkbar, unbestimmte Zeit warten zu müssen. Gut, sagte er also, dann würde er selbst Lea heiraten und nach einer angemessenen Frist auch Rachel.

»Dann wäre ich sowohl dein Onkel als auch dein zweifacher Schwiegervater – geht das nicht zu weit, Jakob?«

»Nein. In Ägypten ist es durchaus Sitte, dass Pharaonen innerhalb der engsten Familie Ehen schließen …«

»Wir sind keine Pharaonen, mein lieber junger Mann, ich bin ein einfacher Kaufmann.«

»Wir sind weit mehr als ägyptische Könige, verehrter Onkel. Die regieren, sterben, müssen sich riesige Grabstätten bauen lassen, um nicht sofort vergessen zu werden, aber wir, Abraham, mein Vater Isaak und ich, ich sage es dir ohne falsche Bescheidenheit, weil es so ist, wir sind die Erzväter des auserwählten Volkes des Herrn.«

Laban war Jakobs Redeschwall nicht gewachsen. Man einigte sich darauf, dass Jakob sieben Monate lang die Herden Labans betreuen, danach Lea und nach einer Anstandsfrist von weiteren sieben Monaten Rachel feierlich heiraten werde.

Es wurde eine unbeschwerte Zeit für Jakob. Hier war er kein zukünftiger Prophet, Erzpriester und Landesfürst, hier konnte er sich gehen lassen. Zu Hause war er immer darauf bedacht gewesen, sich still und bescheiden von seinem wilden Zwillingsbruder Esau zu unterscheiden, sich des Segens Isaaks würdig zu erweisen, er hatte für die Leute ein Vorbild zu sein, er war Abrahams Enkelsohn und Nachfolger. Hier kannte ihn keiner. Er schlief nicht nur abwechselnd mit seinen Bräuten, die es lächelnd duldeten, sondern auch mit Rachels Magd Bilha und Leas Magd Silpa. Als oberster Hüter der Herden hatte er Glück oder war einfach geschickt, aufmerksam, es gab jedenfalls keine Krankheiten in der Herde, keine Fehlgeburten, er bereicherte seinen Onkel und doppelten Schwiegervater. Das Leben war so gut, dass er noch einige Zeit über die vereinbarte Frist hinaus und nach seinen beiden Hochzeiten blieb. Lea gebar als Erste ein Kind, dem sie den Namen Ruben gaben, das bedeutet: Siehe, ein Sohn. Die Magd Bilha gebar Jakobs Sohn Dan, das bedeutet Gott schafft Recht, die Magd

Silpa Gad, das bedeutet Glück, und dann war auch Lea wieder schwanger.

Jakob überlegte lange. Anders als Vater und Großvater erfreute er sich vieler Kinder. Von ihnen würde das auserwählte Volk abstammen, das Abraham prophezeit, dass Gott, der Herr, versprochen hatte. Ja, er musste sich seiner Sendung, seiner Aufgabe stellen, er war kein einfacher, wohlhabender Kaufmann. Das war fast bedauerlich. Aber der Segen seines Vaters verpflichtete ihn.

Jakob erzählte Laban, Gott sei ihm im Schlaf erschienen und habe ihn aufgefordert, jetzt in das Land seines Vaters zurückzukehren. Isaak sei alt, niemand außer dem himmlischen Herrn wisse, wie lange er noch zu leben habe, er wollte und musste ihm seine Schwiegertöchter vorstellen. Das sah Laban ein und sie verständigten sich als ehrbare Kaufleute, welchen Teil der Herde, welche Güter, wie viel Scheffel Silber, wie viele Kamele, Esel, Maultiere und Pferde Jakob verdient hatte und mit seiner immer größer werdenden Familie mitnehmen durfte. Zum Gedenken an ihre Vereinbarung errichteten sie ein steinernes Denkmal und auch Labans Brüder legten je einen Stein dazu als Zeichen, dass sie einverstanden waren.

»Bleibt auf dem Weg immer alle zusammen!«, warnte Laban. »Hüte dich vor Räuberbanden, zu viel Reichtum führst du mit dir und du hast nur wenige bewaffnete Knechte.«

»Gott, der Herr, ist mein Beschützer!«

»Wenn du meinst …« Der Schwiegervater war skeptisch und besorgt wegen seiner Töchter und Enkelkinder, die er wahrscheinlich nie mehr sehen würde.

Die lange Karawane zog los, viel zu langsam für Jakob, dem es schon wieder schwerfiel, seine Ungeduld zu zügeln. Viel zu schwer. Also ritt er wieder allein voraus, lehnte es ab, von bewaffneten Männern begleitet zu werden. Er meinte, er würde irgendwo unterwegs ruhen und dort auf seine Frauen und Kinder, Mägde und Knechte, die bequemen Zelte, Nahrung und die Schläuche mit Wasser und Wein warten.

Es war schon dunkel, als er in eine Schlucht geriet, die Jabbok genannt wurde, kein guter Ort zum Übernachten. Während er noch überlegte, ob er trotz seiner Müdigkeit weiterreiten sollte, stand plötzlich eine große, finstere Gestalt vor ihm und schlug mit der Keule dem Pferd auf die Stirn, sodass es sofort stürzte. Jakob richtete sich auf, begann mit dem Angreifer zu ringen, wunderte sich, dass es keine Räuberbande war, sondern ein einzelner Mann. War es ein Mann? Bis zum Morgengrauen dauerte der Kampf, ohne eine Entscheidung zu bringen, dann wurde Jakob ohnmächtig. Als er aufwachte, sah er, dass das Pferd aufgestanden war, dass nichts fehlte, obwohl sich in der Satteltasche Silber und Gold befanden. Mühsam erhob er sich und stellte fest, dass er eine Verletzung davongetragen hatte, dass er hinkte. Hatte er während des Ringkampfs nicht mehrmals gefragt, wer sein Angreifer sei und keine Antwort erhalten? Hatte nicht Abraham, sein Großvater, erzählt, ihr neuer Gott verweigere es, seinen Namen zu nennen, weshalb er als Herr – El – oder besser noch im ehrfurchtsvollen Plural – Elohim – angesprochen werden sollte? War es Gott gewesen, der mit ihm gerungen hatte? Gott persönlich? Der Gott der Heerscharen? War es möglich, dass er mit Gott gekämpft hatte?

Jedenfalls war es eine gute Geschichte, die sich zum Weitererzählen eignete, sie passte zu Abrahams Prophezeiung und Vision. Es war eine Zäsur, er würde der Erste und Einzige sein, dem Gott leibhaftig begegnet war. Dafür brauchte es ein mächtiges Zeichen, er würde sich einen neuen Namen suchen. Als ihm der Name Israel einfiel – der, der mit Gott gestritten hat, der sich mit dem Herrn aller Herren ringend seinen neuen, großen und endgültigen Segen erkämpft hat –, schien es ihm, Gott selbst habe ihm diesen eingegeben. So würde er es seiner Familie und seinem Volk erzählen, so musste es sein. So war es. Amen.

Jakob wusste, dass er auf der Heimreise wahrscheinlich Esau begegnen würde, und der Gedanke beunruhigte ihn. Tatsächlich kam ihm der Zwillingsbruder entgegengeritten, sie umarmten einander, weinten ein wenig, berichteten einander von ihren neuen Familien. Esau war vorerst zufrieden mit seinem Reich, er war ja selbständig, mächtig und vermögend, während Jakob immer noch nur künftiger Nachfolger des greisen Vaters und der tatkräftigen Mutter war. Er solle sie schön grüßen, sagte Esau zum Abschied. Es sollte jedoch nur eine kurze Trennung sein, denn nachdem Isaak glücklich seinen heimgekehrten Sohn begrüßt und die immer größer werdende Familie kennengelernt und gesegnet hatte, schlief er beruhigt ein, um nicht mehr aufzuwachen. Esau wurde davon benachrichtigt und so brachten die Zwillingsbrüder gemeinsam die sterblichen Überreste ihres Vaters in die Höhle Machpela, begruben ihn neben seinen Eltern, Abraham und Sarah, und bereiteten den Platz für Rebekka vor. Jakob wusste, auch er würde einst hier ruhen. Er war schon jetzt bereit und betete – Hineni! Hier bin ich!

Die Reihenfolge der Erzväter war jetzt bestimmt – Abraham, Isaak und Jakob. Esau gab sich zufrieden damit, es blieb ihm auch nichts anderes übrig.

Nun herrschte Jakob in dem Land, in das sein Großvater als Fremdling gekommen war, im Lande Kanaan, dem Gelobten Land. Doch es sollte nicht mehr Kanaan heißen, Jakob gab ihm einen neuen Namen: Israel – so wie er sich selbst, nein, wie Gott ihn genannt hatte. Das Land Israel – Eretz Israel. Das große Nachbarreich, Ägypten, nahm dieses Zeichen zur Kenntnis. Ein Pharao folgte dem anderen, auf Amenemhet I., der Abraham Sarah weggenommen und zurückgegeben und ihnen Hagar geschenkt hatte, folgte sein Sohn, Sesostris I., auf ihn Amenemhet II. und Sesostris II. Mit dem Land, das jetzt Israel hieß, hatte man einen aufrechten Vertrag, das Land unter der Doppelkrone war mächtig, reich, fest geordnet. Ägypten beobachtete die Entwicklung im kleinen Nachbarland genau, aber es hatte andere, weitaus größere Sorgen.

Als Prophet und Landesfürst hatte Jakob, der sich jetzt Israel nannte, ein geordnetes, wohlhabendes Land mit einem Ältestenrat, der ihn anerkannte, mit Vorstehern in den Städten, die meist gerecht und gottesfürchtig waren, mit einer Polizei, die das Bandenwesen in der Wüste zurückgedrängt hatte, geerbt. Er war gut vorbereitet für seine Aufgabe, selbstsicherer als sein Vater, weniger aufbrausend als der furchtbare Großvater, er verstand etwas von Wirtschaft, Ackerbau, Viehzucht, Handel. Er hatte bei Laban viel gelernt. Aber das Oberhaupt einer Großfamilie zu sein war um einiges schwieriger als ein Volk und ein Land zu führen, sie entzog sich der Weisheit des Oberhauptes wie ein Segelschiff im Sturm der Erfahrung des Kapitäns. Das war nicht anders als zu Zeiten seines Vaters und Großvaters.

War auch dieser Zank im eigenen Hause vererbt, wie so manches nach Abraham? Abraham hatte drei Frauen gehabt und acht Söhne und hatte am Ende eine der beiden und einen Sohn in die Wüste jagen müssen. Sein Enkel Jakob hatte vier Frauen und zwölf Söhne, die Probleme hatten sich verdoppelt und verzehnfacht. Wie sollte er, ein gerechter Mann, verbergen, dass ihm die Söhne Rachels, der Klügste von allen, Josef, und der lieblichste und jüngste, Benjamin, lieber waren als die anderen, Ruben, Simeon, Levi, Juda, Dan, Naphtali, Gad, Ascher, Issachar und Zebulon?

Es war sicher der Wille Gottes, dass sie da waren, um das erwählte Volk auf die Welt zu bringen, um die Stammväter der zwölf Stämme Israels zu werden – aber hätte Er ihnen nicht auch Bruderliebe, Einsicht in den göttlichen Auftrag, Geduld und Umsicht schenken können und nicht nur Selbstsicherheit, Kraft und Lebensfreude? In Jakobs Anwesenheit benahmen sie sich gut, aber sobald sie ohne seine Aufsicht waren, begannen Eifersüchteleien und Streit. Josef war überhaupt frech, er ließ sich von seiner Mutter schöner und bunter kleiden als seine Brüder, war überzeugt davon, hübscher und klüger als sie zu sein. Einmal erzählte er, er habe geträumt, Sonne, Mond und elf Sterne hätten sich vor ihm verneigt. Als Jakob ihn zurechtwies, zuckte er nur lachend die Achseln: Ist es meine Schuld, wenn ich träume, was ich träume? Erzählst du nicht immer, es sei Gott, der uns im Traum einflüstert und dadurch mitteilt, was geschehen wird, was geschehen soll? Seid ihr, Urgroßvater, Großvater und du, Vater, nicht deshalb Propheten? Ist es nicht denkbar, dass auch ich einer sein werde?«

»Nicht jeder Traum kommt vom Herrn. Bescheide dich!«

An diesem Abend kehrten die zehn älteren Söhne mit dem großen Teil ihrer Herden nicht nach Hause zurück. Auch am nächsten Tag und Abend nicht und Jakob, der sich jetzt Israel nennen ließ, war sehr besorgt. Die Polizei mochte er nicht einbinden, keinesfalls sollte es aussehen, als hätten seine Söhne etwas Unredliches gemacht. Er meinte, besonders klug zu handeln, als er Josef losschickte, sie zu finden und sich bei ihnen für sein Gehabe zu entschuldigen, sie im Namen Israels zu bitten, wieder nach Hause zu kommen.

Doch alles ging schief. Josef kleidete sich in einen bunten, prunkvollen Mantel, ließ eines der besten Pferde für sich satteln, obwohl sein Vater geraten hatte, er solle einen Maulesel nehmen. Als er seine Brüder gefunden hatte, empfanden sie seinen Auftritt als Provokation. Ruben warf ihn aus dem Sattel, bevor er noch etwas hätte sagen können, die Brüder schlugen auf ihn ein, und als er schließlich wie ein blutendes Bündel vor ihnen lag, begannen sie zu beraten, was sie nach diesem unbeherrschten Wutanfall machen sollten. Sie beschlossen, sie müssten ihn einfach loswerden. Und als sie einen trockenen Brunnen fanden, warfen sie den zusammengeschlagenen Bruder einfach hinein. Er hörte noch, wie sie beschlossen, seinen Mantel, den sie ihm abgenommen hatten, mit dem Blut einer geschlachteten Ziege zu beflecken, um diesen dann dem Vater als Beweis für ihre Geschichte heimzubringen. Josef sei von einem Löwen angefallen und zerfleischt worden. Dann beratschlagten sie, ob sie ihn einfach verhungern und verdursten lassen oder wieder herausholen, umbringen und hier begraben sollten. Aber beides schien ihnen doch zu ungeheuerlich. Als eine ägyptische Karawane vorbeikam, zogen sie den zitternden, erschrockenen nackten Bruder aus dem Loch und verkauften ihn billig als Sklaven. Es ging ihnen nicht um das Silber, sie wollten ihn einfach loswerden.

Unterwegs stellten die Käufer fest, dass Josef zwar schmächtig und untauglich für schwere Arbeiten war, jedoch ungewöhnlich sprachgewandt und gebildet. In El Lischt angekommen boten sie ihn einem Amtmann des Pharaos Sesostris III. an, der den jungen Sklaven nach einer Befragung gerne kaufte. Josef erwies sich tatsächlich als nicht nur tüchtig bei der Verwaltung des Vermögens, als Dolmetscher für vorbeiziehende Karawanen und Seeleute, die in das Delta des Nils gesegelt waren, er machte auch als geschickter Traumdeuter von sich reden. Der Pharao erfuhr von diesen Fähigkeiten und ließ den jungen Sklaven zu sich kommen. Als er feststellte, dass er ein Urenkel dieses Avram war, der bei seinem Ururgroßvater, Amenemhet I., im Dienst gestanden war, nahm er ihn zu sich, übertrug ihm bald die Verwaltung seiner Herden, und als er sich darin bewährt hatte, machte er ihn zum Großwesir.

Josef war schon ziemlich lange in Amt und Würden, als er Anzeichen einer drohenden Hungersnot erkannte und das dem Pharao mitteilte. Die Hungersnot traf Ägypten nicht besonders stark, denn auf Josefs Weisung war in all den Jahren von jeder Ernte ein Teil zurückbehalten und eingelagert worden. Das war ein gänzlich neues Konzept, zuvor hatte man Überschüsse einfach verkauft. In allen Ländern rund um Ägypten, die keine Vorsorge getroffen hatten, war die Hungersnot verheerend. Besonders stark betroffen war Israel, das frühere Kanaan, Josefs Heimatland. Natürlich erfuhr er davon. Was sollte er tun?

Als Großwesir konnte Josef, natürlich mit Erlaubnis des Pharaos, seinen greisen Vater, seine Brüder und ihre Nachkommen zu sich rufen lassen. Zu ihrer Versorgung schenkte er ihnen den Landstrich Goschen im Nildelta. Seinem uralten Vater, den man jetzt nur noch als Israel kannte, stellte er seine Frau Asnat vor, die Tochter eines Priesters, und seine Söhne Ephraim und Manasse, denen der Greis den Segen im Namen des Allmächtigen erteilte.

Dann versammelte Jakob noch einmal alle seine Söhne um sich, um ihnen zu erklären, dass sich der Wille des Herrn nun erfüllt habe und er jetzt ruhig sterben könne. Wenn es so weit sei, möge seine Leiche in der Höhle Machpela begraben werden.

Mag auch der größte Teil dieser mitunter nebelhaften Geschichte nach wie vor im Zwielicht liegen – hier begann die reale Geschichte des Volkes Israel, des auserwählten Volkes seines Gottes.

SPURENSUCHE

Die ersten Spuren, die zu dieser Geschichte führen, kurze Berichte über Abraham, Sarah und Hagar, Isaak und Ismael, habe ich in der Thora, im ersten Buch Mose in der Bibel gefunden. Bibel bedeutet einfach nur Büchlein, aber diese Schrift ist für fast zweieinhalb Milliarden Menschen heilig, sicherlich das bestverkaufte und meistverschenkte Druckwerk aller Zeiten. Sie enthält viele aufregende und intrigenreiche Geschichten, Charaktere, Wandlungen, die man sich auch in der heutigen Gesellschaft vorstellen kann und soll. Manches, was in der Bibel der Juden beziehungsweise dem Alten Testament der Christen beschrieben ist, wiederholt sich abgewandelt oder in Variationen in der Heiligen Schrift der 1,6 Milliarden Moslems, dem Koran.

In diesem gewaltigen Bestseller haben mich vor allem die zahlreichen Familienintrigen und Tragödien, Mord und Totschlag, Raub und Betrug, Eifersucht, Liebe und Hass, Zerwürfnisse mit Söhnen und Ungehorsam gegenüber Vätern, komplizierte Erbschaften, die Eroberung fremder Territorien und Völkermord interessiert, Themen, die man sich in jeder heutigen Gesellschaft, in jedem Volk und jedem Staat vorstellen kann. Damals jedoch, und das unterscheidet dieses Zeitalter, das wir so wenig kennen, von allen anderen, erlebte man das Erscheinen eines neuen Gottes unter den Hunderten schon angebeteten, eines namenlosen, gestaltlosen Allmächtigen, der die Welt erobern und alle seine göttlichen Konkurrenten verdrängen würde. Es ist eine Hollywood-Story, wie sie sich erfahrene Drehbuchautoren nicht besser ausdenken könnten. Im

Filmgeschäft wäre das, was in der Bibel mehr skizziert als ausführlich erzählt wird, ein Treatment, man würde gerne mehr erfahren, als in den kurzen Absätzen über diesen Plot in der Schrift ausgeführt ist, die für einen großen Teil der modernen Menschheit heilig ist. Ich habe diese Mär, so gut ich kann, nacherzählt, mir jedoch auch die Freiheit genommen, sie auszuweiten und zu deuten.

In der Bibel steht fast nichts über die gesellschaftlichen Bedingungen in den Ländern und Städten, durch die sich Abraham, der Begründer zweier Nationen und eines Gottes, bewegt, in denen er dienen muss und die er beherrschen wird, über die Charaktere und Gefühle der Personen, mit denen er zu tun hat, die einander begegnen, gegeneinander kämpfen, einander lieben und hassen. Ich wollte logische, realistische Lösungen für die verschiedenen Wunder und mit gesundem Menschenverstand nicht vorstellbaren Ereignisse finden, die Legende zum Roman umschreiben.

Vor allem musste ich mich auf Spurensuche begeben. Die Beschreibungen Abrahams, seiner Frauen, Kinder und Nachfahren, der Länder, durch die er reist und in denen er sich aufhält, sind in der Heiligen Schrift, die ja nicht als fortlaufender, logischer Text verfasst ist, recht kurz, teils widersprüchlich dargelegt. Deswegen möchte ich jene Spuren beschreiben, die ich glaube, gefunden zu haben.

Meine erste wichtige Entscheidung war, in welcher historisch verbürgten Zeit die realistisch erzählte Geschichte anzusiedeln ist. Wohin führte die Spur?

Das alte Ägypten war aus heutiger Sicht schon vor sechstausend Jahren ein geordneter Staat. Um seine Epochen zu bestimmen, beruft man sich auf Dynastien, nicht auf einzelne Herrscher, obwohl auch die namentlich bekannt sind. Aber Abraham? Der Abraham aus der Bibel, der im Koran Ibrahim heißt? Hat es ihn überhaupt gegeben? In keinem historischen Dokument wird er erwähnt, nirgendwo außer in den heiligen Büchern existiert er. Ich habe keinen Beweis dafür, aber ich gehe einfach davon aus, dass er zur Zeit der zwölften Dynastie, das ist die Bronzezeit, gelebt hat. Vom Leben der Herrscher, aber auch des einfachen Volkes des alten Ägypten weiß man dank der Hieroglyphen auf Tempel- und Grabwänden, auf Tontäfelchen und illustrierten Papyrusrollen recht viel.

Wann könnte Abraham gelebt haben, mit welchem Pharao hätte er zu tun gehabt? Ich habe mich für Pharao Amenemhet I. entschieden, etwa 1980–1970 vor unserer Zeitrechnung.

Die Exegeten der Heiligen Schrift und die Lehre der biblischen Religionen gehen davon aus, dass Gott, der Herr, Abraham das Land Kanaan versprochen hat, die Juden es jedoch erst nach dem Tod Mose besetzen und erobern durften. Ich gehe in meiner Erzählung von einer ganz anderen, mir logischer erscheinenden Abfolge aus, beschreibe die Landnahme Kanaans nicht als späte Niederlage Ägyptens, sondern sechs Jahrhunderte zuvor als bewusste Politik eines konkreten Pharaos, der einen Vertrag mit dem Mann, der als Vater der Völker gelten wird, abschließt und ihm hilft, das Gelobte Land zu erobern.

Hagar, die Mutter des erstgeborenen, aber außerehelichen Sohnes Abrahams, Ismael, kommt in der Heiligen Schrift nur kurz vor. Ich habe sie trotzdem an den Anfang des Romans gestellt, um einen Ort der Handlung aus ihrer Sicht, mit den Augen einer einfachen Sklavin zu beschreiben. Ihr Name wird in der Bibel »hgr« geschrieben, das Hebräische hat keine Vokale, deshalb wird er auch als Agara gelesen. Im Koran heißt sie phonetisch ausgesprochen Hadschar. Alles, was in diesem Text über sie steht, ist, wie Nietzsche sagen würde, »Dichtererschleichnis«. Für mich ist sie eine der Heldinnen.

Abraham nenne ich am Anfang Avram, das bedeutet »Der Vater ist erhaben«, erst später, nachdem ihm Gott seinen Auftrag erteilt hat, wird daraus Abraham, »Vater der Völker«. Sarai erhält den Namen Sarah, »Fürstin«, erst, nachdem Gott Avram umgetauft, Abraham genannt hat. Dass Sarai Avrams Halbschwester ist, beruht auf den Bibelkommentaren von Rabbi Schlomo ben Jizchak, genannt Raschi, aus dem 10. Jahrhundert.

Lots Erlebnisse habe ich meiner Erzählung, ganz anders als es in der Bibel steht, frei angepasst. In der Bibel kommt sie erst nach dem Aufenthalt Abrahams in Ägypten vor, wegen der besseren Dynamik habe ich die Reihenfolge der Ereignisse verändert. Gesicherte Spuren, wo Sodom war, habe ich nicht gefunden, ich stelle mir vor, dass es nahe des Ortes Ur, etwa dort gewesen sein kann, wo sich heute die Stadt Tell as-Senkereh im Irak befindet. In dieser Gegend strömte oft Erdgas aus dem Boden und verursachte Erdbeben, entzündete sich selbst und konnte so ganze Siedlungen vernichten. Das Tal von Siddim halten viele für die Gegend, die heute das Tote Meer ist. Ein Problem war, die Verwandlung von Lots Frau zur Salzsäule realistisch zu erklären. Am einfachsten war es, sie als Erfindung Abrahams abzutun.

Zu jener Zeit wurden noch viel mehr Götter verehrt als ich beschreibe, etwa fünfhundert sind überliefert. Näheres über Abrahams Gott steht erst viel später in der Bibel, als dieser Moses im brennenden Dornbusch erscheint, »Moses! Moses!« ruft und die Antwort erhält: »Hineni« – »Da bin ich« oder »Ja, ich höre, ich werde gehorchen.« Dieser Ruf wird auch mehrmals in Zusammenhang mit Abraham erwähnt. Gott nennt sich der Bibel zufolge »JHWH« – »Ich bin, der ich bin«, indem er keinen Eigennamen bekannt geben will, unterscheidet er sich von allen anderen Göttern. Er wird Moses später als erstes Gebot diktieren: »Ich bin der Herr, dein Gott, du sollst keine anderen

Götter haben neben mir!« Theologen deuten das unterschiedlich, meiner Meinung nach ist es der Beweis, dass der Glaube an viele Götter verbreitet war und das Unterscheidungsmerkmal dieses neuen Glaubens die Exklusivität des Gottes war. Dafür brauchte es ein eigenes Volk, das dafür geschaffen, besser gesagt auserwählt war.

Ein alter typisch jüdischer Witz lautet: »Danke, Herr, dass du uns auserwählt hast, aber wie wäre es, wenn du jetzt ein anderes Volk wählen und uns in Ruhe lassen würdest?«

Abraham suchte einen Gott, der ihn beschützt, so wie auch andere Völker ihre eigenen Götter hatten, einen Allmächtigen, der ihn dabei unterstützen würde, ein Land zu gewinnen. Kanaan war ja nicht unbevölkert, er musste es erobern und besetzen. Realistisch konnte er das nur mit einer von Ägypten ausgerüsteten Heerschar, und das wiederum ist nur denkbar, wenn dieses große, reiche, starke Land Interesse daran hatte. Das war unschwer zu konstruieren.

Die alten ägyptischen Inschriften werden laufend übersetzt und gedeutet, regelmäßig werden neue wissenschaftliche Erkenntnisse publiziert. Mein Roman erhebt nicht den Anspruch, auf dem letzten Stand der Wissenschaft zu sein. Ich habe mich bloß bemüht, mit einer literarischen Fiktion nicht zu weit von anerkannten Fakten abzuweichen.

In der Bibel steht: »Und der Herr sprach zu Abram: Geh aus deinem Vaterland und von deiner Verwandtschaft und aus deines Vaters Haus in ein Land, das ich dir zeigen werde …« Und weiter: »Es kam aber eine Hungersnot in das Land. Da zog Abram hinab nach Ägypten, dass er sich dort als ein Fremdling aufhielte …« »Und als er nahe an Ägypten war, sprach er zu Sarai, seiner Frau: Siehe, ich weiß, dass du ein schönes Weib bist. Wenn dich nun die Ägypter sehen, so werden sie sagen: Das ist seine Frau – und werden mich umbringen und dich leben lassen. So sage doch, du seist meine Schwester, auf dass mir's wohl um deinetwillen gehe und ich am Leben bleibe um deinetwillen. Als nun Abram nach Ägypten kam, sahen die Ägypter, dass seine Frau schön war. Und die Großen des Pharao sahen sie und priesen sie vor ihm. Da wurde sie in das Haus des Pharao gebracht.« Von dieser Beschreibung habe ich mich nicht weit entfernt, sie ist, falls wir die Bibel als Quelle ansehen, ein Beweis, dass Abraham schon viel früher da war als Moses, lange bevor Moses die Juden aus der Sklaverei befreit und nach Kanaan geführt hat, nach meiner Berechnung eben ganze sechs Jahrhunderte vorher.

Wie war tatsächlich die Beziehung zwischen Abraham und Sarah? Selbst in der Bibel erscheint Abraham mitunter als unentschiedener Schwächling. Wie soll man sich die Beziehung zwischen dem Pharao und den beiden vorstellen? In der Bibel steht, Gott habe dem Herrscher gedroht, die Frau, die er für die Schwester des Gastes hielt, ja nicht anzurühren, und er habe am Ende Abraham vorgeworfen, dass er ihm nicht die Wahrheit gesagt habe. Das halte ich so nicht für logisch.

Besonders wichtig war es mir, den konkreten Amenemhet I. und seinen Charakter zu beschreiben. Im Unterschied zu vielen anderen Herrschern Ägyptens vor und nach ihm, deren Leben aufgrund hieroglyphischer Schriften und Ornamente in ihren Grabstätten besser bekannt ist, hat sich die Ägyptologie weniger mit ihm beschäftigt. Von ihm heißt es nur: »Amenemhet I. gilt als Erneuerer der ägyptischen Größe nach vergangenen chaotischen Zeiten …«

Gesichert ist, dass zur Zeit seiner Regierung die Dichtkunst blühte, es ist jedoch viel verloren gegangen. Was übrig blieb, sind vor allem Panegyriken über ihn als Herrscher, wie sie auch heutzutage in Diktaturen über ihre Potentaten üblich sind. Ist es möglich, dass er sich mitunter so zwanglos benommen hat, wie ich es beschreibe? Wieso nicht? Auch wenn er weiß, dass er sich in der Öffentlichkeit als Gott benehmen muss, wenn er ein Land beherrschen will, das ständig in Gefahr ist, auseinanderzufallen. Dass er eine wirklich gute Beziehung zu seinem Sohn hatte, der als Sesostris I. sein Nachfolger wurde, ist gesichert, seine schriftlichen Ratschläge für ihn sind erhalten.

Amenemhets Großwesir hieß tatsächlich Antefikvar, der Name seines Schatzmeisters ist nicht bekannt, der Name Mentuhotep, den ich ihm gegeben habe, war im Ägypten jener Zeit verbreitet. Auch alle anderen Namen fiktiver Personen in Ägypten, die ich nenne, waren dort und zu jener Zeit üblich.

Die wunderbaren Reliefs aus der altägyptischen Zeit sagen genug über das damalige Leben am Hof aus, die moderne Ägyptologie gibt die notwendigen Erläuterungen. Die Gaben, die Pharaonen und auch einfacheren Menschen ins Grab gelegt wurden, sind ebenfalls wichtige Belege.

Weihrauch und andere Düfte wurden in besonderen Laboratorien von Priestern unter Gesang und Gebeten zubereitet. Weihrauch galt als Schweiß der Götter. Es sind sogar Rezepte aus jener Zeit erhalten, Weihrauch mit Zusatz von Wacholder, Zimt, Lotus, Rosinen. Kyphi war eine besondere Räuchermischung aus unterschiedlichen Hölzern, Harzen, Gewürzen, Honig und Wein. Die Laboratorien für Weihrauch waren die ersten Apotheken im alten Ägypten, die zuständigen Priester Ärzte und Apotheker. Sie stellten auch Parfüms für die Damen her. (Über einen großen Versandhändler kann man heute Kyphi nach angeblich altägyptischen Rezepten erstehen, zweihundertfünfzig Gramm zu achtzehn Euro.)

Die Verwendung des Weihrauchs in Ritualen sieht man auf vielen Bildern, man hielt die Pfanne mit Weihrauchkugeln in der Rechten ohne sie zu schwenken und goss mit der Linken aus einer Schnabelkanne Wein oder parfümiertes Öl dazu. Zu gewissen Anlässen vollzog der Pharao persönlich das Räucheropfer. Keine besondere Zeremonie war notwendig, wenn man Weihrauch oder anderes Räucherwerk nur des Duftes wegen anzündete, das durfte jedermann tun, auch Frauen. Die Gattinnen der Pharaonen spielten oft eine wichtige Rolle in der Gesellschaft, einige von ihnen waren praktisch die Herrscherinnen des Reiches.

Nachdem er nicht mehr von Theben aus regieren wollte, beschloss Amenemhet, im Delta des Nils den Ort Schedet zum Gemüsegarten der neuen Hauptstadt auszubauen, die Griechen nannten den Raum später Krokodilopolis – nomen est omen. Dafür waren große Kanalarbeiten notwendig. Heute befindet sich an dieser Stelle die Stadt al-Fayyum nahe der Grenze zu Libyen. Die neue Hauptstadt im Nildelta nannte der Pharao Itj-Taui, weil das schwer auszusprechen ist, benütze ich die später entstandene Bezeichnung El Lischt. Heute gibt es noch ein Dorf dieses Namens. Reste der Stadt sind nicht gefunden worden, wie sie aussah, musste ich erfinden. Zwei Pyramiden, die Grabstätten der Pharaonen Amenemhet I. und Sesostris I., erinnern daran, dass sie hier residierten. Für Amenemhet war der Grund für die Verlegung der Hauptstadt, dass er das komplizierte Nildelta persönlich überwachen wollte. Mit dem Bau hatte er es so eilig, dass auf seinen Befehl sogar Baumaterial alter Grabstätten benützt wurde, was beweist, dass er keinerlei Pietät kannte. Er wollte kein Mann der Vergangenheit, sondern der Zukunft sein. Amenemhet war nicht der einzige Herrscher, der sich einbildete, die Geschichte beginne mit ihm, solche können wir auch heute beobachten.

Über die ägyptischen Götter gibt es eine außer für Ägyptologen fast unübersehbare wissenschaftliche Literatur, außerdem bevölkern sie unzählige Romane, Dramen und Filme, so wird in Verdis Oper »Aida« gleich am Anfang Isis als Göttin der

Liebe erwähnt, der Chor wendet sich in seinem Gebet für den Sieg Radames an den Gott Ptah. Ich konnte also wählen, was zum Lauf der Geschichte von Abraham, Sarah, Ismael und Isaak passte.

Die Bibel erwähnt an einer Stelle Abimelech, den König von Gerar, der glaubte, Sarai sei die Schwester Abrahams, und sie »holen ließ«. Geschichtlich kann man keinen Pharao Abimelech nachweisen. Deshalb bin ich davon ausgegangen, dass ich Abraham mit Amenemhet I. verbinden darf, dass er dieser Abimelech ist.

Die kanaanitischen Seefahrer – sie wurden von den Griechen Phönizier genannt, uns sind sie heute vor allem als solche bekannt – haben mit Sicherheit das ganze Mittelmeer besegelt, auch in den Atlantik hinaus wagten sie sich, ihr Erscheinen in Portugal ist bekannt. Es gibt wissenschaftlich allerdings nicht belegte Vermutungen, sie hätten in Britannien Zinn erstanden und sogar zweitausend Jahre vor Columbus Amerika entdeckt.

Das Wort Wesir war im Ägypten der zwölften Dynastie noch unbekannt, ich benütze es jedoch der Einfachheit halber, um den höchsten zivilen Würdenträger des Reiches zu benennen.

Sinuhe ist der Autor einer Schrift, die als erster Roman der Literaturgeschichte gilt. Es ist die Icherzählung eines Höflings, der wegen des Verdachts, in ein Attentat gegen Amenemhet I. verwickelt zu sein, fliehen muss, jedoch nach dessen Tod an den Hof von Sesostris I. zurückkehrt. Von der Erzählung sind große Teile auf acht Papyri und achtundzwanzig beschrifteten Tonscherben erhalten, die sich im Ägyptischen Museum in Berlin befinden. Nicht zu verwechseln ist diese historische Persönlichkeit mit der Kunstfigur im Roman »Sinuhe der Ägypter« des finnischen Dichters Mika Waltari (1908–1979). Ich habe nicht feststellen können, ob Waltari die Schrift des Dichters aus der Zeit der zwölften Dynastie gekannt hat, es heißt nur ganz allgemein, er habe Quellenstudium betrieben. Seine Geschichte hat jedenfalls keine Ähnlichkeiten mit dem alten Text, sein Sinuhe ist Leibarzt des Pharaos Echnaton, der war Mitglied der achtzehnten Dynastie sechs Jahrhunderte nach Amenemhets Zeit.

Die alten Ägypter nannten einen Harem Khent, das gleiche Wort bezeichnete auch ein Gefängnis. Im Roman gebrauche ich der Einfachheit halber die heute bei uns übliche Bezeichnung.

Über den ersten Aufenthalt Avrams in Kanaan erfahren wir in der Bibel wenig, es heißt nur: »Abraham aber zog von dannen ins Südland und wohnte zwischen Kadesch und Schur und lebte nun als ein Fremdling zu Gerar.« Viel zu wenig für einen Roman. Schur konnte ich nicht finden, Gerar dürfte dort gewesen sein, wo heute die Stadt Netivot im Süden Israels steht. Kadesch ist das heutige Tell Nebi Mend am Ufer des Flusses Orontes.

Es ist nicht bekannt, wer unter Amenemhet Setem, die Bezeichnung des obersten Priesters, gewesen ist. Raramu hieß der Totenpriester des Pharaos Cheops in der sechsten Dynastie, ich habe diesen Namen ausgeliehen, weil ja von den Pyramiden des Cheops und Amenemhets die Rede ist. Cheops ist übrigens der gräzisierte Name des Pharaos Khufu.

Wissenschaftlich ist nicht erwiesen, dass Amenemhet Teile alter Grabstätten abbauen ließ, um den Bau seiner eigenen zu beschleunigen. Dass er die größte aller Zeiten bauen lassen wollte, steht allerdings ebenso fest wie dass das misslungen ist und auch, dass daran vor allem seine Ungeduld schuld war. Dass Abraham damit etwas zu tun hatte, musste ich mir vorstellen, in der Bibel steht kein Wort darüber, was er in Ägypten getan hat und wie genau er Kanaan vom Herrn bekommen sollte.

Die Cheops-Pyramide wurde etwa im Jahr 2600 vor Christus gebaut, ursprünglich betrug die Seitenlänge 230,33 Meter, die Höhe 146,59, heute ist sie jedoch etwas eingesackt und nur mehr 138,75 hoch. Amenemhets Baumeister konnten diese Dimensionen nicht einmal annähernd erreichen. Der Bau begann um 1938 vor Christus, heute ist diese Pyramide nur neunundfünfzig Meter hoch und hat eine Seitenlänge von vierundachtzig Metern, wegen des schlechten Baumaterials sieht sie heute aus einer gewissen Entfernung nicht mehr wie eine Pyramide aus, sondern wie ein natürlicher Hügel.

In der Bibel stehen nur wenige Worte über die Geburt von Ismael beziehungsweise Isaak. »Da nahm Sarai, Abrams Frau, ihre ägyptische Magd Hagar und gab sie Abram« »Und er ging zu Hagar, die ward schwanger.« Punkt. Um ein realistisches Bild zu gewinnen, das keine Wunder als Erklärung benötigt, musste ich vieles erfinden.

Die Wüste Negev liegt auf dem heutigen Staatsgebiet Israels. Im Bronzezeitalter, der Regierungszeit von Amenemhet I., war sie menschenleer, es gibt keinen altägyptischen Namen für sie, auf Arabisch heißt sie an-Naqb.

Beersheba, heute eine israelische Großstadt, wird im Alten Testament mehr als zwanzigmal erwähnt, zum ersten Mal im ersten Buch Mose, wo erzählt wird, dass der Pharao Abimelech mit Abraham einen Bund über die Benutzung des neuen Brunnens schließt, aber das hat mir nicht genügt, meine Version für diese Erzählung ist erfunden, jedoch hoffentlich logisch.

Die Zusatzanrede JHWHs als Zebaot kommt in der Bibel viel später vor als bei mir.

Die Beschneidung des männlichen Gliedes wurde im alten Ägypten nachweislich schon vor mindestens viereinhalbtausend Jahren praktiziert, denn so alt sind die Reliefs, die zeigen, wie man es tat. Ägyptologen verbinden die Sitte mit dem Kult der Schlange, die sich häutet. Nicht nur Juden und später Moslems haben es als Zeichen der Zugehörigkeit zu Gott übernommen, auch einige Völker des äquatorialen Afrika handeln so. Hygienisch ist es dem Klima und dem Wüstensand angemessen.

Die Rede, die Abraham vor seinen Soldaten hält, habe ich aus verschiedenen Teilen der Bibel zusammengestellt und nur ein wenig modernisiert. Historisch hat sich die Eroberung der Städte am Meeresufer des heutigen Israel und die Ablösung der Ureinwohner durch ein neues Volk über Jahrhunderte hingezogen, im Roman ist das gekürzt, der Lebensdauer Abrahams angepasst. Der biblische Gott hat schreckliche Strafen befohlen, die Ausrottung ganzer Völker, das belegen mehrere Stellen in den Büchern der Propheten, die ja teilweise eine Art idealisierte Geschichte des jüdischen Volkes sind.

Wichtig ist es, die erste Eroberung Kanaans unter Abraham von der zweiten unter Moses zu unterscheiden, als die Juden nach der Versklavung in Ägypten heimkehren. Dazwischen liegen mindestens sechs, wahrscheinlich sieben Jahrhunderte, je nachdem, ob wir annehmen, dass Moses sein Volk aus der Herrschaft von Ramses II. befreit hat, wie es die Mehrzahl der Wissenschaftler annimmt, oder der von Echnaton, der als Erster einen einzigen Gott anbeten ließ. Von diesen Herrschern haben wir genaue historische Kenntnisse, denn alle Pharaonen sind akribisch dokumentiert, Amenemhet I. starb 1965, Echnaton 1336, Ramses II. 1213 vor unserer Zeitrechnung. Die Lebensgeschichten Abrahams und Moses finden wir jedoch nirgendwo konkret verzeichnet, außer in der Jahrhunderte nach ihrem Leben verfassten Bibel, genauer, im ersten Buch Mose, vom wissenschaftlichen Standpunkt muss man ihre Erlebnisse als Legende qualifizieren.

Frei erfunden ist auch die Beschreibung, wie Avram sein Heer aufstellt, die Macht in Kanaan mit Hilfe ägyptischer Offiziere übernimmt, das ist aber wichtig für die Fortsetzung der Geschichte. Auch die weitere Erzählung mit der späten Geburt

Isaaks und der seines Sohnes Jakob sowie der Entwicklung des jüdischen und der arabischen Völker folgt der Bibel sehr frei.

Ismael, Sohn Abrahams und Hagars, ist für mich eine der interessantesten Figuren dieser Geschichte. Er gilt als Vorfahre der Araber. Weil sie denselben Vater haben, sind die Söhne des Propheten Abraham, Ismael und Isaak, Halbbrüder, Halbbrüder in diesem Sinne, jedenfalls sehr nahe Verwandte, sind demnach alle ihre Nachfahren, Palästinenser und Israelis, Moslems und Juden. Juden begrüßen einander mit »Schalom Alejchem«, die Araber mit »Salam Aleikum«. Ist der Unterschied zwischen Schalom und Salam so groß, dass Menschen, die einander mit dem Wort Frieden begrüßen, nicht in Frieden miteinander leben können?

Je weiter die Erzählung über Abraham, seine Söhne Ismael und Isaak, seine Enkelsöhne Esau und Jakob in der Bibel fortschreitet, desto mitteilsamer wird sie. Über den Segen Isaaks, den Jakob erschwindelt haben soll, wird ausführlicher und mit mehr Einzelheiten berichtet als über alles davor.

Die Geschichte, wie Jakob seinen Vater in der Gestalt von Esau betrog, indem er sich Ziegenfell anlegte, um behaart zu wirken, steht ausführlich im Kapitel siebenundzwanzig des ersten Buchs Mose, die andere, dass Esau sein Recht als Erstgeborener für ein Linsengericht verkauft hat, im folgenden Kapitel. Nirgendwo habe ich gefunden, wie Theologen den Unterschied dieser zwei Versionen erklären. Ich habe erzählt, wie es mir plausibel erscheint, wenn ich die gesellschaftlichen Umstände jener Zeit analysiere.

Die Aufforderung des Propheten Samuel, alle Amalekiter umzubringen, ist für mich der erste Bericht über einen Genozid in der Geschichte, und es sind die Kinder Israels, die ihn zu verantworten haben.

Bet-El ist der nach Jerusalem am häufigsten erwähnte Ort in der Bibel, der frühere kanaanitische Name der uralten Siedlung in unmittelbarer Nähe war Lus, das ist siebzehn Kilometer von Jerusalem entfernt, heute nahe dem palästinensischen Dorf Beitin im Westjordanland.

Für die Figur des Jakob habe ich mich so stark wie möglich an die Bibel gehalten. Allerdings musste ich diese Fährte bald verlassen, denn die Geschichte im Buch Mose gewinnt immer mehr Breite, es wird da richtig redselig. Jakob soll sieben Jahre lang bei Laban für Rachel gedient haben, dann jedoch schiebt ihm sein Schwiegervater anstatt Rachel Lea unter, und um doch seine geliebte Rachel zu bekommen, muss er weitere sieben Jahre für sie dienen. Das ist unlogisch, sieben Monate scheinen plausibler als sieben Jahre, aber die Bibel geht ja mit Jahren sehr großzügig um, Isaak stirbt im Alter von hundertachtzig Jahren, Abraham mit hundertfünfundsiebzig, Noah zeugt seine Söhne im Alter von fünfhundert Jahren, Methusalem wird gar siebenhundertzweiundachtzig …

Die Beziehung zwischen Jakob und Esau wird auch viel zu kompliziert beschrieben. Esau erscheint mit vierhundert Mann und Jakob ist deshalb sehr erschrocken. Die Bibel streut Geschichten und Geschichtchen ein, die dem Fluss meiner Erzählung nicht mehr nützen.

Rachel und Lea gehen davon aus, dass alles, was gemeinsam erwirtschaftet worden ist, ihnen beiden gehört, und sie wollen es mitnehmen. Rachel stiehlt auch Labans Hausgott und so fliehen sie. Ihr Vater jagt ihnen sieben Tage nach, aber Gott hindert ihn, sich zu rächen.

Wie ist die Thora, wie das ganze Alte Testament entstanden? Der Text ist jedenfalls nicht aus einer Hand, sondern über einen längeren Zeitraum von vielen Autoren immer wieder ergänzt, erweitert und redigiert worden. Je weiter die Geschichte fortschreitet, desto schreibfreudiger, schreibwütiger werden die

Autoren. Natürlich waren es viele Autoren, kein Moses hat die ihm zugeschriebenen »ersten fünf Bücher Mose« in einem Stück gedichtet. Jahrhundertelang zerbrechen sich Wissenschaftler die Köpfe, wer wann warum aufgeschrieben hat, was drei Weltreligionen als heilig verehren. Fazit: Wir haben keine Ahnung über sie. Demzufolge muss ich mich nicht, kann ich mich nicht auf die Bibel allein verlassen, sondern nehme, was mir gefällt. Ich möchte dem Ende zustrebend meine bescheidene Geschichte einfach und so real wie möglich erzählen.

Über das Alltagsleben Avrams – Abrahams – nachdem er das Gelobte Land eingenommen hat, gibt es nirgendwo Angaben. Erst anlässlich der Bestattung Sarahs steht in der Bibel, dass der Prophet im heutigen Hebron eine Höhle für diesen Zweck gekauft habe. Da ich nichts darüber finden konnte, musste ich sein Familien- und Geschäftsleben erfinden.

Der Ältestenrat, der Sanhedrin, wird historisch erst viele Jahrhunderte nach Abrahams Wirken zum ersten Mal erwähnt, aber wenn wir annehmen, dass er Kanaan erobert hat, muss er sich wohl auf eine bestimmte Gruppe auserwählter Mitarbeiter verlassen haben.

Das Instrument Kinaru, das heute Kinnor genannt wird, kommt zum ersten Mal auf Tontafeln aus dem 18. Jahrhundert vor unserer Zeitrechnung vor, in der Bibel wird es mehr als zwanzigmal erwähnt.

Die Sintflut wird in verschiedenen Mythologien beschrieben, nicht nur im ersten Buch Mose. Abgesehen davon, ob Moses eine historische Figur ist oder nicht, gibt es nirgendwo einen glaubhaften Hinweis, wer der Autor der ihm zugeschriebenen Bücher sein könnte. Nirgendwo wird gesagt, dass Abraham die Geschichten über die Erschaffung der Welt, Noah und der Sintflut gekannt oder gar erfunden hat – andererseits, warum nicht?

Opium war Tausende Jahre vor der neuen Zeitrechnung vor allem auf dem Territorium, das wir heute Naher Osten nennen, als Rauschmittel bekannt und wurde im Rahmen der religiösen Rituale, aber auch als Heilmittel und Bestandteil von Kosmetikprodukten benützt, die von phönizischen Schiffe bis nach Europa gebracht wurden.

Libyen nenne ich der Einfachheit halber bei seinem heutigen Namen, zu der Zeit, die ich hier beschreibe, nannte man das Land meist Lebu. Kämpfe zwischen Ägypten und den Bewohnern Lebus, den Vorfahren der heutigen Berber, zogen sich über Jahrhunderte, meist weil die Bewohner der Sahara versuchten, in die ägyptischen Kornkammern einzudringen.

Die Vertreibung Hagars und Ismaels in die Wüste wird in der Bibel und im Koran unterschiedlich dargestellt. Meine Erzählung folgt auf möglichst realistische Weise der Darstellung im ersten Buch Mose, Kapitel einundzwanzig. Im Koran heiratet Abraham Hagar, sie gebiert ihren Sohn auf einer Reise nach Südarabien und Gott befiehlt Abraham, sie und den Sohn an diesem Ort zurückzulassen, im heutigen Mekka. Ismael gilt im Islam gemeinsam mit seinem Vater Abraham als Gesandter Gottes.

Ich lasse Hagar in der Wüste Esam fragen, ob er ein Engel sei. Engel erscheinen immer wieder in den Schriften der abrahamitischen Religionen, aber es gab auch im alten Ägypten bereits ähnliche Gestalten, Boten der Götter, zum Beispiel die Göttertochter Nephtis, Mittlerin zwischen den Verstorbenen und den Unsterblichen. Das alles mag eine historische Hagar gewusst haben. Unser Wort für diese Fantasiefigur kommt jedenfalls aus dem Griechischen, Angelos bedeutet Gesandter, Ausgesandter, Bote.

Sarahs Tod und Begräbnis sowie der Kauf der Höhle von Ephron sind in der Bibel beschrieben: »Danach begrub Abraham Sarah, seine Frau, in der Höhle des Ackers in Machpela, östlich von Mamre, das ist Hebron im Lande Kanaan.« Heute spricht man von Me'arat ha-Machpela, das bedeutet Höhle mit dem Doppelgrab.

In der Bibel steht, dass Abraham von Ketura sechs Söhne gehabt hat und dass er sie noch zu Lebzeiten »nach Osten in das Morgenland« geschickt habe. Das kam mir unlogisch vor, ich habe es anders beschrieben.

Hebron – heute im Westjordanland, die größte palästinensische Siedlung – ist die älteste ununterbrochen bewohnte Stadt der Welt, zurzeit hat sie etwa zweihunderttausend Einwohner. Sie ist sowohl für das Judentum und das Christentum wie auch für den Islam eine heilige Stätte und insofern eine große touristische Attraktion. In der Höhle sollen sich drei Doppelgräber befinden, nämlich die von Abraham, Isaak und Jakob und ihren Frauen Sarah, Rebekka und Lea. Während des Ersten Kreuzzugs wurde die St. Abrahamskirche errichtet, die vorher ein jüdischer Tempel gewesen war, Saladin beschlagnahmte sie und machte sie zur Moschee. Der Zugang zu den Heiligtümern ist unter der israelischen De-facto-Herrschaft wieder möglich, nachdem er viele Jahrhunderte lang nur Moslems gestattet war. Hebron ist ein besonderer Streitpunkt des Nahostkonflikts.

Die beinahe Opferung Isaaks habe ich nach den Bedürfnissen des Romans variiert, aber wo geschah das? Zwar heißt es in der Bibel, dass Abraham Isaak in das Land Morija führte, um ihn zu opfern, später jedoch herrschte die Meinung vor, es sei auf jenem Hügel geschehen, auf dem König Salomo den Tempel baute, der auch heute noch sowohl für Judentum als auch für den Islam heilig ist. Es besteht sogar der Glaube, dass Gott, als er die Welt schuf, von diesem Ort die Handvoll Erde genommen hat, aus der er Adam formte.

In meinem Roman will Abraham seinen Isaak erst opfern, nachdem ihm Ketura andere Söhne geboren hat. Das ist meine Idee, sie widerspricht den sturen, teils widersprüchlichen Aufzeichnungen der Bibel. Diese so oft beschriebene und dargestellte Szene des Kindesopfers lehnt sich an die schreckliche Sitte der Kanaaniter an, den erstgeborenen Sohn Baal zu opfern. In meiner Erzählung ist der realistisch denkbare Vorgang mit der Beschreibung der Baalanbetung vorbereitet.

Im Koran steht nicht, dass Abraham Isaak opfern sollte, sondern er sollte seinen Sohn schlachten und verbrennen, sodass nicht klar wird, ob Isaak oder der ältere, jedoch nicht von Sarah geborene Ismael gemeint ist. Auf dem Berg, auf dem das angeblich geschah, wurde die Moschee mit der goldenen Kuppel gebaut, die auch heute noch als ein Wahrzeichen Jerusalems gilt. Von hier aus soll der Gesandte Gottes, Mohamed, in den Himmel aufgefahren sein, um mit den früheren Propheten zu reden.

Für die Juden ist die Mauer darunter der heiligste Ort auf der Welt, für den Islam der Berg darüber eine der drei wichtigsten neben Mekka und Medina.

Wie Abraham seinen Knecht losschickte, eine Schwiegertochter zu finden, wie er Rebekka freite, habe ich nahe an dem Bericht der Bibel beschrieben, aber für meine Erzählung manches zurechtgerückt und hinzugefügt. Wichtig war mir, die Charaktere der handelnden Personen, vor allem Abrahams, Isaaks, Sarahs, Rebekkas zu beschreiben.

Die Stadt Ur ist das heutige Tell el-Muqejjir im Irak. Arba, heute Kirjat Arba, liegt am Stadtrand von Hebron, heute im Westjordanland.

Auch im Koran, in dem Abraham Ibrahim heißt und als erster Imam der ganzen Menschheit verehrt wird, steht, dass er bei Hebron begraben wurde. Mehrere Suren sind Ibrahim – Abraham – gewidmet und er wird Freund Gottes – Halil Allah – genannt.

Hinsichtlich der Josefslegende nehme ich an, dass der Pharao, an dessen Hof der Sohn Jakobs diente, Sesostris III. sein könnte. Von sieben reichen Jahren und sieben Jahren der Hungersnot ist in den sehr präzisen ägyptischen Chroniken aus jener Zeit nichts zu finden, deshalb erzähle ich eine im Vergleich zur Bibel realistische und stark verkürzte Version. Übrigens, wer könnte mit Thomas Mann mithalten, wenn es um Josef und seine Brüder geht?

Die unmittelbare Ursache, die Verhältnisse zwischen den Söhnen Abrahams, Ismael und Isaak, zu untersuchen und diesen Roman zu schreiben, war für mich die Begegnung mit einem jungen Mann, die real und so schrecklich war, dass sie mich tief berührt und nachdenklich gemacht hat. Sie fand in Dachau statt, aber nicht in der Gedenkstätte des berüchtigten Konzentrationslagers, sondern in einem Lehrsaal der Staatlichen Berufsschule.

Ich hielt den Schülern einen Vortrag über die deutschen Konzentrationslager, wie ich es schon oft als Zeitzeuge getan hatte. Wie immer erinnerte ich, dass die ersten Häftlinge Deutsche gewesen waren, Kommunisten, Sozialdemokraten, Zeugen Jehovas, homosexuelle Menschen, erst später kamen Juden und nach Beginn des Zweiten Weltkriegs Angehörige anderer Nationen dazu, deshalb solle man nie von *den* Deutschen sprechen, wenn man Nazischergen meine, denn Deutsche waren sowohl Opfer als auch Täter und die vielen, die wegschauten. Nach dem Vortrag antwortete ich auf Fragen, mehrere Schülerinnen und Schüler wollten noch persönlich mit mir reden.

Nach einigen jungen Frauen – bei solchen Veranstaltungen sind nach meiner Erfahrung immer die jungen Frauen am neugierigsten – stand ein junger Mann vor mir und fragte:

»Warum mordet ihr Juden uns Palästinenser?« Der Ton war gehässig. Sehr sogar.

Ich versuchte ruhig zu bleiben, erinnerte, was ich über die Deutschen gesagt hatte, mit den Israelis sei es ebenso, es gebe unter ihnen solche, die Palästinenser getötet hätten, andere, die sich für sie einsetzten, und viele, die wegschauten, man dürfe nicht verallgemeinern. Ich hatte nicht den Eindruck, dass er richtig zuhörte, denn er fragte mit derselben vorwurfsvollen Stimme: »Warum habt ihr uns unser Land geraubt?«

Sollte ich sagen, dass nicht ich es war, der das getan hatte? Ich empfahl, er solle im Koran nachschlagen, feststellen, dass Ismael, der Erzvater aller Araber, und Isaak, der Erzvater der Juden, Söhne des gemeinsamen Erzvaters Abraham, auf Arabisch Ibrahim, gewesen seien, sie hätten geschworen, friedlich zu bleiben, jedenfalls hätten beide Anrecht auf das Land. Der Bursche hörte zu oder tat so, aber sein Gesichtsausdruck hatte sich nicht verändert. Es war der Ausdruck eines mit großer Mühe gezügelten Hasses. Ich habe nie einen solchen Hass gespürt. Nichts, was ich gesagt habe, ist bei ihm angekommen. Ich habe nicht gefragt, was er lernt. So jung und der personifizierte Tod! Er sprach gut Deutsch, als Schüler dieser Schule war sein Aufenthalt in Deutschland und ein normales, anständiges Leben gesichert. Er war angezogen wie andere junge Burschen auch. Ich konnte mir aber vorstellen, wie er mit einer Bombe sich und möglichst viele andere Menschen in den Tod reißt. Auch zwei Jahre danach bleibt mir diese Begegnung im Gedächtnis, überlagert alles, nicht nur, was ich damals als Gast der Stadt Dachau erlebt habe, sondern eigentlich alle meine Begegnungen mit jungen Menschen in Deutschland.

Vor zweihundert Jahren schrieb Goethe: »Orient und Okzident sind nicht mehr zu trennen.« Gilt das noch?

W0184723

S O M M A I R E

TABLE DES ILLUSTRATIONS

P R E M I E R S   M O T S

Pour mieux justifier leur existence, nombre de Francs-maçons revendiquent des origines que seules éclairent les étoiles de la nuit des temps. Certains, toutefois, préfèrent les tables rases de moments plus récents.

Peu d'entre eux sont conscients d'invoquer au fil du cours du rituel, le souvenir des premiers qui prononcèrent le Mot. Pourtant eux aussi veulent se reconnaître pour tels. Les Anciens Égyptiens pensaient qu'un mort dont le nom est prononcé, reste ce que nous appellerions une âme vivante. Pour emprunter la forme, si ce n'est la formule, disons que cette Franc-maçonnerie des Premiers Temps écrit le nom des détenteurs du Mot et invite chaque maçon d'aujourd'hui à prendre conscience qu'à chaque réunion, il dit le nom des inventeurs de la formule que prononce le Mot.

Les noms que je prononce à l'orée de ses pages, dans le secret de mon cœur, sont ceux vers qui vont mes remerciements. Pour avoir écouté d'abord les conférences et pris, ensuite, la peine de relire ces textes. Pierre, Jean-Marie-Charles, Patrick, Patrick-Charles, Dominique vous qui m'avez subi et avez su sourire et éclairer de vos lumières les pages qui suivent, prenez cette invocation de vos noms comme une promesse d'éternité ; car d'autres que moi les diront et viendront après nous faire ce que nous faisons.

Nice, 2021

"What's in a name? That which we call a rose
By any other word would smell as sweet "
William Shakespeare
Romeo and Juliet
(Act II – scene II)
(1597)

PROLOGUE : ETAT DES LIEUX

La Franc-maçonnerie pour marronnier

La franc-maçonnerie partage avec l'évolution du marché immobilier la qualité journalistique de « marronnier ». De temps à autre, les hebdomadaires et autres magazines soutiennent leurs tirages avec ce sujet. Souvent présentée comme sulfureuse, occulte ou secrète malgré des travaux qui devraient laisser penser le contraire[1], la franc-maçonnerie suscite dans le grand public un intérêt qui ne semble pas fléchir, sans doute parce qu'il relève du fantasme soigneusement entretenu. Les mêmes qui cultivent le « marronnier » n'hésitent pas à accroître les plantations et publient sous forme de livres, des textes présentés comme des enquêtes. Souvent pour ne pas dire toujours, l'enquête porte sur des hommes supposés, à tort ou raison, être francs-maçons. Bien peu d'investigations portent sur le mouvement maçonnique et son organisation[2]. Aucune ou presque ne s'intéresse à l'engagement et aux convictions des francs-maçons. Quant aux cérémonies auxquelles les francs-maçons participent, le grand public ne cherche pas, aujourd'hui, à les connaître et les comprendre.

Il n'en fut pas toujours ainsi. Au XVIII° siècle, les cérémonies maçonniques elles-mêmes suscitaient la curiosité, bien que le reproche conspiratif soit présent dès ce moment[3]. C'est l'esprit du temps, sans doute, qui nous fait aujourd'hui préférer le mercantilisme au romantisme des siècles passés. Qu'ils s'en amusent, s'en offusquent ou l'exploitent, les francs-maçons, il est vrai, ne luttent pas contre cette conception. Peut-être parce qu'elle est soutenue par l'entrée de l'individu dans l'ère de l'univers médiatique et de ses stars, qui adoptent le prisme de la vie non maçonnique des francs-maçons, de leurs affaires, transactions ou carrières. Ce point de vue, si bien présenté qu'il soit, ne vaut pas plus que la critique de l'utilisation de l'annuaire de telle ou telle école prestigieuse aux élèves choisis.

La Franc-maçonnerie partage avec le marché immobilier une autre caractéristique. Sur celle-ci comme sur celui-là, chacun a une opinion armée de certitudes d'autant plus fermes qu'elles relèvent de la sensation et pas du savoir. Il faut bien l'admettre : le grand public n'est pas seul à adopter ces attitudes et points de vue. Curieusement, les francs-maçons sont eux aussi atteints par le phénomène pour ne pas dire qu'ils en sont les artisans volontaires ou involontaires. Ainsi, la réalité de l'histoire de la franc-maçonnerie ne suscite guère l'intérêt chez la plupart d'entre eux. Ils lui préfèrent l'émotion et le romantisme des légendes. De cette émotion, nombre de francs-maçons tirent leurs certitudes sur l'histoire de la franc-maçonnerie et bénéficient ainsi d'une image d'eux-mêmes d'autant plus grandie et magnifique que la légende est belle. Cette satisfaction, toute freudienne, prend le pas sur le souhait, jamais exaucé, de bénéfices d'une nature plus triviale. Ce prisme émotionnel, pour ne pas dire cet objet d'analyse, explique la violence et souvent le ridicule de joutes dont l'insignifiance est bien peu maçonnique.

L'observateur du mouvement maçonnique en ce XXI° siècle a d'abord l'impression d'une multiplicité. On compte en France plusieurs dizaines et dans le monde des centaines, de groupes organisés qui se déclarent francs-maçons. Chacun de ces groupes se laisse aller à contester aux autres la qualité de franc-maçon. Cette contestation prend parfois et trop souvent, les allures d'une guerre qu'il faut bien qualifier de picrocholine. Les assauts auxquels ces conflits donnent lieu sont d'autant plus violents que leur enjeu disparaît hors du périmètre maçonnique.

Être ou ne pas être un franc-maçon « véritable » n'a aucune influence sur la manière dont le grand public considère celui désigné comme tel. Cette indifférence pour la source de la légitimité de l'appellation franc-maçon, alimente l'envie autant que la raillerie du grand public comme le quant à soi des francs-maçons ou supposés tels.

Reconnaissance formelle et histoire des idées

On peut le regretter, nonobstant toutes discussions sur les convictions, les croyances ou les engagements pris, dans le pays d'origine de la Franc-maçonnerie moderne la reconnaissance de qui est franc-maçon est purement formelle. Fruit de l'histoire, cette définition purement formelle puisque tirée de la reconnaissance par un organisme, a les avantages de la simplicité et ses inconvénients, aussi. Le principal est issu de la règle limitant par pays, la reconnaissance à un seul groupe, dit obédience. Il n'y a donc qu'une obédience reconnue par pays et seuls ses membres peuvent « en la forme » prétendre être francs-maçons. Ainsi, dans le même pays, les membres d'une seule obédience seront reconnus francs-maçons alors qu'ils partagent, avec les membres d'autres groupes du même pays, les mêmes convictions, les mêmes croyances et les mêmes engagements[4]. Sans compter que tous pratiquent les mêmes cérémonies. Telle est la conséquence d'un formalisme empêchant les frères de se reconnaître pour tels.

L'idée n'est pas ici d'empêcher la multiplication des armées mexicaines dont les tenants chercheraient à donner le même prestige aux dirigeants de toute « obédience ». L'idée est de voir dans la maçonnerie autre chose qu'une auberge espagnole ou chacun apporterait ce qu'il pense devoir être la franc-maçonnerie. La Franc-maçonnerie est un mouvement d'hommes, maniant depuis trois à quatre siècles certaines idées et pas d'autres. C'est en cela que le critère formel est regrettable car il distingue entre ceux qui dans un même pays partagent l'essentiel.

D'autres qui se revendiquent francs-maçons, ajoutent à l'absence du critère formel un critère de contenu. Ceux-là, ne partagent pas les mêmes convictions, croyances et engagements. Toutefois, ils pratiquent les mêmes cérémonies selon les mêmes rituels ou presque ; et c'est tout l'argument de la revendication de leur qualité de franc-maçon. Mais, le rituel d'une cérémonie puise son sens dans les convictions, les croyances et les engagements de ceux qui le pratiquent et pas dans la lettre de son texte. Si le contenu des convictions, croyances et engagements est absent, la référence au rituel d'une cérémonie commune à tous, devient un critère purement formel. En leur absence le rituel est lettre morte.

Du même mouvement, ce formalisme administratif peut accepter des cérémonies multiples et la variété dans la lettre des rituels. En fin de compte, la lettre du rituel, pour laquelle tant de francs-maçons sur toute la surface de la terre ont un respect superstitieux, s'accommode aisément de variantes, pourvu que chaque variante exprime à sa manière mais avec cohérence, ce qui est commun : les convictions, croyances et engagements exprimant l'essence intangible de la franc-maçonnerie. Peu importe donc que les rituels soient différents pour chaque rite. Mais, en la forme comme au fond, il ne suffit pas de pratiquer un rituel maçonnique pour être franc-maçon, ou reconnu pour tel, à l'aune de l'histoire du mouvement maçonnique. Ou pour mieux dire : pour s'attacher aux idées que le mouvement maçonnique a promues, sur le fondement des convictions qui le caractérisent depuis son origine. Car, par son contenu, la franc-maçonnerie appartient à l'histoire des idées même si, nombreux, sont ceux pour lesquels elle est simplement une conviction.

Parmi ces idées, distinguer pour des raisons formelles ce qui est identique n'est certes pas pertinent. Mais confondre ce qui est différent l'est encore moins. On peut avoir des idées ; les exprimer dans un Rite ; en partager certaines mais pas toutes, avec d'autres et n'être pas qui ils sont. Vouloir se confondre en une même cohorte, est le plus sûr moyen de la disparition de chacun dans un anonymat indifférencié, que l'histoire des idées appellera vulgate. Si elle fait l'effort d'être bienveillante. Voir en Hobbes, Locke et Rousseau des philosophes contractualistes illustrant la philosophie des Lumières, n'autorise pas à confondre, en une même doctrine, les idées qui leur sont propres. Du point de vue de l'histoire des idées, on peut souhaiter la même retenue à l'égard de la Franc-maçonnerie et accepter que des abandons soient des novations.

Le mode de communication, utilisant des symboles en usage dans la franc-maçonnerie, peut permette de qualifier la démarche maçonnique de mystique parce qu'elle prête un sens caché aux choses. Mais, ici encore, le formalisme est un appui quand il s'attache au contenu. Car mysticisme n'est pas magie. Bien que, sans difficulté, on puisse reconnaître les effets dans le registre de l'émotion d'une cérémonie bien menée, rien ne permet de donner à la lettre du rituel ni à son exécution, les vertus d'une formule magique, produisant des effets modifiant le cours naturel des choses ou transfigurant l'homme. Malgré l'indifférence de la franc-maçonnerie aux confusions de vocabulaire et sans se tourner vers la religion de l'ancienne Perse, on distinguera la franc-maçonnerie de la magie autant que du Magisme. Dans ce dernier, on verra avec Honoré de Balzac, *« la haute science qui cherche à découvrir le sens intime des choses, et qui recherche par quels fils déliés les effets naturels s'y rattachent* [5]».

Une démarche peu souvent scientifique

La préférence pour l'image de soi et le goût des légendes ont eu le regrettable effet de retarder l'effort d'une démarche historique, pour l'étude du mouvement maçonnique. S'y ajoutent les termes, propres à la Maçonnerie française, du débat sur la légalité de l'appellation francs-maçons et les liens novatoires qu'ils entretiennent avec la laïcité. Au Royaume-Uni, dès la première moitié du XX° siècle, les travaux de Harry Carr, Knoop, Jones ou Hamer puis ceux de Ward et plus récemment de David Stevenson ont fait progresser notre connaissance de l'histoire du début du mouvement maçonnique. Car c'est bien de cela qu'il s'agit. Un mouvement dont la science historique peut identifier les participants et reconnaître la trajectoire. En France, on peut aujourd'hui citer notamment les efforts de Pierre Mollier, Roger Dachez, ou encore ceux de Patrick Négrier, Alain Bauer comme ceux de Ran Halevi, Yves Hivert-Messeca, Pierre-Yves Beaurepaire ou Marie-Cécile Révauger. Ces auteurs, cités un peu dans le désordre, s'ils font un réel travail d'historien sont pour certains, comme sans doute l'auteur de ses lignes, influencés par leur préférence pour une obédience maçonnique à laquelle ils appartiennent, ou, n'appartiennent pas et leurs convictions, croyances et engagements. Souvent ce qu'aujourd'hui l'historiographie maçonnique a de plus ancien est une conception antique de l'histoire que domine le sentiment.

Chez les auteurs anglo-saxons, domine une influence d'un autre genre. Les Anglais essayent de démontrer que la franc-maçonnerie est d'origine anglaise, les Écossais et les Irlandais, qu'elle trouve ses origines sur leurs terres. Ainsi, le débat est en France plutôt organisé autour des convictions, croyances et engagements, alors que, dans les îles britanniques, il relève de la revendication patriotique pour ne pas dire nationaliste[6].

Rien n'est vraiment innocent dans le point de vue des auteurs mais la qualité de l'argumentation historique est, d'abord, une affaire de sources et d'archives et c'est à cette aune que sont appréciés les auteurs précédemment nommés. Par le passé mais encore aujourd'hui, la littérature maçonnique dit souvent les sentiments de ses auteurs et exprime surtout la manière dont ils vivent leurs engagements maçonniques. David Stevenson, qui est un historien professionnel mais n'est pas franc-maçon, a pu qualifier, malheureusement avec raison, de « non-sens[7]», la plus grande part de la littérature maçonnique. Il y trouve une des raisons du désintérêt des historiens académiques pour cette partie de la chronique de l'aventure humaine. Car si la curiosité mal venue du « marronnier » reste forte, l'influence conjointe de la mauvaise littérature maçonnique, des guerres picrocholines et de la confusion entretenue sur la qualité de franc-maçon, n'est sans doute pas étrangère à l'affaiblissement de l'attractivité du mouvement maçonnique.

Les raisons de l'occultation de l'influence du mouvement maçonnique sur le cours de l'histoire des hommes ou de la qualité de maçon de penseurs, tel Fichte, ont fait encore récemment l'objet d'interrogation. Face à cette occultation, la perplexité du Professeur Lambros Couloubaritsis[8] est palpable alors que sont connues et publiées les conférences données par Fichte en 1800 aux réunions de la Loge « Royale York de l'amitié » à l'Orient de Berlin[9]. Jean-François Baillon s'interroge sur le même thème des angles morts des études universitaires mais à propos des manuscrits religieux de Newton[10].

Origine de la Franc-maçonnerie et théorie de la transition

A l'heure des réseaux diffusant vraies et fausses informations mêlées, chacun croit s'informer sur tout et, pourquoi pas, sur ce qu'il croit être la franc-maçonnerie. Celui-là, pourra se rendre sur le site internet de la Grande Loge unie d'Angleterre[11] pour y lire :

> « La question de quand, comment, pourquoi et où la franc-maçonnerie trouve son origine est l'objet d'une intense spéculation. Le consensus généralement admis par les chercheurs est une filiation directe ou indirecte avec les organisations de maçons opératifs qui bâtirent les cathédrales et châteaux du Moyen Age ».

On peut ajouter que cette explication en suppose une autre, répondant à la question du passage d'une pratique réservée à des opératifs à une pratique ouverte, si ce n'est à tous, du moins sans considération des métiers du bâtiment. Ce passage est généralement expliqué par la « Théorie de la transition ». Elle mérite une majuscule et le respect qu'impose l'écoulement du fil des jours. Car justement elle veut qu'au cours du temps, les maçons opératifs aient admis dans leurs loges des personnages étrangers au métier ; à commencer par des nobles ou des bourgeois, souvent présentés comme maîtres des ouvrages dont l'édification est confiée aux maçons. Si, discuter la « Théorie de la transition » est aujourd'hui admis, aucune explication de remplacement ne fait l'unanimité[12]. Se distingue dans ce débat la proposition d'Éric Ward qui suggère une autonomie pure et simple issue de la création de la première Grande Loge dans l'Angleterre de 1717[13]. On peut admettre un tel point de vue institutionnel et anglophile. Il n'empêche ! Les fondateurs de cette première Grande Loge recueillaient une tradition qui leur était antérieure dont témoigne par exemple la formule tirée d'un manuscrit écossais daté de 1696[14] : « Alors le maître lui donne le mot et lui serre la main à la manière des maçons, et c'est tout ce qui est à faire pour faire de lui un parfait maçon ».

Théorie de la transition mettant en scène les bâtisseurs de cathédrales et théorie d'Éric Ward sur la création ex nihilo au XVIII° siècle, ne s'opposent pas par leur dimension romantique, pour l'une, et institutionnelle, pour l'autre. Elles se heurtent, parce que la première affirme qu'une franc-maçonnerie d'ouvriers du bâtiment est devenue une franc-maçonnerie spéculative dans un mouvement de continuité, alors qu'en fin de compte Éric Ward nous dit qu'il n'est de franc-maçonnerie que spéculative. Ce dont il tente de trouver une preuve dans une étude philologique établissant la différence d'étymologie entre « freemason » en un seul mot et « free mason » en deux mots. Il remarque que le « freemason » est toujours écrit en un seul mot lorsqu'il désigne le sculpteur médiéval, ouvrier du bâtiment, alors qu'il s'écrit toujours en deux mots, avec ou sans tiret lorsqu'au XVIII° siècle, il désigne le maçon spéculatif étranger au métier[15]. La double affirmation de la naissance institutionnelle et de sa preuve philologique revient, en fin de compte, à dire qu'il n'est qu'une Franc-maçonnerie, qu'elle est anglaise et distincte du métier du bâtiment. Même si elle lui emprunte ce qu'elle pense être son folklore.

Des archives, souvent connues mais parfois passées inaperçues, permettent toutefois d'avoir une autre opinion. Ces documents donnent au mouvement maçonnique une origine unique et inattendue. Parmi les participants à ce mouvement on retrouve les bâtisseurs et des personnages étrangers aux métiers. Mais leurs rôles sont inversés. Il ressort, en effet, des textes consultés que, les ouvriers du bâtiment écossais, ont, pour un motif tant juridique que confessionnel, empruntés à des non opératifs, une pratique qui est à l'origine du mouvement maçonnique. Dès le XVII° siècle, elle est dénommée "mason word" et l'usage veut en français de traduire « mot de maçon » mais nous verrons que « foi de maçon » serait sans doute mieux venu.

Le rôle singulier de l'Ecosse

Dans l'histoire de l'Europe des XVI° et XVII° siècle, l'Ecosse tient un rôle singulier. Elle est un enjeu de la lutte entre l'Angleterre et la papauté comme de celle plus ancienne qui l'oppose à la France[16]. Elle est aussi le lieu au XVI° siècle d'une révolution qui balaie le catholicisme et le place hors la loi ; à bien des égards, cet événement prend rang parmi les révolutions qui, au cours des deux siècles suivants, bouleversèrent l'ordre établi en Amérique, en France ou en Russie[17]. Par cette révolution, l'Ecosse fut le lieu de la réalisation d'une théocratie au sens où « l'agir humain, dans toute son ampleur, reçoit sa norme du divin »[18] et le trop souvent oublié « Confession of Faith Ratification Act » voté par le Parlement d'Ecosse le 27 août 1560 a transformé en droit civil les convictions spirituelles des calvinistes écossais. Toutefois, à la différence de l'Angleterre qui place son souverain à la tête de l'Église Anglicane, l'Ecosse conserve une distinction entre direction de l'Église et direction de l'État. Elle affirme, ainsi, que la soumission de l'Église d'Ecosse à un souverain suppose qu'il en admette les préceptes. Le premier d'entre eux est le rejet de l'autorité du pape affirmée par un vote du Parlement d'Ecosse du 10 juillet 1560[19] ; le second est l'organisation presbytérienne de la pratique du culte et de l'Eglise ; ces deux préceptes illustrant le sacerdoce universel[20] exclusif, reconnu à tout croyant. En 1581 le Roi

Jacques VI d'Ecosse prendra cet engagement en signant le Covenant connu sous la dénomination King's Confession.

Alors que l'Angleterre ignore encore le mouvement maçonnique, les acteurs des événements dont cette Ecosse des XVI° et XVII° siècles, est le théâtre, laisseront leurs noms dans l'Histoire mais aussi dans la chronique des événements maçonniques. Au hasard des archives apparaît le groupe des « hommes qui ont le mot ». En 1652, un scribe du presbytère de Kelso peut déjà évoquer leur mémoire et écrire :

> « ... dans les temps les plus purs de cette église (Entendre : la Kirk l'Église calviniste presbytérienne d'Ecosse) des maçons détenant le mot furent pasteur, ces maçons et ces hommes qui détenaient le mot ont siégé habituellement parmi les anciens de nos assemblées et bien des professeurs détenant ce "Mot" ont été communément admis à nos sacrements ... » [21].

Par l'expression « *Les temps les plus purs* », il faut comprendre la période de fondation et d'expansion du calvinisme en Ecosse ; c'est-à-dire au plus tard 1560, date de son intégration dans le droit de l'Ecosse par « Confession of Faith Ratification Act » voté le 27 août.

Un système de reconnaissance attesté en Ecosse

En cette fin de la Renaissance qui hésite encore à devenir moderne, surgirent des brumes de l'Ecosse les premiers éléments de nos rites maçonniques spéculatifs[22] d'aujourd'hui. Ces éléments se heurtèrent aux récits légendaires autour desquels des groupes d'hommes s'étaient depuis longtemps constitués. L'histoire que content ces récits du passé est celle de la profession qui organise le groupe. Ces groupes reconnaissaient leurs membres à la connaissance du récit légendaire particulier à leur métier et leur imposaient de prêter serment de respecter des obligations, désignées aujourd'hui par le vocable "Old charges" en Angleterre ou « *Excellents actes et antiques statuts* » en Ecosse. Toutefois, dès avant les années 1600, apparaît en Ecosse une manière différente de procéder[23]. Au lieu de demander à leurs membres de connaître un récit légendaire et de s'engager à respecter des obligations professionnelles telles, par exemple, le niveau des rémunérations, certains groupes exigèrent la connaissance de signes de reconnaissance et l'engagement à les garder secrets. Pour autant qu'on puisse les connaître[24], les conditions d'apparitions de cette pratique singulière, nous informent sur les origines de la Franc-maçonnerie telle que nous la pratiquons aujourd'hui. Mais si on comprend facilement l'engagement à respecter un niveau de rémunération ou l'obligation de connaître l'histoire de la profession on saisit mal, pour ne pas dire pas du tout, ce qu'exprime la reconnaissance de celui qui connaît ce signe et peut prétendre être « *reconnu pour tel* » et considéré comme détenteur du *''mason word"*.

Pourtant ! Le ''mason word'' est à l'heure actuelle la plus ancienne pratique maçonnique dont nous connaissions un cérémonial écrit. Il est référencé *M.S. Edinburgh Register house de 1696*[25] et nous en disposons depuis la découverte en 1930d'un manuscrit oublié dans les archives de la ville de Edinburgh. Ce cérémonial était pratiqué dans cette ville à la fin du XVII° siècle et sans doute bien antérieurement. Ce manuscrit nous donne accès à un système de reconnaissance fait de signes divers, couverts par un serment de les garder secrets. Les signes de reconnaissance sont l'évocation d'une langue tranchée, une poignée de main droite et une posture particulière respectant ce que nous appelons aujourd'hui les cinq points de la maîtrise. Ceux qui ainsi se reconnaissent sont désignés par les archives comme « ayant le mot ». Au risque d'un anachronisme, nous appelons Francs-maçons ceux qui utilisent cette pratique de reconnaissance, partagent les mêmes signes et savent d'une poignée de main se reconnaître.

Si les mots et signes ne semblent pas avoir changé depuis 1696, l'origine de cette pratique de reconnaissance reste mal connue et son sens inaccessible. Car, comme Eric Ward le remarquait en 1978 [26] :

> « Parce qu'ils sont (métaphoriquement) prisonniers de la tradition et de nos rituels, nombre de francs-maçons ont tendance à être incapables de distinguer entre les faits et la fiction. »

Avec ce même auteur, nous pouvons choisir d'affirmer que la Franc-maçonnerie, telle que nous la connaissons est une création d'un groupe d'Anglais au début du XVIII° siècle. Nous admettrions alors que « prenant la forme de la direction centralisée d'une institution indépendante de celle du métier du bâtiment, c'est à Londres que le premier et indispensable pas fut fait »[27]. Rien n'est moins sûr. Les fondateurs londoniens réutilisèrent un corps de pratiques que nous appelons aujourd'hui mots, signes et attouchements, dont l'origine est mal établie et le sens obscur mais qui existaient déjà aux XVI° et XVII° siècle en Ecosse.

Il ressort des sources documentaires et, par exemple, des archives de la Loge Mary's Chapel de Edinburgh [28], que la Loge maçonnique dans sa définition d'hier comme d'aujourd'hui, est, au XVI° et XVII° siècle distincte et indépendante de ''l'Incorporation'' qui est l'organisation du métier et de la ''Burrough town'' qui l'accueillent. Les mêmes sources documentaires montrent qu'après avoir pénétré le milieu opératif, la pratique maçonnique et donc l'Assemblée maçonnique se dissimulèrent dans l'ombre de "l'Incorporation". Avec celle-ci, l'Assemblée des maçons ou Loge entretiendra le lien intime d'avoir certains membres en commun mais pas tous[29]. Cependant, nous verrons apparaître en Ecosse une pratique plus ancienne encore dont en 1598, les premiers procès-verbaux de la Loge d'Aitchison Haven portent la trace. Pratique qui survit jusqu'au milieu du XVII° siècle et peut être plus récemment ; mais dont nous avons au moins un exemple en Angleterre[30] qui soit attesté par une archive écrite. Cette pratique, qui se confond avec l'origine non opérative de la Franc-maçonnerie en même temps qu'elle l'établit, est totalement indépendante du groupement professionnel et de toute autre institution[31]. Elle est celle de l'Assemblée *ad hoc*[32] dont le cérémonial ne révèle que des "mason" et aucun "Entered apprentice".

Le Moyen Âge : Des Francs-maçons introuvables

Les îles britanniques de l'époque médiévale ignorent le découpage entre les Jurandes ou Corporations et les Devoirs ou son anachronisme de compagnonnage qui n'apparaît dans la langue qu'au XVIII° siècle[33]. Les ouvriers du bâtiment du Moyen Age, sont organisés mais leurs organisations ne constituent pas une franc-maçonnerie. Le plus ancien document maçonnique connu à ce jour est postmédiéval. Il s'agit d'un procès -verbal de réception en date de janvier 1598 et la première mise en forme rituelle dont nous disposons est de 1696. Ce dernier texte est côté *Edinburgh Register House 1696 MS* et fait du respect du Secret, le préalable indispensable à tout engagement maçonnique. Il n'en va pas de même pour les textes régissant les professions. Aucun des textes de la période médiévale retrouvés à ce jour ne fait état d'un serment de secret ni n'organise une telle obligation. Ce que jurent les professionnels n'est pas le secret mais l'engagement à respecter les règles professionnelles figurant au texte réglementant le métier au nombre desquelles le secret n'y figure pas.

L'exhortation au secret et la promesse du secret

A la différence de la réglementation du métier, le secret est un enjeu essentiel pour celui qui veut détenir le « Mot » et entrer dans l'Assemblée des maçons. Au premier temps de la plus ancienne cérémonie de Réception connue à ce jour et avant même que le serment qui inclut ce secret ne soit prêté, intervient une « exhortation au secret », dramatisant la scénographie de la prestation du serment de « ne révéler aucune partie de ce que » le candidat va « entendre ou voir ». L'attention du candidat et du lecteur est ainsi attirée sur l'importance particulière du Secret. Les termes du *Edinburgh Register House 1696 MS* sont explicites :

> « Tout d'abord vous devez faire agenouiller celui qui va recevoir le mot, et après force cérémonies destinées à l'effrayer, vous lui faites prendre la Bible et, plaçant sa main droite dessus, vous devez l'exhorter au secret, en le menaçant de ce que, s'il vient à violer son serment, le soleil dans le firmament et toute l'assemblée témoigneront contre lui, ce qui sera cause de sa damnation, et qu'aussi bien les maçons ne manqueront pas de le tuer. Puis, après qu'il a promis le secret, ils lui font prêter serment comme suit :
> Par Dieu lui-même et vous aurez à répondre à Dieu quand vous vous tiendrez nu devant lui au jour suprême, vous ne révélerez aucune

partie de ce que vous allez entendre ou voir à présent, ni oralement, ni par écrit ; vous ne le mettrez jamais par écrit, ni ne le tracerez avec la pointe d'une épée, ni avec aucun autre instrument, sur la neige ou le sable, et vous n'en parlerez pas, si ce n'est avec un maçon déjà reçu; ainsi que dieu vous soit en aide. [34]».

Aucun texte organisant ou réglementant l'activité des professionnels du bâtiment ne comporte un tel engagement et tout particulièrement pas le *Poème Regius*[35] ni le *Cooke MS*[36].

Burroughs Town, Incorporation et Seal of cause

Sur le territoire des Îles britanniques, dès le Moyen Age, les professionnels des métiers se regroupent en organisations locales[37]. Au cours du temps, elles seront de plus en plus liées aux instances des communes dans lesquelles résident et travaillent leurs membres. Ce lien peut aller jusqu'à participer aux instances communales elles-mêmes[38]. En Ecosse, l'expression "Burroughs Town"[39] désigne les municipalités qui ont pouvoir de délivrer des chartes à des groupements professionnels. Ce groupement professionnel, doté d'une charte municipale, est désigné par le terme "Incorporation" [40]. La Charte municipale elle-même est dénommée "seal of cause" et accorde droits et privilèges, permettant d'organiser monopole local et protectionnisme au bénéfice des membres de "l'Incorporation" [41]. Dans la langue postmédiévale de l'Ecosse, il convient, en effet, de parler de "Incorporation" pour évoquer l'institution regroupant les ouvriers du bâtiment car le terme "Guild" est, en principe, réservé aux institutions regroupant des marchands. La "Guild" des drapiers peut être évoquée mais pour l'ouvrier du bâtiment qui nous intéresse l'expression "Incorporation" est la seule exacte. En 1475 la ville d'Edinburgh accorde une charte qui fonde "l'Incorporation of Mary's Chapel" regroupant dix corps de métiers du bâtiment[42]. Sauf précision contraire, dans la suite de cette étude le terme "Incorporation " sera traduit par « Corporation » sans que soit fait référence aux Jurandes continentales ; et le terme « Guilde » ou "Guild" désignera les organisations professionnelles de marchands.

Il arrive que les manuscrits maçonniques évoquent les "Burroughs Town" qui en Ecosse délivrent les "seal of cause" fondant les "Incorporation". C'est le cas du *Edinburgh Register House de 1696 MS.* Contrairement à l'habitude, issue de la Théorie de la transition, cette évocation vient affirmer la nécessité pour la Loge maçonnique de prendre ses distances et de se réunir « à un jour de marche » de la "Burroughs Town" qui est le lieu de la corporation.

« Q.5 : Qu'est-ce qui fait une Loge juste et parfaite ?

R. : Sept maîtres, cinq apprentis reçus. A un jour de marche du lieu d'une corporation (burroughs town) sans aboiement de chien ni chant du coq. »[43]

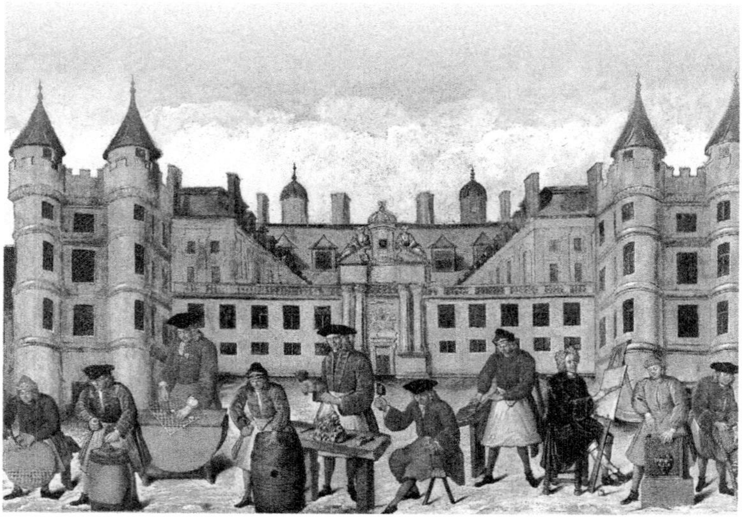

Figure 1 Incorporation de Mary's Chapel à Holyroodhouse

Cette distance n'est évidemment pas comprise au sens physique. Elle est à mettre en relation avec la distinction entre l'Assemblée maçonnique et la Corporation locale du métier. Cette mise à distance s'exprimera, aussi, par la rédaction de procès-verbaux distincts pour l'Assemblée des maçons et la Corporation. Ce sera le cas à Edinburgh pour l'Assemblée maçonnique et la Corporation toutes deux dénommées Mary's Chapel[44]. Nous savons avec certitude que l'Assemblée maçonnique de Mary's Chapel ne se confond pas avec la Corporation Mary's Chapel car, les réunions de chacune, font l'objet de procès-verbaux distincts organisés en deux séries. Par surcroît, nous savons que certains des membres de la Corporation ne sont pas membres de l'Assemblée des maçons[45] . La distinction est claire. D'un côté l'Assemblée des « détenteurs du Mot » ou maçons, de l'autre l'Incorporation qui regroupe les ouvriers du bâtiment.

Old charges et Excellents actes et antiques statuts

En Angleterre comme en Ecosse, à l'image du reste de l'Europe auquel ce phénomène est commun, le groupement professionnel se réfère à une histoire légendaire du métier et à une réglementation professionnelle faite d'usages et de coutumes. Cet ensemble légendaire et réglementaire est transcrit dans des "Old charges" en Angleterre et, en Ecosse, dans ce qu'avec le "Second Statut Schaw" de 1599, nous pouvons dénommer « Excellents actes et antiques statuts de glorieuse et ancienne mémoire ». Dès le XIV° siècle, pour autant que les sources documentaires permettent de le savoir, les règles de comportement des employeurs et des employés sont, au moins en Angleterre, fixées par l'Ordonnance d'Edouard III de 1349[46] et le "Statut of Labourers" de 1351[47]. Les « Old charges » les mettent en œuvre dans le registre de la profession ui tente ainis de faire valoir son autonomie face aux pouvoirs du roi et du parlement. Depuis ce "Statut of Labourers", tout opératif a pris l'engagement de respecter certaines obligations dès son entrée en apprentissage et au cours de sa progression dans la connaissance du métier. En Angleterre, l'ouvrier du métier a donc prêté un serment : celui de respecter les « Old charges »[48], qui sont une réglementation professionnelle ; mais il ne prend aucun engagement de secret. Pour ce qui est des secrets du métier ou savoir-faire, ils sont conservés jalousement car ils constituent les moyens d'existence de l'ouvrier et il n'est pas besoin de prêter serment de les garder secrets. Cela explique qu'à la suite du "Statut of Labourers", les textes des « Old charges » ne comportent pas de serment de secret mais, seulement, un engagement de respecter les règles professionnelles qu'elles édictent. En Ecosse, il en va de même pour les « Excellents actes et antiques statuts de glorieuse et ancienne mémoire ».

York Minster et la reconnaissance de la compétence

Les Corporations parfaites pour les sédentaires ne peuvent gérer efficacement le travailleur itinérant. Celui-ci, parce qu'il détient une compétence particulière[49], est employé à la construction de bâtiments d'exception tels : cathédrales ou châteaux ou à des ouvrages plus modestes. Cet ouvrier, soucieux de conserver ce qui fait de lui un professionnel de valeur, doit pouvoir faire reconnaître sa compétence professionnelle sans pour autant révéler ses secrets de métiers. C'est la réglementation du chantier et non de la Corporation qui va organiser son embauche et aussi le respect du secret du savoir-faire qu'il détient. Le manuscrit dit "York Minster" de 1370[50] donne un exemple de la procédure en usage sur le chantier de la cathédrale Saint Pierre. Pour faire la preuve de sa compétence, l'ouvrier itinérant qui arrive sur le chantier, est soumis à une mise à l'épreuve d'une semaine au moins. Démonstration faite de son savoir-faire, il pourra être accepté. Pour l'itinérant, tout particulièrement, la littérature maçonnique courante, nous faisait attendre une mise à l'épreuve de sa connaissance de la tradition légendaire du métier. Mais il n'en est rien. Seul l'exercice du métier et donc la preuve, faite en pratique, qu'il détient le savoir-faire, lui permet d'être embauché sur un chantier. Aucune interrogation sur les secrets n'est mentionnée, qu'il soit le secret du savoir-faire ou celui d'une connaissance d'une autre nature.

> « Il est aussi ordonné qu'aucun maçon n'obtiendra du travail sur le chantier de ladite église à moins d'avoir fait la preuve de l'excellence de son travail pendant une semaine ou davantage ; et si après cela il est trouvé compétent pour le travail, il peut être accepté de l'assentiment commun du Maître, des surveillants des travaux et du Maître Maçon. » [51]

Ainsi, la détention de la compétence et donc des savoir-faire ou secrets de métier, se démontre par la pratique et ne se divulgue pas. La connaissance de l'histoire du métier, bien qu'elle constitue un univers culturel commun aux membres du métier, n'est pas ce qui permet de les reconnaître pour tels. Dans cet univers médiéval de travailleurs hautement qualifiés et souvent itinérants, de Corporations locales tentant d'organiser et de protéger un monopole comme de venir en aide à la communauté des sédentaires, rien ne laisse entrevoir que ces ouvriers qualifiés, se reconnaissent entre eux par l'échange de mots et signes, qu'ils se seraient engagés à garder secret.

Opératifs et spéculatifs du Moyen Age

Le Dictionnaire du Moyen Français[52] (1330-1500) nous apprend l'emploi au Moyen Age des adjectifs « opératif » et « spéculatif ». Ces deux mots se rapportent à l'ouvrier du bâtiment mais ne désignent pas le même. Le mot « Opératif », quand il est utilisé à propos d'une personne et de son comportement a le sens de « Exécutant – qui exerce une action, qui a de l'efficacité ». Pour sa part, le mot « Spéculatif » a le sens de « qui s'adonne aux recherches théoriques à la réflexion abstraite » ; mais il désigne aussi « Celui qui a acquis le savoir théorique d'une discipline, l'homme de science, le savant ».

Dans la langue médiévale, le « maçon opératif » est bel et bien l'ouvrier du bâtiment « l'Exécutant – qui exerce une action, qui a de l'efficacité ». Mais le « maçon spéculatif » est aussi un ouvrier du bâtiment « qui s'adonne aux recherches théoriques à la réflexion abstraite et, ou, qui a acquis le savoir théorique d'une discipline, l'homme de science, le savant ». La langue du domaine du bâtiment reconnaît dans le maçon spéculatif le Maître maçon et, ou, l'architecte[53]. La langue du Moyen Age distingue, ainsi, l'opératif et le spéculatif par l'étendue de leurs savoirs dans l'art de bâtir. Le sens de libre par rapport au métier accordé à l'expression "free mason"[54], n'est pas ici évoqué par les mots « opératif » et « spéculatif ».

Freestone masons et Free masons

Eric Ward a procédé à une élégante et fine étude de l'étymologie du mot « *freemason* » dont nous avons déjà évoqué les termes. Selon cet auteur, « *freemason* » est, au Moyen Âge, une forme contractée des mots « *freestone mason* ». Ce « *freestone mason* » est un maçon dont la qualification professionnelle est la sculpture sur pierre[55] et plus particulièrement, semble-t-il, d'une qualité particulière de pierre tendre la « *freestone* »[56]. La conclusion de cette étude met en évidence l'absence de lien entre la désignation de l'ouvrier sculpteur du Moyen Age et celle de « *l'Accepted mason* » ou « *Free mason* », aussi orthographié « *Free-mason* », dès la fin du XVII° et au XVIII° siècle. Eric Ward remarque que le « *Freemason* » est toujours écrit en un seul mot lorsqu'il désigne le sculpteur médiéval, alors qu'il s'écrit toujours en deux mots, avec ou sans tiret, lorsqu'il désigne le maçon accepté du XVIII° siècle. Selon cet auteur, *"Free"* est toujours un préfixe dans la terminologie médiévale car il a toujours le sens de *"freestone',*' qui est une qualité de pierre. Ainsi, la langue médiévale utilise-t-elle *"freestone mason"*, qu'elle contracte en *"freemason"*. Pour sa part, la langue du XVIII°, utilise « *Free mason* » ou « *Free-mason* » pour désigner le maçon qui, selon Eric Ward, n'a pas à exercer le métier ; celui qui est "Free" : « libre », par rapport au métier parce qu'il n'en a pas la charge. Autrement dit : « *l'Accepted mason* » ou « *Free-mason* » est celui qui par définition n'exerce pas le métier.

Dès lors, on doit, déjà, conclure à la suite des travaux d'Eric Ward que la période médiévale connaît des "*Freemasons*" mais pas de « *Franc-maçon* » ou *"Free mason"*. Cela ne nous étonne pas si le Franc-maçon est celui qui prête un serment de secret qu'ignore le professionnel du bâtiment.

Ludge et Lodge

Pour l'ouvrier du bâtiment itinérant, la première difficulté est de se loger et de se nourrir alors qu'il est éloigné de son domicile. A supposer d'ailleurs qu'il ait un domicile en dehors du chantier, qui l'emploiera parfois des années durant. A supposer encore qu'il ne soit pas sans domicile fixe, traînant son errance d'un chantier à un autre, d'un emploi de courte durée à un autre. Pour cet itinérant, les "Incorporations", qui administrent le métier des ouvriers sédentaires, n'offrent pas une organisation satisfaisante et celle du chantier lui-même prend le pas sur celle de la Corporation. A ce sujet, nous connaissons déjà l'exemple de la réglementation de 1370 du manuscrit York Minster, organisant et l'embauche et l'emploi de l'ouvrier participant à la construction de l'Eglise Saint Pierre[57]. A cet itinérant un abri est nécessaire. Mais un lieu abrité est tout aussi nécessaire à chaque membre du chantier pour prendre du repos ou se restaurer, étudier les plans et faire tout ce qui est nécessaire à sa tâche mais ne s'exécute pas sur l'immeuble lui-même. Ce sera en Ecosse la "Ludge"[58] ou loge de chantier qui est un baraquement sur le lieu même du chantier[59]. Dans celui-ci, l'itinérant pourra s'abriter et se restaurer. Au XVI° et XVII° siècles en Ecosse on parlera de "maissoun(e) ludge" pour les ouvriers du bâtiment et par exemple en 1616 John Service sera le « warden of the maissouns ludge [60] » (surveillant de la loge des maçons) du chantier de Edinburgh Castle. Nous retrouvons cette orthographe de "ludge" dans les Statuts Schaw de 1599 qui organisent le métier de maçons, pour désigner la loge en relation avec l'activité que les Statuts veulent réglementer. Mais, il s'agit alors et exclusivement de l'activité de construction.

Le *Dictionary of the Scots Language* à l'entrée "ludge"[61] ou "luge", indique qu'il s'agit de la forme en Ecosse pour l'anglais "lodge" et le définit comme désignant « une petite maison, un abri ou une cabane, spécialement quand il est temporaire par exemple une tente avec comme premier usage abri pour les militaires en campagne ou lors d'un tournoi ». L'abri de l'ouvrier du bâtiment est, lui aussi, cité comme exemple et l'entrée "stone mason" (tailleur de pierre) renvoi au mot "ludge" « abri temporaire dressé pour les ouvriers d'un chantier ». Cependant la "ludge", si elle est toujours un abri, n'est donc pas réservée à l'univers de la construction, qui, emprunte et partage son sens et son usage originaires d'abri temporaire, avec la situation des belligérants.

Il n'en va pas de même du mot orthographié "Lodge" dont le *Dictionary of the Scots Language*[62] indique, pour la période antérieure à 1700, le sens de cabane ou abri où l'on travaille ; mais précise :« Spécialement : 1. Abri du maçon opératif et aussi par extension au Franc-maçon une assemblée ou fraternité locale, Aujourd'hui forme anglaise mais apparemment d'origine écossaise dans ce dernier usage. » Ainsi l'usage en Ecosse avant 1700 est d'utiliser la forme "lodge" en lien avec l'activité des francs-maçons, alors que la forme plus écossaise de "ludge" sera utilisée en lien avec l'activité de construction mais jamais pour désigner l'activité que nous appelons aujourd'hui franc-maçonnerie à laquelle l'orthographe « lodge » est réservée[63]. Cette différence de vocabulaire n'est pas sans intérêt car elle permet de repérer les archives documentaires qui concernent l'univers du bâtiment et celles se rapportant au « mot de maçon » et plus généralement à la Franc-maçonnerie. Par exemple elle permet de remarquer que l'auteur des Statuts Schaw n'utilise jamais le mot "lodge" et toujours le mot "ludge" [64]. Par suite, s'étiole le lien entre Statut Schaw et univers dit « spéculatif » pour cantonner ces textes à la seule organisation du métier du bâtiment.

A ces hommes du métier du bâtiment abrité dans la "Ludge" le manuscrit *Cooke*[65] et le *Poème Regius*[66] font obligation « d'abord, principalement d'Aimer Dieu et la sainte Église et tous les saints ». et il en va de même en Ecosse.

Des maçons opératifs qui aiment Marie et la Sainte Église

Depuis l'édification en France de la cathédrale Saint Denis au début du XII° siècle, jusqu'à la fin du XV° siècle et les temps avant-coureurs de la Renaissance et de la Réforme religieuse, l'univers des ouvriers du bâtiment s'est structuré autour de la cathédrale gothique et de sa symbolique. Le *Poème Regius* et *le Cooke M.S.*, dont la datation convenue est la fin du Moyen Age, fin du XIV° ou début du XV° siècle [67], témoignent de l'univers des hommes du bâtiment.

En Angleterre, cet univers est réglementé par les dispositions royales et parlementaires de 1349-1351. Par ailleurs, chaque chantier connaît une réglementation qui lui est propre et respecte les textes nationaux comme à York Minster en 1370. A partir de la fin du XIV° siècle, s'ajoutent à ces deux niveaux de réglementation du métier les « Old charges » issues des instances du métier. Ces « Old charges » inscrivent le métier dans l'histoire des hommes, en racontent la légende et en définissent la morale et la spiritualité. Elle témoigne aussi de la résistance des instances du métier à la réglementation nationale de 1349-1351. Issue de la période médiévale, ces "Old Charges" sont d'inspiration catholique romaine. Cette inspiration est rendue évidente par les références à Marie, aux Saints et à la Sainte Église comme par l'identification de « Dieu tout-puissant » au Christ. Le *Poème Regius (circa 1390) et* le *manuscrit Cooke* (circa 1410) ne laissent aucun doute à ce sujet.

> « Prions maintenant Dieu tout-puissant, Et sa mère Marie radieuse, Afin que nous puissions garder ces articles, Et les points tous ensemble, » (Partie L'art des quatre couronnés) ou, encore « Le premier point veut que celui qui voudrait connaître ce métier et l'embrasser, Doit bien aimer Dieu et la sainte église toujours... » [68] *(Poème Regius)*
>
> « Premier point. -- Il faut savoir que qui désire embrasser l'état de l'art en question doit d'abord principalement aimer Dieu et la sainte Église

> et tous les saints et son maître et ses compagnons comme ses propres frères. »[69] (*manuscrit Cooke)*

L'Ecosse connaît, elle aussi, une réglementation locale du métier, édictée par les villes et le mot ''statut'' à ce sens. Il s'agit selon le *Dictionary of the Scots Language* « a) de décret, ordonnance ou loi fait par une autorité source de droit, au premier chef un acte du roi en son conseil ou son parlement et, aussi, de l'Eglise, etc. ; b) une ordonnance ou réglementions édicté par une ville, une institution professionnelle ou une autre institution[70]. ». Dans la langue postmédiévale de l'Ecosse, nous savons qu'il convient de parler de ''Incorporation'' pour évoquer l'institution dotée d'une charte municipale délivrée par la ''burrough town''. Les préoccupations de monopole local et de protectionnisme sont les mêmes que celles d'Angleterre[71] et l'inspiration catholique est avant 1560 présente et explicite comme le montre la participation des membres à la vie de l'Eglise notamment lors des processions, des fêtes et par le financement de messes[72]. Le Statut Schaw de 1599 fera référence à cette tradition catholique, ses usages et ses coutumes sous la dénomination de : « Excellents actes et antiques statuts de glorieuse et ancienne mémoire ». Avant tout, comme il est affirmé au texte du *Cooke MS* [12] : « Aimer Dieu et la sainte Église et tous les saints » est ce que doit « d'abord, principalement » faire l'ouvrier du bâtiment médiéval qui, en Ecosse comme en Angleterre, pense et vit comme un catholique romain et reconnaît Dieu en la personne du Christ fils de Marie.

Un métier de maçon mais pas de Francs-maçons

Le *Edinburgh Register House de 1696 MS*[73] nous l'indique : « avoir le mot » ou pour employer une tournure contemporaine : « être franc-maçon », est la connaissance de mot, signes et postures couverts par un serment de secret. Aucune source et notamment, ni les ''Old charges'' ni les ''Statuts'', ne fait état d'un tel système pour la période médiévale dans les îles britanniques. Il faut dès lors en convenir. Au Moyen Age, s'il existe un métier de maçon opératif organisé en forme de Corporation, aucune source ou archive ne permet de constater l'existence d'une Franc-maçonnerie médiévale au sens du manuscrit de Edinburgh. Faute de source, David Stevenson considère comme non établi un système de reconnaissance en Angleterre ou en Ecosse au Moyen Age[74]. Dès lors, parler de Franc-maçonnerie médiévale dans les îles britanniques ou ailleurs est comme tout anachronisme source de confusion et d'inexactitudes comme le démontre l'idée fausse qu'on se fait souvent de la situation des Steinmetzen allemand.

Les Steinmetzen et le diplôme d'apprenti

Certains auteurs, constatent l'existence chez les Steinmetzen en Allemagne, dès 1563, d'un mot et d'une manière de prendre la main, couverts par un secret[75]. Les auteurs Anglo-saxons restent perplexes face à ce caractère secret, cette gestuelle et ce mot[76]. Douglas Knoop & G. P. Jones[77] ou Bernard Jones[78] envisagent la question avec une certaine modération. Les deux premiers auteurs, constatant le fait, relèvent l'absence d'un système équivalent dans le *Poème Regius* et le *Cooke M.S.* et le second note les absences tant d'un contenu ésotérique que de revendication par un auteur allemand des origines allemandes de la Franc-maçonnerie spéculative. D'autres auteurs pensent trouver une origine médiévale et germanique à la Franc-maçonnerie par l'entremise des Steinmetzen. David Murray Lyon affirme mais sans citer aucune source médiévale ou plus récente, que « dès le XII° siècle les masons allemands utilisaient les attouchements, mots et signes pour se reconnaître"[79] ». Antérieurement, on retrouve la même affirmation chez J.G. Findell ; mais ce dernier indique reprendre cette information d'un prédécesseur qu'il n'identifie pas[80]. Cependant, on cherchera vainement chez ces auteurs, la référence à une archive quelconque au soutien de leurs opinions.

L'enjeu est ici d'importance car la description d'un système fait de signes de reconnaissance couvert par un secret ressemble à s'y méprendre à la manière habituelle d'identifier un système franc-maçonnique. L'absence de participation des auteurs Allemand à la compétition sur la localisation des origines de la Franc-maçonnerie spéculative ne doit toutefois pas laisser perplexe.

L'attitude de Ferdinand Janner est différente de celle des compétiteurs. Il a étudié la situation des Steinmetzen à partir des archives documentaires germaniques et fait état d'une Ordonnance impériale de 1563. Celle-ci réorganise le métier et reprend des dispositions datant de 1459, bénéficiant déjà d'une confirmation impériale de 1498[81]. Selon cet auteur et les archives qu'il produit, il semble, donc, que nous devions oublier le XII° siècle, proposé par David Murray Lyon et nous en tenir à la seconde moitié du XV° siècle, comme datation de l'origine d'un système de reconnaissance chez les Steinmetzen. Mais l'exposé de Ferdinand Janner montre bien autre chose. Selon cet auteur le système des Steinmetzen, plus qu'un système de reconnaissance, servait à administrer la preuve d'un apprentissage en bonne et due forme. Il s'agissait, de permettre à l'apprenti d'attester de la fin de son apprentissage, auprès de tout professionnel du métier et de pouvoir ainsi bénéficier des services réservés aux professionnels, qui sont offerts dans les lieux de séjours des itinérants. Cela se conçoit, apparemment, comme un diplôme professionnel et pas comme un système de reconnaissance.

Les sources documentaires permettent de connaître les conditions et circonstances de la transmission. Elle était confiée à deux compagnons qui, pendant le temps libre des soirées de quatorze journées, enseignaient à l'apprenti, libéré de sa formation par son Maître, les éléments lui permettant de prouver qu'il avait reçu la formation habituelle. Les éléments faisant preuve de la formation étaient des pas, salutations, une manière de prendre la main et la réponse à des questions sur l'histoire et la technique de la taille de la pierre. Mais les réponses comportaient une anomalie, si bien qu'il ne suffisait pas de connaître la réponse exacte[82]. L'apprenti diplômé connaissant la réponse fausse qui atteste, par cette erreur, de sa formation. Ce certificat non écrit mais qu'on peut appeler de fin de stage, supposait pour être efficace de rester secret. Mais l'idée est la même que pour le savoir-faire. Son caractère secret fait sa valeur.

Les Steinmetzen ont ainsi poussé au bout de sa logique, l'enseignement des savoir-faire et leur valorisation par la discrétion. C'est là un témoignage du monopole du savoir opératif concentré entre les mains de ceux qui l'ont reçu. L'avantage d'un tel système d'attestation est de prouver une formation en son entier alors que la procédure de même objet dans les Îles Britanniques, dont nous avons un exemple pour York Minster en 1370, est fondée sur une mise à l'épreuve d'une semaine[83]. Dans les deux cas, aucun savoir-faire n'est révélé. La réponse qui fait la preuve est fausse pour les Steinmetzen et la réalisation pratique fait preuve sur les chantiers d'Angleterre.

La procédure en usage chez les Steinmetzen est très supérieure par sa capacité à prouver l'acquisition d'une formation complète, alors qu'un test d'une semaine ne permet qu'un aperçu restreint des savoir-faire connus de l'ouvrier. Les différences culturelles et de mentalités, entre peuples des îles britanniques et peuples germaniques, sont peut-être à l'origine des différences du procédé de preuve des savoir-faire. Mais il ne convient pas, sauf à le détourner de son intention, d'attribuer au système des Steinmetzen une autre fonction que celle d'un diplôme. Ce diplôme professionnel n'est pas un système de même objet que le « mot de maçon » dont nous verrons qu'il n'avait pas pour objet de prouver la détention d'un savoir-faire professionnel mais exclusivement d'affirmer un engagement spirituel.

La Renaissance : Des maçons insaisissables

Après la grande peste du milieu du XIVe siècle et « Parce qu'une grande partie de la population, et en particulier des ouvriers et des serviteurs, est décédée des suites de cette peste »[84], la pénurie de main-d'œuvre qualifiée, créa en Angleterre comme ailleurs en Europe, une situation économique difficile. Les autorités furent alors incitées à réglementer les professions, notamment, pour éviter une hausse des rémunérations provoquée par la rareté de cette main-d'œuvre. Les groupes professionnels développèrent, sur ce fondement législatif d'origine royale et parlementaire, ce que nous appelons aujourd'hui les "Old charges". Ce développement commence dès le XIV siècle en Angleterre. Pour sa part, l'Ecosse ne connaîtra pas de "Old Charges", qui lui soient propres, pendant la période antérieure aux Statuts Schaw de 1598 et 1599[85]. Les Statuts Schaw se référeront à des « Excellents actes et antiques statuts de glorieuse et ancienne mémoire », qui sont une tradition écossaise ancienne mais non formalisée. Toutefois, aucune source ou archive ne permet de montrer un lien quelconque entre une franc-maçonnerie naissante et, par ailleurs les "Old Charges" anglaises ou les « excellents actes et antiques statuts de glorieuse et ancienne mémoire » écossais ni, même, l'apparition en cette époque médiévale de cette franc-maçonnerie qu'on dit aujourd'hui spéculative. L'exemple de la Loge écossaise de Kilwinning montrera même qu'il en va tout autrement. Au tournant des XVI° et XVII° siècle, ce dont il s'agit avec les Statuts Schaw, est une tentative de centralisation. Elle va de pair avec la volonté de transformation des institutions d'un État cheminant vers la modernité mais inspiré par les idées de monarchie absolue et de divinité de la personne du Christ. Jacques VI d'Ecosse et 1er d'Angleterre en a fait la théorie dans ses ouvrages *The True Lawe of Free Monarchies or, the reciprock and mutuall dutie betwixt a free King, and his natural Subiectes* en 1598 et *Basilikon Doron or Book of the institution of a Prince*[86]. Prise dans ce mouvement de réforme de l'Etat, qui ne lui est pas réservé, la profession des ouvriers du bâtiment est soumise à diverses tentatives de changement dont deux intéressent plus particulièrement notre propos. La première tentative est transcrite dans les deux Statuts Schaw de 1598 et 1599, la seconde est connue sous la dénomination de Chartes Saint Clair. Ces deux mouvements prennent la suite l'un de l'autre et sont la transposition pour l'Ecosse, de la tentative anglaise du XIVe siècle qui donna naissance aux *"Old Charges"* telles que nous les connaissons.

Angleterre et Ecosse à rebours

Les "Old Charges", lors de leur rédaction en Angleterre, ont eu pour objet principal de fixer les règles professionnelles qui s'imposent à tous les opératifs et notamment aux ouvriers du bâtiment. Elles permettent de fixer les salaires et plus généralement les conditions de l'emploi. De là, la nécessité de faire serment de les respecter[87]. En ce sens, on peut remarquer que le Poème *Regius* et le *Cooke M.S.* [88] qui datent de 1400 environ, furent rédigés après la peste noire et la promulgation par Edouard III d'Angleterre de l'Ordonnance des Travailleurs de 1349[89] renforcée, en 1351[90], par le Parlement dans le Statut des travailleurs[91]. Ce dernier texte à la différence de celui de 1349, comporte, pour la première fois, l'obligation de prêter le serment de respecter cette réglementation, à réitérer deux fois l'an[92]. L'objectif, comme partout en Europe, est de limiter les conséquences économiques de la pandémie : pénurie de main-d'œuvre, hausse des salaires et mobilité des travailleurs[93].

Voyant leur pouvoir contester par cette centralisation royale, les groupements professionnels et les autorités locales dont ils dépendent, vont tenter, en Angleterre, de réaffirmer leur autorité sur le métier, que le roi leur conteste. Les « Old charges » sont le résultat de cette réaction. Elles naissent de l'adaptation par les groupements professionnels, d'une réglementation royale et parlementaire, qui menace leur monopole local sur le métier. Ces "Old Charges" témoignent de la volonté de résistance à la centralisation royale et affirment la volonté des groupements professionnels d'exercer leur propre contrôle sur le métier. Les "Old Charges" ne seront pas le seul moyen. Du XIV° au XVI° siècles, les villes, pour accroître leur pouvoir tant à l'égard de la royauté qu'à l'égard des Groupements professionnels, développeront les liens institutionnels entre les instances des métiers et les instances communales, s'efforçant par cette intégration locale des pouvoirs économiques et politiques de préserver les pouvoirs locaux, l'intérêt de leurs populations en général et des membres du métier en particulier[94].

Ce mouvement de résistance à la centralisation n'est pas propre aux Îles Britannique. En France la monarchie absolue en souffrira dès l'époque de Louis XIV alors que sous le règne de Louis XV les Parlements n'auront de cesse de tenter d'ébranler la centralisation royale[95]. En Ecosse, le mouvement est à l'inverse de celui évoqué pour la France et l'Angleterre. C'est l'institution royale qui tente d'ébranler les solides institutions locales qui résisteront et continueront à dominer l'activité sur leurs territoires communaux jusqu'au XIX° siècle[96].

Les Statuts Schaw de 1598 et 1599

Bien que les mouvements soient à rebours l'un de l'autre, Ecosse et Angleterre sont soumises à la vague centralisatrice de la modernité naissante. Les Statuts réglementant pour l'Ecosse l'activité des professionnels du bâtiment nous fournissent un exemple. Ils sont l'œuvre de William Schaw "Master of Work" du roi Jacques VI d'Ecosse et sont l'instrument d'une centralisation conforme à la conception du pouvoir adoptée par ce souverain Stuart[97] qui succédera bientôt à Elisabeth 1ère sur le trône d'Angleterre sous le titre de Jacques 1er.

- *William Schaw "Master of Work" de Jacques VI*

En Ecosse, la construction, la surveillance et l'entretien des bâtiments royaux sont confiés à un *"Master of Work"* un « Maître des Travaux ». La fonction n'a rien d'original et trouve dans le "Surveyor of the King's Works"[98] son pendant auprès du Roi d'Angleterre. La mission confiée est celle d'un administrateur spécialisé dans les activités du bâtiment, qui peut aussi bien être issu des rangs des charpentiers que de ceux des maçons. D'abord nommé pour un bâtiment particulier, le titulaire verra la fonction évoluer au cours du temps jusqu'à s'étendre à l'ensemble des bâtiments royaux.

Cet élargissement de fait à partir de 1529, devient officiel en 1539, semble-t-il. Selon le *Register of the Privy Seal of Scotland*, William Schaw est nommé en 1592 [99] "Master of work" ; mais on trouve aussi la date de 1583 dans le *Dictionary of National Biography*[100], pour sa nomination à cette fonction dont l'activité est d'évidence étrangère à toute spiritualité.

- *William Schaw et le contexte de 1598*

En Ecosse, depuis la révolution de 1560 les relations entre l'Eglise et le pouvoir royal placent le roi au rang de simple membre de l'Eglise d'Ecosse à la différence du Roi d'Angleterre qui depuis Henry VIII est le chef de l'Eglise d'Angleterre. De la stricte séparation entre Eglise et pouvoir royal, l'Ecosse tire son originalité et n'offre le soutien de l'Eglise à la royauté écossaise qu'autant que le roi prend fait et cause pour le calvinisme presbytérien. Ce sera l'attitude de Jacques VI qui signe le Covenant de 1581 dit *"King's confession"*[101]. William Schaw suivra son souverain et signera aussi ce Covenant.

La sincérité de l'engagement calviniste presbytérien de Jacques VI d'Ecosse peut être discutée. Dès 1584, il édicte les "Black Acts [102]" qui promeuvent une liturgie épiscopalienne pour l'Eglise d'Ecosse et une conception du pouvoir royal qui, en France, prendra le nom d'absolutisme. C'est aller à rebours de l'engagement calviniste presbytérien de la *Kings confession* de 1581 et du "Confession of Faith Ratification Act du 27 août 1560"[103]. A la conception presbytérienne non hiérarchique est opposée la hiérarchie épiscopale. A l'indépendance de l'Eglise est opposée l'intervention royale dans l'organisation de l'Eglise.

C'est le lieu de souligner la portée pratique du "Confession of Faith Ratification Act[104]" du 27 août 1560. Par cet acte, le Parlement d'Ecosse a donné force de droit positif au contenu de la Profession de foi de l'Eglise d'Ecosse. Ce n'est pas la foi catholique qui est placée hors la loi mais les comportements qui, de fait, en témoignent. Par ce biais et sans qu'existe un lien entre les institutions de l'Eglise et de la monarchie, les éléments définissant la confession calviniste et le presbytérianisme sont devenus des obligations juridiques s'imposant au comportement de ceux qui se trouvent sur le territoire de l'Ecosse et pas seulement aux Ecossais. On peut alors en Ecosse penser comme un catholique mais on doit agir comme un calviniste presbytérien ce qui inclut tant les activités cultuelles que les activités civiles et professionnelles. La vie quotidienne est réglementée mais pas le secret des consciences. Celui qui est engagé dans la foi catholique ou anglicane est contraint, en Ecosse, d'adopter un comportement conforme aux éléments du calvinisme presbytérien. L'autorité du Parlement d'Ecosse l'impose comme loi du royaume mais pas comme foi, du fait de la séparation stricte de l'Eglise et de la Monarchie. Nul n'est interrogé sur sa seule conviction. Seuls les actes ostensibles sont pris en compte et stigmatisés. La mise hors la loi du catholicisme même est la conséquence du rejet de l'autorité du Pape qui dépend d'un autre texte du Parlement d'Ecosse, voté le 10 juillet 1560[105]. Cette particularité de la situation juridique de l'Ecosse, qui intègre à son droit civil des dispositions de sources confessionnelles, aura des conséquences que nous rencontrerons au fil de l'étude de la Franc-maçonnerie des premiers temps.

Disons-le à nouveau : l'Ecosse qui sépare l'Eglise et l'Etat, fait entrer par la loi la spiritualité calviniste dans la vie quotidienne. Quelles que soient leur confession et leur activité, le comportement de ceux qui se trouvent sur le territoire de l'Ecosse est réglementé. Tous les comportements sont concernés et peuvent être prétextes à l'application du "Confession of Faith Ratification Act" mais les comportements seulement. William Schaw lui-même en fera l'expérience. En 1588, le nom du "Master of Work" apparaît au côté de celui d'autres « papistes » (catholiques favorables au Pape), que le presbytère de Edinburgh envisage de renvoyer devant la justice [106] sur le fondement de la violation du *"Confession of Faith Ratification Act"* du 27 août 1560. Le comportement de leur auteur permet de suspecter les "Statuts Schaw" d'une inspiration « papiste », d'autant que la sincérité calviniste du Roi Jacques VI est discutée après l'édiction en 1584 des "Black Acts".

Dans ce contexte législatif et conformément à la conception « absolutiste » du pouvoir de Jacques VI d'Ecosse, William Schaw poursuivra l'œuvre centralisatrice commencée par les "Black Acts". Il souhaite moins soumettre le métier de bâtisseur que prendre le pas sur les organisations : "Burrough Towns" et "Incorporations", qui déjà l'encadrent. L'intention est la même que celle des "Black Acts". Il s'agit de prendre le pas sur les structures locales : presbytères pour les "Black Acts" et "Incorporations" pour les "Statuts Schaw". Dans une Ecosse qui n'a pas connu de texte équivalent à l'Ordonnance des Travailleurs de 1349 et aux Statuts des travailleurs de 1351, les "Statuts Schaw" sont ce qu'ils paraissent : une tentative, écossaise, d'unification royale[107] réglementant l'activité des professionnels du bâtiment. Le Statut Schaw de 1598 traite de l'activité de l'ouvrier, celui de 1599 organise explicitement le métier. La tentative centralisatrice de 1599 échouera face à des organisations locales solidement établies depuis le siècle précédent[108] et dont l'indépendance a été renforcée à partir de 1560 tant par la séparation de l'Eglise et de la Monarchie que par l'organisation presbytérienne de l'Eglise d'Ecosse. A la suite des "Statuts Schaw", les "Statuts" dits "Falkland" tenteront après 1634 d'étendre cette centralisation à tous les métiers mai sans véritable succès[109].

- *La Franc-maçonnerie introuvable*

Le contenu, de pure réglementation, des textes des Statuts Schaw de 1598 et 1599, fait justice d'une interprétation spéculative ou spirituelle liée à ce que nous appelons aujourd'hui Franc-maçonnerie. Les deux réglementations de 1598 et 1599, toutefois, ont des objets différents malgré leur nature et leur objectif commun. Le "Statut Schaw" de 1598 réglemente la situation de l'ouvrier du bâtiment et ses relations avec celui qui l'emploie. Il semble mais cela est discuté, que ce "Statut" de 1598 a été, si ce n'est promulgué, du moins appliqué, en tant que tel dans toute l'Ecosse[110]. Le "Statut Schaw" de 1599, pour sa part, traite des instances du métier sous la dénomination de "Ludge" et nous savons que la " ludge" est opérative. Il en détermine le personnel et en définit la compétence ; notamment comme tribunal du métier. Est ainsi créé un pouvoir judiciaire qui sera bientôt convoité par les Comtes de Rosslyn. Le "Statut" de 1599 procède aussi à la hiérarchisation des autorités du métier, plaçant la "ludge"

« Mary's Chapel » de Edinburgh à la première place et celle de Kilwinning à la seconde.

Dans un autre registre qui fait suspecter une arrière-pensée « papiste » dont tiendra compte l'Assemblée de Kilwinning, le ''Statut'' de 1599 rappelle à la vie « les excellents actes et antiques statuts de glorieuse et ancienne mémoire » et « l'art de mémoire ». A la différence de celle de 1598, cette réglementation de 1599 restera lettre morte, comme en témoigne le §XVI de son texte :

« Qu'il soit porté à la connaissance du surveillant, du doyen et des maîtres de la loge de Kilwinning qu'Archibald Barklay, désigné comme représentant de cette loge, est présent à Edinburgh les 27 et 28 décembre. Ledit Archibald, en présence du Surveillant général et des maîtres de la loge d'Edinburgh, y a produit son mandat et a agi en toute honnêteté pour régler les affaires qui lui ont été confiées. Mais en raison de l'absence de sa Majesté, qui est éloignée de la ville, et parce qu'il n'y a que des maîtres de la loge d'Edinburgh réunis en cet instant, nous n'avons pu arriver à un accord royal (comme les droits particuliers du métier l'exigent) mais, plus tard, quand l'occasion se présentera, nous obtiendrons le pouvoir de sa Majesté pour autoriser les droits particuliers des loges et pour définir les pénalités à l'encontre de ceux qui troublent l'ordre établi. »

L'occasion ne se présentera jamais et le « *Statut Schaw* » de 1599 restera lettre morte ou presque, faute d'être soutenu par un acte du Roi ou du Parlement d'Ecosse ou par la volonté unanime des ''*Ludges*''.

D'un diptyque à un triptyque

Conséquence de l'édiction des ''Statuts Schaw'', un dédoublement institutionnel apparaît entre la Corporation locale et ce qui sera désigné ici sous la dénomination de « Loge Schaw ». Ce dédoublement distingue deux structures de pouvoir ayant le même objet professionnel mais pas la même origine. L'une est royale et nouvelle. L'autre locale et ancienne. Mais il ne convient pas de s'en tenir à ce constat. En 1598, les archives documentaires nous apportent déjà la preuve d'une activité franc-maçonnique à Aitchison Haven qui accueille une Assemblée de Maçons. Deux procès-verbaux des 9 et 11 janvier 1598 relatent la réception d'un ''entereit prenteis'' et d'un ''fellow craft'' dans l'Assemblée des Maçons.

Aux « loges Schaw » et aux ''Incorporations'', toutes deux désignées ''Ludges'' par les archives, s'ajoutent des Assemblées désignées ''Lodges'' réunissant des « hommes qui ont le Mot ».

- *La Corporation locale et la « Ludge de William Schaw »*

La « Corporation locale » reste intimement liée à la Ville[111]. La "Schaw's Ludge", ou « Ludge de William Schaw », est la structure de même fonction que la « Corporation locale » mais créée et imposée par les « Statuts Schaw » au bénéfice du pouvoir royal centralisateur[112] , ce dont témoigne la signature de William Schaw sur les premiers procès-verbaux de cette nouvelle institution[113]. Nous savons déjà que l'essentiel est la centralisation et la création aux mains du roi Stuart, d'une structure qui concurrence la « Corporation locale » et impose des obligations conforment aux volontés du roi qui veut dominer sur les villes d'Ecosse comme les "Black Acts" voulaient dominer sur son Eglise. Nous connaissons la volonté exprimée au texte de 1599, de se référer aux « excellents actes et antiques statuts de glorieuse et ancienne mémoire » antérieurs à la Réforme et dont l'inspiration catholique romaine est certaine.

- *La Corporation locale et l'Assemblée maçonnique*

Dissimulée dans l'ombre de cette « Corporation locale », « l'Assemblée maçonnique » regroupe certains mais pas tous les membres de la Corporation, comme le confirme David Stevenson à propos de "l'Incorporation Mary's Chapel" de Edinburgh au XVII° siècle. « D'autres membres de la corporation devaient avoir connaissance de l'existence de la loge et, sans doute, certains eussent-ils aimé y être admis, ne serait-ce que par curiosité [114]». Nous verrons que l'étude des contrats d'apprentissage confirme cette absence d'automatisme et, en fin de compte, de lien entre appartenance au métier et appartenance à la Franc-maçonnerie. Seuls, certains contrats mentionnent l'obligation du Maître de faire transmettre le "mason word" à l'apprenti. Leurs clauses peuvent même explicitement exclure cette transmission mais, le plus souvent, n'en font pas état du tout[115].

– *Une différence déjà remarquée*

David Stevenson, comme Harry Carr[116], remarque que la structure opérative se différencie de l'Assemblée maçonnique et constate la présence de procès-verbaux différents pour chacune[117], notamment pour la Corporation et l'Assemblée Mary's Chapel de Edinburgh. Mais aucun des deux auteurs ne relève le dédoublement entre « Corporation locale » et « ludge de William Schaw », pour les distinguer de « l'Assemblée maçonnique ». Ces auteurs décrivent l'existence de deux éléments et pas de trois ; l'un opératif l'autre maçonnique. David Stevenson constate que l'Assemblée maçonnique n'est pas une structure officielle[118] mais remarque que l'autonomie de ce groupe, non officiel, lui permet de recruter en dehors de la matricule de la Corporation [119] et donc en fin de compte en dehors du métier. Ainsi s'expliquerait la maçonnerie spéculative. Cet auteur en déduira que la Franc-maçonnerie trouve son origine en Ecosse par l'œuvre de William Schaw[120]. Ce point de vue fait symétrie avec celui défendu par Eric Ward[121] pour revendiquer mais au profit de l'Angleterre, l'origine de la Franc-maçonnerie. Ward et Stevenson, chacun pour sa part, mettent en avant une centralisation et une organisation comme « premier pas » indispensable à l'instauration de la Franc-maçonnerie, telle que nous la connaissons. Pour David Stevenson, elle a pour théâtre le XVII° siècle écossais, pour Eric Ward le XVIII° siècle anglais. Ces deux opinions, si elles sont solidement informées, souffrent d'une faiblesse tout aussi robuste car elles réduisent la Franc-maçonnerie à l'appareil administratif qui est à son service. Ce sera la Grande Loge en Angleterre. Ce sera la substitution des ''Schaw's Ludges'' aux ''Incorporations'' d'Ecosse par le Statut Shaw de 1599.

Dans la compétition pour localiser les origines de la Franc-maçonnerie et comme le souhaite David Stevenson, l'Ecosse grâce aux ''Statuts Schaw'' de 1598 et 1599 vient devancer l'Angleterre de plus d'un siècle. Car cette dernière attendra 1721 et les *Règlement généraux* de Georges Paine que prolonge le texte des *Constitutions* dites d'Anderson de 1723, pour avoir une première organisation.

Il est aventureux de sonder les reins et les cœurs pour supposer à William Schaw une autre intention que celle de contribuer au renforcement du pouvoir du Roi d'Ecosse, qui pour sa part est bien attestée. Faire de William Schaw le *Deus ex machina* de la Franc-maçonnerie ne correspond pas à la réalité des engagements des « Hommes qui ont le Mot » en ce XVI° siècle écossais. Du moins, telle que les archives documentaires nous permettent de connaître cette réalité.

Les ''Schaw's Ludges'' sont des ''ludges'' purement professionnelles et c'est ainsi que les Statuts Schaw les désignent et les décrivent.

– *Une distinction confirmée par les archives*

Avant la création par les Statuts de 1598-1599des « Ludges de William Schaw » nous trouvons facilement des ''Incorporations'' fondées sur des ''seal of cause'' et, dissimulées derrière elles, une Assemblée maçonnique composée de certains membres de la Corporation mais pas de tous.

Compte tenu de ce dédoublement la progression de l'apprenti dans chaque hiérarchie est différente et désynchronisée comme David Stevenson l'a établi[122]. A côté de ce parcours, les contrats d'apprentissage dont quelques-uns seulement portent la mention de l'obligation de transmettre le "mason word"[123], attestent eux aussi de la différence entre être membre d'une structure professionnelle et être affilié à l'Assemblée maçonnique. Car la mention dans le contrat d'apprentissage serait inutile si l'appartenance à la Corporation entraînait automatiquement l'inscription à la matricule de la Loge maçonnique. C'est justement l'inverse qu'il faut constater et dire : « Être ouvrier du bâtiment, ne fait pas le détenteur du "Mason Word" ». Et, le faible nombre des contrats portant la clause de communication du "mason word", sur l'ensemble des contrats d'apprentissage pour la période 1573-1740, permet d'affirmer que le Maître était libre de présenter ou pas son apprenti à la Loge Maçonnique dont il pouvait lui-même être membre.

– *Corporation locale, loge Schaw et Assemblée des détenteurs du Mot*

Accepter avec les archives documentaires que la « Ludge de William Schaw » n'a pas remplacé la Corporation locale fait apparaître un triptyque. Une "Incorporation" qui résiste[124]. Une "Schaw's Ludge" qui tente de s'imposer au métier. Une « Assemblée maçonnique » ou "Lodge" dont nous savons qu'avant même la création des "Schaw's Ludges", elle se dissimule derrière "l'Incorporation" car il est établi que la "lodge" admet certains membres de "l'Incorporation" mais pas tous dès le XVI° siècle.

Nous connaissons par deux procès-verbaux datés des 9 et 11 janvier 1598, la réception d'un "fellow of craft" et d'un "entereit prenteis" [125], à Aitchison Haven. Il ressort de ces textes la distinction entre activité de l'Assemblée des maçons et activité dépendant de l'univers professionnel.

> « 1598 - Le 11 janvier, de l'An du Seigneur le jour où Alexander Cubie est reçu apprenti pour Georg Aytone ledit jour George Aytone établit, lui-même, n'avoir pas d'autre apprenti qui ait le statut de frère de la loge opérative en présence de Johne Fender Surveillant pour Wilzame Aytone ancien (et) président (de l'assemblée) Johne Pedden Johne Crafurd Thomas Petticrief Wilzame Aytone junior Hendrie Petticrief Georg Aytone Clark étant présent Robert Widderspone apprentis reçus Richard Petticrief Archibald Glene Ninian Gumerie James Petticrief et aussi ledit apprenti reçu Alexander Cubie choisit Archibald Glene et James Petticrief pour être ses instructeurs ledit Alexander Cubie a payé xx shillings et les gants.» [126]

Qu'il soit nécessaire de rappeler à l'Assemblée maçonnique la déclaration de Georg Aytone concernant les apprentis de la « loge opérative » est utile si l'Assemblée, se préparant à recevoir Alexander Cubie, ignore le nombre d'apprentis sous contrat avec George Aytone. Or tout apprenti dépend de la Corporation par sa situation professionnelle. Nous pouvons alors comprendre ce dont il s'agit.

Alexander Cubie est un apprenti de la « corporation » (brither of the ludge) à laquelle appartient Georg Aytone et va être reçu "entereit prenteis" de l'Assemblée des « détenteurs du mot » de Aitchison Haven. Cette Assemblée qui ne connaît pas les membres de la Corporation, s'est réunie sous la présidence du "Elder" Wilzame Aytone pour le recevoir (entreit) et lui conférer, ainsi, le statut symbolique spirituel ou maçonnique de "entereit prenteis".

Nous pouvons donc tenir pour établi, que le procès-verbal rapportant la réception d'Alexander Cubie comme "Entereit prenteis" n'a pas pour objet une activité professionnelle mais celle de l'Assemblée des maçons qui en est distincte même si elle se dissimule dans l'ombre de "l'Incorporation".

Nous avons maintenant la possibilité de montrer la filiation entre ces procès-verbaux et le premier texte d'un rituel qui nous soit connu par le Edinburgh Register House 1696 MS. L'expression "entereit prenteis" correspond un siècle plus tard à celle de "entered apprentice" et celle de "fellow of craft" correspond à "master mason and fellow craft". Cette comparaison des vocabulaires permet de montrer qu'il s'agit de désigner les mêmes personnages en 1598 et 1696.

Le cérémonial de 1598 nous est inconnu. Nous ne pouvons donc réfléchir sur son évolution jusqu'à celui que nous connaissons en 1696 par le *Edinburgh Register House MS.* Toutefois, nous pouvons constater que les termes de ce manuscrit de 1696 préconisent à l'Assemblée des détenteurs du Mot de s'éloigner de "l'Incorporation". La formule de la réponse à la cinquième Question de la Première Série, indique explicitement que l'Assemblée doit se réunir à une journée de marche du "burrough" qui est le siège d'une "Incorporation". Il s'agit donc de différencier la "lodge" maçonnique de marquer sa différence[127].

« Q. 5 : Qu'est-ce qui fait une Loge juste et parfaite ?

R. : Sept maîtres, cinq apprentis reçus. A un jour de marche du lieu d'une corporation (burroughs town) sans aboiement de chien ni chant du coq ».

Nous le remarquons cette différence d'avec "l'Incorporation" est un des éléments qui rend la « Loge juste et parfaite ». Or nous avons constaté que l'Assemblée des maçons de Aitchison Haven n'était pas informée du nombre des apprentis de Georg Aytone qui dépendent de la « ludge » opérative. Compte tenu du contexte de rédaction qui est un procès-verbal et non un rituel, c'était déjà dire la différence entre les membres de l'Assemblée des maçons et ceux de "l'Incorporation" et du même mouvement montrer que l'Assemblée des maçons n'est pas la réunion des membres de "l'Incorporation".

David Stevenson admet que le "Mason word" apparaît « certainement avant 1610 et peut être même avant 1600 »[128] et Robert Freke Gould fait remonter son apparition aux années 1560, immédiatement après l'établissement de l'Église presbytérienne d'Ecosse[129]. La pratique de faire des "apprentices" et des "fellow craft", en dehors du cursus des métiers peut, faute de mieux, être désignée comme celle du « Mot de maçon » dont nous connaissons la version en usage en 1696 par le *Edinburgh Register House MS*. De son côté, l'existence des "Burroughs town" et "Incorporations" locales, n'est pas contestée avant 1600 comme le montre l'exemple de "'l'incorporation de Marys' Chapel" fondée en 1475[130]. Enfin, la volonté de réglementation et d'organisation nationale et de centralisation du métier du bâtiment par William Schaw est certaine. De fait, l'existence de cette dernière réglementation est concurrente des organisations locales, même si elle veut les intégrer ou les fédérer par son système national centralisé et substituer l'autorité du Roi à la légitimité tirée de la "seal of cause" délivrée par la 'burrough town".

Il s'ensuit la nécessité de distinguer « Corporation locale » et « Assemblée des détenteurs du Mot » avant l'apparition des "Ludges' Schaw", qui deviennent ainsi une troisième structure à partir de 1598-99.

Puisque tardives, les « Loges Schaw » ne peuvent être l'acte fondateur de la Franc-maçonnerie même si l'Ecosse en reste le berceau. Pour l'heure tenons le triptyque et sa chronologie pour acquis, ce qui nous permet de comprendre la situation de John Boswell et d'expliquer la tentative des comtes de Rosslyn.

John Boswell et le procès de John Broune

C'est dans ce contexte d'une structure en triptyque que doit être analysée la participation de John Boswell comte d'Auchlineck à une réunion présidée par William Schaw en 1600. Le contexte permet de se convaincre tout à fait du caractère surajouté des « *Loges Schaw* » et d'exclure la qualité de « détenteur du Mot » en la personne de John Boswell comte d'Auchlinek, comme en celle de William Schaw ou, encore, en celle des comtes de Rosslyn.

Pour l'occasion du procès de John Broune la Ludge de Edinburgh teint sa réunion au palais de Holyroodhouse. Cette Ludge, qui a accepté les réformes de 1598 et 1599 proposées par William Schaw, se réunit dans sa fonction de tribunal. L'objet de cette réunion est l'exercice par William Schaw, en qualité de *''general warden''*, de son pouvoir de justice sur les membres du métier, conformément au Statut de 1599. Les archives ne permettent pas de déterminer l'infraction mais elle était reprochée au maître de la Ludge de Edinburgh[131] John Broune.

Faute de pouvoir expliquer la présence de John Boswell à ce procès dont personne ne conteste qu'il est l'occasion de mettre en œuvre la réglementation des Statuts Schaw, certains choisissent de trouver dans cette participation la preuve de la qualité d'initié aux mystères maçonniques de John Boswell. Du même mouvement, ils le désignent comme le premier maçon connu qui soit étranger au métier de bâtisseur[132]. David Stevenson se laisse lui aussi tenter et succombe puisqu'il considère que, s'il n'avait pas été initié, il n'aurait pu être présent[133]. Pour le même genre de raisons hautement hypothétiques et fondées sur la confusion entre Loge Schaw et Assemblée maçonnique, cet auteur est conduit à penser que William Schaw dut, lui aussi, être initié comme les Comtes de Rosslyn. Aucune preuve documentaire ne vient, toutefois, corroborer cette intuition.

La position faisant de John Boswell le premier maçon non opératif est critiquée[134] car elle consiste à trouver des maçons de commodité sans confirmation, même indirecte, par les archives documentaires. Il est difficile de ne pas trouver peu convaincant de voir en John Boswell le premier maçon spéculatif, simplement parce qu'on ne peut expliquer autrement sa présence ce jour-là aux côtés de William Schaw. Harry Carr préférera sagement le voir tenir le rôle d'un auxiliaire de justice [135] invité à participer pour l'occasion ; ce qui est effectivement plus convaincant.

Toute difficulté disparaît et chacun est dans son rôle, si on prend en compte l'existence de trois types d'organisation ''Incorporation'', « Assemblée maçonnique » et « Loge Schaw ». Cette réunion apparaît alors pour ce dont elle a l'air. La réunion non de « l'Assemblée maçonnique » mais de la « Loge Schaw » qui, concurrente de ''l'Incorporation'', veut la supplanter, au nom du Roi, par l'exercice de son pouvoir judiciaire sur le métier. Puisque la Corporation d'Edinburgh a accepté les réformes de William Schaw et la création d'une « loge Schaw »,[136] c'est dans ce contexte que la réunion a lieu. Il n'est alors pas inutile de rappeler qu'existent à Edinburgh deux entités, désignées Mary's Chapel, l'une maçonnique l'autre opérative, qui vivront séparées l'une de l'autre, jusqu'à la fin du XVIII° siècle. Nous en avons la certitude par la rédaction de deux séries de procès-verbaux distincts pour Mary's Chapel [137], les uns relatant l'activité de l'Assemblée maçonnique, les autres celle de la Corporation. A l'occasion du procès de John Broune, c'est la Corporation Mary's Chapel qui est assemblée dans sa configuration de loge Schaw.

Le pouvoir judiciaire des Loges Schaw et sa réglementation sont définis par les paragraphes IV et V des Statuts de 1599. Le paragraphe IV organise une instance constituée par « le tribunal ecclésiastique de l'assemblée presbytérienne de leur circonscription » et nous trouvons ici l'influence du "Confession of Faith Ratification Act" qui soumet les comportements à une réglementation dont la substance est calviniste presbytérienne. Devant ce tribunal ecclésiastique sont déférés « les surveillants pour les sujets concernant la loge opérative et toutes les fautes que l'un d'eux pourra commettre ». Le paragraphe V organise une instance qui statue sur les délits « Les surveillants et les maîtres les plus anciens de chaque loge, mais pas plus de six, tiendront un tribunal chaque année pour examiner les délits ».

L'affaire, à l'occasion de laquelle John Boswell est présent, concerne le "warden" de la Loge : John Broune. On peut donc penser qu'aucune des deux instances ne pouvait se réunir pour le juger, compte tenu de sa qualité de responsable suprême de la « loge Schaw » d'Edinburgh et de "l'Incorporation". Ainsi, s'explique la présence de William Schaw "General warden" pour l'Ecosse qui préside lui-même ce tribunal pour l'application des Statuts qu'il a édictés et qui expriment la centralisation royale du métier par cette autorité judiciaire unique[138] autant, on le voit, que suprême.

Comme Harry Carr[139] le remarque et l'admet en fin de compte David Stevenson[140], Boswell est sans doute présent comme auxiliaire de justice, pour tenir la minute du procès, être le témoin de son déroulement et assister William Schaw. John Boswell est alors l'auxiliaire du "Master of Works" exerçant son pouvoir national de juge suprême du métier et cette réunion n'a aucun lien avec la Loge maçonnique. Cette réunion est ce qu'elle paraît : un procès pour juger d'une infraction à la réglementation des "Statuts Schaw", commise par le "warden" dirigeant "l'Incorporation" d'Edinburgh. Les instances de la Loge elle-même, prévues pour juger ses membres sous la présidence de celui qui la dirige, ne pouvaient dans le cas de John Broune, juger celui-là même qui dirige la Loge. Il fallait trouver un président et un greffier témoin des débats. Ce sera le rôle de William Schaw comme président et de John Boswell comme greffier.

Pour tirer de cette seule situation mais sans archive explicite, la qualité de ''Maçon'' de John Boswell, il est nécessaire d'identifier la « loge Schaw » avec la « Loge maçonnique », comme le fait David Stevenson et de refuser l'existence du triptyque « Corporation locale », « Loge maçonnique », « loge Schaw ». David Stevenson qui souhaite, à juste titre, localiser en Ecosse l'origine de la franc-maçonnerie, lui trouve comme père William Schaw[141]. Mais cette filiation est artificielle et fragilisée par cet auteur qui concède l'apparition du ''Mason word'' avant 1600[142] . Robert Freke Gould avait porté par avance le coup d'estoc à cette conception en faisant remonter l'apparition de la Franc-maçonnerie aux années 1560 immédiatement après l'établissement de l'Église presbytérienne d'Ecosse [143]. Il y a cependant plus encore, pour rendre impossible l'identification des loges Schaw aux Assemblées maçonniques. L'étude du refus de la Loge de Kilwinning de signer les statuts Schaw le mettra en évidence. Pour l'instant, il suffit de dire que ne pas remarquer l'existence d'un triptyque institutionnel : ''Incorporation'', « Assemblée de détenteurs du Mot » et « Loge Schaw » entraînent vers les confusions les plus tenaces et les plus préjudiciables qui, sans aucun élément de preuve, obligent à attribuer la qualité de « maçon » à John Boswell, mais aussi à William Schaw ou encore aux comtes de Rosslyn[144].

Les Chartes Saint Clair des Comtes de Rosslyn 1601 et 1628

Le pouvoir judiciaire centralisé propre à l'organisation centralisée des « loges Schaw », incita les Comtes de Rosslyn à faire valoir un droit discutable qu'ils considèrent comme ancestral. Leur tentative de contrecarrer à la fois les ambitions royales de centralisation et celles des villes et des assemblées presbytériennes, se fait jour au cours du XVII° siècle.

L'ambition des Comtes de Rosslyn est transcrite par les « Chartes Saint Clair » de 1601 puis 1628. Ces Chartes, par leurs contenus, appartiennent, comme les « Statuts Schaw » et pour les mêmes raisons, au monde opératif d'avant 1560 et s'en tiennent au métier et non à la Franc-maçonnerie. Par les Chartes Saint Clair, le comte de Rosslyn veut contrôler le métier. S'il s'appuie sur un droit qu'il considère comme ancestral, c'est sans doute parce qu'il le fonde[145] sur la construction au XV° siècle de la collégiale de Saint Matthieu die

Chapelle de Rosslyn, antérieurement dite sous la direction de William St Clair, comte de Caithness et OrkneyIl, puis de son fils. Toutefois, le comte de Caithness et son fils représentent la branche aînée des St Clair alors que les St Clair de Rosslyn qui, deux siècles plus tard, revendiqueront un prétendu droit ancestral, sont une branche cadette de cette famille. Etablir, ainsi, le droit de la branche cadette des Saint Clair à contrôler le métier, par le passage problématique d'un droit de la branche aînée à la branche cadette, paraît improbable[146], pour ne pas dire impossible[147].

Sans égard pour la faiblesse de l'argument juridique qu'ainsi ils avancent, les comtes de Rosslyn de la branche cadette, mettent en avant leur droit seigneurial à rendre la justice, détenu en tant que comte. Ils veulent fonder ainsi leur pouvoir disciplinaire sur le métier, organisé par les Statuts Schaw. Fort de ce pouvoir seigneurial, ils ont précisé, mis en évidence et rendu explicite leur pouvoir de nommer des magistrats et de trancher les conflits existants entre les ouvriers du bâtiment[148]. L'instauration de ce pouvoir judiciaire spécialisé a été approuvée par William Schaw en tant que "Master of work" et par cinq « Loges » ; entendre : organisations locales au sens des « Statuts Schaw » : Dumferline, St Andrew, Edinburgh, Haddington, Aitchison's Haven[149]. Ce document, qui accepte le pouvoir judiciaire des comtes de Rosslyn, est considéré comme datant de 1600 ou 1601[150] et, donc, de peu postérieur aux « Statuts Schaw » de 1598 et 1599 mais précédant immédiatement la mort de William Schaw, en 1602.

Comme les « Statuts Schaw », cette première « Charte St Clair » de 1600-01 resta lettre morte faute de sanction royale[151]. Nous voyons cependant les « Chartes St Clair » intégrer la logique centralisatrice des "Statuts Schaw" déléguant à un comte une partie de l'autorité du roi et apparaissant comme un monopole judiciaire national au profit de son titulaire qui pour l'occasion est le comte de Rosslyn. William Schaw pouvait faire confiance au catholique comte de Rosslyn pour maintenir l'inspiration des "Blacks Acts" dans le sillage desquels s'inscrit le Statut Schaw de 1599 et sa volonté de ranimer « les excellents actes et antiques statuts de glorieuse et ancienne mémoire » et « l'Art de mémoire ». Cependant, en aucune manière le contenu des Chartes Saint Clairs ni celui des "Statuts Schaw" ne font allusion ou référence à un élément de franc-maçonnerie ou à un quelconque système de reconnaissance entre maçons opératifs ou pas. Au demeurant, après 1630, les Saints Clairs et les maîtres d'œuvre du Roi abandonneront leur prétention à contrôler le métier. Les loges Schaw seront laissées à leur destin et leur prospérité compromise[152] alors que

Corporations locales et Loges maçonniques poursuivront les chemins de leurs avenirs parallèles.

Dans le contexte politique et religieux de l'Ecosse calviniste presbytérienne, il n'est pas interdit de répéter que William Schaw comme les comtes de Rosslyn, sont catholiques romains et favorables à une conception centralisatrice et autoritaire du pouvoir royal voulu par Jacques VI d'Ecosse. William Schaw apparaît comme un « Papiste [153]» « réfractaire dans une Ecosse protestante [154]» qui soutient l'effort de son roi pour résister au calvinisme presbytérien devenu règle civile de la vie quotidienne par le "Confession of Faith Ratification Act" du 27 août 1560. Mais ce calvinisme écossais met aussi en cause l'autorité du pouvoir du roi et on peut ajouter que le William St Clair comte de Rosslyn mais de la branche cadette, était sans doute l'homme qui convenait pour incarner et poursuivre la résistance au calvinisme en écartant les assemblées presbytériennes du pouvoir judiciaire sur les loges Schaw.

Sans tenir le rôle de son biographe nous pouvons dire que William St Clair fut en bute à des difficultés et querelles avec l'Église presbytérienne. Il en ira ainsi à l'occasion du baptême de son fils dans la religion catholique ou d'autres incidents toujours empreints de manquement à la législation introduite par le "Confession of Faith Ratification Act" de 1560. Ces difficultés furent suffisamment importantes pour qu'il s'exilât en Irlande pays plus accueillant à la religion catholique[155] et qui ne sanctionnait pas devant les tribunaux civils les comportements qu'elle suscite dans la vie quotidienne.

La seconde Charte Saint Clair signée sans doute en 1627-1628[156], porte la signature de « Loges » --- Entendre organisation locale au sens des « Statuts Schaw » ---, supplémentaires : Dundee, Stirling et Glasgow. Mais la « Loge » de Kilwinning n'y figure pas davantage qu'en 1599, alors pourtant, qu'elle tient une place de choix dans ce second "Statut Schaw" comme deuxième Loge d'Ecosse après Edinburgh.

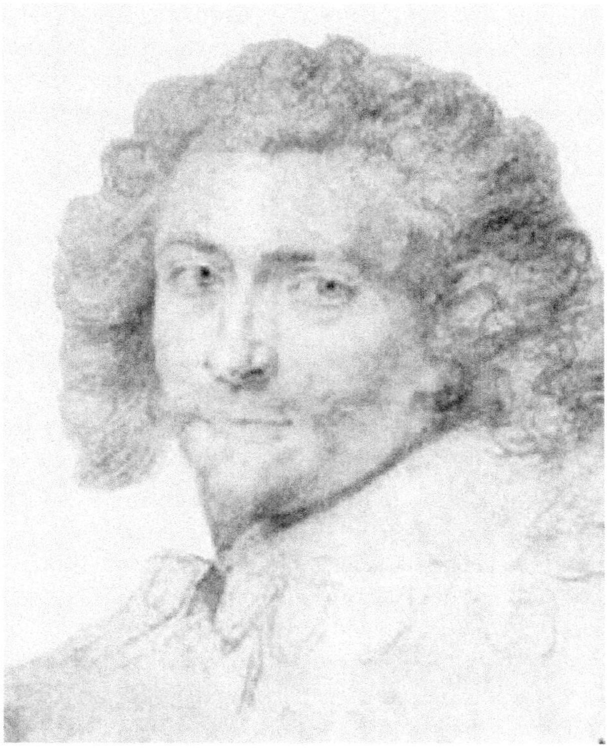

Figure 2 Portait de William Schaw 1550 - 1602

LE ''MASON WORD'' DANS SON CONTEXTE HISTORIQUE

De l'An 1500 à l'An 1700, l'Europe est plongée dans des soubresauts. Le cours du conflit qui commence sous le règne d'Henri VIII, pour aboutir à l'avènement de Guillaume III en 1689, développe ses opérations militaires sur les territoires de l'Ecosse et de l'Angleterre. Dans les interstices d'une histoire qui le domine, le mouvement franc-maçonnique, sous le nom de « Mot de maçon », va apparaître et se développer au gré des événements.

Pendant cette période d'un siècle et demi l'autorité de l'Église catholique romaine est bafouée, au point de la réformer et de considérer la hiérarchie papale comme n'allant plus de soi. La place et le sens même de l'engagement religieux sont remis en cause alors qu'entre Renaissance et philosophie des Lumières se rencontrent néoplatonisme, kabbale chrétienne et hermétisme magique dans l'œuvre de John Dee, conseiller d'Élisabeth 1ère ; cette rencontre combinera en une seule pensée l'enseignement de la Kabbale et de l'alchimie. Elle aboutira à une kabbale alchimique. Pensée hermétique et kabbaliste qui échouera à prendre la forme d'une religion et se fondra dans la réforme religieuse, abandonnant la pensée néoplatonicienne qui, au siècle précédent, l'avait alimentée [157]. A côté de cette tendance qu'illustre Shakespeare, l'histoire des détenteurs du « Mot de maçon » suivra son propre cours.

Angleterre et Ecosse des Églises différentes

Pendant les deux siècles du conflit entre les religions Réformées et le Catholicisme romain se défait l'unité d'une Europe occidentale conçue comme une chrétienté dont la religion unique est le catholicisme romain. Avec Luther puis Calvin la chrétienté se dédouble et une Europe protestante s'installe sur une partie du territoire du catholicisme. Pour tous les Protestants, il s'agit de réformer la religion catholique romaine par un retour à des pratiques qui se veulent plus conformes aux premiers temps de la chrétienté. Axe central de cette Réforme la désignation de la divinité destinataire des prières et du culte. Pour les Protestants seul le Père est susceptible d'un culte mais, ce sont moins les attributs de Dieu et ses rapports avec le monde et avec l'homme, que la personne, la doctrine et l'œuvre du Christ qui sont interrogés. En se limitant à un culte rendu au Père seul, le protestantisme ouvre dans le même mouvement, la voie à une discussion sur la nature même de la divinité de Jésus et celle du refus des cultes rendus, à Marie et à tous les Saints mais aussi celui rendu au Christ seul. L'ouvrier du bâtiment, s'il est protestant, ne peut plus « prier maintenant Dieu tout-puissant et sa douce mère la rayonnante Marie » comme le Poème *Regius* le lui impose[158].

Alors qu'en ces années 1530, l'Ecosse est encore la fidèle alliée catholique du pape, l'autorité du pontife comme chef de l'Église, est contestée par le Roi Anglais Henry VIII qui, en 1534, prend la tête de l'Église d'Angleterre et instaure une religion d'État dont le dirigeant spirituel suprême est aussi le chef de l'État et de la hiérarchie épiscopale. Après 1559, sous le règne d'Élisabeth 1ère, la religion anglicane fixe sa doctrine au-delà du rejet de l'autorité du Pape. De son côté, une partie de la population de l'Ecosse prendra les armes pour imposer un protestantisme s'inspirant de la République de Genève et de la doctrine de Calvin, auquel John Knox donnera son texte de référence par la rédaction de la "Confession of Faith[159]". Ce calvinisme à la mode écossaise est désigné par l'histoire sous le nom de « calvinisme presbytérien » et son organisation décentralisée se veut indépendante du pouvoir politique. Brièvement décrite, celle-ci est caractérisée par une Eglise d'Ecosse, ou « Kirk », se gouvernant elle-même, n'ayant pas pour chef le Roi d'Ecosse et se dispensant d'une hiérarchie épiscopale au profit d'un lien direct entre le croyant et Dieu. Les fidèles sont organisés localement en Assemblées presbytériennes dirigées administrativement par des "Elders[160]" ou « Anciens » dont nous remarquons la présence dès les premières Assemblées de maçons[161]. Ces "Elders" sont mentionnés dès 1598 par les premières archives documentaires que nous connaissons et apparaissent encore le 27 décembre 1712 au texte d'un procès-verbal de Mary's Chapel[162] à propos de James Mack. De 1598 à 1712, leur présence est rappelée par les textes des procès-verbaux et par les auteurs et rédacteurs qui évoquent le "mason word". L'un d'entre eux indique en 1652 « ... ces hommes qui détenaient le mot ont siégé habituellement parmi les anciens de nos Assemblées[163]... »

Bien que l'Eglise et l'Etat soient séparés ou, plus exactement, parce qu'il en est ainsi, le Parlement d'Ecosse intervient, pour donner au droit de l'Ecosse une inspiration Réformée. Le 27 Août 1560, le "Confession of Faith Ratification Act"[164] crée une situation inédite. Dans un Etat ou direction politique et religieuse ne sont pas dans la même main, cette loi du parlement d'Ecosse transforme en règle de droit les préceptes de la Religion Réformée. Sans tenir les autres confessions pour illicites, ce texte interdit et sanctionne les comportements des hommes sur le territoire de l'Ecosse. De fait, celui qui se trouve sur le territoire de l'Ecosse est tenu de se comporter comme un calviniste presbytérien, même si sa confession religieuse est différente. La puissance de ce texte n'est donc pas de mettre le catholicisme hors la loi mais, sans interroger les consciences[165], d'interdire tout comportement suspect de catholicisme et plus généralement tout comportement qui n'est pas conforme aux règles qu'il édicte. Mais ces comportements dépassent en variété et en nombre les attitudes strictement cultuelles. Ce sont toutes les activités civiles, professionnelles et cultuelles qui sont ici concernées.

Le rejet du catholicisme même dépend d'un autre texte du Parlement d'Ecosse, voté le 10 juillet 1560[166], qui rejette l'autorité du Pape.

De son côté, l'Irlande poursuit majoritairement sa tradition catholique romaine et le nord de l'Ecosse : les Highlands, conserve un catholicisme vivant malgré la fondation de la Kirk.

Choix politiques et choix confessionnels

La rupture avec le catholicisme est radicale en Ecosse. Dans le registre de la vie quotidienne le Calvinisme presbytérien est la règle des comportements de chacun, en application du "Confession of Faith Ratification Act". Dans les registres de la spiritualité, de la théologie et de la christologie, la fondation d'une Église presbytérienne autonome désigne tout catholique comme hérétique. La rupture, cela doit être souligné, est plus modeste en Angleterre dont le Parlement n'adopte pas une réglementation touchant les comportements quotidiens autres que la pratique du culte. En Angleterre aucun texte législatif ne donne aux préceptes du protestantisme le statut de règle de droit régissant la vie quotidienne dans les domaines économiques et civils. La législation anglaise empêche les catholiques d'accéder aux emplois publics ; mais ceci est différent. Empêcher les catholiques d'accéder aux emplois publics ne les oblige pas dans leur vie quotidienne et dans leurs activités économiques à respecter les préceptes du protestantisme. C'est une simple exclusion fondée sur une caractéristique confessionnelle. Ce n'est pas ce que nous appellerions aujourd'hui une loi comportementale.

Les Eglises sont elle aussi différentes. L'Eglise en Angleterre est une institution placée sous l'autorité du Roi qui prend purement et simplement la place du Pape. L'Eglise d'Ecosse la "Kirk" n'est pas placée sous l'autorité du monarque écossais et rejette l'autorité du Pape. La conception du pouvoir politique et ecclésiastique, la hiérarchie ecclésiastique et notamment le rôle des évêques, sont des différences qui s'ajoutent les unes aux autres et expriment l'opposition de doctrine entre calvinisme et anglicanisme. De plus, calvinisme et anglicanisme dissimulent chacun une doctrine constitutionnelle qui définit différemment le pouvoir du roi et son fondement[167]. Ces oppositions et différences sont à l'origine des luttes dont les Îles Britanniques seront le théâtre et qui les définissent. Ces luttes ne trouveront leur terme qu'au début du XIX° siècle avec l'édiction de l'Unitarians Relief Act dit aussi Doctrine of the Trinity Act de 1813[168] qui met fin à la proscription des différentes doctrines constitutionnelles en acceptant l'expression de leurs fondements confessionnels.

La violence des conflits civils et religieux qui, de 1534 à 1689, déchirent les populations des Îles britanniques ne peut être sous-estimée. Comparé à d'autres conflits opposant à la même époque mais en d'autres lieux, Catholicisme et Protestantisme, celui qui se déroule dans les Îles Britanniques et oppose l'Angleterre à l'Ecosse, trouve son énergie dans les opinions politiques et constitutionnelles davantage que dans la théologie. Ce conflit n'est pas celui de l'hérésie opposant le catholique au protestant mais un conflit interne au protestantisme qui oppose l'anglicanisme aux autres formes du protestantisme et en premier à la Réforme Calviniste presbytérienne adoptée par l'Ecosse. Mais, tous les protestants des Îles britanniques font front commun et restent unis contre le catholicisme, désigné comme hérétique alors qu'au fil de presque deux siècles de conflit, la nationalité des participants cédera le pas aux choix confessionnels. On verra, alors, les presbytériens Anglais et Ecossais unit contre les Anglicans et leurs alliés Ecossais.

La raison de la particularité de ce conflit est, peut-être, l'absence dans l'Angleterre et l'Ecosse des XV° et XVI° siècles de théologiens tels Luther, Calvin ou Eckhart auxquels ne se comparent ni John Wycliff[169], qui les précède et a donné la première traduction de la Bible en Anglais, ni William Tyndale ou John Knox. Ce dernier dont la pensée définira la Réforme religieuse en Ecosse, pousse à l'extrême la doctrine de Calvin[170]. Comme lui, il luttera contre le mouvement anabaptiste et la pensée unitarienne qu'il véhicule[171] et approuvera la condamnation de Servet et du courant libertin[172]. Ce vide de la pensée théologique ne sera pas non plus comblé par John Dee, bien qu'il se soit efforcé de forger « sa propre kabbale » comme le souligne sévèrement François Secret[173]. Ni Thomas More, qui traduisit l'œuvre de Pic de la Mirandole[174] ni, après lui, John Milton[175] n'ont l'envergure exigée par les champs de la spiritualité qu'elles que soient leurs confessions. S'ajoute à cette faiblesse doctrinale, l'incapacité à faire souche[176] et se pérenniser, du mouvement néoplatonicien renforcé de la Kabbale Chrétienne et sa dimension tant hermétique que magique et alchimique. Ce courant représenté par la pensée de John Dee, s'étiolera en une réflexion sur la conversion des juifs dont la Kabbale chrétienne est le moyen et, par ses aspects spectaculaires, dans l'œuvre de Shakespeare où fées et magiciens voisinent avec les spectres, nous donnant à voir une réflexion sur les mondes de l'ici-bas et de l'au-delà[177]. Cependant, dans ces Îles britanniques de la fin de la Renaissance où Edmund Spencer peindra Élisabeth 1ère en fée[178], les idées ont l'arme à la main, au grand dam d'Érasme[179]. Les factions : catholiques, protestantes luthériennes puis anglicanes et calvinistes se livrent un combat sans merci pour le pouvoir politique[180]. C'est dans ce contexte violent et sulfureux que les archives nous apportent les premières traces de la pratique dite du « Mot de maçon [181]».

Le XVI° siècle et les premières traces du « mot de maçon »

De 1534, année de la fondation de l'Église Anglicane, à 1559, année de l'avènement d'Elizabeth 1ère, l'Angleterre hésite entre réforme et catholicisme.

La décapitation, le 6 juillet 1535, du catholique Thomas More sur ordre d'Henry VIII inaugure de ce geste royal la séquence sanglante de deux siècles de guerres civiles et religieuses dans les Îles britanniques. Le ton est donné par Thomas More lui-même qui met en relation son exécution avec celle de Thomas Becket, exécuté au XII° siècle sur ordre du roi pour avoir placé le spirituel au-dessus du temporel. Thomas More comme Thomas Beckett a préféré le jugement du roi et la mort corporelle à la mort spirituelle et au jugement de Dieu[182]. La veille de sa décapitation Thomas More remarquera à propos de la date du 6 juillet, choisie pour son exécution, que « ce jour est à mon sens parfait »[183] car il est la vigile de la fête de la translation de saint Thomas Beckett. Et, nous savons, aujourd'hui, la destruction des reliques de Saint Thomas Beckett commise sur ordre du même Roi Henry VIII.

Succédant à Henry VIII, Édouard VI, couronné en 1547, maintient la religion anglicane et entretiendra une correspondance avec Jean Calvin[184]. Sous ce bref règne de six années, Thomas Cranmer, premier archevêque de Canterbury de l'histoire du protestantisme, promet à Calvin de réformer virilement l'église d'Angleterre[185].

Mary Tudor, qui en 1554, succède à Édouard VI, n'occupe le trône d'Angleterre que cinq années, pendant lesquelles elle revient à la religion catholique et fait incarcérer sa demi-sœur Élisabeth, pour un soutien supposé aux protestants dont les lois d'hérésies permettent la répression.

En Ecosse, de 1513 à 1542 sous le règne de Jacques V, cette première moitié du XVI° siècle est éclairée par les flammes des bûchers sur lesquels périssent les protestants luthériens puis calvinistes. Patrick Hamilton sera brûlé en 1528 au motif qu'il incite à la lecture personnelle de la Bible, seul moyen d'obtenir le Salut.

Marie de Guise, veuve de ce Roi Jacques V, est de souche française et catholique. Elle assure la régence du royaume pour sa fille Marie Stuart et tente en s'appuyant sur les troupes du roi de France de s'opposer au développement du protestantisme qui prend les couleurs de la Réforme calviniste presbytérienne. Georges Wishart en 1546 a attendu la régence du règne de Mary Stuart pour subir le bûcher. le Motif de sa condamnation est l'incitation à la lecture personnelle de la Bible comme seul moyen d'obtenir le Salut, qui avait valu la même forme d'exécution à Patrick Hamilton.

En cette période du début du XVI° siècle, le calvinisme trouve son chemin parmi la population de l'Ecosse dont la royauté est encore catholique et alliée de la France contre l'Angleterre. Cette tension entre pays réel et pays légal se résoudra en un conflit dans lequel prévaudra la définition du calvinisme presbytérien comme mode de vie de l'Ecosse.

Dans ce contexte les archives nous livrent un premier événement qui intéresse l'histoire maçonnique. En 1526, le Roi Jacques V accorde par Ordonnance aux moines de Newbattle l'autorisation d'aménager un port à l'Est de Musselburgh[186]. Dans la dynamique économique qui se développe pour ce projet, va apparaître le nom de la plus ancienne Assemblée maçonnique dont les procès-verbaux nous soient conservés. Il s'agit de la Loge d'Aitchison Haven qui montre des particularités remarquables, sur lesquelles évidemment nous reviendront plus loin[187]. Comme nous le verrons, il est vraisemblable que les premières Assemblées de maçons, présidées par les "Elders", ces « Anciens » des Assemblées protestantes, aient partie liée avec le mouvement insurrectionnel[188] qui aboutira à la Révolution de 1560. Qu'il suffise ici de noter la contribution de ces assemblées au développement du calvinisme parmi la population. Bien que tardifs, puisque datant de 1598, les procès-verbaux des toutes premières réceptions par une Assemblée de maçons, qui nous soient conservés, témoignent encore explicitement de cette contribution. Que ces Assemblées se soient tenues sous la présidence de "Elders" atteste de l'influence calviniste presbytérienne sur les premiers Francs-maçons qui se décrivent encore comme les hommes détenant le « Mot".

En 1557, forts des progrès du calvinisme dans la population de l'Ecosse et d'un réel mouvement patriotique, contre la présence trop visible de l'influence française[189], un groupe de Nobles écossais signent le "Common Band", par lequel ils jurent d'implanter le calviniste presbytérien en Ecosse[190]. L'histoire les connaît sous le nom de « Lords de la Congrégation ». Pour l'histoire du mouvement maçonnique, les « Lords de la Congrégation » méritent d'être nommés car, au siècle suivant, leurs successeurs signataires et partisans du « National Covenant » de 1638, seront désignés par leurs adversaires comme des détenteurs du "masone word[191] " et, déjà, ce regard en arrière, vers l'origine du mouvement covenantaire, donne le ton du « mot de maçon » et de la Franc-maçonnerie des premiers temps.

Reine en 1559 au décès de Mary Tudor, Elizabeth 1ère ramène l'Angleterre à la confession protestante, que ce pays n'abandonnera plus. C'est le moment de l'organisation de la religion anglicane. Les lois d'hérésie sont abrogées et, promulguée, la « Loi d'uniformité », obligeant à participer au culte anglican. Pendant ce règne, John Dee conseiller d'Élisabeth, développe sa conception originale de la Kabbale chrétienne. Cette pensée se survivra dans le mouvement d'idées Rosicrucien dont nous verrons comment et pourquoi, il doit être distingué du mouvement maçonnique[192]. Bien qu'au XVII° siècle, certains personnages d'importance, tel Elias Ashmole, aient pu être « reçus maçons » et, par ailleurs, défendre les idées rosicruciennes, n'établit pas que les qualités de Franc-maçon et de Rose-croix se confondent mais qu'elles se cumulent.

Au XVI° siècle en Ecosse, le mouvement du Covenant de 1557 aboutit, en 1560, à l'adoption par l'Ecosse de la Réforme dans sa version calviniste presbytérienne, sous l'influence du théologien John Knox. Le changement fut rapide. Dix-huit mois suffirent, pour créer un État protestant favorable à l'Angleterre anglicane et à renverser le régime politique et les alliances ancestrales, au cours d'un conflit qui verra prévaloir les troupes des « Lords de la congrégation » sur celles de la Régente Mary de Guise, appuyées sur des contingents français.[193]

En 1581, le jeune Roi Jacques VI d'Ecosse est âgé de 16 ans et ne se prépare pas encore à succéder à Élisabeth 1ère sur le trône d'Angleterre, sous le nom de Jacques 1er. Fils de Mary Stuart et petit-fils de la régente Marie de Guise, il est issu d'une lignée catholique d'opposants vigoureux à la réforme protestante en Ecosse comme en France. Il sera, toutefois, élevé dans la confession réformée et, son précepteur Georges Buchanan, se signale comme patriote écossais, calviniste presbytérien[194] . Jacques VI règne sur une Ecosse inquiète à la fois d'un retour au catholicisme et de l'adoption d'une organisation ecclésiastique non presbytérienne, qui admettrait les évêques et la soumission de l'Église d'Ecosse au Roi, à l'image de l'organisation de l'Eglise d'Angleterre. Pour apaiser les tensions, Jacques VI signe le Covenant de 1581 dénommé pour cette raison ''King's confession[195] ''.

Ce texte de 1581 est une profession de foi Calviniste presbytérienne, réaffirmant les engagements du Covenant de 1557 dont nous savons qu'un siècle plus tard, se réclameront des personnages qui nous intéressent, parce qu'ils seront accusés de détenir le « mot de maçon ». Au bénéfice de Jacques VI d'Ecosse qui se prépare à devenir roi d'Angleterre en 1603, William Schaw en 1598 et 1599 essaie de centraliser la réglementation de la profession du bâtiment. L'instrument de cette centralisation nous est connu sous la dénomination de « Statuts Schaw [196] » et, nous savons qu'ils portent une réglementation du travail, s'inspirant d'un modèle anglais, édicté sous le règne d'Édouard III en 1349[197] et 1351[198] . Les Statuts Schaw s'inscrivent donc dans la logique de la réunion des couronnes d'Ecosse et d'Angleterre dans la même main ; car, la désignation de Jacques VI d'Ecosse comme successeur d'Élisabeth 1ère sur le trône d'Angleterre, est dans tous les esprits en cette fin du XVI° siècle. Parmi les événements qui intéressent l'histoire des premiers temps de la franc-maçonnerie, le refus des Maîtres de la Loge de Kilwinning, d'apposer leur signature au bas des ''Statuts Schaw'', est particulièrement remarquable. Nous verrons que ce refus en dit long sur les idées des premiers francs-maçons et atteste de la pratique du « mot de maçon » dès avant 1598. A l'appui de cette datation, viennent les très maçonniques procès-verbaux que l'Assemblée d'Aitchison Haven commençait, en 1598, à rédiger.

Le XVII° siècle et les « maçons » désignés pour tels

Le successeur d'Elizabeth 1ère, en 1603, sera comme prévu le roi d'Ecosse Jacques VI Stuart, qui régnera ainsi sur l'Angleterre et l'Irlande en tant que Jacques 1er. Issu d'une lignée catholique mais élevé dans le calvinisme Presbytérien, le roi Jacques 1er adopte la religion anglicane, quand il coiffe les couronnes d'Angleterre et d'Irlande. Sa situation est remarquable, parce qu'il est roi des trois royaumes d'Angleterre, d'Irlande et d'Ecosse réalisant ainsi le rêve d'unité politique, vainement poursuivi par ses prédécesseurs. Ce triple règne durera vingt-deux années entre 1603 et 1625. Mais Jacques 1er ne parviendra pas à unifier les trois royaumes autour d'une religion commune. Il devra même prendre des mesures sévères contre les catholiques, qui conspirent contre lui et attentent à sa vie alors que, pour les calvinistes presbytériens intransigeants, il restera toujours suspect de bienveillance à l'égard du catholicisme, religion de sa mère Mary Stuart et de sa grand-mère Marie de Guise. Cette ambiance d'équivoque confessionnelle est suffisamment délétère pour qu'en 1606, il édicte le "Popish recusant Act", instaurant contrôle des religions, serment d'allégeance et sanctions des manquements[199].

David Stevenson avance comme hypothèse que sous le règne de Jacques VI, devenu Jacques 1er d'Angleterre, John Mylne Senior, présent à Perth pour la construction achevée en 1617 du pont sur la Tay, aurait porté à la connaissance du poète Henry Adamson l'expression « Mot de Maçon[200] ». Nous savons vraisemblable et au moins possible[201], la détention par John Mylne Senior du « Mot » de maçon ; mais nous en sommes certains pour son fils John Mylne Junior, qui sera membre de Mary's Chapel et jouera un rôle au moment de la révolte écossaise de 1637. C'est à Perth, que le poète écossais Henry Adamson aurait commencé la rédaction de son poème *The Muses Threnodies*[202] qui mentionne le "Mason word".

« Dans nos actions, les signes ne sont pas présages
Pour nous frères de la Rose-croix ;
Nous avons mot de maçon et seconde vue
Choses à venir nous pouvons exactement prédire» [203]

Bien que sa rédaction ait sans doute commencé entre 1621 et 1630, le texte ne sera publié qu'en 1638, l'année suivant la mort du poète, qui est aussi celle de la signature du "National Covenant". Les vers en sont célèbres, aujourd'hui, car sous la plume du poète apparaît la première formulation connue qui soit écrite et publique[204] de l'expression "mason word".

Avec l'accession de Charles 1er qui, en 1626, succède à Jacques 1er sur le trône d'Angleterre, le conflit politique et religieux va changer de définition. D'un conflit entre Catholiques et Protestants on passe à un conflit interne à la religion Réformée qui oppose Anglicans et Calvinistes presbytériens autour des mêmes enjeux politiques.

Charles 1er héritera des trois couronnes qu'il conservera presque vingt-trois années, jusqu'à sa décapitation en 1648, en exécution d'une sentence rendue par le Parlement anglais contrôlé par les Presbytériens Puritains intransigeants, dirigés par Cromwell. Cette décapitation d'un souverain Stuart n'est pas la première. En 1587 est intervenue celle de Mary Stuart sur ordre d'Élisabeth 1ère. Mais l'exécution de Charles 1er est d'un autre genre car, mettant en accusation le roi régnant, elle affirme la soumission de l'autorité royale à un parlement organisé en juridiction appréciant l'exercice du pouvoir royal[205]. Est ici posée la pierre de fondation sur laquelle se construiront deux notions défendues par les francs-maçons anglais dès le XVIII° siècle[206] : le parlementarisme et les droits acquis des Anglais[207]. Malgré son caractère novateur, la décapitation de Charles 1er intervient dans le contexte de défaites militaires, lors de conflits menés pour des raisons confessionnelles, au nom de l'anglicanisme et contre le calvinisme écossais.

La fin tragique de Charles 1er, souverain des royaumes d'Angleterre d'Irlande et d'Ecosse, témoigne de l'échec de sa tentative, appuyée sur les réformes proposées par l'Archevêque John Laud, d'unifier les Églises d'Ecosse et d'Angleterre par une liturgie épiscopalienne. Cette réforme de l'Église d'Ecosse consistait à lui faire abandonner son organisation presbytérienne, à l'obliger à accepter des évêques à l'exemple de l'Église anglicane et à modifier sa liturgie. Mais, elle tendait aussi à récupérer au profit du Roi les possessions et domaines, qui avaient été ceux de l'Église catholique d'Ecosse et cet aspect économique allait mobiliser la population écossaise, au moins autant que les questions religieuses.

Cette réforme religieuse, à conséquences si ce n'est à visées économiques, fut initiée et mise en œuvre sans la consultation officielle de l'Église d'Ecosse ni du Parlement écossais. Elle allait, contre les intérêts des propriétaires terriens écossais autant qu'elle remettait en cause les principes essentiels de l'Église d'Ecosse. Être l'Église du Peuple Ecossais et non de l'État et, donc, ne pas avoir le souverain à sa tête. Rejeter toute organisation hiérarchique et donc toute nomination d'évêque.

Ces principes dont la traduction théologique est le rejet du primat du sacerdoce ministériel du prêtre catholique, au profit de l'exclusivité du sacerdoce universel, affirment que le croyant[208] est roi, prêtre et prophète. L'enjeu était donc double et d'importance, matériel autant que spirituel. Il conduisit les Écossais à lever une armée pour défendre le calvinisme presbytérien qu'ils avaient adopté soixante-dix ans plus tôt et protéger en même temps la répartition des terres héritées de la défunte Église catholique. Le cumul de ces causes aboutira à la révolte écossaise et aux émeutes de la cathédrale Saint Gilles à Edinburgh, le 23 juillet 1637.

Il est aisé de voir dans la réforme voulue par Charles 1er comme une réitération de l'action de Jacques 1er, quand il n'était encore que Jacques VI d'Ecosse. Black Acts et Statuts Schaw témoignaient alors de la même volonté d'imposer à l'église d'Ecosse l'autorité du roi et au pays un point de vue qui n'était ni celui de l'une ni celui de l'autre.

Les émeutes de la cathédrale Saint Gilles furent le premier acte d'un conflit auquel mettra fin, cinquante ans plus tard, la Glorieuse Révolution de 1688. En 1638 des nobles écossais et des non-nobles en grand nombre, prêtèrent le serment connu sous la dénomination de "National Covenant". Ce serment reprenait les engagements du "King's Confession" de 1581, Covenant du siècle précédent mais signé par Jacques 1er alors qu'il n'était encore que Jacques VI d'Ecosse. Conformément à la tradition des Covenants, les signataires du "National Covenant", s'engageaient notamment à maintenir à l'Ecosse son organisation calviniste presbytérienne et à rejeter l'autorité du Pape.

En 1639 eurent lieu les opérations militaires dénommées « Première guerre des évêques ». Elles se terminèrent par la mise en difficulté de l'armée anglaise. Charles 1er confronté aux dépenses qui font cortège à tout conflit militaire, dû, en 1640, convoquer le Parlement anglais, pour obtenir les subsides nécessaires à la poursuite des opérations. Cette convocation était la première du parlement depuis onze ans et cette fin du gouvernement personnel de Charles 1er pouvait réserver des surprises. Alors que l'Assemblée de Westminster est ainsi en session mais refuse de voter les subsides qu'il réclame pour poursuivre la guerre, Charles 1er considère qu'une partie des membres de ce parlement soutient, pour des raisons confessionnelles, le parti écossais calviniste presbytérien, dit : "Covenanters". Il est vrai qu'au moment où siège cette session du Parlement, est aussi réunie une assemblée épiscopale dont l'objet est de réformer la religion anglicane, en un sens que désapprouve un groupe de membres du Parlement anglais qui, à cette date, font état de leur préférence calviniste presbytérienne. Bientôt ces membres du parlement d'Angleterre concluront avec l'Ecosse la "Solemn league and Covenant" pour lutter contre leur Roi. Ils sont appelés « Puritains », constitueront les soutiens d'Oliver Cromwell et formeront le Parlement qui décidera la décapitation de Charles1er.

La rumeur, d'une conspiration parmi les membres de l'Assemblée de Westminster, intéresse l'histoire des origines de la Franc-maçonnerie. Elle reflète une suspicion présente chez les partisans de Charles 1er quelques années auparavant et désigne explicitement un groupe dont les membres sont à la fois détenteur du « masone word »[209] et opposant à la politique de Charles 1er.

En 1637 et avant donc le début des hostilités, des discussions eurent lieu au sujet de l'Église d'Ecosse entre certains membres de l'entourage de Charles 1er et le groupe d'écossais qui sera bientôt connu sous la dénomination de "Covenanters". Le mardi 13 octobre 1637, les « détenteurs du mot de maçon » apparaissent pour tels sur le devant de la scène de l'Histoire. John Stewart, comte de Traquair, trésorier du Roi Charles 1er pour l'Ecosse expose les accusations dont il est l'objet à John Leslie comte de Rothes. Ce dernier est l'un des chefs écossais de l'opposition calviniste presbytérienne à la politique religieuse de Charles 1er.

Les partisans du Roi qui veulent faire renoncer l'Ecosse au calvinisme presbytérien et lui imposer les réformes anglicanes voulues par Charles 1er, reprochent à John Stewart d'être trop diplomate avec les rebelles écossais ce qui caractériserait sa déloyauté. Les termes dans lesquels le très covenantaire comte de Rothes relate sa conversation avec le comte de Traquair, ne peuvent laisser indifférent :

> « Il lui est expressément reproché d'avoir entretenu une correspondance avec certains nobles, ce qu'il a toujours fait pour le bien du service de sa Majesté, mais ces adversaires interprètent la chose comme déloyale et disent que parmi les nobles, il est de ceux qui ont le "Masone word". » [210]

L'argument de la détention du "masone word" utilisé par les partisans du roi contre John Stewart comte de Traquair, définit et désigne les détenteurs du "Masone word". Il fait de ceux-ci les "Covenanters" qui auront partie liée avec les calvinistes presbytériens écossais, parce qu'ils signeront le "National Covenant" en 1638. Ces "Covenanters" qui détiennent le "masone word", se veulent les continuateurs de l'œuvre des « Lords de la congrégation » qui prêtèrent le serment du premier Covenant d'Ecosse en 1557. Ainsi mise en perspective, la continuité des convictions désigne le groupe de 1557, constitué autour des « Lords de la congrégation », comme à l'origine des idées de ceux, accusés un siècle plus tard de détenir le « mot de maçon ».

Une indication appuyée sur les archives documentaires de 1637, nous est ainsi donnée pour découvrir l'origine du mouvement maçonnique. Mais nous savons déjà que les premières Assemblées connues à Aitchison Haven étaient présidées par un "Elder", cet « Ancien » de l'Assemblée calviniste presbytérienne locale[211].

Pour dire l'essentiel des mésaventures de Charles 1er aux prises avec le parlement d'Angleterre, il suffit de rappeler que le Parlement anglais ne vota pas le concours financier demandé et fut dissous par Charles 1er, trois semaines après sa première réunion. Il devenait, pour l'Histoire : le "Short Parlement". Le roi dut mener la suite des opérations militaires contre les "Covenanters" écossais sans les moyens nécessaires. A l'issue d'une courte campagne, la « Seconde guerre des évêques prenait fin, en cette année 1640, par une humiliante défaite.

Pour reconstituer son budget et ratifier le Traité mettant fin au conflit, Charles 1er dû convoquer à nouveau l'assemblée de Westminster, six mois après l'avoir dispersée. Ce sera le "Long Parlement". Il siégera, à partir du 3 novembre 1640 pour ne se séparer qu'en 1653 mais ne sera dissous officiellement qu'en 1660, à la veille de l'avènement de Charles II. Comme dans les rangs du "Short Parlement", la présence calviniste presbytérienne y est forte. Le "Long Parlement" approuvera le Traité dit de Londres, signé le 10 août 1641, ratifiera tous les actes du parlement d'Ecosse et, notamment, la suppression des évêques en territoire écossais, faisant ainsi prévaloir les vues covenantaires calvinistes presbytériennes.

Les Îles britanniques restaient composées d'une Ecosse Calviniste d'une Angleterre hésitante sur son Anglicanisme et d'une Irlande dont le cœur restait Catholique.

La victoire de Newburn, le 17 août 1640, permet à l'armée écossaise d'occuper Newcastle et favorise un autre événement qui intéresse l'histoire maçonnique. Dans cette armée écossaise covenantaire qui occupe Newcastle, a servi pendant tout le conflit, le "General of ordinance" Sir Robert Moray. Et le séjour de Newcastle sera l'occasion pour des maîtres de la Loge maçonnique de Edinburgh et d'autres, servant eux aussi dans cette armée covenantaire, de réunir une Assemblée et de le recevoir "mason" le 20 mai 1641 [212] . Nous connaissons le procès-verbal relatant cette réception [213].

> « À Newcastle le 20ème jour de mai 1641. Ledit jour un certain nombre de maîtres et d'autres régulièrement convoqués, admirent Maître, le Très honorable Robert Moray, Général quarter de l'Armée d'Ecosse et convinrent que le susnommé serait des Maîtres masons de la Loge de Edinburgh ; et nous avons signé de nos mains ou apposé notre marque -A. Hamilton, R. Moray, Johne Mylln, James Hamilton» [214]

Selon Robert Freke Gould[215], au nombre des membres de la Loge de Edinburgh présents lors de la réception de Robert Moray se trouve le General Alexander Hamilton de la même armée écossaise victorieuse ; lui-même reçu comme "Fellow and Master of the Craft", le 20 mai 1640 ; c'est-à-dire : peu avant la fin des hostilités de cette seconde guerre des évêques.

Robert Moray bien qu'il soit écossais[216], est, à ce jour, le premier « franc-maçon » connu, reçu en terre anglaise. A cette date, si on en croit les archives, l'Angleterre ignore encore le mouvement maçonnique sous toutes ses formes. Les mêmes archives nous amènent à considérer que Robert Moray a été reçu selon la seule procédure en usage à cette époque : une version du rite du "mot de maçon", peut être encore rustique. Il est ainsi, « un de ceux qui détiennent le masone word » ; pour le dire dans les termes utilisés par le comte de Rothes[217].

Si utiliser le mot « Franc-maçon » à cette date est anachronique ; le mot "Mason" ou "Maison" sera, dix ans plus tard, employé par l'éminent partisan du Covenant Robert Baillie[218] et par un scribe du presbytère de Kelso [219].

Le conflit entre Charles 1er et l'Assemblée de Westminster va perdurer et se transformer en une guerre civile en trois phases à partir de 1642, pour finir en 1648. Durant ce conflit et en 1643, le Parlement est en session et débat de la réforme de l'Église d'Angleterre. La même année la signature du "Solemn league and Covenant" fixe les conditions de l'alliance entre le Parlement anglais de tendance calviniste presbytérienne et les "Covenanters" écossais, qui partagent les mêmes idées. A cette date les parlementaires calvinistes presbytériens d'Ecosse et d'Angleterre font, ainsi, bloc face aux royalistes anglicans épiscopaliens, qui soutiennent Charles 1er. Toutefois, les buts poursuivis par chacun des alliés sont différents et dépendent de leurs intérêts nationaux[220]. En 1644, s'ouvre à Londres le procès de l'archevêque John Laud, alors que l'armée écossaise covenantaire, alliée aux troupes du Parlement anglais, développe ses opérations en territoire anglais.

John Laud est le champion de Charles 1er pour la défense de l'anglicanisme épiscopalien. Il est aussi le promoteur de la réforme à l'origine du conflit comme ayant voulu imposer des évêques à l'Eglise d'Ecosse. Le Parlement Anglais, étant à ce moment de tendance calviniste presbytérienne, John Laud dont le but politique était d'anéantir le calvinisme presbytérien, sera condamné à mort et exécuté en 1645 par ses adversaires victorieux. Cette même année 1645, le Parlement anglais, renoncera aux évêques et adoptera une réforme presbytérienne qui unit sous une même pratique religieuse les peuples d'Angleterre et d'Ecosse. Cette première guerre civile se termine, le 5 mai 1646, par la défaite de l'armée de Charles 1er à Newark qui se rend à l'armée écossaise Covenantaire. Le Roi Charles 1er dont les armées n'ont pas prévalu lors du conflit, s'est rendu à l'armée d'Ecosse. Il est en semi-captivité entre des mains écossaises mais tente de se trouver des alliés pour faire front contre l'armée du parlement anglais. Le 18 janvier 1646, il écrit à son épouse Henriette

Marie de France, fille du Roi français Henri IV, qui a fui les combats et séjourne en France depuis le 25 juillet 1644[221]. Les termes de cette lettre exposent la tactique de Charles 1er.

« Etant certain de la grande animosité qui règne entre les Indépendants et les Presbytériens (les deux tendances qui s'opposent au Parlement anglais), j'ai de bonnes raisons d'espérer que l'une des factions s'adressera à moi, ce qui sans aucun doute me donnera la meilleure opportunité d'obtenir mon dû sans grandes difficultés. » [222]

Les vœux du roi furent en partie exaucés. Les négociations aboutiront en 1647 au renversement de l'alliance dite "Solemn league and Covenant" conclue en 1643 entre le Parlement anglais et les Ecossais. Cette alliance concurrente entre le roi Charles 1er et le parlement d'Ecosse est dite "Act of Engagement". Par cet "Act of Engagement" de 1647, Charles 1er s'obligeait à établir pour trois ans le presbytérianisme en Angleterre mais sans contraindre ses sujets à en suivre les préceptes. Les partisans de ce traité furent désignés comme "engagers". Ils obtinrent la majorité au parlement d'Ecosse contre les Calvinistes intransigeants qui souhaitaient le maintien de l'alliance de 1643 avec le Parlement anglais puritain de tendance calviniste presbytérienne, notamment parce que cette alliance avait installé le calvinisme presbytérien en Angleterre après l'exécution de John Laud en 1645.

Dans ces circonstances surgissent de nouveaux événements intéressant l'histoire du mouvement maçonnique. Les archives nous permettent d'identifier avec certitude un détenteur du « Mot de maçon » parmi les "engagers" écossais qui soutiennent cet accord avec le Roi Charles 1er. Il s'agit de John Maitland qui n'est pas encore duc de Lauderdale ni Chancelier pour l'Ecosse mais dont nous savons par le Journal du très covenantaire Robert Baillie qu'il est "ane old mason" [223] : un « maçon de longue date ».

Parmi les Anglais partisans du roi, c'est le moment de surgir des archives pour les deux premiers maçons anglais, reçus en terre anglaise. Le 16 octobre de l'année 1646, alors que Charles 1er négocie avec les Ecossais "l'Act of Engagement", Elias Ashmole note dans son journal qu'à quatre heures et demie de l'après-midi, il a été reçu maçon à Warrington en même temps que Henry Maynwaring[224].

"L'Act of engagement" de 1647 présida à un échec de la politique du roi et de ses nouveaux alliés. Dans les rangs écossais, l'opposition des calvinistes presbytériens intransigeants, dits "Covenanters", démobilisa la population et ne permit pas aux "engagers" de recruter et constituer une armée suffisante pour affronter, aux côtés de Charles

1er, les troupes du Parlement Anglais qui, sous la direction d'Oliver Cromwell, triomphèrent lors de la bataille de Preston, en août 1648. En Ecosse, les troupes des "Covenanters" opposés à "l'engagement" se regroupèrent sous la dénomination de "Wigghamores", dit : "Whigs" et, avec le soutien de l'Angleterre d'Oliver Cromwell, obtinrent la démobilisation de l'armée "engagers".

En Angleterre, après divers épisodes militaires et une tentative de négociation entre le Roi et le Parlement, les parlementaires et les bataillons les plus radicaux de l'armée obtinrent, que les rangs de l'Assemblée de Westminster soient purgés de ceux qui, à la suite de "l'Act of Engagement" avaient, jusqu'en 1648, pris fait et cause pour l'armée écossaise. Cette purge, approuvée par Cromwell, même si elle ne fut que temporaire, créa la possibilité de la mise en accusation de Charles 1er.

Composé de seulement deux cents membres soutenus par l'armée d'Oliver Cromwell, au lieu de quatre cent soixante-dix précédemment, le parlement anglais, ainsi constitué après la purge, est désigné par le sobriquet peu enviable de "Rump parliement" : « Parlement croupion ». La Haute Cour de Justice convoquée, le roi fut condamné le 27 janvier 1649 et exécuté le 30. C'est la fin de la deuxième guerre civile anglaise.

Les archives nous révèlent un autre événement de la chronique de l'histoire maçonnique mais n'intéressant pas la haute politique et les conflits des nations. Cette même année 1649 en Ecosse, John Ludan[225] de Dundee devient l'apprenti de Robert Aldersoun et les clauses de son contrat d'apprentissage témoignent de sa volonté de devenir « apprenti reçu » de la Loge maçonnique à laquelle appartient son employeur qui s'engage « (...) dans les quatre ans, le faire le recevoir dans l'art selon l'essence de l'apprentissage[226] ». Il ne faut pas se méprendre. Si l'engagement de transmettre le « mot de maçon » est présent dans quelques contrats d'apprentissage et témoigne de la pratique par les opératifs du rite du "mot de maçon", cette communication exprime non la compétence professionnelle d'un apprenti mais l'engagement calviniste presbytérien, alors que domine en Ecosse le parti covenantaire dont les alliés puritains triomphent en Angleterre. A cette période et dans ces circonstances, chaque camp reconnaît les siens pour tels et le "mason word" est l'un des moyens de cette reconnaissance.

Charles II, fils de Charles 1er, est proclamé roi d'Angleterre, d'Irlande et d'Ecosse par le Parlement écossais en 1649. Mais il ne régnera effectivement sur l'Angleterre, l'Irlande et l'Ecosse qu'à partir de 1660 ; car dès 1650, le Parlement anglais légifère pour faire obstacle à cette succession et fonde le ''Commonwealth of England'', sous la conduite d'Oliver Cromwell.

Charles II prend, alors, la tête d'une armée à laquelle l'Ecosse participe. Cette troisième guerre civile anglaise se terminera, en 1651, par la défaite de Charles II et de ses alliés écossais. Tandis que s'installe en Angleterre ce que nous appelons la République de Cromwell, Charles II choisira l'exil en France et au Pays-Bas jusqu'en 1660, année de sa restauration à la tête des trois royaumes.

Un court moment avant la défaite militaire de Charles II en 1651, d'autres archives évoquent le mouvement maçonnique. Alors que l'armée d'Ecosse, alliée de Charles II, fourbit ses armes, le Covenantaire Robert Baillie écrit, le 11 mars 1651, à l'Engager John Maitland qui est un proche du roi : « Vous êtes un maçon de longue date et peut-être l'êtes-vous encore » [227]. Après la défaite de Charles II, le même John Maitland sera incarcéré en Angleterre durant 9 ans. Relâché, il rejoindra Charles II aux Pays-Bas et participera à la restauration, en mai 1660. Il sera son chancelier pour l'Ecosse et l'histoire maçonnique retient qu'il confiera une mission à Robert Moray, qui sur un ton de conspirateur lui écrira « Je pense que je ferai mon maçon (I will play the Mason) dans la prochaine (lettre) [228] ». Peu après la défaite de Charles II et en 1652, un Scribe du presbytère écossais de Kelso s'interrogeait pour savoir si, un jeune homme détenant le ''mason word'', pouvait être admis comme ministre du culte de la Kirk : l'Eglise calviniste presbytérienne d'Ecosse[229].

En ce début de la décennie 1650 et dans le registre des politiques confessionnelles, s'arrêta, pour ne plus jamais reprendre, l'installation en Angleterre d'une Église calviniste presbytérienne à l'image de celle de l'Ecosse. Le contraire pouvait, pourtant, être envisagé dans le sillage de la victoire militaire des troupes de Cromwell et du Parlement anglais, qui instaurent en Angleterre le ''Commonwealth of England''. Ce régime républicain, la Chambre des Lords disparaissant avec la monarchie, est, en effet, dominé par les puritains proches des presbytériens Ecossais. Mais il n'en fut pas ainsi. L'unité politique des trois royaumes n'est plus assurée et pas davantage l'unité religieuse. Nommé protecteur du Royaume en 1653, Oliver Cromwell devra faire face au rejet de l'autorité de l'Angleterre tant par les Irlandais que par les Écossais. Cette opposition politique et nationaliste s'ajoute à une diversité religieuse qui maintient l'Angleterre anglicane, l'Irlande catholique et l'Ecosse calviniste. Toutefois, si l'Eglise d'Ecosse ne voit pas sa structure ébranlée, parce que le roi n'en est pas le chef, l'Église d'Angleterre par la décapitation de Charles 1er et l'exil de Charles II, laisse, de facto, la place de son chef vacante.

A la suite du régime anglais républicain de Cromwell, Charles II retrouvera, en 1660, les couronnes d'Angleterre et d'Irlande redonnant ainsi une unité politique aux trois royaumes et son chef naturel à l'Église d'Angleterre. Parmi les souverains anglais de cette période, Charles II est remarquable. Comme les Stuarts qui l'ont précédé, il a une ascendance française et s'y ajoute sa parenté à la couronne de France par sa mère Henriette de France, fille du Roi Henri IV et donc sœur du Roi Louis XIII. Bien qu'élevé dans la religion anglicane, sa proximité familiale avec la France catholique et son exil de dix années en France, influenceront la diplomatie secrète qu'il mènera avec Louis XIV[230] et sa conversion au catholicisme à l'heure de sa mort. En 1662 puis 1672, alors qu'il règne sur les trois royaumes, il tentera mais sans succès, de faire adopter une "Declaration in Favour of Toleration", autorisant les catholiques à faire célébrer la messe en privé dans leurs maisons[231], ce qui en Ecosse est une activité contraire au droit fixé par le "Confession of Faith Ratification Act" de 1560.

En 1662, sous ce règne de Charles II, les archives nous révèlent un autre « détenteur du mot de maçon ». Il est tout aussi modeste que John Ludan et se nomme James Temple ; lui aussi, obtient de son employeur John Johnston, la mention dans son contrat d'apprentissage que le « mot de maçon » lui sera transmis[232]. « Son maître John Johnston accepte que sera transmis audit James Temple son apprenti, le mot de maçon que lui-même détient [233] ». En 1670, William Moray ou Murray "Justice deputy" rejoignait l'Assemblée des maçons de Edinburgh[234]. Peu après et en 1672, Alexander Seaton frère du comte de Winton, sera reçu "entered prenteis" and fellow of craft" et le 27 décembre 1677, William Smith Clerc of Musselburgh, reçu "entered prenteis" and fellow craft", tous deux dans l'Assemblée d'Aitchison Haven[235].

C'est le lieu de faire une remarque en relation avec les origines du mouvement maçonnique en France. Nous sommes habitués à considérer que la présence en France du mouvement maçonnique daterait du tournant du XVII° et XVIII° siècles et de l'exil de Jacques II à partir de 1690. Pourtant la présence de détenteur du « mot de maçon » sur le sol français date sans doute de l'exil de Charles II en 1651. Si aucune archive ne l'atteste à notre connaissance, les circonstances ne permettent pas d'exclure cette présence discrète mais brève entre 1651 et 1654[236], date du départ de Charles II pour poursuivre son exil au Pays-Bas espagnol[237]. Dès 1651, toutefois l'arrivée en France de Charles II et son entourage, crée les conditions de la présence du "mason word". Nous savons, en effet, qu'avant même le règne de Charles II, les « détenteurs du mot de maçon » sont parfaitement connus et désignés pour tels. Au plus tard depuis 1637, ils pratiquent leur rite dans l'entourage du roi, comme l'attestent des archives explicites concernant James Traquair son trésorier pour l'Ecosse[238] ; mais nous savons aussi que le « Maître des travaux » Anthony Alexander ou le frère de ce dernier : William, Lord Alexander sont reçus tous deux en 1634 par l'Assemblée de Mary's Chapel[239]. S'ajoute à cette courte liste les noms d'autres partisans du Roi. Elias Ashmole et Henry Maynwaring qui détiennent le « mot » et se désignent comme "free mason" dès 1646[240]. Les procès-verbaux de l'Assemblée de Mary's Chapel dans le cours du XVII° siècle montrent la réception de courtisans royalistes, de généraux covenantaires (Moray et Hamilton) et des dignitaires du régime de Cromwell[241]. Nous savons, surtout, que John Maitland qui, à sa sortie de prison, rejoindra en exil Charles II à partir de 1660, est désigné comme un "old mason" par Robert Baillie en 1651[242] et qu'il utilisera le lien maçonnique, qui l'unit à Robert Moray, pour confier à celui-ci une mission en Ecosse, après la restauration de Charles II[243]. Ces archives documentaires attestent de la présence du "masone word" dans l'entourage immédiat du roi mais les personnages cités ne sont sans doute pas les seuls à détenir le mot parmi la "Nobilitie".

En France les recherches menées par Pierre Chevallier ne lui ont pas permis de remonter avant 1709 ; mais il est vrai que son ouvrage *Les Duc sous l'acacia*[244] s'intéresse au mouvement maçonnique du XVIII° siècle. Alain Bauer et Roger Dachez dans leur *Nouvelle histoire des Francs-maçons en France, des origines à nos jours*[245] ne remontent pas avant 1725, bien qu'en Prélude, ils évoquent pour mémoire des périodes plus anciennes[246].

La présence certaine dans l'entourage de Charles II d'homme détenant le « Mot » ne permet pas d'affirmer qu'ils pratiquèrent leur rite en territoire français. Toutefois, il n'est pas inutile de dire dès maintenant que la pratique de ce rite ne nécessite pas de logistique particulière. Une convocation et un lieu de réunion suffisent. Nous verrons qu'il s'agit simplement de réunir des hommes qui ayant été initiés se réunissaient pour en initier d'autres [247].

A Charles II, succède Jacques II comme souverain des Îles Britanniques. Les circonstances de cette succession sont houleuses et une forte opposition parlementaire refuse la confession catholique du futur souverain. Mais Jacques II coiffe la triple couronne d'Angleterre,

Irlande et Ecosse pour régner de 1685 à 1688. Date à laquelle, les événements de la « Glorieuse révolution », le chasseront du pouvoir au bénéfice d'un monarque protestant.

Anglican, le futur Jacques II se convertit au catholicisme, sans doute, dès 1668-1669 lors de son séjour en France[248]. Mais cette conversion est gardée discrète, si elle n'est secrète. Elle ne sera rendue publique qu'en 1673, date à laquelle, il doit abandonner sa fonction de Lord grand amiral, après son refus de prêter le serment du "Test Act" [249]. Cette législation oblige tous les responsables civils et militaires à un serment par lequel ils renient, notamment, la doctrine de la transsubstantiation et doivent recevoir l'eucharistie selon les règles de l'Église anglicane. Une fois au pouvoir, Jacques II pratique ostensiblement sa confession catholique contre les lois en vigueurs, que pourtant il s'est, dès son avènement, engagées à maintenir[250]. Il autorise l'entrée des catholiques dans l'armée et l'université ; en 1688, il demande qu'une déclaration d'indulgence accordant la liberté de culte aux catholiques et aux dissidents soit lue dans toutes les églises[251].

Jacques II, bien que catholique et contesté par le Parlement, n'a pas été rejeté par sa population et la tentative de coup d'État du Duc de Montmouth, son neveu, allié à Archibald Campbell, 9e comte d'Argyll, échouera, ne rencontrant aucun soutien populaire. A supposer qu'avec Maurice Ashley[252], on puisse prendre les déclarations de Jacques II au premier degré, celui-ci déclarait considérer « contraire à la Sainte Écriture d'employer la violence pour forcer les consciences ». D2claration qui fait de lui un défenseur de la liberté de conscience. Il est vrai que le projet de « Déclaration d'indulgence » de 1688 est sans doute le plus tolérant que connaîtra le XVIII° siècle[253]. En ce sens, on peut ajouter sa critique ouverte de la révocation de l'Édit de Nantes par Louis XIV en 1685 et l'accueil favorable qu'il réserva aux protestants français[254]. Toutefois l'appréciation de sa politique religieuse et de sa conception du pouvoir est loin d'être unanime. Comme Tim Harris le relève : « L'avis du jury sur Jacques II restera sans aucun doute encore incertain pendant de longues années »[255], entre bigot et tolérant, entre autocrate et souverain éclairé.

Ces circonstances difficiles pour le roi, n'empêchèrent pas Alexander Robeson en 1685 de signer un contrat d'apprentissage qui nous donne un autre exemple d'activité maçonnique. Par ce contrat l'employeur d'Alexander s'obligeait à « dans les trois ans faire recevoir("enter") ledit apprenti a Mary's Chappell». Le rite n'est pas précisé mais à ce moment nous n'en connaissons pas d'autre que celui du mot de maçon[256].

Les décisions de Jacques II favorables aux catholiques inquiétèrent d'autant plus les anglicans qu'un nouvel héritier est né, le 10 juin 1688. C'est un garçon et sa mère Marie de Modène est catholique. Supplantant ses deux sœurs d'un premier mariage protestant de Jacques II, il a vocation à régner sous le titre de Jacques III. Cette naissance d'un héritier fait craindre le rétablissement d'une dynastie catholique et achève de convaincre les opposants à Jacques II de la nécessité de ce qu'il faut bien appeler un « coup d'Etat [257] ». Pour se trouver un chef, Anglais et Ecossais, unis pour cette fois, se tournent vers le petit-fils du Roi Charles 1er, le hollandais Guillaume d'Orange, Stathouder de Hollande qui est aussi l'époux de la fille aînée de Jacques II : Mary. Le couple est calviniste et ennemi déclaré de la trop catholique France de Louis XIV, contre laquelle le Stathouder Guillaume cherchait déjà à organiser une alliance entre l'Angleterre et les Pays-Bas, tous deux protestants. Le coup-d'Etat réussira et l'histoire le baptisera « Glorieuse Révolution », soulignant ainsi l'absence d'effusion de sang significative.

Toutefois, si cette thèse d'une révolution sans heurt a dominé l'historiographie whig du XIX° siècle, le point de vue des historiens est aujourd'hui différent. Cet événement leur paraît être une invasion étrangère[258] par une armée de 15000 hommes commandés par le Stathouder des Pays Bas Guillaume, s'appuyant sur des opposants à Jacques II. Les combats furent sanglants non en Angleterre mais en Irlande surtout et en Ecosse aussi[259].

Mary II et Guillaume III, calvinistes puis Anglicans sauront après leur couronnement, mettre un terme aux opérations militaires d'un conflit civil et religieux, qui aura duré presque deux siècles. Mais le souvenir de la violence des combats subsiste, aujourd'hui encore, en Irlande comme en Ecosse[260]. Leur règne favorisera, toutefois, l'apparition du contexte nécessaire à la création de la franc-maçonnerie anglaise telle que nous la connaissons aujourd'hui[261]. Dès son apparition, cette Franc-maçonnerie anglaise sera confrontée à un choix politique et en fin de compte prendra fait et cause pour la dynastie hanovrienne et sa conception politique[262] ; elle soutiendra aussi le choix fonctionnel de l'anglicanisme comme religion d'État et ciment de la Nation autour de son roi[263] mais ne cédera en rien sur ses propres convictions, qui sont celles d'un calviniste unitarien[264] subordonnant le Fils au Père.

Qu'Anglais et Ecossais, aient pu accepter cette invasion étrangère menée par un Guillaume Stadhouder de Hollande mais époux de la fille aînée du Roi régnant Jacques II, ne doit pas surprendre. Cette attitude est dans l'air du temps, en terre protestante. En 1630, déjà, l'idée d'une coopération de tous les réformés à un effort pour « l'instauration de la paix religieuse et d'autres fins avantageuses » est présente dans la "Platform" de John Dury et Samuel Hartlib[265] qui, tous deux, sont proches d'Élisabeth de Bohème, fille délaissée à son sort par Jacques 1er. Pour Samuel Hartlib et John Dury[266] Élisabeth de Bohème prend les traits de la « royale figure de l'opposition » protestante [267] et l'avènement de Guillaume III prend l'allure de l'aboutissement de cet effort protestant européen.

Cet effort, entrepris par d'autres sous le règne d'Elisabeth 1ère et Henri IV et poursuivi sous celui de Jacques 1er[268], aura des prolongements. L'écho s'entendra, encore au XVIII° siècle, dans les rangs des premiers francs-maçons anglais, avec lesquels Eric Ward pense que tout commença[269] alors que, David Stevenson, préfère l'Ecosse de la toute fin du XVI° siècle[270].

En 1712, alors que la reine Anne a succédé à Guillaume III et gouverne le Royaume devenu en 1707 de Grande Bretagne et d'Irlande, John Lyall signait un contrat d'apprentissage contenant la formule [271] : « pour faire recevoir gratuitement ledit John Lyall son apprenti dans la Loge maçonnique de Dunfermline » [272].

Georges 1er règne sur la Grande Bretagne et l'Irlande en 1718, alors que la Grande Loge de Londres et de Westminster fête en Angleterre son premier anniversaire et qu'en Ecosse, William Herriss a pour Maître William Sangster. Ce dernier ne lui accorda pas l'avantage du « mot de maçon ». Au contraire, sa transmission est explicitement exclue du contrat d'apprentissage [273] par lequel « il promet d'enseigner, former et instruire ledit apprenti dans toutes les parties essentielles et les éléments de l'art des maçons pour autant qu'ils les connaissent lui-même -- Le Mot de Maçon seul excepté. »[274]

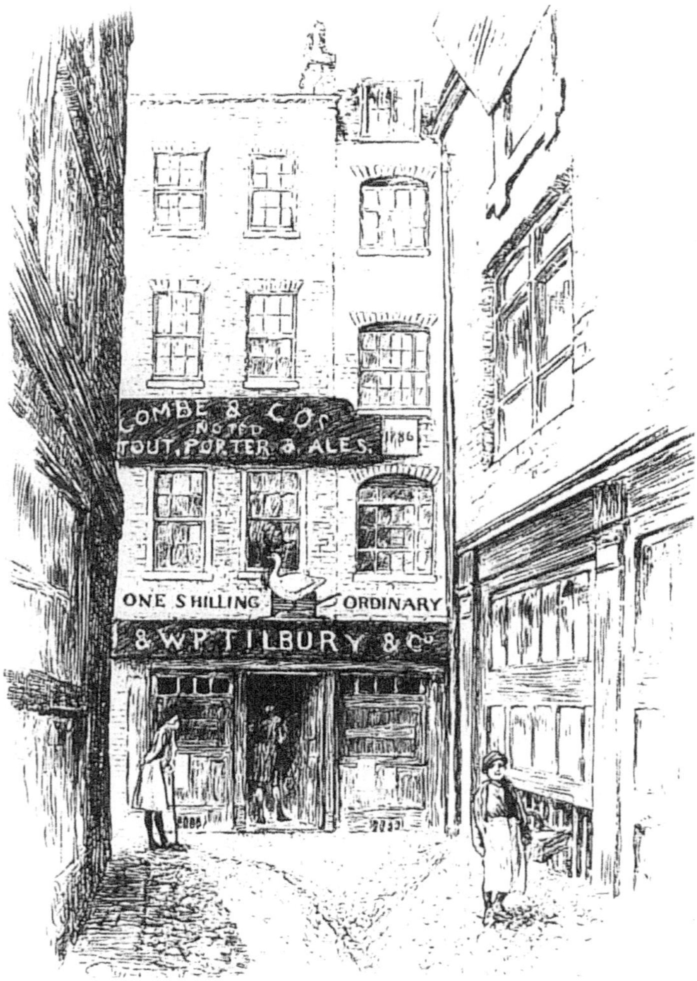

Figure 3 Taverne Goose & Gridiron en 1717

''Mason word'' et reconnaissance pour tel

En l'état des archives les plus anciennes, nous connaissons en 1696 la transcription d'un cérémonial de reconnaissance et d'un cérémonial de communication du « mot de maçon » en usage dans la Loge maçonnique Mary's Chapel de Edinburgh[275]. Des traces plus anciennes encore laissent penser à un usage antérieur, attesté dès 1598 par des procès-verbaux de Aitchison Haven[276]. Ces procès-verbaux toutefois ne comportent pas la description d'un cérémonial, sauf celui de l'offrande des gants qui ne figure plus au rituel de 1696 mais réapparaîtra au XVIII° siècle[277]. Les archives étant ce qu'elles sont, nous voyons surgir en Ecosse cette pratique inattendue dite du « mot de maçon ». Parce qu'elle est inattendue, nous ne sommes pas capables de définir une utilité qui la rende indispensable et lui soit propre ni fixer précisément son lieu ou sa date d'apparition. Nous connaissons encore moins ses auteurs. Le texte du cérémonial de 1696 s'organise autour de ''l'Entered apprentice'' et du ''fellow croft''. Il établit un lien par le registre de vocabulaire avec les procès-verbaux d'Aitchison Haven datés de 1598 qui eux aussi distinguent ''Entered prenteis'' et ''fellow of craft''[278] . Cette similitude et d'autres éléments permettent de tenir pour très vraisemblable la pratique dès le XVI° siècle d'une forme archaïque du « mot de maçon ». David Stevenson est d'accord avec cette datation au XVI° siècle mais considère qu'il n'en existe pas de preuve explicite[279]. La première mention explicite connue désignant le ''mason word'' comme tel, date du XVII° siècle et nous la trouvons sous la plume de John Leslie comte de Rothes[280], en 1637. Peu après nous connaissons la première mention publique sous la plus du poète Henry Adamson, en 1638.

La localisation en Ecosse au XVII° siècle

Les premières traces connues du « Mason Word » sont localisées en Ecosse et aucune autre ne peut être identifiée ni en Angleterre[281] ni, semble-t-il ailleurs dans le monde. Le *MS Edinburgh Register House*[282], premier texte en forme de rituel dont nous disposons, est écossais mais tardif, puisque de 1696. Son contenu permet de localiser le « Mason word » [283] en Ecosse tant par le lieu de sa découverte à Edinburgh que par son vocabulaire qui contient des écossismes[284].

La plus ancienne mention publique dont nous disposions est de la plume d'Henry Adamson qui emploie l'expression dans un vers de son poème The *Muses Threnodies*[285], écrit à Perth sans doute entre 1621 et 1637 mais publié en 1638. Malheureusement les sources manquent pour la datation exacte de la rédaction[286]. Toutefois, une lettre de W. Drummond, incitant Adamson à publier son poème[287], permet de fixer en 1637 la fin de la rédaction du poème et il a pu être suggéré que, John Mylne Senior, constructeur à Perth d'un pont enjambant la Tay, aurait dès 1617, porté à la connaissance du poète l'expression « Mot de Maçon » [288].

Autre mention de l'expression « Mot de Maçon » sous la plume de John Earl of Rothes[289]. Mais dans un journal chronique de son temps, qui semble n'avoir connu de publication imprimée qu'au XIX° siècle. A la date du 16 octobre 1637 cet auteur fait état des jérémiades[290] du trésorier du Roi pour l'Ecosse, John Stewart comte de Traquair, Ce récit, déjà succinctement évoqué, intervient peu après l'émeute du 23 juillet 1637 dans la Cathédrale Saint Gilles de Edinburgh. On se souvient qu'elle fut provoquée par la tentative de Charles 1er, de changer la liturgie du culte en Ecosse, à l'instigation de l'archevêque William Laud. Cette émeute précède immédiatement la signature du ''National Covenant'' de 1638 et les premiers conflits armés qui se succéderont de 1639 à 1660. Dans cette atmosphère de poudrière attendant sa mèche, John Leslie comte de Rothes rapporte que John Stewart le 16 octobre 1637 lui a déclaré être soupçonné par d'autres partisans du Roi dont il est le trésorier pour l'Ecosse, d'agir de manière déloyale ; mais Stewart précise que ses ennemis le dénoncent comme étant l'un de ceux, parmi la ''Nobilitie'', à détenir le ''Masone Word''.

Les deux textes cités, établissent l'usage en Ecosse en 1637 au plus tard et peut-être dès avant 1617, de l'expression ''Masone Word'', traduite, ici, par « Mot de Maçon ». Mais en 1637, l'expression est déjà suffisamment banale et rependue pour être utilisée dans un poème et par des partisans du Roi d'Angleterre dénonçant, à tort ou à raison, une attitude du trésorier pour l'Ecosse de leur souverain.

Quinze ans plus tard, toutefois, la manière d'orthographier ''mason word'' ne semble pas connue du plus grand nombre. Un scribe du presbytère de Jedburgh écrit, en 1651, ''maissounes word[291]'' et pas ''mason word'' ou ''masone word''[292]. Ces différences d'orthographe méritent d'être remarquées car, à l'exemple de la différence entre ''ludge'' et ''lodge''[293], la différence entre ''maissounes'' et ''masone'', oppose un usage évoquant l'activité de constructeur pour ''maissounes'' et celui de la première Franc-maçonnerie pour ''masone''.

L'anéantissement de l'univers de l'ouvrier du bâtiment

Douglas Knoop & G. P. Jones[294] le remarquent : « le Mot de Maçon vint à l'existence par ce qu'il était utile ». Et ces auteurs ajoutent : « il n'avait pas d'autre usage que d'être le moyen de faire un tri entre les divers maçons qualifiés ». Pour un ouvrier du bâtiment, il s'agissait[295] « de démontrer non sa compétence mais son appartenance à un groupe ou à une organisation professionnelle ».

A ce jour il ne semble pas que le « groupe ou l'organisation professionnelle » évoqués par ces auteurs soient identifiés.

Sans être novateur[296], le point de vue, reconnaissant une autonomie aux phénomènes religieux, s'éloigne de l'opinion longtemps dominante qui attribue aux doctrines religieuses les noms de superstructure ou d'idéologie, justifiant après coup des intérêts de classe. Les survivances actuelles, de cette manière de nommer les choses, ne sont pas sans influencer l'analyse et la présentation habituellement faites de l'histoire maçonnique. Il ne paraît donc pas inutile, pour comprendre la situation des ouvriers du bâtiment au XVI° siècles, de prendre un instant pour réveiller une mémoire, qui semble longtemps s'être couchée tôt. Un bref rappel d'éléments du catholicisme romain et des protestantismes servira de sonnerie à ce réveil.

- *Éléments sur le Catholicisme romain et les Protestantismes*

Dans ses relations avec ceux qui ne sont pas sous la même « loi », c'est-à-dire les catholiques, John Knox a, dès 1554, indiqué au peuple d'Ecosse le comportement à tenir : « ...tout ce qui est requis de vous est d'éviter de participer et de vous associer physiquement et spirituellement, à leurs abominations [297]». Le peuple écossais est d'autant plus tenu à un comportement calviniste presbytérien dans sa vie quotidienne, que le "Confession of Faith Ratification Act" du 27 août 1560 en a fait la règle de droit applicable à ces comportements du quotidien. A cette date, le peuple écossais n'est, évidemment pas, dans son ensemble, converti en un instant au calviniste presbytérien[298]. Les pratiques religieuses personnelles évoluent lentement. Si le calvinisme presbytérien s'installe, le rythme de cette installation est celui du fil des générations et cette progression se fait au rythme des enterrements. L'implantation du protestantisme est toutefois solide car les idées réformatrices ont progressé dans la population de manière plus linéaire[299] que les changements officiels de confessions. Le mouvement a commencé à l'orée du XV° siècle, comme le montre la condamnation au bûcher de Paul Craw en 1431[300], parce qu'il suivait les opinions de Wicklyffe sur la question de la transsubstantiation.

Un siècle plus tard, en 1528, la condamnation au même bûcher de Patrick Hamilton, précédée en 1525 par l'interdiction des livres d'inspiration luthérienne[301], montre déjà la solidité de l'implantation de la réforme protestante. En 1598 quand l'Assemblée d'Aitchison réunit ses membres, la pratique cultuelle réformée est solidement implantée en Ecosse indépendamment de l'effet du "Confession of Faith ratification Act" de 1560. Ce texte reconnaît une situation et empêche un retour en arrière, davantage qu'il ne contraint au changement. Mais dans la seconde moitié du XVI° siècle ce sont les oppositions internes au protestantisme qui brisent le front uni jusque-là opposé au catholicisme. Surgissent et s'expriment Intransigeants et Modérés qui montreront une diversité en matière de religion. Diversité traduite en Ecosse par des tendances politiques différentes tels "Covenanters" et "Engagers" ou "Resoltionners" et "Protestors". En Angleterre aussi l'expression politique des différences religieuses s'exprimera, par exemple, en "Independants" et "Presbyterians". Ces oppositions, résumées ici sans dommage en modérés et intransigeants, expriment, en fin de compte, l'acceptation ou le refus d'une diversité dans le christianisme. Refusée par les intransigeants, elle est acceptée ou tolérée par les modérés qui finiront par imposer leur conception au XVIII° siècle.

En Angleterre et en Irlande perdure, toutefois, un parti catholique, s'opposant aux protestants qu'ils soient ou pas anglicans. Mais en Angleterre comme en Irlande, les Anglicans sont eux-mêmes soumis aux attaques des puritains[302], eux aussi protestants dont le calvinisme partage avec les Ecossais une conception presbytérienne de l'organisation de l'Eglise. On verra alors les "Presbyterians" anglais s'allier aux "Covenanters" écossais et les "Engagers" écossais pactiser avec les "Independants" anglais.

Si le catholicisme est rejeté par tous les protestants dans le registre de la théologie, il est un autre registre qui provoque d'autres partages. La christologie, qui réfléchit à la nature et l'œuvre de Jésus, différentie les luthériens des calvinistes et, parmi ces derniers, les Unitariens[303] constituent une tendance ancienne et influente[304] mais toujours combattue et dénoncée, tant par les catholiques que par les luthériens et les calvinistes modérés, escortés de certains autres. Ces Unitariens "Nonconformists" devront attendre 1813, pour pratiquer librement leur foi et proclamer leurs convictions en théologie et christologie [305].

Parmi les éléments de doctrine opposant Réformés et Catholiques, le premier est l'affirmation par tous les Protestants que seul le Père est digne d'un culte et mérite l'appellation de Dieu. Mais, aussi, qu'il est seul destinataire des prières à l'inverse de l'affirmation du Poème *Regius* : « Prions maintenant Dieu tout-puissant, Et sa douce mère Marie rayonnante, Afin que nous puissions garder les présents articles, Et ces points tous autant qu'ils sont[306] » Ce culte du Christ, sous le nom de Dieu, comme celui de Marie et des Saints est maintenant exclu pour tous les protestants, qui désignent le Père comme seul bénéficiaire de la dénomination Dieu.

Autre élément de doctrine, rejeté par les protestants, l'idée de l'immaculée conception voyant en Marie une vierge sans péché. Mais, des différences doctrinales entre protestants doivent être soulignées. Les calvinistes considèrent que née de manière naturelle Marie porte comme tout un chacun la marque du péché ; toutefois, les luthériens acceptent que Marie fût libérée du péché originel pour que la chair du Rédempteur ne fût pas effleurée par ce péché. Tous les protestants refusent l'Assomption de Marie qui n'est pas relatée dans la Bible. Luthériens et anglicans, toutefois, fêtent Marie le 15 août. Malgré cela, seul le Père étant digne d'un culte, tous les protestants refusent les cultes rendus à Marie et aux Saints ; pratiques qu'ils stigmatisent comme idolâtres. Si pour tous les protestants, Jésus est le seul intercesseur, le calvinisme ne croit pas Marie libérée du péché, pour accueillir Jésus dans ses entrailles ; s'ouvre, ainsi, la voie à une contestation pure et simple de la divinité de Jésus. Si Calvin ne conteste jamais la nature divine de Jésus et voit toujours en lui le Christ. D'autres, plus radicaux, contestent la nature divine de Jésus dès les premiers moments du luthéranisme.

En 1531, les écrits de Servet contestent la doctrine de la Trinité[307]. A cette période cette conception apparaît en divers lieux sous divers noms et les groupes qui les portent peuvent être traités comme des mouvements distincts, malgré l'unité fondamentale de leurs conceptions. Si tous contestent la Trinité, la conception de la nature simple ou double de Jésus est représentée en toutes ses variations possibles. Des anabaptistes aux unitariens en passant par les sociniens ou ariens, leur critique commune de la Trinité empêche parfois leur différentiation, dans une chrétienté d'occident que baigne une mentalité catholique romaine. Au fil du temps, ils seront en Angleterre regroupés sous l'étiquette de « nonconformistes » avec tous ceux qui, d'une manière ou d'une autre, contestent le dogme trinitaire. Dans les rangs des nonconformistes, prendront place au XVII° et XVIII° siècle : John Locke, Isaac Newton, James Anderson et Jean Théophile Desaguliers ou, encore, Samuel Clarke. Voltaire, après son séjour en Angleterre de 1727-28, ne fera pas mystère de sa sympathie[308] ou au moins de son intérêt pour les mouvements d'idées inspirés par la doctrine d'Arius[309], bien qu'il soit difficile de dire si s'exprime dans son opinion la défense des opprimés ou la conviction théologique. « Liberté, Raison, Tolérance[310] » sont, toutefois, les maîtres mots singularisant au cours des âges toutes les variantes de la doctrine unitarienne selon l'opinion enthousiaste de Earl Wilbur.

Le rejet du sacerdoce ministériel du prêtre au profit du sacerdoce universel du croyant, est aussi un point de doctrine que ne concèdent ni protestants ni catholiques. Face au sacerdoce ministériel faisant du prêtre un intercesseur privilégié, qui, dans le catholicisme, s'ajoute au sacerdoce commun ou universel des fidèles, les Protestants affirment un sacerdoce universel unique, compris comme la relation personnelle et directe du croyant avec Dieu. Tout baptisé est roi, prêtre et prophète [311]. Cette conception protestante du sacerdoce universel qui refuse l'ajout du sacerdoce ministériel, entraîne le refus de l'existence d'une hiérarchie dans l'Église. Par suite, la conception presbytérienne refusera par exemple la fonction de prêtre mais aussi la fonction d'évêque et ce refus sera le *casus belli* de plusieurs conflits armés. Le sacerdoce universel dans la conception protestante, est aussi relié à une autre différence. L'affirmation de l'indispensable lecture personnelle de la Bible pour assurer son Salut. Cette affirmation de la nécessité de la lecture personnelle de la Bible fut le motif explicite des jugements condamnant Patrick Hamilton[312] en 1528 et Georges Wishart[313] en 1546. Si la lecture personnelle est indispensable au Salut du Chrétien, sont alors nécessaires tant la traduction de la Bible dans la langue maternelle du croyant que l'alphabétisation des populations. L'enseignement à tous de la lecture, devenu un enjeu aussi confessionnel que politique, sera entrepris sous le Règne d'Elisabeth 1ère. John Wyclif donnera la première traduction de la Bible en Anglais, avant qu'en 1611, une traduction officielle paraisse sous le Règne et le patronage de Jacques 1er. Cette *Bible du roi Jacques* marque ses choix. Elle traduit l'Ancien testament à partir du texte hébreu et s'inspire de la traduction donnée par Erasme au texte en grec pour le Nouveau testament. Traduction que nous savons critiquée par les docteurs de la Sorbonne pour son inspiration arianisante[314] qui préfère « Parole » à « Verbe » pour traduire « logos » (λόγος).

Certains de ses éléments entraînent des conséquences immédiates sur la Franc-maçonnerie des premiers temps parce qu'ils influent sur la mentalité des hommes de ce temps. Le rejet comme idolâtre, des représentations images et autres statues de Dieu, Jésus, Marie et des Saints, inclut les statues taillées par le "freestone mason" mais aussi les vitraux et les cathédrales qui les accueillent. Les éléments de la maçonnerie médiévale, qui imprègnent la culture du métier de bâtisseur, sont emportés avec l'organisation cultuelle et son fondement qu'ils avaient contribué à glorifier. Ce rejet est particulièrement vigoureux dans la conception calviniste, sur laquelle John Knox[315] a fondé la Réforme en Ecosse. L'univers symbolique et légendaire des ouvriers du bâtiment est, nous l'avons déjà remarqué, violemment stigmatisé par John Knox dès 1554. Le comportement à tenir par l'ouvrier écossais comme par tout un chacun, s'il se veut membre de la congrégation, est d'éviter de participer et de s'associer physiquement et spirituellement, aux abominations du catholicisme[316]. Ce qui, évidemment, s'entend de la fréquentation et de l'association avec celui qui a un comportement inspiré par le catholicisme. Car, après le 27 août 1560, ces abominations seront sanctionnées comme contraire au "Confession of Faith Ratification Act " qui, au-delà des pratiques cultuelles, place hors la loi toute activité et tout comportement, empreints de catholicisme. Le Salut est en jeu mais le glaive est tiré, pour frapper ici-bas l'impie devenu délinquant.

Calviniste presbytérien de foi et de droit, l'ouvrier écossais doit, s'il est sincère, résoudre un problème spirituel et juridique de grande ampleur. Vivre sa foi et travailler à son Salut en respectant le droit. Mais dans son univers professionnel l'un et l'autre sont menacés. D'abord, par les réminiscences catholiques présentent dans « les excellents actes et antiques statuts de glorieuse et ancienne mémoire », ces « Old charges » à la mode écossaise, devenues inutilisables parce qu'impies. Ensuite, parce que « l'art de mémoire » et la statuaire ecclésiastique taillée par le "freestone mason", deviennent idolâtres et ne peuvent plus être utilisés ou paraître dans les lieux du culte. A côté du "Confession of Faith Ratification Act " de 1560 qui place hors la loi toutes activités et tous comportements empreints de catholicisme, la "Confession of Faith", elle-même, n'est pas sans portée pratique pour le croyant. Dans le registre spirituel, il s'agit alors d'hérésie et pour l'ouvrier du bâtiment, fraterniser avec les catholiques sur le chantier, est exclu. Ce qui est ici en jeu est son Salut éternel. Respecter la loi ne suffit pas à assurer ce Salut. Il faut aussi s'assurer de celui avec lequel on fraternise et le "mason word" servira cet objectif éminemment spirituel que John Knox avait fixé dès 1554. Dans l'Ecosse de la seconde moitié du XVI° siècle, le compagnon sur le chantier devra être choisi selon les mêmes critères que le commensal, qui s'assied à la Table du seigneur pour partager le pain et le vin[317]. Le groupe d'appartenance signalé par Knoop, Jones et Hamer, est tout désigné. Il s'agit de celui constitué par les calvinistes de conviction.

- *L'hérésie catholique*

A l'intérieur de la chrétienté, une hérésie suppose un développement s'opérant sur le plan intellectuel et sur le plan pratique ou communautaire. Sur le plan intellectuel, les thèses en présence doivent se trouver dans une opposition irréductible. Et nous savons qu'entre catholicisme et protestantisme les doctrines du Salut, fondées sur la justification gratuite, opposent le rachat par les œuvres du catholicisme à l'impossibilité d'être racheté par ses œuvres, principe du protestantisme depuis Luther[318]. Entre protestantisme et catholicisme, ce qui permet le Salut des uns assure la damnation des autres. En un temps où la plus haute de toutes les craintes est ressentie pour la préservation du Salut de son âme, cette opposition est irréductible. En pratique, ce caractère irréductible de l'opposition des thèses rend la fraternité des hommes impossible à fonder avec les tenants de l'autre thèse, qui ne peuvent être reconnus comme membres de la communauté. Ce qui permet le Salut des uns assurant la damnation des autres, aucune communauté n'est possible en pratique entre catholiques et protestants. De là, un conflit religieux qui prend la forme d'une extermination dont la seule issue non létale en ce monde est la conversion à la « vraie foi ». Pour un ouvrier du bâtiment écossais du XVI° siècle, il est donc impensable de partager une quelconque communauté avec un catholique serait-il son compagnon de labeur. Aucune fraternité n'est possible entre eux, même pas celle du travail partagé.

- *Calvinisme, « art de mémoire » et « excellents actes et antiques statuts de glorieuse et ancienne mémoire »*

Pour l'ouvrier du bâtiment, la principale conséquence de la Réforme religieuse est de rendre impossible le respect des anciens statuts et usages professionnels. Au point de vue théologique, ils sont hérétiques et mettent en cause le Salut même de l'âme. Au point de vue simplement pratique et indépendamment de leur nature d'hérésie, ils sont des comportements contraires au "Confession of Faith Ratification Act"[319] du 27 août 1560. Dès lors sont interdites comme hors la loi et contrevenant au droit positif, les pratiques qui sont contraires à l'engagement de foi devenu le contenu du droit. Pour celui dont le calvinisme est de façade, la pratique du chantier devient un « test » quotidien qui l'oblige soit à violer la loi soit à bafouer sa foi.

Le traditionnel « art de mémoire », fondé sur un principe pictural ne peut plus être pratiqué car il renvoie aux images et, donc, à une activité idolâtre qui est proscrite par la loi civile. Comme le remarque Patrick Négrier[320] un art de mémoire qui soit littéraire et non plus pictural est devenu nécessaire. Le Statut Schaw de 1599 ne précise pas à quel « art de mémoire », il renvoie les opératifs des « Loges Schaw » par son treizième paragraphe. Patrick Négrier suppose qu'il s'agit d'un art littéraire conforme à la doctrine calviniste presbytérienne. Mais rien n'est moins sûr. Car on ne voit pas que « l'art de mémoire » pourrait faire référence à la période postérieure à 1560 alors qu'il est l'aboutissement d'une tradition remontant à l'antiquité et s'est établie en Occident chrétien au cours du Moyen Age[321]. La forme classique de cet « art de mémoire » s'est alors constituée en relation avec un art pictural dont la référence et l'inspiration puisent dans le catholicisme.

Le septième paragraphe des Statuts Schaw de 1599 désigne « les excellents actes et antiques statuts de glorieuse et ancienne mémoire ». Il ne semble pas que seulement 39 ans après la réforme Calviniste on puisse qualifier « antiques » des Statuts ou « glorieuse et ancienne » une mémoire, qui commenceraient à s'établir en 1560. Le vocabulaire, comme souvent, est ici un indice supplémentaire. Les successeurs de John Knox, évoquant la période du premier protestantisme, la désignent par l'expression « les temps les plus purs »[322] et n'utilisent pas les adjectifs « antiques », « glorieux » ou « ancien ». La référence à ce qui est « antique », « glorieux » ou « ancien » va plutôt vers cette Ecosse qui n'a pas toujours été une terre calviniste. A l'époque d'Henry VIII, elle fut même une alliée dévouée du Pape et de l'Église de Rome[323], allant jusqu'à brûler sur ses bûchers Paul Craw en 1431 ; à interdire, en 1525, les livres d'inspiration luthérienne[324] et à brûler, ensuite, sur ses bûchers Patrick Hamilton[325] et Georges Wishart[326], au motif qu'ils prêchaient pour la lecture personnelle de la Bible.

Il est vrai que William Schaw est suspect de sympathie papiste et sera inquiété pour cela par l'autorité judiciaire[327]. De même pour les Comte de Rosslyn qui s'inscrivent dans son sillage et sont des catholiques avoués.

Les légendes, les « Old charges » anglaises ou « les excellents actes et antiques statuts de glorieuse et ancienne mémoire », portant l'engagement médiéval exprimé au Poème *Regius* et au *Cooke M.S.*, ont pour maître mot : « Aimer Dieu et la sainte Église et tous les saints [328]» et impose comme première habitude à l'ouvrier du bâtiment d'aller à la messe quotidienne[329] qui glorifie l'assimilation du Christ à Dieu. Un tel comportement contredit l'engagement spirituel de tout protestant pour lequel la messe est une falsification exprimant une hérésie. S'ajoute à cela la confusion faite par le *Poème Regius* entre le Christ et Dieu. Confusion inadmissible pour l'ouvrier du bâtiment protestant pour lequel seul le Père mérite un culte et qui ne peut évidemment pas déclarer « Prions Dieu, roi tout-puissant et sa douce mère la rayonnante Marie [330]».

L'opposition est, incontestablement, irréconciliable sur les questions liées entre elles du Salut, de la justification par la Grâce et de la possibilité du rachat par les œuvres. Pour l'ouvrier du bâtiment qui n'est pas calviniste, le respect de la loi est impossible, en conscience. Pour celui qui est calviniste, la seule difficulté n'est pas la fréquentation de l'hérétique qui s'avance masqué sous le couvert d'un respect apparent de la loi. D'autres difficultés encore se dressent devant lui ; mais celles-là sont économiques. Le métier durant le Moyen Age a construit son modèle économique sur la pratique des « indulgences » qui sont proscrites dans l'Ecosse protestante d'après 1560.

- *Les « indulgences » et l'économie médiévale du bâtiment*

On l'a oublié aujourd'hui. Mais à la lumière crépusculaire de la fin du Moyen Age, l'Europe catholique se livre à des pratiques pieuses. Son espoir est d'éviter la sanction des fautes au jour de la comparution devant Dieu dont l'intervention ne fait aucun doute pour tout chrétien vivant à cette époque. « L'indulgence » si elle n'efface pas la faute est une excuse valable devant Dieu [331], selon la théologie catholique. La théologie protestante va apporter une solution différente à ce problème de « l'ouverture des portes du Paradis » et n'envisage pas que Dieu puisse se voir imposer une excuse. A grands traits on peut brosser les conceptions de Luther et Calvin au sujet du Salut. Ces théologiens protestants se différencient l'un de l'autre par leurs définitions de l'homme. Pour Calvin, la justification gratuite est une nécessité consécutive au péché. Sans péché elle n'aurait pas été nécessaire. Chez Calvin, la chute due à la défaillance d'Adam trouve son issue dans la justification gratuite ; Dieu venant réparer ce que la défaillance d'Adam a brisé sans qu'aucune œuvre humaine puisse le réparer. La théologie et la foi de Luther sont autres. Pour Luther l'homme en tant que tel depuis Adam et avant la chute, a besoin de la justification gratuite dont seul Dieu dispose souverainement. A la différence de Calvin qui voit dans la justification gratuite une issue, la théologie et la foi de Luther sont conditionnées par la justification gratuite ; celle-ci détermine même ce qu'est le péché. Sauver l'homme appartenant à Dieu seul, vouloir se sauver par ses œuvres est alors un péché[332]. Pour Luther comme pour Calvin, les « œuvres » qui assurent le salut d'un catholique, sont la cause de la damnation d'un protestant. La justification gratuite exprimant la liberté de Dieu, exclut toute possibilité pour le croyant de racheter son Salut. Autrement dit : ce qui fait le Salut du catholique par le rachat d'une indulgence, fera la damnation du protestant et chacun est ici l'hérétique de l'autre.

Selon la théologie catholique, une « indulgence » est une remise de la peine et non du péché et cette remise vaut devant Dieu qui prendra en considération la remise de cette peine[333], pour laquelle l'Eglise intercède. Dispensée par le pape qui se substitue aux évêques dès le XIII° siècle, « l'indulgence » est une source de revenus pour la papauté. Par sa nature économique de prélèvement en numéraire, elle se prête aisément à la concession à un collecteur, chargé de récupérer le montant de l'aumône, en échange de la « lettre d'indulgence » convoitée. La papauté va donc concéder les « indulgences » et ne recevoir qu'une partie de leur rendement qui sert au financement de divers ouvrages. Urbanisme et architecture sont favorisés et les architectes financés dans leurs entreprises par des « indulgences » octroyant des grâces aux ouvriers du bâtiment et aux contribuables. Evidemment, ces « indulgences » seront utilisées pour financer la construction des cathédrales[334]. L'ouvrier du bâtiment médiéval est donc tenu d'être un bon catholique tant par sa foi que par son besoin économique. Dès lors, on comprend mieux encore, les mentions figurants dans les "Old charges" médiévales, incitant à une pratique pieuse et catholique romaine.

Ce système économique n'a pas été sans avantages pour le développement des infrastructures de l'Europe occidentale chrétienne. L'onde de choc de la Réforme qui proscrit les « indulgences » atteint aussi l'économie, l'urbanisme et la construction des infrastructures et des bâtiments qui, du même mouvement, sont privés de leurs financements. A en croire les analyses inaugurées par Max Weber, le monde protestant substituera, en fin de compte, le capitalisme[335] au financement par les « indulgences ». La pratique religieuse calviniste presbytérienne n'est, toutefois, pas handicapée par la disparition de la manne des indulgences du fait de l'exigence doctrinale de lieux de culte sans décorum et de la réaffectation des chapelles et églises antérieurement catholiques.

- *Calvinisme statues et cathédrale*

Dans sa quête spirituelle, l'ouvrier du bâtiment calviniste presbytérien écossais, s'il veut être en accord avec sa foi, doit abandonner les traditions catholiques du métier empreintes d'hérésie.

Pour le Salut de son âme, il doit se refuser à l'idolâtrie des images taillées par le "Freestone mason" et à la glorification de Dieu par la construction des cathédrales[336]. Ces cathédrales sont le support ostentatoire des vitraux idolâtres et accueillent des sculptures idolâtres, parce que servant la pratique proscrite du culte des Saints ou de Marie. La cathédrale est aussi le décor d'une messe tenue par le protestant pour une falsification parce qu'il refuse la doctrine de la transsubstantiation. A cette messe le protestant, bien sûr, n'assistera pas ; les Saints et Marie : il ne priera pas ; en dépit des instructions traditionnelles figurant, par exemple, au Poème *Regius* [337].

Sur les terres protestantes qui voient apparaître le ''mason word'', l'univers traditionnel des bâtisseurs de cathédrales est aussi hérétique et propre à conduire à la damnation, qu'il est illégal et propre à conduire devant le tribunal des hommes. Il ne peut donc organiser et peupler l'univers symbolique ou légendaire de l'ouvrier du bâtiment de l'Ecosse calviniste presbytérienne.

Aux cathédrales, on ajoutera évidemment la Collégiale Saint Matthieu dite Chapelle de Rosslyn, si souvent citée dans les récits maçonniques[338] mais dont il faut dire qu'elle fut la cible des protestants écossais comme idolâtre. Construite entre 1446 et 1486, la Collégiale Saint Matthieu fut l'objet d'une désaffectation après sa destruction partielle en 1571 à la suite de la réforme de John Knox. Dans le sillage de la Glorieuse révolution de 1688, ce qui restait de la chapelle de Rosslyn fut mis à bas par la foule. Pourtant, les troupes de Cromwell avaient épargné ses ruines en 1650, soit qu'elles n'accueillaient plus aucun prêtre et n'étaient plus le cadre de cérémonies, soit que ces ruines exprimaient la tendance iconoclaste préférant la mutilation à la destruction, comme pour un supplice ordinaire[339]. Toujours est-il que, dans l'univers calviniste presbytérien de l'Ecosse, tenir la « chapelle de Rosslyn » pour un édifice emblématique de la Franc-maçonnerie des premiers temps est suffisamment empreint de contradiction pour paraître tout à fait improbable et même simplement impossible. A ces ouvriers du bâtiment calvinistes presbytériens, dont la chapelle de Rosslyn n'avait pas les faveurs, il fallait un critère pour se reconnaître entre soi et trouver comment reconstruire une tradition professionnelle expurgée des éléments devenus idolâtres : « art de mémoire », légendes, ''Old charges'' ou « excellents actes et antiques statuts de glorieuse et ancienne mémoire », glorification des cathédrales ou admiration sublimée de la statuaire du ''Freestone mason''.

C'est à ce besoin d'emplir un univers symbolique et spirituel dévasté que répond le ''mason word''. Il met en œuvre un critère calviniste et trouve ainsi son utilité propre pour faire un tri parmi les divers maçons qualifiés. Mais le tri est fait selon un critère étranger au métier. Le "mason word" apporte à l'ouvrier du bâtiment les éléments nécessaires à la construction d'une identité nouvelle [340] à la fois légale et pieuse. Mais nous le verrons plus loin : ce n'est pas à l'ouvrier du Bâtiment que la Franc-maçonnerie est redevable. C'est l'ouvrier du bâtiment qui est redevable à la Franc-maçonnerie de lui avoir fourni après 1560 les moyens de combler le vide laissé béant par l'hérésie catholique. Pour l'heure, précisons l'utilité du "mason word" avant de nous intéresser à ses sources.

Le moyen de faire un tri qui n'est pas professionnel

On peut en tomber d'accord avec Douglas Knoop et G.P. Jones. Pour l'ouvrier du bâtiment, le "Mason word", « n'avait pas d'autre usage que d'être le moyen de faire un tri entre les divers maçons qualifiés »[341]. Ce tri est la conséquence de la nécessité de construire un univers symbolique et légendaire conforme à leur croyance et aussi au droit fixé par le "Confession of Faith Ratification Act" du 27 août 1560. Parmi les professionnels, certains sont des calvinistes presbytériens convaincus qui engagent leur foi et par suite respectent la loi. D'autres ne font que respecter la loi mais sans engager leur foi. Ces derniers sont donc des hérétiques avec lesquels la fraternité confessionnelle mais aussi la fraternité du métier ne sont pas permises. Ce second aspect qui engage le Salut de l'âme de l'ouvrier du bâtiment est sans nul doute au moins aussi important que le respect de la loi.

La situation de l'Ecosse où nul n'est contraint d'être protestant mais où chacun doit respecter la loi telle que fixée par le "Confession of Faith Ratification Act", est le résultat de l'influence des idées des Monarchomaques dont la doctrine impose le respect du périmètre de la conscience personnelle. Calvin comme Luther feront ce choix et trouveront dans le for intérieur le lieu où préserver les convictions intimes de chacun. Aux premiers rangs de ces convictions prend place la manière d'honorer Dieu dans l'intimité de son cœur, si ce n'est par le caractère ostensible du culte. Au XVII° siècle, John Locke formulera l'état de la question dans la *Lettre sur la tolérance.*

> « Un homme ne viole pas le droit d'autrui, par ses opinions erronées et sa manière indue de rendre grâce et s'il fait la perte de son salut, ce n'est pas un préjudice aux affaires d'autrui ; donc le soin du salut de chaque homme n'appartient qu'à lui-même [342]»

Ce point de vue, fait apparaître la conscience de chacun et affirme que « le soin du salut de chaque homme n'appartient qu'à lui-même ». Il a pour conséquence que la religion imposée par le souverain ne viole pas le droit de chaque homme d'assurer lui-même son Salut. Ce Salut est assuré par le lien entre le for intérieur ou conscience et Dieu. Comme déjà Hooker le précise au XVI° siècle les pratiques cultuelles entre dans le périmètre de ce à quoi Dieu n'attache qu'indifférence[343].

Cette conception, qui n'est pas sans avenir, laisse toutefois un vide. Entre la conviction du for intérieur et le respect apparent dont la loi se satisfait, l'hérétique peut mener une vie de passager clandestin et souiller le pont des navires qui mènent le protestant aux terres du Salut de son âme. C'est ce vide que le ''mason word'' vient combler. Il certifie que l'on est reconnu pour n'être pas un passager clandestin. Mais pour être ainsi reconnu pour tel, il est nécessaire de démontrer la légitimité des comportements et la loyauté des convictions. Le cérémonial du ''mason word'' apparaît comme un ''test Act'' qui affirme certaines convictions et le « Mot » devient la preuve que ce test a été réussi[344]. Cette utilité attribuée au ''mason word'' est confortée par l'étude des contrats d'apprentissage au XVII° siècle. Elle montre que parmi les ouvriers du bâtiment chacun n'est pas détenteur du « Mot ». Pour avoir vocation à détenir le « Mot », le candidat doit satisfaire un autre critère que celui de la compétence professionnelle.

- *Contrats d'apprentissage et critère étranger au métier*

L'étude des contrats d'apprentissage conclus, au XVII° siècle en Ecosse, entre maîtres et apprentis des « Corporations », montre que le critère recherché par le « Mot de maçon » est étranger au métier de bâtisseur. Ces contrats contenant la demande des apprentis exigeant la transmission du « Mot », ont été étudiés par Harry Carr[345] et David Stevenson[346] qui relève, pour sa part, cinq exemples significatifs. L'un d'entre eux porte, toutefois, explicitement le refus de la transmission du « Mot ». En fin de compte, l'analyse de ces contrats d'apprentissage, permet de tenir pour établi que le savoir professionnel est transmis au sein de ''l'Incorporation'', tandis que l'Assemblée maçonnique transmet le « mot de maçon ». Mais parmi les apprentis tous ne bénéficieront pas de cette transmission et en conséquence tout maître ne sera pas détenteur du « Mot ».

Le contrat d'apprentissage le plus ancien, que nous connaissons comme portant des mentions en lien avec le ''mason word'', est celui de John Ludan de Dundee qui, en 1649 devint l'apprenti de Robert Aldersoun. La clause intéressante est : « Pour dans les quatre ans, le faire le recevoir dans l'art selon l'essence de l'apprentissage [347] ». Pour Alexander Robeson en 1685 la formule est : « Pour, dans les trois ans, faire recevoir ledit apprenti à Mary's Chapel [348] ». Pour John Lyall en

1712 la formule est : « Pour faire recevoir gratuitement ledit John Lyall (son apprenti) dans l'Assemblée maçonnique (masson loudge) de Dunfermline[349] ».

C'est le verbe "enter " au sens intransitif de « recevoir » ou « faire rentrer[350] » qui doit attirer l'attention car on le retrouve dans le texte de chacun des contrats cités ci-dessus. Le sens de ce verbe est à la fois le qualificatif de l'apprenti et la description de ce qui se produit. L'Apprenti opératif auquel le « Mot » est communiqué, devient un "Entered Apprentice" et la scénographie veut que pour être reçu par l'Assemblée, sa déambulation le fait entrer physiquement dans le lieu où se tient l'Assemblé. Une fois entré, il devient « l'apprenti reçu par l'Assemblée » et ce jeu sur le mot "enter" n'est pas dénué d'intérêt[351].

Un autre élément attire l'attention. Mary's Chapel n'est pas qualifiée par la clause qui indique « ... faire recevoir ledit apprenti à Mary's Chapel [352] ». En revanche pour Dumferline on reconnaît l'expression "masson loudge" qui dissimule dans ce texte profane la bonne orthographe à une lettre prêt "masson lodge". Car si la référence avait été faite à l'Incorporation, nul doute que la transcription serait «"maissoun(es) ludge"[353].

Dans deux autres contrats, le « mot de maçon » est explicitement mentionné et la réception par l'Assemblée n'a pas besoin de figurer au texte[354] sous la forme du verbe "enter". Une autre remarque peut, alors, être faite. L'Absence de mention au texte du mot "enter" en présence de la mention "mason word", nous apprend que le seul objectif du cérémonial du "mason word" est la communication du « Mot ». Avoir communication du "mason word" ou être reçu ("enter") par l'Assemblée revient au même, les deux expressions sont synonymes. Etre reçu c'est détenir le « Mot » et détenir le « Mot » c'est avoir été reçu. Le « Mot » apparaît donc lié à la réception et pas au grade. En ce sens le *Edinburgh Register House MS 1696,* indique pour "l'entered apprentice" comme pour le "master mason or fellow craft" que le « Mot » est transmis mais ne distingue pas mot de "l'apprentice" et mot du "fellow craft". Par ailleurs, a aucun moment du tuilage le « Mot » ne sert à reconnaître l'un de l'autre[355].

En 1662, James Temple, apprenti, obtient de son employeur John Johnston, l'engagement écrit qu'il accepte que « sera transmis audit James Temple son apprenti le mot de maçon que lui-même détient[356] »

William Herriss eut pour maître William Sangster qui, en 1718[357], ne lui accorda pas l'avantage du « mot de maçon » explicitement exclut du contrat d'apprentissage [358]. Aucune archive ne permet de connaître la raison de cette exclusion, qui n'est pas nécessairement un refus mais peut simplement attester d'une impossibilité. Par exemple si Sangster ne détient pas lui-même le « Mot ». La formulation est sans équivoque : « Il promet d'enseigner, former et instruire ledit apprenti dans toutes les parties essentielles et les éléments de l'art des maçons pour autant qu'ils les connaissent lui-même -- Le "Mot de Maçon seul excepté » [359]. Toutefois, la formulation de ce contrat particulier permet de considérer que le sens de l'exclusion de l'enseignement du « Mot de Maçon » signifie qu'il n'appartient pas à l'enseignement de l'apprenti du bâtiment. La comparaison avec les formulations des autres contrats va en ce sens et montre que cette transmission est assurée par une autorité tierce. L'Assemblée est, parfois, explicitement désignée : Mary's Chapel pour Alexander Robeson et Dunfermline pour John Lyall, parfois, elle est évoquée par une périphrase dans les cas de James Temple et John Ludan.

L'expression du contrat de James Temple est particulièrement juridique : " undertook to purchaise procure and give". On peut en traduire le sens par : acceptation (undertook) de transmission (purchaise procure and give) qui fait penser à des formules passablement énigmatiques mais ayant le même sens de transmission, telles "cède subroge et délègue", habituelles dans les actes un peu anciens de cession de créances.

C'est peut-être là l'explication du refus de William Sangster de s'engager à transmettre le « Mot » comme il s'est engagé à « enseigner, former et instruire » William Herriss dans l'art du métier. Car bien qu'il détienne apparemment le « Mot » il ne peut le transmettre lui-même et doit proposer le candidat à l'Assemblée qui seule décide et peut transmettre. Nous comprenons alors que les autres contrats cités portent l'engagement de « faire recevoir » par l'Assemblée qui seule peut transmettre le « Mot ». L'indigence des archives ne permet pas de savoir si William Herriss obtint le « Mot ».

Cet inventaire montre qu'au XVII° siècle, en Ecosse, sous l'égide de "l'Incorporation", on passe des contrats d'apprentissage. Mais si l'un des engagements de l'employeur est dans certains contrats, de « faire recevoir » par l'Assemblée qui transmettra le « Mot de maçon » à l'apprenti, c'est justement que l'apprentissage ne comporte, en principe, pas cette transmission qui ne s'enseigne pas comme le rappelle William Sangster. Un argument de simple logique apparaît ici et peut être ajouté, pour se convaincre de l'autonomie du "masone word" dans son rapport au métier et de son indifférence au critère professionnel. Si le « Mot de maçon » attestait d'une compétence professionnelle, l'engagement contractuel du Maître deviendrait une prébende, offerte à un apprenti qui n'a pas encore acquis la compétence, sauf dans le cas de James Temple. Ce serait un avantage sans contrepartie, puisqu'il serait accordé quelle que soit la valeur professionnelle de l'apprenti et cela est peu probable, pour ne pas dire tout à fait invraisemblable. Très significatifs à ce sujet sont les deux contrats qui font figurer un délai de quatre années pour John Ludan[360] et trois seulement pour Alexander Robeson[361]. D'évidence la compétence de l'Apprenti est indifférente car aucune durée ne saurait la garantir.

C'est l'instant de rappeler le comportement de la Loge maçonnique Mary's Chapel de Edinburgh. Jusqu'à la fin du XVII° siècle, celle-ci distingue soigneusement ses procès-verbaux de ceux de "l'Incorporation" opérative, montrant ainsi que tout professionnel du métier doit satisfaire un autre critère pour être admis dans la Loge maçonnique. David Stevenson qui ne tient pas compte du critère confessionnel est tout de même conduit à faire cette constatation à propos de Mary's Chapel, lorsqu'il écrit : « D'autres membres de la corporation devaient avoir connaissance de l'existence de la loge et, sans doute, certains eussent-ils aimé y être admis, ne serait-ce que par curiosité [362]». Par « loge » il faut, évidemment, comprendre Assemblée des maçons.

La curiosité n'est pas en cause. Dans cette Ecosse des XVI° et XVII° siècle, secouée par d'incessants conflits religieux et politiques. Reconnaître ceux de sa confession est essentiel au Salut de son âme pour partager avec eux la fraternité chrétienne et c'est là l'essentiel. Reconnaître ceux de son camp politique est indispensable à l'intégrité de son corps menacé par le bûcher avant 1560 et par des glaives tirés de divers fourreaux, ensuite. Il n'est pas ici d'enjeux professionnels.

L'histoire de James Temple[363] est édifiante. La lecture du contrat d'apprentissage qu'il conclut avec John Johnston révèle qu'il était déjà un professionnel formé et expérimenté quand, en 1660, il devint son apprenti dans le faubourg Canongate de Edinburgh. James Temple avait déjà été formé dans la ville d'Eccles et le respect que John Johnston lui témoigne est avéré par le salaire versé et par le fait qu'il accepte cet apprenti à sa table. Pour sa part, James Temple accepte d'être l'apprenti de John Johnston car il en attend quelque chose de particulier, alors qu'il n'est plus un adolescent mais déjà un homme fait, qui a terminé son apprentissage auprès d'un autre maître. Ce qu'il attend en retour, c'est l'engagement écrit de John Johnston de lui faire communiquer le « Mot de maçon » détenu par ce dernier.

Secouant la morne habitude du courant de pensée dominant dans la littérature maçonnique, il ressort donc que la Franc-maçonnerie des premiers temps ne prend en compte aucun critère professionnel. Pour détenir le « Mot », l'appartenance professionnelle est sans pertinence. Certains qui appartiennent au métier le détiennent mais d'autres pas. Dans le contexte de méfiance confessionnelle des débuts de l'Ecosse presbytérienne, il est très vraisemblable qu'un incident empêcha James Temple d'être présenté à une Loge maçonnique par son Maître de la ville d'Eccles. Malheureusement les archives ne permettent pas d'en savoir davantage. Mais ici, encore, une remarque peut être faite. On peut spéculer et songer à une explication dont seule la psychologie humaine a le secret. Telle l'inimitié ou un manquement qui aurait été insupportable au Maître de James Temple. Supposer, encore, que le Maître de Eccles dont James Temple était l'apprenti, ne détenait pas lui-même le « Mot », parce qu'à la différence de James Temple et John Johnston, il ne satisfaisait pas le critère confessionnel. Cependant, il est peut-être une autre explication et les mésaventures de James Temple qui se rend d'Eccles à Edinburgh pour espérer obtenir le "mason word", attire l'attention sur la situation géographique de Eccles et celle de Edinburgh.

- *Ecosse d'Est et d'Ouest*

Eccles est une ville du sud-est de l'Ecosse proche de Kelso et Jedburgh. Dans cette région [364] les premiers procès-verbaux des loges sont tardifs : 1674 pour Melrose, 1701 pour Kelso, 1702 pour Haughfoot. Et nous savons qu'en 1652 le scribe du presbytère de Jedburgh ignorait tout du "mason word" et n'en connaissait pas l'orthographe pourtant déjà fixée en ce milieu du XVII° siècle. Le scribe du presbytère de Kelso dut se renseigner pour rendre compte de la situation de James Ainslie [365]. Le contrat entre James Temple et John Jonston datant de 1662, on peut supposer que pendant la période antérieure au cours de laquelle James Temple était apprenti à Eccles, cette région du sud n'avait peut-être pas encore de Loge maçonnique capable d'assurer la transmission du « mot de maçon ».

L'inégalité de répartition géographique des loges aptes à transmettre le « Mot de Maçon » n'est pas inconcevable. Loin de là. On voit alors se dessiner un arc d'Est en Ouest dans l'Ecosse centrale qui s'étend de Aitchison Haven à Kilwinning et passe par Edinburgh remontant jusqu'à Perth. Ce partage géographique reflète peut-être pour l'Ecosse du Sud-Est l'influence de l'anglicanisme et montre la ville de Glasgow plus intransigeante dans son calvinisme que ne l'est Édimbourg dont "l'Incorporation" accepte les réformes de William

Schaw alors que Kilwinning à l'ouest de Glasgow les refuse, en 1599. Mais nous savons qu'à Edinburgh, le dédoublement entre Assemblée maçonnique et ''Incorporation''[366] permet à Mary's Chapel, de dispenser l'Assemblée des « détenteurs du mot » de s'intéresser à l'évolution du métier, voulue par William Schaw.

Quelle trouve son origine dans la géographique ou ailleurs, l'explication de la situation de James Temple, conforte l'insuffisance de l'appartenance au métier de maçon et exclut tout critère tiré de l'univers professionnel. Pour être détenteur du « Mot de maçon », il faut autre chose. Pour ces raisons, on peut voir dans le « mot de maçon » un système de tri confessionnel et pas la reconnaissance de l'appartenance à un groupe professionnel, quel qu'il soit.

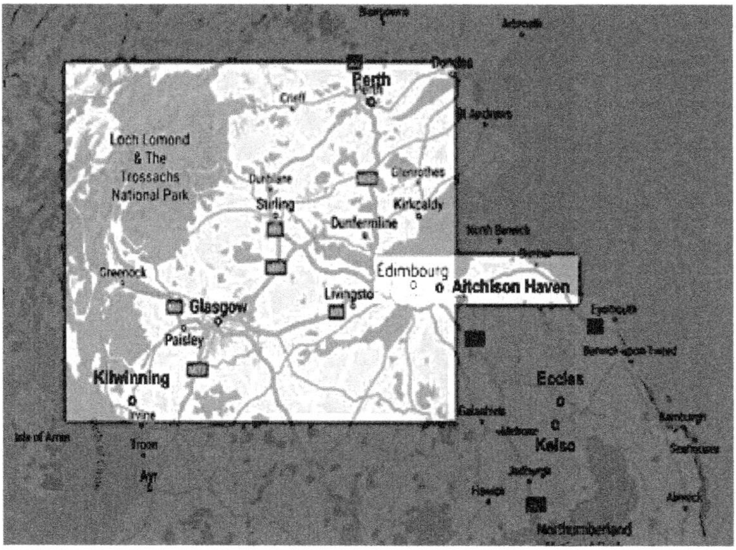

Figure 4 Zone de première implantation du Mot de maçon

Cependant, les archives permettent de pousser plus loin l'investigation pour reconnaître dans les « détenteurs du mot » un groupe à la fois politique et confessionnel que l'histoire du XVII° siècle reconnaît sous la dénomination de Covenantaires. Mais, ces Covenantaires de 1638 sont des héritiers identifiés comme tels par les archives. Dans la société confuse du XVI° et du XVII° siècle, ces Covenantaires calvinistes presbytériens, partagèrent avec les professionnels du bâtiment issus de leurs rangs, l'héritage des premiers rudiments du « Mot de maçon », pour permettre à ses ouvriers du bâtiment de reconstruire un univers mis à mal par la Réforme. Ensemble, ils constituent mais par un lien étranger au métier, le groupe de ceux qui « détiennent le mot ». Ces hommes de conviction mais pas de métier, forment la cohorte des héritiers des détenteurs du « Mot » des premiers temps dont les fantômes peuplent leurs ombres[367]. Leur manière de se reconnaître pour tel, leur survivra. "Mason word" jusqu'au XVII° siècle, il sera transformé au XVIII° siècles dans son aspect mais pas dans sa nature, par les meilleurs de leurs successeurs[368].

Que ce soit : par leur refus d'appliquer les "Statuts Schaw" de 1598, de signer les statuts de 1599 ou les Chartes Saint Clair, l'attitude des ouvriers du bâtiment de Kilwinning est originale dans l'Ecosse du XVI° siècle finissant. Ils allèrent même jusqu'à tenir leur réunion annuelle le 20 décembre et non le 27 décembre jour de la Saint Jean comme toutes les autres "Incorporations" du bâtiment en Ecosse.

En l'état des archives documentaires dont nous disposons, les raisons profondes des choix originaux faits par la Loge de Kilwinning restent mal connues. Le plus souvent, est invoquée la volonté de Kilwinning de ne pas reconnaître la primauté donnée à Édimbourg par le Statut Schaw de 1599[369]. Il a, aussi, été remarqué que Kilwinning pourrait être le point d'appui d'une tradition dans l'ouest de l'Ecosse[370] dont la force aurait été suffisante pour permettre à la Corporation de ne pas plier devant l'autorité du Roi, représentée par William Schaw et encore moins de se soumettre, ensuite, à celle des Comtes de Rosslyn. Le cas, est peu banal, d'une résistance aussi nette. Les Statuts Schaw eux-mêmes apportent la démonstration de l'autorité de Kilwinning à laquelle ils se heurtent mais, ils recèlent aussi, les motifs du choix du 20 décembre pour la réunion annuelle de la Corporation.

Kilwinning et les "Statuts Schaw"

En 1599, William Schaw réunit les "Incorporations" d'Ecosse pour faire accepter l'organisation centralisée du métier qu'il veut imposer au bénéfice du pouvoir royal. C'est là une réunion des instances, que nous avons désignées : « loge Schaw », dernière venue du triptyque formé avec "l'Incorporation" et « l'Assemblée maçonnique ».

Comme le révèle le §XV du Statut de 1599, les maîtres de la Loge de Kilwinning n'ont pas déféré à la convocation mais ont envoyé un délégué [371] :

> « Qu'il soit porté à la connaissance du surveillant, du président et des maîtres de la loge opérative (ludge) de Kilwinning qu'Archibald Barklay, désigné comme représentant de cette loge, a comparu à Edinburgh les 27 et 28 décembre. Ledit Archibald, en présence du Surveillant général et des maîtres de la loge d'Edinburgh, y a produit son mandat et a agi en toute honnêteté et prudence dans l'exécution de celui-ci pour les affaires qui lui ont été confiées. Mais en raison de l'absence de sa Majesté qui est éloignée de la ville, et en présence d'aucun autre maître si ce n'est ceux de la loge opérative (ludge)

> d'Édimbourg réunis en cet instant, nous n'avons pu réunir un quorum (comme les prérogatives du métier l'exigent) mais, plus tard, quand l'occasion se présentera, nous obtiendrons pouvoir de sa Majesté pour instituer à la foi les prérogatives des loges (ludge) et les pénalités à l'encontre des auteurs des infractions et de ceux qui troublent le bon ordre».

En revanche les Maîtres de "l'Incorporation"' Mary's Chapel d'Edinburgh sont présents mais ne suffisent pas à atteindre le quorum nécessaire à l'adoption du '"Statut".

> « ... en présence d'aucun autre maître si ce n'est ceux de la loge opérative (ludge) d'Édimbourg réunis en cet instant, nous n'avons pu réunir un quorum (comme les prérogatives du métier l'exigent) ...».

Ainsi l'absence des Maîtres de la Loge de Kilwinning empêche que l'accord puisse être soumis au Roi. L'autorité de Kilwinning est donc implicitement reconnue et, du même mouvement, la primauté d'Edinburgh disparaît. Car, si Edinburgh primait, « le quorum » aurait permis d'imposer l'accord à Kilwinning, qui s'était fait représenter. Mais pour se contenter des Maîtres d'Edinburgh et passer outre à l'opposition silencieuse de Kilwinning, encore aurait-il fallu que le Roi en ait donné le pouvoir au "General Warden", comme ce même §XV le rappelle :

> « ... quand l'occasion se présentera, nous obtiendrons pouvoir de sa Majesté pour instituer à la fois les prérogatives des loges et les pénalités à l'encontre des auteurs des infractions et de ceux qui troublent le bon ordre. »

« Ceux qui troublent le bon ordre », ne sont pas les ouvriers justiciables de l'autorité de la Loge Schaw mais les Maîtres de Kilwinning dont l'autorité paraît découler d'une autre source que le Statut imposé au nom du Roi par William Schaw. Cette autre source est le "Confession of Faith Ratification Act" du 27 août 1560, qui impose des habitudes et des comportements personnels et professionnels conformes au calvinisme. Mais la portée de l'attitude des Maîtres de Kilwinning dépasse le simple respect de l'autorité du Parlement contre celle du Roi. La loge de Kilwinning, s'inscrit dans la tradition calviniste[372] de la contestation du pouvoir absolu du monarque exprimée par la conception de la religion du peuple écossais. Cette religion du peuple écossais, dont l'Église : la Kirk, n'est pas dirigée par le Roi et marche du même pas que la monarchie si et seulement si le monarque respecte les principes confessionnels. Mais ce n'était pas le cas de Jacques VI. Par les "Black Acts" de 1584

Jacques VI allait contre les principes presbytériens de l'Eglise d'Ecosse. Par les Statuts Schaw, il poursuivait sa tentative de suprématie royale dans un régime qui tend lentement vers une forme d'absolutisme et de soumission de l'Eglise et du Parlement[373].

Il semble que les Maîtres de "l'Incorporation" de Kilwinning considèrent que les principes de la Kirk ne sont pas suffisamment respectés par les "Statuts Schaw". Ceux-ci s'inscrivent trop bien dans la perspective des "Black Acts" de 1584. Ainsi, quand le "Statut" de 1599 en appelle à l'autorité des « excellents actes et antiques statuts de glorieuse et ancienne mémoire », les Maîtres de Kilwinning entendent un rappel cryptocatholique et il ne leur semble pas suffisant que Jacques VI soit signataire du "Convenant de 1581", ni même qu'il ait reçu une éducation calviniste dispensée par un précepteur partisan du Covenant. Dans l'esprit de nombre d'Ecossais comme dans celui des maîtres de Kilwinning, Jacques VI reste le fils de la très catholique Mary Stuart et chacun sait que William Schaw, qui tente de soumettre le métier de bâtisseur à la centralisation royale, est un catholique convaincu dénoncé comme tel. On comprend donc que la calviniste Kilwinning ait des réticences.

Ce dont témoigne, encore, ce §XV, est la solidité de l'autorité de Kilwinning, actuelle mais aussi future. Bien qu'il s'agisse ici de la réunion des "loges Schaw", nous ne pouvons être indifférents à la mention, un siècle plus tard dans le texte du *Edinburgh Register House 1696 MS* [374], de Kilwinning comme référence donnée aux « Assemblées de maçons » :

> « Q. 8 : Comment s'appelle votre Loge
> R. : Kilwinning. »

La raison de cette mise à l'honneur dans un rituel maçonnique est un témoignage de la nature calviniste du rite du « mot de maçon ». Elle est le rappel de l'affirmation de l'engagement calviniste presbytérien irréductible de Kilwinning face au pouvoir royal.

Nous savons par la mise en évidence du triptyque "Incorporation", "Loge Schaw", « Assemblée de détenteurs du Mot » que l'Assemblée maçonnique se dissimule dans l'ombre de "l'Incorporation". Nous savons aussi que la loge Mary's Chapel tient deux séries de procès-verbaux dont l'un est propre à l'Assemblée maçonnique. Nous savons encore que le critère confessionnel est celui du recrutement par l'Assemblée des maçons à Edinburgh comme à Kilwinning. La réponse à la Huitième Question de la Première Série, du manuscrit de Edinburgh qui nous apprend que la Loge de référence s'appelle Kilwinning, nous dit aussi que l'absence, en 1599, des Maîtres de la Loge de Kilwinning est une dénonciation. Dénonciation de l'inspiration des Statuts Schaw, qui, dans le registre spirituel, est contraire à la "Confession of Faith". Dénonciation de la volonté de remettre en cause le vote par le Parlement du "Confession of Faith Ratification Act". Cette double dénonciation du cryptocatholicisme, Kilwinning est certainement la seule Assemblée d'Ecosse à l'exprimer clairement. C'est de là qu'elle tire son autorité. De là encore qu'est issu son statut de loge de référence.

L'absence des Maîtres de Kilwinning s'explique, ainsi, par leur refus de laisser croire à une caution calviniste donnée aux "Statuts Schaw" et William Schaw fanfaronne quand il évoque « ...l'occasion qui se présentera... ». Car l'absence de suite et l'ineffectivité du texte permettent de comprendre qu'il se tenait pour dite au moins l'autorité du "Confession of Faith Ratification Act" qui lui avait valu d'être mis en cause quelques années auparavant comme papiste par le presbytère d'Edinburgh[375].

Tout à l'opposé de Mary's Chapel, qui distingue « l'Assemblée des détenteurs du Mot » et "l'Incorporation", Kilwinning pose l'appartenance à « l'Assemblée des détenteurs du Mot » comme préalable pour être membre de "l'Incorporation".

- *Détenir le Mot pour être maçon*

A Kilwinning pour être membre de "l'Incorporation", il est nécessaire au préalable de faire la preuve de la sincérité de son engagement calviniste. Cette reconnaissance sera assurée ou sanctionnée par le rite du « Mot de Maçon » qui organise la réception dans « l'Assemblée des détenteurs du Mot ». Le rite joue alors à plein son rôle de contenu de l'univers spirituel et symbolique en lieu et place de celui dévasté par le rejet du catholicisme et des « excellents actes et antiques statuts de glorieuse et ancienne mémoire ».

Nous savons que jusqu'à la fin du XVII° siècle la Loge Mary's Chapel de Edinburgh distinguera strictement procès-verbaux de l'Assemblée des maçons et procès-verbaux de la Corporation de même dénomination[376]. Mais nous savons aussi que Kilwinning ne fait pas de même. Comme nombre de loges d'Ecosse elle ne tenait pas un registre particulier des activités rituelles[377]. Nous savons encore qu'à la différence de l'Assemblée des maçons de Mary's Chapel[378], Kilwinning n'admit que tardivement des membres qui n'étaient pas des professionnels du bâtiment. La raison de ces réceptions d'hommes étrangers à l'univers du bâtiment est qu'ils ont fait la preuve de la sincérité de leur engagement calviniste, véritable critère de la transmission du « Mot »

Ceux qui apparaissent à la matricule, à partir des années 1670[379] sont choisis et reçus en témoignage de leurs opinions politiques autant que religieuses. Tous sont en désaccord avec le régime de Charles II, favorable aux catholiques et dont l'ancien "Engager" John Maitland est le Lord Président du Conseil privé d'Ecosse de 1672 à 1681[380]. David Stevenson relève que la Loge avait la volonté d'afficher son engagement. Il commente le choix du comte de Cassilis comme Deacon de l'assemblée du 20 décembre 1672, en écrivant : « En nommant Cassilis diacre en cette période troublée, la loge indiquait certainement ses principes politiques et religieux »[381]. Et nous savons Cassilis engagé en faveur du calvinisme car, en 1670, il sera le seul[382] membre du Parlement anglais à voter contre le "Conventicle Act"[383] punissant d'amende, la participation à toute assemblée religieuse, à l'exception de celles de l'Église d'Angleterre. C'est cet acte de bravoure politique, qu'entre autres signes de l'engagement calviniste de Cassilis, l'Assemblée de Kilwinning salue en ce 20 septembre 1672. Autre membre de même conviction, Alexander huitième Comte de Eglington occupera la fonction de "Deacon" en 1678 dans cette même Loge de Kilwinning[384] ; il est « lui aussi un solide partisan des convenantaires »[385] et donc calviniste. Nous savons que la Loge de Kilwinning lui a transmis le « Mot », le 20 janvier 1674, le recevant le même jour "Entered Apprentice" et "Fellow-craft or master mason"[386], selon l'usage des Loges maçonniques dissimulées derrière les "Incorporations", lorsqu'il s'agit d'un étranger à l'univers du bâtiment.

Nous comprenons alors que si à Kilwinning « l'Assemblée des détenteurs du Mot » ne se distingue pas de la Corporation, la présence de ses Maîtres aurait nécessairement apporté la caution calviniste à "William Schaw". Caution que ne donnait pas la présence de la Corporation de Mary's Chapel qui, apparaissant en tant que telle, laissait « l'Assemblée des détenteurs du Mot » étrangère à la réunion de 1599[387].

Si les Maîtres de Kilwinning sont des Réformés sincères et affichés, comme les archives documentaires incitent à le tenir pour acquis, on comprend qu'il faille être "mason" avant d'être un membre de "l'Incorporation". De même on comprend pour Mary's Chapel que le dédoublement entre "Incorporation " et « Assemblée de détenteurs du Mot » permet de laisser cette dernière en dehors des préoccupations du métier. D'autant que nous verrons plus loin que l'engagement calviniste de « l'Assemblée des maçons » de Marys'

Chapel n'est pas douteux et satisfait toutes les exigences de l'engagement au XVII° siècle.

La différence entre Kilwinning et Mary's Chapel est le choix de Kilwinning d'imposer un préalable calviniste à la profession dans la droite ligne du "Confession of Faith Ratification Act". Mary's Chapel fait le choix de laisser de côté le métier et parmi les membres de "l'Incorporation " Mary's Chapel" transmet le « Mot » à ceux qui sont sincèrement calviniste[388].

- *Kilwinning et la théorie de la transition*

L'absence de dédoublement, qui fait l'originalité de Kilwinning et la confusion qui en résulte entre détenteurs du "mason word " et professionnels de la Corporation, permet à ceux qui en tiennent pour l'explication par la théorie de la transition de trouver un terrain favorable à leur thèse.

Pour les tenants de la théorie de la transition, la maçonnerie dite spéculative, s'est constituée par l'accueil progressif d'hommes étrangers à l'univers du bâtiment. Développement qui a conduit au XVIII° siècle à une activité Franc-maçonnique ne prenant plus en compte le critère d'appartenance au métier du bâtiment. L'explication trouve son point d'orgue dès lors que l'expression anglaise "free maçon", qui se traduit littéralement par « maçon libre », est interprétée comme libre par rapport au métier[389]. Le métier devient alors l'univers dans lequel le Franc-maçon puise les outils et symboles de sa pratique. Est ainsi ouverte la porte par laquelle s'engouffrent toutes les variantes et gradations de l'intérêt pour la construction. Du maître de l'ouvrage au passionné d'architecture ou de géométrie, chacun à sa raison pour justifier la transition des hommes de métiers aux hommes qui sont libres par rapport au métier.

La prise en compte du critère confessionnel, comme seul critère pour la transmission du « Mot », dévitalise ce raisonnement aussi sûrement que le "Confession of Faith ratification Act" du 27 Août 1560 met à bas la spiritualité et les symboles de l'univers catholique des bâtisseurs de cathédrale. Du même mouvement nous pouvons remarquer une conséquence de la théorie de la transition. Soutenir que l'ouvrier du bâtiment vient avant le Franc-maçon, rend possible et naturel de prendre en compte l'histoire du métier au cours des âges et de sauver en les accommodant les traditions du métier. Il n'est plus question de rejeter les manuscrits *Regius* et *Cooke* mais de les relire. Il n'est plus question de proscrire les « excellents actes et antiques statuts de glorieuse et ancienne mémoire » mais de les interpréter différemment. Le « Mot de maçon » n'est plus alors l'univers de remplacement de l'ancien univers du métier. Il est une pratique mal définie qui n'a pas d'autre usage que d'être le moyen de « faire un tri entre les divers maçons qualifiés »[390] mais sans que le critère de ce tri soit déterminé précisément. La porte est alors ouverte à toutes les possibilités dans l'ambiance latitudinaire du XVIII° siècle. Parmi ces tendances l'une au moins se singularise par une option aussi claire qu'opposée aux engagements calvinistes de Kilwinning.

Les Antients par la plume de Laurence Dermott affirmeront leur foi en la Trinité et revendiqueront que « comme maçon nous sommes tous de la plus ancienne religion catholique »[391]. Ils pouvaient alors récupérer sans effort la tradition médiévale du métier de bâtisseur qui est portée par les mêmes choix.

N'en déplaise au tenant de la théorie de la transition, l'autorité de Kilwinning est fondée sur le calvinisme particulièrement ferme de l'engagement de ses membres tenu pour un préalable. Kilwinning est l'exemple le plus pur d'un groupe d'hommes du métier du bâtiment, affirmant leur calvinisme presbytérien par les symboles et légendes du métier et le refus de la tradition catholique du métier des bâtisseurs du Moyen Age. Elle est la Corporation qui désigne le professionnel du bâtiment Ecossais comme Francs-maçons, parce que l'histoire du métier qu'ils racontent n'est plus celle néotestamentaire des «excellents actes et antiques statuts de glorieuse et ancienne mémoire». Elle est dès avant 1560 celle vétérotestamentaire recueillie par le *Edinburgh Register House 1696 MS* [392].

Étudiant la situation au XVIII° siècle, David Stevenson relèvera la volonté de Kilwinning d'afficher son engagement d'opposant à Charles II. Elle ouvrira son Assemblée, un bref moment, à des candidats étrangers au groupe des professionnels du bâtiment et, revenant à partir de 1677 à sa tradition d'Assemblée réservée aux membres de sa Corporation, refermera ses portes à ceux qui n'ont pas vocation à exercer comme membre de "l'Incorporation"[393]. Cette particularité qui confond les membres de l'Assemblée des maçons et ceux de la Corporation, place Kilwinning au premier rang des Corporations calvinistes et explique l'hommage rendu par le texte du *Edinburgh Register House MS 1696*, qui en fait la loge de référence. A Kilwinning le critère du calvinisme est un « a priori » pour l'ouvrier du bâtiment. Il ne sera retenu dans les liens de la Corporation qu'à condition d'affirmer sa foi calviniste par sa réception au préalable dans l'Assemblée des « détenteurs du Mot ». Ne pas détenir le « Mot », rend alors impossible l'activité d'ouvrier du bâtiment. En fin de compte, l'attitude de Kilwinning incarne parfaitement le double respect dû à la « Confession of Faith ». Etre une règle spirituelle, devenue règle de droit par la ratification parlementaire du 27 août

1560 affirmant avec de John Knox que « ...tout ce qui est requis de vous est d'éviter de participer et de vous associer physiquement et spirituellement, à leurs abominations [394]».

- *Kilwinning et Canongate Kilwinning*

Maintenant qu'il est acquis qu'à Kilwinning la détention du « Mot » est un préalable à l'exercice du métier du bâtiment nous comprenons mieux le choix de James Temple qui en 1660 accepte de faire à nouveau un apprentissage auprès de John Johnston qui est « Détenteurs du Mot » dans l'Assemblée qui se réunit à Canongate dans les faubourgs d'Edinburgh[395].

A Canongate dans le faubourg d'Edinburgh, des « Détenteurs du Mot » sont présents mais les premières traces documentaires d'une « Assemblée » sont tardives. Il paraît certains, toutefois, que des « Détenteurs du Mot » se réunissaient. Preuve en est donnée *a posteriori* le 20 décembre 1677. Lors de sa réunion annuelle, l'Assemblée de Kilwinning indique dans un procès-verbal qui nous est conservé : considérant « l'Amour et la faveur » montrée par « le reste des frères de Canongate à Edinburgh, et une partie d'entre nous souhaitant être enregistrés et enrôlés », les maçons de Canongate doivent avoir le pouvoir d'entrer et de passer toutes personnes qualifiées qu'ils jugeraient appropriées, en nom et place de la Loge de Kilwinning[396]. Autrement dit : l'Assemblée de Canongate se réunissait mais pour la transmission du « Mot » devait s'en remettre à Kilwinning.

« L'Amour et la faveur » dont fait état le procès-verbal de la Loge de Kilwinning caractérisent la fidélité des hommes de Canongate aux engagements calvinistes de Kilwinning. Puisqu'ils avaient été reçus à Kilwinning ou étaient reconnus par cette Assemblée, nul doute que les « détenteurs du Mot » dans le faubourg Canongate de Edinburgh exigeaient la profession de foi calviniste avant d'accepter un ouvrier du bâtiment. Au moins avant de l'accepter comme Maître pouvant exercer son métier en toute indépendance. David Stevenson va en ce sens quand il souligne que dans ce faubourg l'emploi de "cowans", extérieurs à la Corporation du bâtiment, était très développé[397]. Il n'est pas invraisemblable de penser que ce recours intensif aux "cowans" est dû à l'impossibilité pour Canongate de transmettre elle-même le « Mot » jusqu'en 1677.

James Temple craignait donc de ne pouvoir exercer en toute indépendance faute de détenir le « Mot » justifiant de sa qualité de calviniste irréprochable. Car en 1660 un siècle après le Confession of Faith Ratification Act" et la signature en 1638 du "National Covenant", se déclarer sincèrement calviniste était encore indispensable dans un univers confessionnel que les conflits armés rendaient incertains. John Johnston s'engageait donc à lui faire transmettre le « Mot » et à cette date, c'est sans doute l'Assemblée de Kilwinning qui procéda à cette transmission.

La volontaire confusion de l'Assemblée maçonnique et de la Corporation à Kilwinning, ne change donc pas la particularité de ce que le "mason word" reconnaît. Bien au contraire. Même utilisée par une Corporation se confondant, par ses membres, avec une Assemblée maçonnique, la reconnaissance est confessionnelle. C'est bien cette caution confessionnelle qu'en 1599, les Maîtres de Kilwinning refusent à William Schaw dont en 1588 le nom était apparu au côté d'autres « papistes » (catholiques favorables au Pape) dont le presbytère de Edinburgh envisageait le renvoie devant la justice[398]. En 1599, on le comprend, Kilwinning n'envoya qu'un délégué et ne s'engageait pas dans le registre maçonnique pas plus que la présence de la Corporation Mary's Chapel n'engageait l'Assemblée des maçons de même dénomination mais qui en est distincte.

En fin de compte il nous apparaît que l'attitude réfractaire de Kilwinning est directement issue de celle de la Kirk, cette Eglise presbytérienne d'Ecosse, qui accepte de prendre en compte l'autorité du roi d'Ecosse à condition qu'il se conforme aux préceptes de l'Église d'Ecosse. Car le roi d'Ecosse est décrit au texte du Covenant de 1581 comme étant : « Le juste instrument de la miséricorde de Dieu accordée à ce pays, pour le maintien de son Église et l'administration de sa justice parmi nous ». En voulant ranimer « les excellents actes et antiques statuts de glorieuse et ancienne mémoire », William Schaw allait contre l'Eglise d'Ecosse tout autant que contre le Parlement et le "Confession of Faith Ratification Act". Obtenir la caution des Maîtres de Kilwinning était évidemment exclu, dans ces circonstances.

Le jour de Jacob

> « Premièrement, il est ordonné que le surveillant dans la juridiction de Kilwinning et autres lieux dépendant de cette loge soit élu chaque année par la majorité des votes des maîtres de cette loge, le 20 décembre, et cela dans la congrégation de Kilwinning, principale et seconde loge d'Ecosse et, qu'après, le Surveillant général soit averti chaque année, immédiatement après l'élection, de celui qui a été élu surveillant de la loge. » (Statut Schaw 1599)

Le premier procès-verbal de la Loge de Kilwinning qui nous soit conservé est en date du 20 décembre 1602[399] et la Loge de Kilwinning, se réunira à cette date du 20 décembre, jusqu'en 1779 alors que toutes les autres Loges tiennent leur réunion annuelle le jour de la Saint Jean.

David Stevenson renonce à trouver un fondement à ce choix du 20 décembre et indique qu'en 1779, tout le monde paraît avoir oublié ce qu'il put être[400]. Pourtant cette date devait, en 1599, avoir une signification particulière pour les Maîtres de Kilwinning au point de figurer dans les Statuts Schaw. Des explications plus ou moins surprenantes ont été données à ce choix. Dans un procès-verbal de 1735, il est mentionné que le 20 décembre est la date de la Saint Jean. C'est inexact, bien entendu. Mais, et c'est plus intéressant, cela ne pouvait être ignoré du rédacteur de ce procès-verbal qui, même s'il est un protestant dès plus irréductible, n'ignore ni la date de la Saint Jean ni la date de la réunion annuelle des autres Loges. Le Procès-verbal de l'année 1779 est plus intéressant encore. Il traite comme une erreur la mention du 20 décembre et désigne le 21 décembre jour de la Saint Thomas comme le véritable jour de réunion annuelle[401]. L'explication n'est pas satisfaisante. Car on comprend mal que, de 1599 à 1779, personne n'ait rien remarqué à ce sujet [402].

Il est pourtant une explication simple. Celle qui caractérise le calvinisme de l'Assemblée de Kilwinning tout autant que celui de "l'Incorporation", avec laquelle elle a fait le choix de se confondre. Que le 20 décembre soit la date du martyr de l'obscur Saint Ammon, sans aucun lien avec le métier de bâtisseur, est un motif peu probable[403]. On peut en revanche remarquer, en ce 20 décembre, la fête de Jacob qui reçut pour nom Israël après son combat avec Dieu[404].

Nous savons que la nuit de sa théophanie, Jacob prit du repos en appuyant sa tête sur la pierre qui pour tout Ecossais est celle de Scone. La tradition chrétienne l'identifie à la pierre du destin et la tradition celte l'appelle "Lia fäll". Elle symbolise le pouvoir des Rois d'Ecosse et joue un rôle dans les cérémonies du couronnement aux Royaume-Uni depuis qu'en 1296 elle fut emportée d'Ecosse en Angleterre par le Roi Édouard 1er [405].

Sous le patronage du jour de Jacob ou à sa lumière, comme on voudra, le choix de Kilwinning révèle ses fondements. Outre qu'il est celui qui s'endormit sur la pierre de Scone, Jacob est aussi celui auquel Dieu dit en rêve « Je suis avec toi pour te garder en toute voie où tu marcheras » [406]. Choisir le jour de Jacob plutôt que celui de Jean, exprime un choix confessionnel autant que politique dans une Ecosse lectrice attentive de la Bible, dont la religion et la loi sont le calvinisme presbytérien. De même, n'est pas sans signification de refuser la date de la Saint Jean l'Évangéliste, le 27 décembre, pourtant adoptée par les autres "Incorporation" d'Ecosse. L'Évangéliste nous rapporte la demande de Philippe à Jésus. « Seigneur montre-nous le Père ; cela nous suffit » Et, Jésus répond « Il y a si longtemps que je suis avec vous et tu ne me connais pas, Philippe ! Celui qui m'a vu a vu le Père. Comment peux-tu dire : montre-nous le Père »[407].

Selon Calvin, qui n'était pas la dupe de la prudente écriture d'Erasme et en avait perçu la portée unitarienne[408], « nous ne nous reculons aucunement du Dieu unique et éternel, quand nous croyons en Jésus-Christ [409] ». Mais ce n'est peut-être pas l'opinion des Maîtres de Kilwinning qui comme Érasme trouvent le Père plus grand que le fils et ne peuvent dire avec les maçons médiévaux, qui prêtent serment de respecter les obligations du Poème *Regius* « Prions Dieu, roi tout-puissant et sa douce mère la rayonnante Marie [410]». Car, pour les maçons de Kilwinning, seul le Père mérite un culte et leur arianisme transparaît et semble bien montrer ce qu'il en est des hommes qui ont le « Mot ». Voltaire le remarquera encore chez leurs successeurs du XVIII° siècle, qu'il classe parmi les partisans d'Arius [411].

Le maçon de Kilwinning trouve suffisant : de ne pas suivre l'Évangéliste à l'origine de cette tradition et préfère Jean le Baptiste quand ils jurent « par Dieu et saint Jean, par l'Equerre et compas » avec le *Edinburgh Register House MS 1696*[412]. Car il sait qu'il ne faut pas s'aviser de dire en soi-même : « "Nous avons pour père Abraham". Car je vous le dis, des pierres que voici, Dieu peut susciter des enfants à Abraham[413]. »

- *L'identification au Peuple d'Israël et de Juda*

On peut ajouter un autre argument à ce choix du jour de Jacob. Il est de portée plus générale car pourrait être articulé pour tout protestant au XVI° siècle. Ce qui, en 1560, est au cœur des réflexions des Ecossais calvinistes, ce à quoi se comparent les Réformés en Ecosse comme dans le reste de l'Europe, c'est au peuple d'Israël et de Juda, tel que la Bible en conte l'histoire. L'imaginaire des hommes qui ont le « Mot » n'est pas celui de 1789[414] même si la Révolution de 1560 peut se comparer par sa radicalité aux mouvements des siècles suivants[415].

– *Israël et Juda dans la collection biblique*

La collection biblique raconte l'histoire de la proclamation vers 1050 avant notre ère, du royaume unifié d'Israël. Les règnes de Saul, David, puis Salomon se succède l'un à l'autre avant le démembrement en deux royaumes à la mort de Salomon. Après 931 av. notre ère, se constituent deux royaumes : Israël au nord, regroupant dix tribus autour de la ville de Samarie et Juda au sud accueillant les tribus de Juda et Benjamin, regroupées autour de Jérusalem. Le règne sur Juda du roi Asa de la maison de David s'étend de 911 à 870 av. notre ère. Il est une figure emblématique et le Premier Livre *Rois*, indique « qu'il fit ce qui est droit aux yeux de l'Eternel ». La collection biblique décrit sa politique religieuse comme une lutte contre les cultes des divinités autres que Yhwh et son règne comme une période de prospérité.

Des conflits opposeront les royaumes d'Israël et de Juda et leurs alliés. Peu nombreux sous le long règne de Asa, ils s'intensifieront et à la fin du VIII° siècle av. notre ère le royaume d'Israël disparaît dans l'empire Assyrien qui dirige ensuite ses armées contre Juda dont la capitale Jérusalem est maintenant un centre urbain important. Au VII° siècle av. notre ère sous les règnes de Manassé et de Josias, le royaume de Juda, bien que vassal des Assyriens, connaît une nouvelle période de prospérité et d'augmentation de sa population avant que naisse un conflit qui l'oppose à Babylone. Josias, comme Asa, est un roi emblématique dont le Second Livre des Rois indique « qu'Il n'y eut avant lui aucun roi qui se fût, comme lui, tourné vers Yhwh de tout son cœur, de tout son être et de toute sa force, en toute fidélité à la Loi de Moïse et, après lui, il ne s'en leva pas qui lui fut comparable[416] ».

Après la défaite de Juda en 597 av. notre ère, les élites sociales composant environ dix pour cent de la population de Juda sont déportées à Babylone où elles sont organisées en une communauté et peuvent, de ce fait, conserver leurs traditions malgré cet exode. Peu après et dans le contexte d'un conflit entre l'Egypte et Babylone, le royaume de Juda disparaît en 586 av. notre ère dans l'empire babylonien victorieux. C'est le moment d'un second exode vers Babylone et, surtout, celui de la disparition de la dynastie davidique dont les destructions de Jérusalem et de son Temple sont l'expression.

A la suite de la défaite de Babylone devant les armées Perses, en 538 av. notre ère, Cyrus II autorise les Hébreux à retourner sur les terres de l'ancien royaume de Juda pour y organiser une province de l'empire Perse et reconstruire le Temple de Jérusalem. Les Hébreux vivront sous la domination de la Perse jusqu'à la conquête par Alexandre le Grand en 331 av. notre ère. A la fin de la période Hellénistique ainsi ouverte et en 104 av. notre ère, la monarchie indépendante des Hasmonéens s'installe dans le royaume de Juda et d'Israël, dit maintenant de Judée.

La auquel la Rome de Pompée lui imposera son protectorat à partir de 63 av. notre ère. Le titre royal est désormais décerné par le Sénat Romain qui maintient la dynastie des Hasmonéens avant son remplacement par celle des Hérodiens. Hérode Agrippa Ier est le dernier roi de Judée et à sa mort, en 44 de notre ère, la Judée devient une province romaine. Les Judéens se révoltent contre Rome et en 70 intervient la destruction du second Temple de Jérusalem.

Plusieurs mouvements de révolte se succèdent jusqu'en 132, date de la révolte de Bar Kochba dont la dimension messianique domine les événements. Après avoir mâté celle-ci, l'empereur Hadrien interdit aux juifs de séjourner de manière permanente à Jérusalem. La province prend le nom de Palestine et un autel en l'honneur de Jupiter est érigé à l'emplacement des ruines du Temple dédié à Yhwh qui ne sera plus jamais reconstruit.

– *Israël et Juda dans l'idéologie covenantaire*

La brève chronique qui précède, si elle correspond à la chronique de la collection biblique, ne s'accorde pas en tout point avec les faits établis par les archéologues[417] mais elle est importante comme telle car elle nourrit l'imaginaire protestant et singulièrement celui des Covenantaires. La particularité, qui donne son importance à Jérusalem, à son Temple et aux rois de la maison de David, nous est, aussi, indiquée par la collection biblique. « David dit : L'Éternel, le Dieu d'Israël, a donné du repos à son peuple, et il habitera pour toujours à Jérusalem ; et les Lévites n'auront plus à porter le tabernacle et tous les ustensiles pour son service. [418] ». Ainsi, selon David, Yhwh a choisi Jérusalem comme lieu pour établir sa résidence sur terre et ce territoire devient ainsi un lieu sacré par la parole de Yhwh, que les officiants du Temple n'ont donc pas à consacrer. La construction de la maison de Yhwh est confiée à la lignée de David et spécialement à Salomon au sujet duquel Yhwh déclare « Il sera pour moi un fils et je serai pour lui un père[419] ». Ainsi placé dans la lignée même de Yhwh, Salomon bâtit le Premier Temple sur le lieu choisi par Yhwh pour en faire sa résidence. Mais sur ce territoire sacré, il construit aussi la maison du roi[420] et donc le centre de l'activité politique tout autant que celui de l'activité cultuelle exclusive. En terre de Juda les Hébreux vivent près de Dieu sur un territoire directement consacré par sa Parole dont la maison de David fait fonction de Prophète ou, pour le dire dans un langage néotestamentaire de vicaire de Dieu.

Le calvinisme prenant en charge l'enseignement politique de la Bible, délaissé par Luther, la filiation de la maison de David déclarée par Yhwh incitera le Parlement anglais calviniste et puritain à débattre de l'intérêt d'organiser le régime politique anglais à l'image de cette royauté. Sous l'éclairage de la philosophie politique, ce débat paraît celui des hommes qui « discouraient sur les Dieux » selon la description d'Aristote[421]. Ils cherchent à organiser une société selon la bonne voie dont la qualité est garantie par son ancienneté. Pour ces hommes, il n'est rien de plus ancien que la création du « ciel et de la terre ». Cette société qui vit près de Dieu, est une société

« traditionnelle » qui transmet et fait sienne la légitimité de ses comportements sous l'autorité de la divinité. Cette société est le meilleur possible, parce qu'elle est à la fois la leur et ancienne. Le mode de vie des ancêtres doit être respecté et reproduit car ils vivaient près des Dieux ou comme les Dieux. Il faudra attendre la fin du XVII° siècle et le *traité théologico-politique* (1670) de Spinoza pour qu'apparaisse la contestation du statut d'exemple politique de la royauté d'Israël[422] dont cet auteur indique dans la perspective d'un Covenant, c'est-à-dire d'une alliance, que « toute tentative d'imitation complète paraît inconsidérée (...) à supposer que des hommes voulussent transférer leurs droits à Dieu (...) il faudrait en outre que Dieu donnât son acceptation [423]». Situation tout à fait improbable car Spinoza est, en dernière analyse, d'accord avec Richard Hooker et John Locke[424] sur l'indifférence de Dieu à l'organisation sociale des hommes et donc au régime politique.

L'identification au peuple de Juda dans l'idéologie convenantaire est, toutefois, encore suffisamment évidente à la fin du XIX° siècle pour que le Révérend James Kerr puisse écrire au premier paragraphe de l'introduction de son ouvrage sur les Convenantaires [425] :

> « En Israël, il scintille une splendeur particulière en tant qu'il est le peuple de l'alliance. Parmi les événements de l'histoire de Juda, telle que nous la connaissons, l'un des plus splendides est celui qui s'est déroulé à l'époque du bon roi Asa, lorsque tous se rassemblèrent en Jérusalem et entrèrent dans une alliance pour chercher le Dieu de leur père de tout leur cœur et de toute leur âme et que tout Juda se réjouit de ce serment. Par les actes d'alliance qu'il conclut le peuple des îles britanniques, plus que toute autre nation de l'époque moderne, ressemble au peuple d'Israël ; et l'Ecosse y est semblable à Juda. Les actes d'alliance de l'Ecosse avec Dieu, sont, à n'en pas douter, des couronnes au front de l'Ecosse. »

Malgré l'autorité de Spinoza, l'identification, du peuple Réformé au peuple d'Israël, regroupé autour de Jérusalem sur la terre sacrée de Juda, aura les conséquences maçonniques que l'on sait et, nombre d'arguments des rituels apparaissent dans la brève chronique ci-dessus. Cette ambiance qui domine au XVI° siècle et l'identification qu'elle entraîne, permettent l'une et l'autre de comprendre les raisons du choix du 20 décembre par les Maîtres de Kilwinning.

En choisissant le, jour de Jacob qui reçut pour nom Israël après son combat avec Dieu[426], ils affirment leur identification au peuple d'Israël devenu légendaire pour ne pas dire symbolique. S'ajoute alors que le patronyme Jacob participe à la définition du nom de Dieu selon l'affirmation même de Yhwh :

> « Dieu dit encore à Moïse : « Tu parleras ainsi aux fils d'Israël : Le Seigneur, Dieu de vos pères, Dieu d'Abraham, Dieu d'Isaac, Dieu de Jacob, m'a envoyé vers vous. C'est là mon nom à jamais, c'est ainsi qu'on m'invoquera d'âge en âge. [427]»

Nous sommes maintenant en situation de considérer l'originalité du comportement des Maîtres de Kilwinning comme l'expression de bien autre chose qu'une volonté d'hégémonie sur les autres "Incorporations" d'Ecosse, réorganisées par William Schaw. Il y a, là, une dimension théologique par la recherche du « Dieu de leur père », remarquée par James Kerr pour les Covenantaires et, aussi, une volonté d'affirmer leur identité parmi la chrétienté protestante. Du même mouvement ce choix est politique, par la contestation très protestante de la conception du pouvoir absolu[428] du monarque qui doit se conformer aux préceptes de l'Église d'Ecosse, pour que celle-ci accepte son autorité. Ils sont alors, tels les rois Asa et Josias, emblématiques par leur engagement au service de Yhwh.

Le Père est plus grand que le Fils

Il a été remarqué que Kilwinning pourrait être le point d'appui « d'une tradition d'une première organisation dans l'ouest de l'Ecosse » [429]. On ne sait à quelle tradition pense David Stevenson lorsqu'il écrit cette phrase mais, sans l'engager, on peut faire une remarque. La religion réformée véhicule depuis ses débuts une pensée unitarienne vigoureuse et récurrente, dont l'expression a pu être entendue chez certains Anglais du début du XVIII° siècle.

- *L'anabaptisme en Europe*

Sur les terres qui sont aujourd'hui allemandes, suisses, italiennes ou polonaises, apparaît dans les premières décennies du XVI° siècle, un mouvement dont on regroupe les diverses manifestations sous le nom d'anabaptisme. Les anabaptistes constituèrent selon Émile Léonard « la première concurrence qu'ait connue la réforme luthérienne »[430]. Les premiers anabaptistes[431] contestent le dogme de la Trinité et, ne nous y trompons pas, l'antitrinitarisme n'a pas affaire au nombre mystérieux de trois. Relié en profondeur à la figure du Christ, l'antitrinitarisme est une sotériologie, une conception du péché, une anthropologie, une notion du dessein de Dieu et de son rôle dans l'Histoire et touche à la nature même de Dieu[432]. Ce mouvement allait donner les premiers coups de sape au nom de l'antitrinitarisme moderne.

Proche du luthéranisme, en ce qu'il enseigne : le sacerdoce universel de tout chrétien, les Saintes Écritures comme seules bases de la foi et l'Église identifiée au groupe des rachetés, l'anabaptisme s'en sépare par ses conceptions de l'homme, de la société, de l'État[433] ou des sacrements. L'élément qui fonde la doctrine est une distinction stricte entre élus et damnés présente aussi chez les ''Levellers'' anglais au XVII° siècle [434]. Le baptême n'est plus le signe de l'entrée dans une alliance voulue par Dieu. Mais la cérémonie d'accueil de fidèles, que leurs expériences spirituelles rendent dignes de faire partie de la communauté. Situation qui réserve le baptême aux seuls adultes et exclut les nouveau-nés. On peut ici suggérer un lien de parenté avec la réception du candidat par l'Assemblée des maçons. L'emploi du verbe ''enter'' et la dénomination ''entered'' en témoignent, il s'agit d'un accueil et cet accueil reconnaît au candidat les qualités spirituelles le rendant digne de faire partie de l'Assemblée. Cette conception, évidemment, suppose un critère spirituel et non professionnel pour le recrutement des maçons et le « mason word » en particulier.

Dans la mouvance des groupes anabaptistes et notamment dans la région de Strasbourg apparaîtra une remarquable manière de représenter Dieu dans l'iconographie. Hans Weiditz, en 1529, utilise le tétragramme comme un symbole représentant Dieu. Tétragramme qu'il substitue à la représentation anthropomorphique jusqu'alors en usage. C'est, là, un exemple d'hiérophanie au sens de Mircea Eliade - Entendre : qui signifie que quelque chose de sacré se montre à nous. Surtout cet abandon de l'anthropomorphisme porte aussi le sens d'un abandon implicite de l'incarnation du divin en une forme humaine. Manière de faire qui, en fin de compte, revient à représenter la contestation de la divinité du Christ, tout autant qu'elle signifie Dieu[435].

Thomas Müntzer qui, avec Carlstadt (Andreas Bodenstein), est l'un des promoteurs de l'agitation anabaptiste, devient, en 1523, curé à Allstedt en Thuringe. Luther applaudira à l'institution par Müntzer d'une liturgie en allemand. Mais il s'opposera à lui et pourra dire à son propos ce qu'il aurait dit d'Erasme « J'ai tué Müntzer de la même manière (avec la plume). Mais je l'ai fait parce que lui-même voulait tuer mon Christ [436]». Cette mise en perspective par Luther d'Erasme et Müntzer, nous autorise à supposer qu'il n'était pas la dupe de la prudente écriture d'Erasme et qu'il en avait perçu la portée unitarienne[437], qui voit en Jésus un homme au destin particulier. Müntzer va se consacrer dans sa paroisse à la réalisation sur terre d'un royaume de Dieu dont le petit peuple est désigné comme devant être le premier bénéficiaire ; car « Les pauvres gens nécessiteux sont si hautement trompés qu'aucune langue ne peut le dire [438] ». Retrouvant le souffle du christianisme des apôtres qui connurent Jésus κατὰ σάρκα (kata sarka), il prépare l'avènement du royaume de Dieu et commence par constituer une société secrète « dont il ne cachait pas à ses affidés qu'elle aurait à accomplir une besogne violente et dangereuse [439]». Car, selon lui, « celui qui veut être une pierre d'assise de la nouvelle Église, il faut qu'il risque sa tête, sinon les constructeurs le rejettent[440]. Songez, mes frères, que celui qui, en ces temps périlleux, ne risque pas sa tête n'est pas sûr de posséder la foi [441] ». Pour autant qu'on puisse en juger ici-bas, Thomas Müntzer « possédait la foi ». Il périt, en 1525, supplicié et décapité, après une défaite dans les combats menés à Frankenhausen en Thuringe au cours de la guerre dite « des paysans ».

Que dans son ouvrage *La Guerre des paysans en Allemagne*[442] Friedrich Engels ait fait l'apologie de Thomas Müntzer, n'est pas, pour la contestation moderne de la Trinité, la seule suite de l'histoire. Fauste Sozzini dit Socin, assura le développement de cette idée subversive[443]. En Italie, un peu, et dans toute l'Europe, beaucoup, notamment en Suisse et Pologne[444] où la doctrine s'installe. Cette doctrine en tient pour le péché originel conçu comme un « penchant au mal [445]» et Jésus venu aider l'homme à se sauver. Prophète par son enseignement et ses commandements, vicaire de Dieu car il est Roi, Jésus est défini comme un homme véritable d'essence non divine[446]. Le Christ est ici le Χριστός (Christos) grec, que l'hébreu dit מָשִׁיחַ (mashiah) et que nous traduisons par « messie » mais qui toujours signifie « celui qui est oint ».

Contrairement à la supposition permise par le parrainage d'Engels, l'anabaptisme n'est pas seulement un mouvement populaire[447]. Comme tous les mouvements piétistes protestants se développant contre les tendances mondaines et un acquiescement seulement intellectuel à la doctrine, l'anabaptisme s'appuie sur « la rencontre dans l'égalité chrétienne d'une élite spirituelle du peuple et d'une élite sociale ». Cette conjonction des points de vue permet de dépasser le simple acquiescement intellectuel à la doctrine, pour lui substituer une composante émotionnelle. Le piétiste pense l'ensemble de la vie en référence à la foi chrétienne. En dernière analyse, il espère l'établissement d'une société exprimant pleinement le dessein de Dieu pour l'humanité. Vers 1522 à Zurich, apparaît le premier groupe de ceux qui se désignent eux-mêmes comme les « Frères »[448]. Les disciples de Ulrich Zwingli qui les rejoindront sont, pour nombre d'entre eux, des théologiens de valeurs issus de la classe patricienne. Comme Zwingli ils critiquent la trinité. Leur présence permettra le développement d'un anabaptisme de la Révélation, qui dominera sur l'Illuminisme des débuts du mouvement [449]. Cet illuminisme soutenait que l'inspiration de l'Esprit Saint dicte à chacun sa conduite par une illumination intérieure. Ici encore une suggestion peut être faite. Dire comme le Franc-maçon le fait souvent, qu'il a reçu la Lumière, reconnaît pour certains ce genre de vertu au Rituel alors que cette fonction est assumée par l'Esprit Saint dans la doctrine Illuministe. Une fois produite l'illumination intérieure, voulue par le Rite, l'homme s'en trouve transformé. La mécanique illuministe est d'autant plus efficace qu'elle est malléable et peut, par exemple, dénommer « prise de conscience » cette illumination. Dans ce fond d'illuminisme s'enracine aussi l'idée d'un sens de l'engagement maçonnique laissé au gré de chacun. Car une fois la lumière reçue, le Maçon est autorisé à trouver la vérité de l'engagement maçonnique en ce qu'il ressent.

Dix-huit ans après les démêlées de Thomas Müntzer avec le luthéranisme suivies de sa décapitation, Michel Servet fut, en 1553, exécuté sur le bûcher de la Calviniste Genève. C'est la sanction de la condamnation par Calvin des thèses contestant la Trinité et la divinité du Christ et la critique par Servet du baptême des nouveau-nés. D'accord avec cette ligne de conduite, on trouve John Knox qui apportera la Réforme à l'Ecosse dans une version appuyée sur les thèses de Calvin mais dans une conception radicalisée[450] dans une pratique politique.

Profitant de la brèche dans le calvinisme largement entendu ouverte par la condamnation de Servet, les luthériens ne cesseront de répéter, au cours du XVI° siècle : « qui ne veut pas devenir arien qu'il veille à ne pas se faire calviniste[451] ». Illustrant ce point de vue, le développement de la répression des idées et des hommes partisans de l'anabaptisme ou du socinianisme fut tel que, dès ce XVI° siècle, ils sont renvoyés à la clandestinité. Stanislas Kot, dans son ouvrage Le *mouvement antitrinitaire au XVI° et au XVII° siècle,* indique « il existait entre les antitrinitaires un lien secret et sûr, qui leur permettait de s'entraider en matière de propagande et dans les affaires personnelles et qu'ils ne trahissaient jamais, dans aucun pays, des gens affiliés à leur doctrine » (...) « Il serait peut-être exagéré de dire qu'il s'agissait là d'une organisation internationale secrète, dans le genre de celles dont nous trouvons des traces au XVII° siècle ou de la franc-maçonnerie à une époque plus récente[452] ». Cette dernière comparaison, qui n'apporte rien à l'analyse du socinianisme, laisse perplexe sous la plume de celui décrit par Françoise Le Moal comme « l'un des plus grands historiens polonais du socinianisme[453] ». Est-ce à dire que ce savant établit un lien de filiation entre antitrinitarisme et Franc-maçonnerie ? il ne le dit pas et semble s'en tenir aux aspects d'organisation et de discrétion. Mais présentant les écrits sur la religion d'Isaac Newton, Jean-François Baillon n'hésite pas à écrire que « certains personnages servaient de messager ou d'intermédiaire[454] », pour assurer la transmission des écrits unitariens produits par le groupe, aux rangs duquel prend place Isaac Newton. Les thèses unitariennes au XVIII° siècle comme aux XVII° et XVI° siècles, restent affaires : sulfureuses, secrètes et d'entraide entre ses tenants. Ainsi, de l'aide apportée par Isaac Newton au socinien Samuel Crell, pour la publication d'un ouvrage traitant de la divinité de Jésus[455]. Remarquons, avec Jean-François Baillon, que la discrétion n'est parfois pas imputable au tenant de la doctrine d'Arius. La faveur de Newton pour les thèses unitariennes reste, aujourd'hui encore, volontairement occultée, voire inexactement présentée[456]. Pour suivre Stanislas Kot et son goût des comparaisons, les relations de Fichte[457] ou Hegel[458] avec la Franc-maçonnerie ne sont généralement pas mieux traitées par les spécialistes de leurs œuvres.

Poursuivant sa prise de distance à l'égard de Servet et pour tenter de se défaire du soupçon d'arianisme qui pèse sur le calvinisme, Calvin affirme dans son commentaire de l'Evangile selon Jean, Calvin écrit : « L'Évangéliste donc testifie par ces paroles que nous ne nous reculons aucunement du Dieu unique et éternel, quand nous croyons en Jésus-Christ [459]». Cette affirmation de principe ne suffit pourtant pas à endiguer le flot les maîtres de la très calviniste Kilwinning semblent, par leur rejet de la Saint Jean, cheminer avec Érasme[460] et se conformer avant l'heure à l'analyse de Voltaire, qui décrit les meilleurs disciples anglais de ceux qui en Ecosse « avaient le mot ».

> « Il y a ici -- Ecrit Voltaire -- une petite secte[461] composée d'ecclésiastiques et de quelques séculiers très savants, qui ne prennent ni le nom d'ariens ni celui de sociniens, mais qui ne sont point du tout de l'avis de saint Athanase sur le chapitre de la Trinité, et qui vous disent nettement que le Père est plus grand que le Fils. (...)[462] ».

Si Voltaire publie ces lignes en 1734, il a pu faire son constat entre 1726 et 1728, lors de son séjour en Angleterre. En 1734, une seule année s'est écoulée depuis que James Anderson a dû se défendre de critiques, le stigmatisant comme antitrinitaires[463] et ce n'est pas anodin car cette opinion en christologie cessera d'être contraire à la loi anglaise en 1813 seulement, par l'édiction de "l'Unitarians Relief Act" dit aussi "Doctrine of the Trinity Act"[464]. La défense d'Anderson visait aussi à protéger les *Constitutions* rédigées en 1723 avec Jean Théophile Desaguliers, pour la Grande Loge de Londres et de Westminster[465]. Le constat fait par Voltaire, entre 1726 et 1728, alors que l'encre des *Constitutions* de 1723 est à peine sèche, donne toute sa saveur maçonnique à la Septième des *Lettres philosophiques*. Cette « petite secte composée d'ecclésiastiques et de quelques séculiers très savants », était donc critiquée pour ses opinions tant sur la Trinité que sur l'Évangile de Jean. Bien que « Le grand monsieur Newton fît à cette opinion l'honneur de la favoriser », cela ne la mettait pas à l'abri des attaques. A ce sujet, on peut penser que Jean Théophile Desaguliers -- Il est l'assistant d'Isaac Newton à la Royal society -- a pu solliciter ce dernier alors que les écrits sur la religion d'Isaac Newton ne laissent aucun doute sur sa préférence pour l'opinion d'Arius sur le chapitre de la Trinité[466]. Sans nous écarter des alentours de la Grande Loge de Londres et de Westminster, nous pouvons ajouter que le philosophe John Locke n'est pas exempt du soupçon qui frappe les tenants de la doctrine d'Arius[467].

- *Politique anglaise et Arianisme*

En Angleterre, au XVII° siècle déjà, les "Levellers" reprirent l'enseignement de Socin et plus généralement les arguments critiques à l'égard de la Trinité comme les principes égalitaires de l'anabaptisme[468]. Pendant le Protectorat de Cromwell, qui ne leur est pas défavorable[469], les anabaptistes représentaient une force suffisante pour qu'on doive prendre en compte leur conception de la Religion réformée et de l'organisation sociale et politique470. Plus généralement « L'Angleterre a été par l'intermédiaire de la Hollande, et avec elle, le pays contaminé par le Socinianisme de la façon la plus évidente[471] ».

Il est vrai que dès le début du XVI° siècle, Ochino dont les idées hétérodoxes sur la trinité paraissent avérées, est appelé à Londres par Thomas Cranmer où il devient prédicateur et sera nommé chanoine non-résident de Cantorbéry[472]. Ochino quittera l'Angleterre après l'avènement de Mary Tudor en 1553. Vermigli qui est aussi du voyage de Londres et Oxford, est attiré comme Ochino vers les idées unitariennes[473].

Lorsqu'il fait venir Vermigli et Ochino, Thomas Cranmer[474] est proche du strasbourgeois Martin Bucer dont la ville accueille une importante communauté anabaptiste. Devenu Archevêque de Cantorbéry dont il est le premier protestant à recevoir la charge, il promet à Calvin de réformer virilement l'église d'Angleterre. A ce moment Calvin entretient une correspondance avec le successeur d'Henry VIII, le jeune Roi Édouard VI, pour l'amener à renforcer son soutien au calvinisme tout en se gardant de tous les extrêmes, tant catholicisant que, notamment, unitarien[475]. La recommandation est loin d'être inutile. Inspiré par le premier anabaptisme, l'illuminé

Henri Niclaës fait en Angleterre, au cours des années 1554-1555, suscite un nombre important de conversions au « familisme » auquel inclinent nombre d'anabaptistes[476]. Du familisme l'Encyclopédie de Diderot dans son Histoire ecclésiastique nous dit à l'article « Familiste » de 1756, que le familisme a pour base deux principes « s'aimer réciproquement, quelque différence qu'il puisse y avoir entre leurs sentiments sur la religion, et obéir à toutes les puissances temporelles, quelque tyranniques qu'elles soient. » Ils en tirèrent pour eux-mêmes la dénomination de « famille d'amour » (family of love) et une vigoureuse critique de la part les puritains anglais[477]. Ce familisme se fondra dans le mouvement Quaker à la fin du XVII° siècle. Toutefois, il laissera la trace de son objectif qui était de parvenir à une union mystique avec Jésus-Christ pour ainsi « devenir des hommes déifiés ou transformés en essence dans la Divinité[478] ». Aujourd'hui encore, cette idée n'est pas étrangère à la manière dont certains maçons abordent leur rite.

Outre Vermigli et Ochino, John Knox, qui apportera le calvinisme à l'Ecosse, participe à l'effort doctrinal de réforme du culte voulu par Cranmer[479]. Mais cette réforme, bientôt anéantie par l'avènement de Mary Tudor, ne tend pas vers les thèses unitariennes[480]. Elle est bien en retrait de cet extrême et sera critiquée « extérieurement conservatrice dans sa conception pyramidale du ministère : confirmation du rôle des évêques, succession apostolique [481] ». Les doctrines unitariennes restent pour longtemps une pensée mise à l'index par les Luthériens comme par les Calvinistes, en Angleterre et en Ecosse. Ses plus illustres partisans, tels John Milton[482] ou Spinoza [483], devront au XVII° siècle dissimuler leurs idées, comme Isaac Newton le fera au XVIII° siècle[484].

Ce sera aussi l'attitude des Francs-maçons de la Grande Loge de Londres et de Westminster. Confortés par l'opinion de John Locke, qui affirme que si un homme « fait la perte de son salut, ce n'est pas un préjudice aux affaires d'autrui [485] », ils n'hésiteront pas à soutenir la monarchie anglicane malgré l'opinion nonconformiste et unitarienne qui domine dans leurs rangs[486].

Le règne de Mary Tudor provoqua une émigration vers l'Allemagne et la Suisse et un regroupement de la communauté expatriée anglaise autour de personnalités calvinistes tels John Knox et John Fox [487]. Mais ce séjour continental favorisera aussi des contacts avec les idées qui traversent l'Europe protestante et notamment l'idée unitarienne. Le mouvement socinien, qui « depuis la Pologne, contamina les Îles britanniques » [488], a vécu sous sa forme organisée pendant un siècle de 1560 à 1660. Au XVI° siècle, il est vrai, la Pologne ressemble un peu à l'Angleterre du XVIII° ; puisque si cette dernière a donné naissance à Isaac Newton, le XVI° siècle polonais voit se développer les idées novatrices de Copernic. C'est dans cette Pologne, à la pointe du savoir réformateur du temps, que viennent se loger la Réforme calviniste et l'anabaptisme prolongé par le socinianisme. La conception antitrinitaire, favorisée par le calvinisme, au grand dam de Calvin, atteindra en Pologne la majorité des fidèles vers 1565. Parmi eux, les fidèles issus de la bourgeoisie ou de la noblesse sont nombreux[489]. Entre autres résultats, cette doctrine aboutira, en christologie, à une conception judaïsante du Christ-homme[490] qui place sur le devant de la scène le personnage du Messie et pas celui du Christ.

En 1609, les écrits de Socin qui sont un appui pour les antitrinitaires, sont déjà largement diffusés et la doctrine unitarienne répandue [491], alors que paraît en Angleterre la première édition du *Catéchisme de Rakow* dédié à Jacques 1er, qui n'est autre que le Jacques VI d'Ecosse auteur en 1584 des "Black Acts[492]", imposant épiscopat et autorité du roi sur l'Eglise d'Ecosse. Ce souverain, condamnera le *Catéchisme de Rakow*[493] et dans son *Basilikon doron*, qualifiera l'anabaptisme « d'infâme secte »[494] ; joignant le geste à la parole, il enverra au bûcher les anabaptistes[495] Barthélémy Legate et Edouard Whigtman en 1612. Que Jacques 1er ait pris lui-même la peine de cette condamnation doctrinale et de cette répression violente montre l'importance qu'il accordait au risque unitarien. Cromwell leur sera bienveillant. John Milton, poète de la Réforme dans les îles britanniques, prend rang parmi les libéraux aux vues unitariennes[496] et les expose dans *De doctrina christiana* que l'on date de 1655 ou 1660[497]. Dans les îles britanniques, les idées unitariennes ne sont donc pas sans partisans de valeur, au XVI° et au XVII° siècle. La petite secte que décrira Voltaire au XVIII° siècle ne fait que leur succéder[498], bien qu'elle rejette les conceptions des « Libertins » qui accompagnent souvent l'arianisme sans pour autant se confondre avec lui[499]. « Par l'expression « libertins spirituels », Calvin désignait une secte anabaptiste attachée à la communauté des biens, à la liberté des mœurs, à la confiance en la raison et à l'indépendance à l'égard des textes et des dogmes.[500] »

Alors que la chronique nous rapporte le témoignage de la présence d'un écossais venu, « s'instruire sur la nouvelle doctrine », auprès d'anglais en contact avec les sociniens hollandais [501], nous pouvons envisager cette tradition, déjà représentée par Kilwinning en 1599, comme celle des unitariens s'opposant aux tenants de la Trinité.

Avant toutes autres choses, la solidité de l'ancrage de la Réforme dans les îles britanniques, caractérise le XVI° et le XVII° siècle. Car d'Henry VIII à Jacques II, les idées réformatrices ont progressé dans la population de manière plus linéaire que les changements officiels de confessions[502]. S'exprimant, entre autres moyens, par le mouvement des "Levellers" organisé autour d'un idéal « démocratique avant l'heure »[503]. La présence du mouvement anabaptiste dans le sillage du calvinisme et l'influence de la pensée unitarienne sur les événements politiques Anglos-écossais, avant, pendant et après le Commonwealth puritain de Cromwell, est aussi à remarquer. D'autant qu'être anabaptiste unitarien, c'est tout autant être favorable au principe d'égalité, qu'être hostile à la centralisation royale et à la direction de l'Église par le roi. Ce qui explique aussi la violence de la réaction de Jacques 1er et des tenants du principe absolu dans la monarchie. Car même si le Parlement participe avec le Roi du pouvoir législatif, le Roi en son Parlement trouve, selon Jacques 1er, son fondement dans l'idée d'absolue de la monarchie[504]. Et c'est ce débat, sur le contrôle du pouvoir législatif par le parlement, qu'illustre le régime de Cromwell, autant que la décapitation de Charles 1er ou l'instauration progressive du parlementarisme, après l'avènement de Guillaume III.

Nous avons, ainsi, le point A avec la présence active et l'influence de Vermigli, Ochino et d'autres unitariens à Londres et Oxford avant 1550. Mais, aussi un point B, la septième lettre philosophique de Voltaire, à laquelle s'ajoutent les écrits d'Isaac Newton que précèdent ceux de Milton. Par le point A et le point B ne passe qu'une droite s'étendant à l'infini. Ni Newton ni Copernic n'en disconviendront. Dès lors, l'effort n'est pas grand pour penser que, quelque part sur cette trajectoire, prend place le refus des Statuts Schaw. Car « les excellents actes et antiques statuts de glorieuse et ancienne mémoire » et « l'art de mémoire », renvoient à un pouvoir politique centralisateur et absolu, dont Jacques 1er et VI d'Ecosse est partisan. Le même mouvement désigne tant l'affirmation de la Trinité catholique ou de la conception anglicane de la divinité de Jésus, dont ne voulaient, ni les Maîtres de Kilwinning, ni la tradition de l'ouest de l'Ecosse, dans laquelle ils s'inscrivaient. Plus loin sur cette droite s'inscrivent aussi leurs meilleurs successeurs Anglais que Voltaire fréquentera à Londres entre 1726 et 1728.

Aucune archive ne permet de connaître les termes de l'engagement que prenaient ceux qui en 1598 détenaient le « Mot ». Mais le *Edinburgh Register House MS,* nous rapporte qu'il est une différence entre les paroles de l'apprenti et celles du "master mason or fellow craft" : « en rentrant, il fait le signe des maîtres et dit les mêmes paroles de réception que l'apprenti, en omettant seulement « juge commun » ("Common Judge"). Plus que le choix de la traduction[505], c'est la portée de la suppression de cette référence au "Common Judge" dans les paroles de réception du "master mason or fellow craft" qui doit attirer l'attention. A lire les textes de la collection biblique et évangélique, si « le Père ne juge personne, mais il a donné tout le jugement au fils » (Jean 5 ; 22) cela fait du "Common Judge" un autre nom pour le Christ. Retirer, la mention du "Common Judge", des paroles de l'entrée du "master mason or fellow craft", alors qu'elle figure à celle de "l'entered apprentice", prend une signification d'une tout autre portée. Car c'est alors affirmer l'absence du Christ dans l'engagement du "master mason or fellow craft" pour, en fin de compte, faire de lui un partisan d'Arius[506]. Ce retrait de la référence au "Common Judge » montre la revendication d'une christologie unitarienne dans le texte du *Edinburgh Register House de 1696 MS* ; et, c'est le lieu de se souvenir que la Loge de référence est celle de Kilwinning qui apparaît alors calviniste, presbytérienne et de l'opinion d'Arius sur le chapitre de la Trinité alors qu'elle est, tout à la fois, une Assemblée de maçons et une "Incorporation".

S'ajoutant à l'opinion de Voltaire vient l'opinion de Laurence Dermott qui, en 1756, indiquera deux caractéristiques des Antients face à Grande Loge de Londres et de Westminster. Il affirme au nom des Antients que « comme maçon nous sommes tous de la plus ancienne religion catholique » et adopte la définition d'un « Dieu en trois personnes [507]». La première affirmation, on s'en doute, est impossible pour un Modern qui soutient la monarchie Hanovre.

Le ''Mason Word'' des Covenantaires

Plusieurs sources désignent au XVII° siècle le groupe des « Covenantaires » pour y trouver, si ce n'est l'origine de la pratique du ''Mason Word'', au moins son utilisation et sa banalisation. Ces « Convenantaires » sont le groupe des calvinistes presbytériens Ecossais engagés dans le National Covenant de 1638. Au nombre des sources, déjà relevées, se rangent le journal tenu par John Leslie comte de Rothes[508] et chef « Covenantaire », dans lequel les « Covenantaires » sont désignés comme détenant le ''masone word'' ; mais, aussi, une lettre, jamais remarquée dans la littérature maçonnique, échangée entre deux personnalités covenantaires de premier plan : Robert Baillie et John Maitland comte, puis duc, de Lauderdale. Sous la plume du premier s'adressant au second, on peut lire en 1651 : « Vous êtes un ancien mason et peut-être l'êtes-vous encore »[509].

Pour autant que les archives le permettent, les biographies, de détenteurs reconnus du « Mot », confirment la localisation dans l'univers covenantaire du ''Mason Word'' et identifie l'usage qui en est fait. L'exemple de Robert Moray reçu en 1641, et plus ancien des maçons, reçus en terre anglaise, qui est aujourd'hui attesté[510], mérite d'être ici exposé, comme le cas de plusieurs autres personnages dont l'histoire conserve la mémoire, sans toujours connaître leurs noms ; mais leurs conciliabules nous éclaireront sur l'usage du ''mason word''. Avant d'en venir à ces éléments biographiques, il est utile de présenter ce qu'est un ''Covenant'' et de dire le sens du mot « Covenantaires ». Chemin faisant ce sens conduira à remonter à leurs prédécesseurs parmi lesquels, au XVI° siècle, nous apparaîtra un phénomène qui pourrait bien être la « Franc-maçonnerie des tout premiers temps. »

Le ''Covenant'' : serment de la Nation écossaise

Le mot de ''Covenant'' signifie accord ou alliance. Il est utilisé dans la collection biblique[511] pour raconter qu'en temps de crise des « covenants » furent conclus avec Dieu par les Hébreux. Dans l'Ecosse du XVII° siècle, Robert Baillie verra dans le Covenant le « serment de notre nation [512]». Dans la langue de l'Ecosse il désigne un accord souscrit publiquement.

- *L'origine de l'emploi du mot "Covenant"*

La langue de l'Ecosse emploie le mot "Covenant" pour désigner un engagement politique, souscrit publiquement par les hommes politiques. Ce genre d'engagement existe avant l'usage d'employer le mot "covenant" pour les désigner. Ils constituent une forme ancienne et typique de la vie politique écossaise survivant encore aujourd'hui. Avant de s'appeler "Covenant", ces engagements étaient appelés "Band" ou "Common Band".

En français, "band" a le sens « d'obligation » au sens juridique, la définition anglaise en usage depuis le moyen anglais est « ce qui lie, ou contraint légalement, moralement ou spirituellement[513] ». "Common" doit s'entendre à la lumière du titre du texte de John Knox "Book of our common order" avec toute la connotation d'appropriation par les participants et singulièrement par les Ecossais. "Common band" se comprend alors comme « Obligation commune ou mutuelle » et les participants comme étant les « mutuellement obligés ».

Par les chemins de la dérive que connaissent les langues le mot "covenant" va ainsi des Ecossais obligés les uns envers les autres à un serment pour une Nation et même au serment qui fait le ciment de cette Nation, comme le dit Robert Baillie. En français, "covenant" peut se traduire par « pacte » ou encore par « alliance », la définition anglaise est : « un accord contraignant, sacré, habituellement en forme solennelle »[514].

C'est en 1596 que John Davidson of Prestonpans utilise pour la première fois le mot "Covenant" pour désigner un "common band". Il demande à l'Assemblée Générale de la Kirk de « faire promesse solennelle devant Dieu tout-puissant et de faire un nouveau Covenant avec Lui. [515]» En terre protestante, le choix linguistique de John Davidson sonnait juste par son inspiration biblique et l'usage s'en répandit parmi un peuple qui s'identifie au peuple de Juda.

- *Les "Covenants" d'Ecosse de 1557 à 1638*

Dans le cours des XVI° et XVII° siècle, les Ecossais s'engageaient déjà dans une série de "common bands" ou "Covenants" dont les objectifs séparés ou concomitants étaient religieux et politiques. Religieux : ils affirmaient la volonté de l'Ecosse d'adopter la religion Réformée et singulièrement le calvinisme presbytérien. Politiques : ils revendiquaient l'indépendance de l'Ecosse dans la conception et l'organisation de ses institutions et de son Eglise. Indépendance de l'Eglise par rapport à la monarchie et monarchie qui, par là même, se voyait empêchée de se réclamer de l'absolutisme royal et devait adhérer à l'enseignement de l'Eglise. On peut dresser un rapide inventaire des "Covenants"[516] importants conclus de 1557 à 1638.

- 1557 Common Band des « Lords de la congrégation [517]»
- 1560 Common Band pour l'alliance avec l'Angleterre et contre la présence militaire française alliée de la reine d'Ecosse, Mary Stuart.
- 1581 Common Band dit "Kings Covenant"[518] auquel le roi Jacques VI d'Ecosse souscrit.
- 1638 National Convenant[519] qui dresse l'Ecosse contre son roi Charles 1er Roi d'Angleterre, d'Irlande et d'Ecosse.

Dans la série des Covenants, celui du 27 avril 1560[520] est le premier à avoir explicitement des visées politiques autant que religieuses. Il est juré pour chasser d'Ecosse les troupes françaises et catholiques et se joindre aux troupes anglaises et anglicanes. Il marque le renversement des alliances européennes de l'Ecosse et notamment « l'Auld Alliance » de 1295 entre France et Ecosse dont certains éléments toutefois subsistent encore aujourd'hui. Ils entrent dans la composition de l'identité nationale écossaise face à l'Angleterre avec laquelle elle constitue la Grande-Bretagne depuis 1707.

Le Covenant de 1581 ira plus loin encore que celui de 1560 et prend une place centrale dans la série de ces textes pour laquelle il joue le rôle d'un pivot. Il reprend les textes du passé alors qu'il est lui-même repris par le Covenant de 1638 dont il constitue la première partie. Il ne cède rien des buts politiques du Covenant de 1560 ni de l'ambition aussi religieuse que spirituelle de celui de 1557. Ce Covenant de 1581 identifie totalement le peuple d'Ecosse au peuple de Juda et le royaume d'Ecosse à celui de Juda pour conclure formellement alliance avec Dieu.

> « (...) nous, sommes maintenant irréductiblement résolus, à la vérité de la parole et l'Esprit de Dieu : et donc nous croyons en nos cœurs, confessons par nos bouches, souscrivons par nos mains et affirmons absolument, devant Dieu et le monde entier que, telle est la vraie foi chrétienne et sa religion, plaisant à Dieu et apportant le salut à l'homme, laquelle, par la miséricorde de Dieu, est maintenant, révélée au monde par la prédication du bienheureux Évangile, reçue, crue et défendue par de nombreux notables, royaumes et églises mais principalement par l'Église d'Écosse, par sa Majesté le roi et par les trois états composant ce royaume, en tant que vérité éternelle de Dieu et seul fondement de notre salut ; comme cela est plus

particulièrement exprimé dans notre Profession de Foi, établie et confirmée publiquement par divers actes des parlements, et maintenant de longue date professée ouvertement par sa Majesté le Roi et par le corps de ce royaume tout entier, en ses villes comme en ses campagnes. Laquelle Profession de foi et forme de religion qu'en tout point nous professons en notre âme et conscience, concernant l'indiscutable vérité et justice de Dieu, fondées uniquement sur l'écriture de sa parole. » [521]

Développant la conception spirituelle et religieuse du Covenant de 1557, le texte de 1581 énumère par ailleurs tous les éléments de la querelle théologique qui oppose Réforme et Catholicisme romain : indulgences, idolâtrie, culte des saints, confession auriculaire, baptême, transsubstantiation etc... Le Covenant de 1581 définit, ainsi, l'essentiel des engagements dans le registre de la liturgie, des sacrements, de l'organisation de l'Eglise. Pour les chrétiens Ecossais, est revendiquée indépendance et autonomie à l'égard de l'Eglise de Rome, elle-même stigmatisée comme dirigée par l'antéchrist et donc désignée comme hérétique.

Le roi d'Ecosse est décrit au texte comme étant : « Le juste instrument de la miséricorde de Dieu accordée à ce pays, pour le maintien de son Église et l'administration de sa justice ». Au-delà de la personne du roi, c'est le pouvoir séculier de l'Ecosse qui devient le bras armé de la Réforme dont la mission est de la défendre (maintien de son Eglise) et de la propager (justice parmi nous) pour assurer le Salut (instrument de la miséricorde de Dieu). Signé par le Roi d'Ecosse Jacques VI[522], ce texte passera à la postérité sous la dénomination de ''Kings Confession'' qui se traduit par « les Convictions religieuses du Roi » ou « la Profession de foi du Roi » ou même « la Foi du Roi » et cette dernière traduction exprime mieux la dimension mystique et messianique de l'esprit covenantaire.

Le Covenant de 1638, conclut par les Ecossais sous Charles 1er, est habituellement désigné comme le ''National Covenant''. Son texte laisse transparaître le patriotisme écossais qui domine cette époque. Charles 1er a succédé, en 1626, à son père Jacques VI d'Ecosse et Ier d'Angleterre et d'Irlande dont nous savons qu'il a souscrit le Covenant de 1581. Mais est aussi l'auteur, en 1584, des ''Black Acts[523]'' et le promoteur de réforme centralisatrices illustrées par les Statuts Schaw'', qui remettent en cause les engagements du Covenant de 1581. Si la première partie du texte de 1638 est la reprise servile de celui de 1581, qui joue ici son rôle de pivot, la seconde partie développe des arguments institutionnels et juridiques, correspondant à un régime politique qui, instauré en Ecosse dès 1560 par le ''Confession of Faith

Ratification Act", est ancien de près d'un siècle en 1638. C'est alors le patriotisme écossais qui s'exprime et s'ajoute à la foi choisie par le peuple de l'Ecosse.

A l'origine de ce "National covenant" de 1638 aussi religieux que politique, nous trouvons Alexander Henderson et Robert Baillie. Ce dernier, théologien intransigeant du calvinisme presbytérien est – on s'en souvient -- pasteur de Kilwinning et intéresse particulièrement notre propos car il détient sans doute le "masone word", comme d'ailleurs John Leslie comte de Rothes chef covenantaire et chroniqueur des déboires de John Stewart, accusé par les partisans du Roi Charles 1er de détenir le "masone word".

- *Les Covenants et les engagements du Roi Josias*

Dans le flot de l'idéologie drainée par la confession protestante, l'identification du peuple protestant au peuple de Juda joue un rôle essentiel comme l'identification du Royaume d'Ecosse au Royaume de Juda[524]. Les chefs de l'armée écossaise victorieuse en 1560 – Ils sont désignés par l'expression « Lords de la congrégation[525] » - avaient souscrit le Covenant de 1560 pour unir les forces de l'Ecosse et renverser leur souveraine Mary Stuart et ses alliés français. Mais avant cela et en 1557, ils signèrent le premier Covenant d'Ecosse par lequel ils déclaraient : « À la sainte Parole et la Congrégation, nous nous joignons ; nous abandonnons et renonçons à la Congrégation de Satan, comme à toute l'abomination et l'idolâtrie, superstitieuses qui l'accompagnent. Et, bien plus, nous nous en déclarons les ennemis résolus [526]».

Des similitudes de forme et de fond apparaissent entre l'engagement des Covenantaires et les formulations de la collection biblique, décrivant Josias, roi de Juda. Au *Deuxième Livre des Rois*, le texte de la collection biblique fait de Josias l'auteur de la réforme du culte de Yhwh[527] : « Il n'y eut avant lui (Josias) aucun roi qui se fût, comme lui, tourné vers Yhwh de tout son cœur, de tout son être et de toute sa force, en toute fidélité à la Loi de Moïse et, après lui, il ne s'en leva pas qui lui fut comparable[528] ». Description, elle-même reprise du Deutéronome : « Écoute Israël :(…) Tu aimeras Yhwh ton Dieu de tout ton cœur, de tout ton être et de toute ta force [529]». En 1557, les « Lords de la congrégation » soutiennent, comme Josias, une réforme du culte et déclarent : « (…) nous appliquerons avec diligence toute notre autorité, notre fortune et nos vies mêmes, à maintenir, promouvoir (…) Nous ferons tous nos efforts et dédierons nos vies ». Leurs successeurs de 1581 diront :« (…) nous proclamons et promettons de tout notre cœur, (…) par nos biens, nos corps et nos vies (…) ». En 1638 les compagnons de Robert

Baillie affirmeront : « (...) nous promettons et jurons que, dans toute la mesure de nos possibilités, avec nos moyens et nos vies (...) ». Autrement dit : « de tout son cœur, de tout son être et de toute sa force » comme l'enseigne le texte biblique qui, de toute évidence, inspire ces engagements, sous la double tutelle du roi Josias réformateur du culte et d'un peuple de Juda auquel les Protestants s'identifient[530]. A l'imitation du commandement deutéronomique, l'engagement est en 1557 de « promouvoir et faire régner l'infiniment bénie Parole de Dieu », en 1581 d'être « irréductiblement résolus à la vérité de la parole et l'Esprit de Dieu » et en 1638 de faire « sans réserve, ladite volonté du Dieu éternel ». Tout cela, évidemment, est « fondé uniquement sur l'écriture de sa parole ». Il y a cependant davantage encore qui unit l'histoire du roi Josias et de son œuvre au "Covenant" mais, aussi, au "masone word" et a ses suites.

- *Les "Covenants" et le Deutéronome*

La réforme cultuelle, attribuée à Josias, est justifiée par la découverte par le prêtre Hilqiyahou d'un texte enfouit dans les fondations du Temple. Parce qu'il est enfoui dans les fondations du Temple, ce texte soutient symboliquement le lieu saint par la Parole de Dieu qu'il renferme et dont la transcription transmet les commandements.

Selon le récit biblique, après avoir pris conscience de l'origine et de la portée du texte qui est en fait le Deutéronome, le Roi Josias procède lui-même à une lecture publique à laquelle tout le peuple de Juda est convoqué. Cette lecture établit un lien social. Elle constitue les auditeurs en un peuple, désigné alors comme le peuple de Dieu qu'unit sa Parole se confondant avec sa Loi parce qu'elle est toujours un Commandement. La mission de propagateur, confiée au roi d'Ecosse par le Covenant de 1581, est une transposition de cet effort constitutionnel biblique. On remarque aussi, l'affirmation implicite par le récit biblique que le peuple de Juda comprend le texte, écrit dans sa langue. Pour un lecteur de la collection biblique, cette langue est celle choisie par Dieu lors de l'épisode de la dispersion de Babel[531], qui donne à l'idiome national de chaque peuple une dimension mystique reléguant l'utilité véhiculaire au second plan[532]. C'est, là, un motif en forme de commandement de l'accès au texte biblique dans sa langue nationale. Ce thème de la redécouverte d'un livre pour justifier des réformes politiques économiques ou religieuses est assez fréquent dans l'antiquité[533]. Au XIV° siècle avant notre ère, chez les Hittites, par exemple, la découverte du texte d'une tablette permet d'expliquer les causes d'une épidémie. En Phénicie, la découverte de textes anciens permet, selon le Père de l'Eglise Eusèbe, l'établissement de la tradition historique de ce peuple. Le livre des morts Égyptiens fait mention d'un texte caché et découvert, comportant des formules qui ne peuvent être lues que si l'on est « pur et sans tache ». Parmi ces légendes, à la trame commune organisant une redécouverte édifiante, la version qui nous intéresse est celle du Roi mésopotamien Nabuchodonosor. Il rechercha sans succès la pierre de fondation du Temple du Dieu Shamash. Ne la trouvant pas, il construisit tout de même un Temple en l'honneur de ce Dieu. Mais le Temple s'effondra. Son successeur Nabonide, après bien des recherches et des supplications, pu découvrir la pierre de fondation et bâtir enfin un Temple solide pour le Dieu Shamash. Dans le récit de la collection biblique, le Livre découvert dans les fondations du Temple représente la pierre de fondation. Il se confond avec son contenu qui fait de la Parole de Dieu ou Révélation, la pierre de fondation du peuple ou si l'on préfère : sa manière d'être ou sa Loi. Plus que toute autre chose, la Loi définit ceux qui lui sont soumis et devient, en fin de compte, la substance même de leur être. Elle n'est pas un commandement externe qui doit être respecté pour ne pas être sanctionné. Elle est un commandement interne qui doit être respecté pour ne pas se renier. C'est-à-dire : qui doit être respecté par celui qui veut exister en tant que tel. En fin de compte, la Loi est ce qui permet d'être reconnu pour ce que l'on est ou, pour emprunter une formule souvent utilisée, : « reconnu pour tel ».

- *Le "mason word" et le Deutéronome*

Dans l'univers protestant le texte de l'Ancien Testament qui fait autorité et référence est le texte médiéval en hébreux et pas le texte en grec de la Septante, pourtant plus proche des origines. Ce choix témoigne de la conviction que la langue hébraïque exprime par elle-même l'essence du divin. C'est ce texte en hébreux qui sera choisi pour la traduction en anglais de la Bible dite King James de 1611[534] alors que les Evangiles seront évidemment traduits du grec. La désignation en grec, τὸ Δευτερονόμιον, (tò Deuteronómion), Deutéronome signifie : la seconde loi. Cette désignation vient de l'organisation même des textes du Pentateuque dont le Deutéronome est le dernier livre. Puisque dernier, ce Livre vient donc après les autres livres législatifs : Exode, Lévitique et Nombres. Cependant lui aussi contient un code de lois et il apparaît alors comme une réédition du code mosaïque et donc : une seconde loi, la version de Moïse étant la première. Il n'en va pas de même dans le texte de la Bible juive s'agissant des dénominations. La Bible juive dont l'hébreux est préféré par les Protestants, désigne le Cinquième Livre du Pentateuque sous la dénomination de ses premiers mots : "Elleh haddebarim" :« Voici les paroles » ou allant à l'essentiel par "Debarhim" : « Paroles ». C'est le lieu de se souvenir que l'anglais demande à traduire "Word" par « Parole » comme Erasme le fit de logos (λόγος) dans sa traduction de l'Evangile selon Jean avec le soutien de Calvin[535].

Nous ne pouvons être indifférents à l'écho trouvé par « Parole » : "Word" dans l'expression "mason Word". D'autant que les Détenteurs du "Word" voient dans la Bible le « mot de Dieu », le "Word of God[536]" ou "Gods word[537]". Identité de la « Parole » et de Dieu que rappelle l'Evangile selon Jean par l'expression en anglais " the Word was God"[538], ou, pour le dire comme Erasme : « La Parole était Dieu »[539].

L'écho, de cette valeur constituante de la parole de Dieu, résonne dans les Covenants dont l'engagement est en 1638 de faire « sans réserve, ladite volonté du Dieu éternel », en 1581 d'être « irréductiblement résolus à la vérité de la parole et l'Esprit de Dieu » et en 1557 de « promouvoir et faire régner l'infiniment bénie Parole de Dieu ». Chemin faisant, nous comprenons l'importance du "Confession of Faith Ratification Act" du 27 août 1560 qui, en tant que loi, devient la participation du parlement d'Ecosse à l'exécution de la mission définie comme promouvoir l'infiniment bénie parole de Dieu parmi les hommes vivant en Ecosse. Par ce texte législatif une définition positive de l'homme est induite. Ce n'est pas la proscription d'une forme cultuelle. C'est là, une expression de ce que l'on doit être, par le représentant du peuple d'Ecosse. Elle accompagne le tout premier engagement du croyant : lire le texte biblique dans sa propre langue qui complète le lien législatif et collectif, par un lien à Dieu individuel, personnel et fondateur. La dimension mystique du langage est ainsi à l'œuvre pour chaque lecteur de la Bible et œuvre aussi pour chaque peuple qui se voue au « Mot de Dieu ». En dernière analyse, elle constitue pour le peuple d'Ecosse le principe même de toute société humaine. Robert Baillie le résumera en une formule lapidaire : le Covenant est « le serment de notre nation [540]».

- *L'accès immédiat à la parole de Dieu*

La possibilité de lire la Bible dans sa propre langue est un thème bénéficiant d'une grande popularité dans les Îles Britanniques, dès les premières années du XVII° siècle. Cette popularité s'explique par la répression de ceux qui prêchèrent pour la lecture personnelle de la Bible.

Dans la période qui précède 1557 et le premier Covenant d'Ecosse, l'interdiction en 1525 des ouvrages d'inspiration luthérienne[541], l'exclusion des charges royales frappant les sympathisants protestants[542] et les condamnations à mort de Patrick Hamilton en 1528[543] et Georges Wishart en 1546[544] -- John Knox a été son disciple -- sont douloureusement ressenties, par la population écossaise. L'implantation en Ecosse de la religion Réformée en est favorisée. De ces deux condamnations au bûcher, le motif essentiel est le même : l'affirmation par Patrick Hamilton et Georges Wishart du droit et du devoir de chaque chrétien de lire la Bible dont la connaissance est indispensable au salut. Car, nous le savons, l'idiome de chaque peuple est avant tout celui choisi par Dieu au moment de la dispersion de Babel[545] et donc l'idiome par lequel Dieu a choisi d'être adoré par chacun des peuples de l'humanité. La traduction de la Bible dans la langue véhiculaire devient alors une variante de l'antique histoire de la découverte de la pierre de fondation pour chaque peuple et pour chaque homme.

Ce thème, de la « Bible retrouvée », fonde sa popularité dans l'allégorie de l'accès à la parole de Dieu par la langue choisie par Dieu lui-même, pour permettre à chaque peuple d'accéder à son enseignement. Le théâtre populaire se saisit du thème et le dramaturge Thomas Heywood en 1605, fera dire à son personnage d'Elisabeth 1ère : « Une Bible anglaise ! Merci mon bon Lord Maire (...) Ce livre qui si longtemps fut caché, - Si longtemps enfermé, celé, aujourd'hui, mes seigneurs, voyez - Nous l'ouvrons ici ; il est libre à jamais [546]». Le livre était caché, enfermé et celé. D'abord enfermé par le latin, qui n'est pas la langue choisie par Dieu pour le peuple anglais, ni pour aucun autre peuple à ce moment du cours de l'histoire des hommes. Le Texte était donc inaccessible au chrétien, comme s'il avait été enfoui dans les fondations d'un Temple le rendant inaccessible. Et l'enfouissement est ici assimilé au latin, parce qu'il est l'instrument de l'enfermement de la parole de Dieu. Le prêtre de l'Eglise de Rome devient le gardien de cet enfermement par son intermédiation que définit le sacerdoce ministériel qui fait de lui l'intermédiaire exclusif entre le croyant et Dieu. Mais il y a davantage encore. Le livre est caché car il s'agit ici de l'Ancien Testament, dissimulé sous les Evangiles et les Actes des apôtres dont il est pourtant le fondement même pour l'Eglise de Rome depuis le rejet par le christianisme de la doctrine de Marcion[547]. De la Bible, composée de l'Ancien et du Nouveau Testament, traduite en langue anglaise, on peut dire comme du Deutéronome sous Josias : « Ce livre qui si longtemps fut caché, - Si longtemps enfermé, celé, aujourd'hui, mes seigneurs, voyez - Nous l'ouvrons ici ; il est libre à jamais ».

L'effort, d'une interprétation symbolique du texte de la réplique dite par le personnage d'Elisabeth 1ère, retrouve les deux fonctions du Livre. Evoquer Dieu. Connaître sa Parole. Fermée, la Bible est une hiérophanie pour Dieu auquel le sacerdoce ministériel du catholicisme interdit l'accès personnel du croyant. Ouvert, le Livre permet la diffusion de la Parole de Dieu dont le sacerdoce universel du protestantisme impose la lecture quotidienne. Cette lecture individuelle et personnelle, de la Bible oblige en Angleterre et en Ecosse a des politiques d'alphabétisation. Car l'analphabétisme est une entrave au bon déroulement du culte et en fin de compte une entrave à une vie de piété. En Angleterre comme en Ecosse au XVII° siècle le plus grand nombre reste illettré[548], alors que l'imprimerie permet la diffusion du texte biblique depuis la fin du XV° siècle. Traînant dans son sillage l'obscurantisme, l'analphabétisme est, pour les Protestants, le principal ennemi de la foi[549]. L'Angleterre et l'Ecosse tenteront de le combattre. En Angleterre, la scolarisation des pauvres est réclamée par les réformateurs, pendant le règne d'Élisabeth 1ère puis, sous Cromwell, par les plus radicaux des puritains. Mais faute d'écoles en nombre suffisant la scolarisation n'atteindra jamais le plus grand nombre[550]. Si l'Angleterre ne développa aucune action d'ampleur, l'Ecosse tentera de mettre en place un apprentissage de la lecture pour tous les enfants. Pour libérer de l'entrave de l'analphabétisme le bon déroulement du culte[551], l'Eglise d'Ecosse inspirée par la lecture attentive de l'histoire du roi Josias, donne comme directive :« Pour que l'ensemble de l'assemblée puisse s'unir, tous ceux qui peuvent lire doivent avoir un livre des psaumes ; et tous les autres, non handicapés par l'âge ou autre, doivent être encouragés à apprendre à lire. Mais pour le moment, où beaucoup dans l'assemblée ne savent pas lire, il convient que le ministre, ou toute autre personne nommée par lui, ou les autres responsables en chef, lisent le psaume, ligne par ligne, avant qu'il ne soit chanté[552]». C'est le *lining out*, selon lequel un precentor lit ou chante une ligne ensuite répétée par chacun dans l'assistance. L'accès immédiat et individuel à la parole de Dieu est ainsi assuré. Cette pratique de la répétition ne doit pas être comprise comme une communion de l'assemblée des fidèles mais, tout au contraire, comme une pratique du lien individuel, que chacun entretient avec Dieu par l'accès à sa Parole. Le *lining out* est un système d'entraide à but individuel ; il n'est ni une intermédiation ni une communion. Il ouvre à chacun un accès mystique par la « Parole » et son contenu.

- *Le Livre en héritage*

Le thème du livre retrouvé, issu de celui de la pierre de fondation, n'est pas sans héritage maçonnique et fera l'objet de développements au XVIII° siècles sous diverses formes.

– *La Franc-maçonnerie et le Livre retrouvé*

On pense, bien sûr, au rite de "Royal Arch" qui, dans sa version actuelle, illustre le sacerdoce universel et exclusif de tout chrétien, à la fois prophète, prêtre et roi, lui-même relié dans la théologie protestante au devoir de chaque chrétien de lire la Bible. Ce devoir fonde un droit ; et, ce droit doit être rendu effectif, par la traduction en langue maternelle, qui est celle choisie par Dieu pour chaque peuple. Le mot "Arch" dans "Royal Arch", ne se retrouve pas dans le corpus de la version King James traduite en 1611 et doit être compris au sens de son synonyme "vault" : une voûte. C'est, d'ailleurs, sous cette voûte qu'est enfermé ce que l'on cherche[553]. Et l'Arche n'est ici ni le tabernacle ni le vaisseau de Noé qui en hébreux se disent respectivement « aaron » et « tebah ».

Il n'en va pas de même du mot "Ark", qu'illustre le rite de "Royal Ark Mariner" si mal traduit en français par «Nautonier de l'arche royale ». "Ark" a lui aussi affaire avec le "covenant" et le Livre. D'abord parce que l'"Ark" est en anglais le tabernacle qui contient le "covenant" conclu avec Yhwh. Mais, l'anglais et le français ne distinguant pas comme l'hébreux les mots « tabernacle »(aaron) du covenant et arche (tebah) de Noé, "l'Ark" est aussi le vaisseau dans lequel Noé enferme l'humanité originaire, pour la protéger du Déluge. Et cette humanité enfermée devient, en fin de compte, la parole de Dieu dont elle est la création. Elle est alors enfermée par Noé dans un "Ark"[554] qui est aussi le mot anglais pour le tabernacle confectionné par Moïse pour contenir les commandements de Dieu[555]. Et, nous savons que les discours de Moïses et les Dix Commandements composent le Deutéronome, découvert et lu par Josias.

De Noé à Moïse, de l'humanité, créée à l'image de Dieu, à la Parole de Dieu, contenue dans le Livre, la symbolique est commune et confond « aaron » et « tebah ». "L'Ark" enferme et protège l'expression de la volonté de Dieu. James Anderson, nous le rappellera, en attribuant à Noé et ses fils le qualificatif de premiers "masons true[556]" (maçons véritables) dont apparaît ici la fonction de protecteur du lien entre l'homme et Dieu.

– *Le Edinburgh Register House 1696 MS et le Livre retrouvé*

Le manuscrit Edinburgh Register House 1696[557] et avec lui le "mason word" prennent en compte le thème du Livre retrouvé et plus précisément le moment de la lecture de ce texte devant le peuple de Juda.

> « Q. 9 : Comment s'assemble votre Loge R. : D'Est en Ouest, comme le temple de Jérusalem.

Q. 10 : Où était la première Loge R. : Dans le porche du temple de Salomon. »

Cette description d'une Assemblée orientée par un axe Est-Ouest, « comme le temple de Jérusalem », réunie dans le porche du Temple de Salomon, est un rappel du peuple de Juda, assemblé par Josias pour entendre la lecture du Deutéronome. Les archéologues nous apprennent que le Temple de Jérusalem qui est aussi celui de Salomon, est orienté façade à l'Est[558], la divinité siégeant à l'Ouest. « Orienté d'Est en Ouest » : signifie donc que l'on approche la divinité en venant de l'Est. Le Roi ayant pour mission de propager la parole de Dieu comme nous l'a rappelé le ''King's Covenant" ; c'est donc Josias qui sera le plus proche de la divinité lors du rassemblement du peuple pour entendre la lecture du Deutéronome.

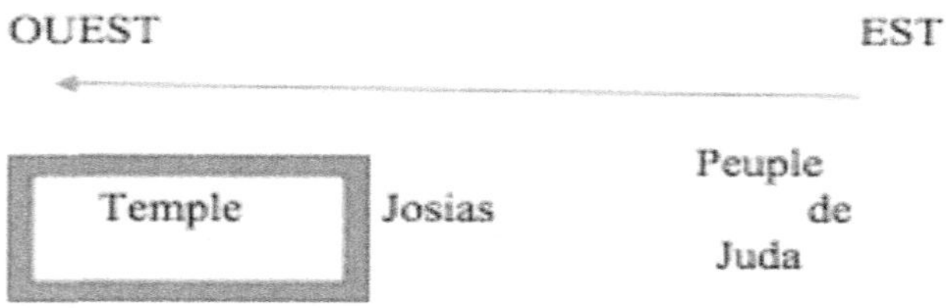

Figure 5 Josias et le peuple de Juda devant le Temple

C'est bien ainsi que les deux versions de la collection biblique décrivent la scène de la séance de lecture, qui est en fait une proclamation de la Loi qui constitue la Nation.

Deuxième Livre des Chroniques 34 ; 29 à 32 :

« (29) Le roi envoya dire à tous les anciens de Juda et de Jérusalem de se réunir.
(30) Puis il monta à la Maison du Seigneur, avec tous les hommes de Juda, les habitants de Jérusalem, les prêtres, les lévites et tout le peuple, du plus grand au plus petit. Il leur fit à haute voix la lecture de toutes les paroles du livre de l'alliance trouvé dans la Maison du Seigneur.
(31) Debout à sa place, le roi conclut devant le Seigneur l'alliance qui oblige à suivre le Seigneur, à garder de tout son cœur et de toute son âme ses commandements, ses exigences et ses lois, en pratiquant les paroles de l'alliance qui sont écrites dans ce livre.
(32) Il fit s'engager tous ceux qui se trouvaient à Jérusalem et en Benjamin, aussi les habitants de Jérusalem agirent-ils selon l'alliance de Dieu, le Dieu de leurs pères. »

Deuxième Livre des Rois 23 ; 1 à 3 :

« (1) Le roi envoya dire à tous les anciens de Juda et de Jérusalem de se réunir près de lui.
(2) Puis il monta à la Maison du Seigneur ayant avec lui tous les hommes de Juda et tous les habitants de Jérusalem : les prêtres, les prophètes et tout le peuple, petits et grands. Il leur fit la lecture de toutes les paroles du livre de l'alliance trouvé dans la Maison du Seigneur.
(3) Debout sur l'estrade, le roi conclut devant le Seigneur l'alliance qui oblige à suivre le Seigneur, à garder ses commandements, ses exigences et ses lois de tout son cœur et de tout son être, en accomplissant les paroles de cette alliance qui sont écrites dans ce livre. Tout le peuple s'engagea dans l'alliance »

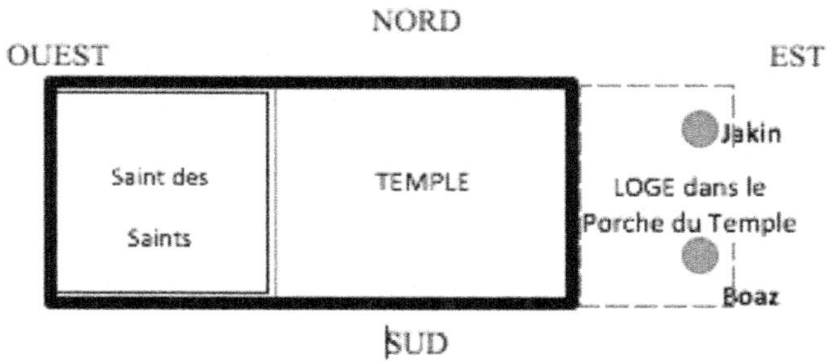

Figure 6 Loge dans le porche du Temple

Le risque n'est pas grand, d'affirmer que cet héritage a bien été transmis. L'Assemblée des maçons, décrite par le manuscrit de Edinburgh[559] au Questions 9 et 10, respecte cette configuration face à l'Ouest, lorsqu'elle s'assemble dans le porche du Temple dont le toit est soutenu par Jackin et Boaz.

Le Cérémonial de transmission du « Mot » n'est pas en reste. Il comprend lui aussi une référence à l'engagement que les Covenantaires partagent avec Josias. Il s'agit de cet « élan direct vers le Père » dont Hervé Vigier nous dit que La première maçonnerie française dans sa veine chrétienne le retrouvera[560]. Témoin de cet élan vers le Père : la particularité du serment du "Fellow croft or master mason", faisant l'élision d'un "Common Judge" qui n'est autre que le Christ. Le "Fellow croft or master mason" se dédie, ainsi, totalement au culte du Père alors que "l'Apprentice" n'adopte pas cette vision unitarienne[561]. C'est là, un rappel implicite mais certain, de l'affirmation du Covenant de 1581, reprise en 1638, d'être : « Irréductiblement résolus à la vérité de la parole et l'Esprit de Dieu ». Engagement directement repris de la collection Biblique de la période de Josias, par les Covenantaires

''Covenanters et ''old masons''

Le révérend Robert Baillie et John Maitland, futur duc de Lauderdale et chancelier pour l'Ecosse du roi Charles II, sont deux personnalités covenantaires des premières heures du ''National Covenant'' de 1638. Pour dire l'intérêt qu'ils suscitent en relation avec le «''mason word'', il suffit de remarquer que tous deux détiennent sans doute le « Mot », bien que leurs noms ne figurent à la matricule d'aucune loge. L'un est théologien et Pasteur, l'autre duc et ministre et ils ne sont donc pas précisément des maçons opératifs. Ils prennent place dans la galerie des portraits de ceux des détenteurs du Mot qui révèlent leurs liens à l'univers du Covenant mais pas à celui du bâtiment.

- *Robert Baillie*

Le pasteur Robert Baillie (1602-1662)[562] est intéressant à plus d'un titre. Il a été pasteur de Kilwinning de 1631 à 1642 et Patrick Négrier[563] a pu lui attribuer un rôle de premier plan dans la création du Rite du « mot de maçon »[564] car cet auteur pense en trouver l'origine dans les pratiques des opératifs de Kilwinning.

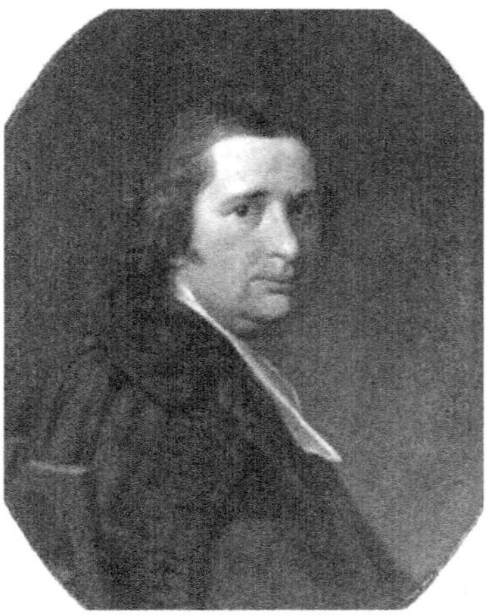

Figure 7 Robert Baillie
Portrait 1602-1662

– *Robert Baillie et l'origine du « Mot de maçon »*[565]

Remarquant la circonstance propice de la rencontre d'un groupe d'ouvriers du bâtiment de Kilwinning et de leur pasteur et théologien Robert Baillie, Patrick Négrier considère qu'au plus tard en 1637, le « Mot de maçon » serait connu des opératifs de Kilwinning. Cette attribution à Robert Baillie d'un rôle important dans l'apparition du "Mason Word", ne peut être acceptée, bien qu'elle trouve, quarante ans plus tôt, un terrain favorable, dans la résistance au Statuts Schaw de Kilwinning.

Cependant, si accorder à Robert Baillie la paternité du « Mot de maçon » est excessif, les archives documentaires établissent sa qualité de « détenteur du Mot » comme nous le verrons plus loin.

Des indices dont le faisceau démontre l'antériorité à 1637 de l'existence du « Mot de maçon », contredisent l'argumentation de Patrick Négrier qui ne les prend pas en compte et nous conduisent à une période plus ancienne. Premier indice d'une origine antérieure à 1638, le registre de 1598 de la loge d'Aitchison Haven566 fait état d'un diptyque composé par "l'entered apprentice" et le "fellow (of) craft". Diptyque qui figure aussi au manuscrit de Edinburgh de 1696. Deuxième indice : la même date de 1598 qui amène les Maîtres de Kilwinning à refuser d'approuver les Statuts Schaw pour les raisons que nous avons décrites. Troisième indice, la date possible de 1621 admise par David Stevenson, pour l'information transmise à Henry Adamson par John Mylne de l'existence du "mason word" cité dans le poème The muses Threnodies567 dont la rédaction a sans doute débuté dès les premières années de la décennie 1620.

Le « Mot de maçon » est donc nécessairement antérieur à cette date DE 1620. Quatrième indice : la mention dans le journal de John Leslie en 1637 de l'expression "masone Word" ; expression qui paraît déjà bien connue à ce moment[568] puisque l'entourage du roi d'Angleterre l'utilise déjà.

Né en 1602, Robert Baillie ne peut être l'auteur d'un système dont on trouve trace en 1598. Les procès-verbaux de Aitchison Haven, datés de 1598, laissent supposer une pratique antérieure et l'Ordonnance royale de 1526[569] est un repère satisfaisant pour fixer le début de la période à examiner. D'autant que s'ajoute un autre argument pour écarter l'opinion de Patrick Négrier. Accepter une réception de Robert Moray, en 1641, par une assemblée composée en partie de membres de la Loge de Edinburgh, suppose que cette Loge connaissait ce rituel. A suivre Patrick Négrier, il lui aurait, donc, été transmis par « l'Assemblée des maçons » de Kilwinning. Or, aucune source ne permet ne serait-ce que de supposer cette transmission, bien que ces deux Loges se situent dans la zone géographique d'implantation de la première maçonnerie écossaise. Toutefois, dès 1634 et sans doute antérieurement, la Loge maçonnique de Edinburgh transmet le « Mot de maçon [570] ».

Il semble donc, même si c'est à regret, qu'il faille renoncer à attribuer à Robert Baillie la paternité du rite du « mot de maçon ». On lui reconnaîtra, toutefois, sans difficulté, la qualité de détenteur du « Mot », d'auteur calviniste influant depuis les années 1640[571] et les idées d'un Covenantaire calviniste presbytérien intransigeant, même s'il sut exprimer avec modération ses idées[572]. A-t-il apporté le « Mot de maçon » à l'Assemblée de Kilwinning ? Sans doute pas. Mais il a trouvé, dans cette paroisse emblématique, un lieu qui correspondait à son engagement calviniste presbytérien unitarien et il est aisé de comprendre qu'il ait pu penser que « son départ de Kilwinning briserait son cœur et celui de nombre de ses paroissiens ».[573]

– *Robert Baillie : calviniste presbytérien covenantaire intransigeant*

Lors de la convocation du Long Parlement par Charles 1er, Robert Baillie défend l'indépendance de l'Eglise[574] d'Ecosse et l'idée d'une union entre les presbytériens écossais et les puritains anglais. Il s'oppose aux anglicans partisans de l'archevêque William Laud, qui veulent imposer l'autorité de l'Église épiscopalienne en Angleterre et en Ecosse[575]. Il prend ainsi rang dans le même groupe d'opposants covenantaires que John Leslie comte de Rothes. Parmi les membres du Parlement anglais, ses idées sont proches de celles du groupe dit : « Presbytérien », favorable à la guerre contre le roi Charles 1er, pour laquelle le Parlement anglais lève des troupes. Il s'oppose ainsi aux « Indépendants » qui, parmi les membres du parlement anglais, sont favorables à une solution négociée. A partir de 1643, Robert Baillie est un partisan actif de la "Solemn league and Covenant". Ce traité, conclut entre l'Ecosse et le Parlement anglais, poursuit un but, aussi confessionnel que militaire et politique, qui est d'unifier l'Angleterre et l'Ecosse sous la même conception calviniste presbytérienne de la Réforme. En peu de mots : Robert Baillie est calviniste presbytérien covenantaire intransigeant, comme John Leslie et s'oppose à Charles 1er. Bien que le procès-verbal d'aucune loge ne mentionne leurs noms, d'autres archives documentaires attestent que sont à ranger parmi les « détenteurs du Mot » Robert Baillie, John Leslie, et, John Stewart comte de Traquair et John Maitland[576]. Ce dernier prendra ensuite rang parmi les "Engagers" modérés et alliés du groupe des « Indépendants » du Parlement anglais.

- *John Maitland 1er duc de Lauderdale*[577]

Dans le cours des hostilités des guerres civiles anglaises et du conflit concomitant qui opposent troupes anglaises et écossaises, John Maitland prend fait et cause pour le roi Stuart et retire son soutien à la "Solemn league and Covenant". Il se sépare ainsi de Robert Baillie, parce qu'il pense la solution militaire incapable d'assurer la sécurité et l'autonomie de l'Ecosse et de son Eglise calviniste presbytérienne. Il s'inscrit dès lors dans le camp royaliste qu'il ne quittera plus, trouvant dans le groupe des « Indépendants » des alliés au Parlement anglais. Il soutient Charles 1er, puis Charles II à la restauration duquel il participe, avant de devenir son chancelier pour l'Ecosse. Dans cette fonction, il s'aliénera certains de ceux qui iront chercher le « mot » auprès de l'Assemblée de Mary's Chapel tels : Sir Patrick Hume of Polwarth reçu le 27 décembre 1667, Robert Pringle de Graycrook le rejoint le 24 juin 1670 et son jumeau Sir John Harper de Canbusnethan[578]

– *John Maitland, parcours d'un intransigeant devenu modéré mais resté "mason"*

Pendant le règne de Charles 1er, John Maitland sera de ceux des Covenantaires qui mèneront des négociations secrètes avec le roi et concluront avec lui l'accord dit "Act of engagement" de 1647. Dominé à cette période par les "Engagers" dont Maitland est un partisan, le parlement d'Ecosse entérine " l'Act of engagement". Des opérations militaires s'ensuivent en 1647, entre les soldats du "Kirk party" que soutient Robert Baillie et les troupes des "Engagers". Les seconds imposèrent, par les armes, leur point de vue plus modéré ; et l'armée écossaise rejoignit Charles 1er, au côté duquel elle affrontera les troupes d'Oliver Cromwell. Mais les troupes de Cromwell triomphèrent, plaçant l'Ecosse sous le contrôle militaire de l'Angleterre.

Les Covenantaires radicaux membres du "Kirk party" dénoncèrent « l'Acte d'engagement » de 1647, comme un marché de dupes, parce que le Roi Charles 1er refusait d'accepter, purement et simplement, l'établissement du presbytérianisme en Angleterre, en lieu et place de l'anglicanisme épiscopalien. Après avoir repris le contrôle du Parlement d'Ecosse, le "Kirk party" imposa ses vues. Au même moment, le parlement anglais est contrôlé par les "puritains" qui sont eux aussi des calvinistes presbytériens intransigeants. Les modérés en

Ecosse comme en Angleterre perdirent alors le contrôle de la situation. Plusieurs conséquences s'en ensuivirent dont l'une nous intéresse particulièrement. Le 23 janvier 1649, par "l'Act of classes", le parlement d'Ecosse, mettra à l'index les signataires de "l'Act of engagement" – Les "Engagers" devenaient des "Classes" par la vertu de "l'Act of classes"-. Cet "Act of classes" excluait Maitland, comme tous les "Engagers" et les partisans du roi, de tous les offices et postes administratifs et militaires. Ce vote par le Parlement d'Ecosse de "l'Act of classes" n'est pas un événement isolé. Il précède d'une semaine la décapitation de Charles 1er, votée par le Parlement anglais, le 30 janvier 1649.

Après la décapitation de Charles 1er, alors qu'Angleterre et Ecosse sont dominées par Oliver Cromwell, Maitland participera, au Pays-Bas, aux négociations du traité de Breda entre l'Ecosse et Charles II qui, à la différence de son prédécesseur, acceptera l'exigence confessionnelle du calvinisme presbytérien et pourra s'allier au "Kirk party" dont Robert Baillie est un partisan. Par cette alliance écossaise, Charles II espère reconquérir par les armes les trônes d'Angleterre, d'Ecosse et d'Irlande. Maitland qui revient en Ecosse avec Charles II, pour participer aux hostilités tombe, comme "engager", sous le coup de "l'Act of classes" et doit faire acte de repentance, pour avoir accepté que Charles 1er n'imposât pas le presbytérianisme à l'ensemble de la population anglaise. La tentative militaire de Charles II dont les opérations se déroulent en 1651, est un échec, malgré la présence de ses alliés écossais. Après la défaite de Worcester, le 3 septembre, Charles II choisit l'exil sur le continent. Après 1651, Maitland subira les conséquences de cette défaite et sera incarcéré en Angleterre durant 9 ans. Relâché, il rejoindra Charles II aux Pays-Bas et participera à la Restauration en mai 1660 ; après quoi, Charles II en fera son Chancelier pour l'Ecosse.

Comme Chancelier d'Ecosse du roi Charles II, Maitland confiera à Robert Moray une mission de bons offices qui intéresse la Franc-maçonnerie. A l'occasion d'un des rapports que Moray adresse à Maitland, il annoncera une lettre à venir en des termes sans équivoque : « Je pense que je ferai mon Maçon (I will play the Mason) dans la prochaine [579] ». On ne s'étonnera pas de cette liberté de parole entre Robert Moray, reçu maçon en 1641, et John Maitland dont la qualité de « Maçon » est explicitement révélée par Robert Baillie dans une lettre du 11 mars 1651. Et l'on remarque ici la manière dont ces hommes qui ont le « Mot » se désignent entre eux. Le qualificatif est "mason" et pas "free mason".

– *Act of classes et old Mason*

Alors que Charles II allié aux troupes d'Ecosse cherche à prendre le meilleur sur les troupes de Cromwell, Robert Baillie écrit le 11 mars 1651, à son ami Maitland : « vous êtes un maçon de longue date et peut-être l'êtes-vous encore [580]». La personnalité de Maitland, Duc de Lauderdale[581], suffit à attester qu'il donne, au mot "Mason", un sens étranger au métier du bâtiment.

En 1651 et sous la plume de Robert Baillie, le qualificatif de « maçon de longue date » ("old mason") ne fait pas référence à un rituel formalisé comme ceux en usage de nos jours, ni au rattachement nécessaire à une Loge particulière. Ni Robert Baillie ni John Maitland ne figurent à la matricule d'une loge que les archives documentaires permettraient de connaître. Ce qualificatif "old mason" renvoie à la seule détention du "masone word" par Maitland et témoigne de son appartenance à un groupe comme Knoop et Jones[582] l'ont remarqué. La manière dont Robert Baillie demande un service à Maitland, est de celle en usage entre membres d'un même groupe. Robert Baillie ira jusqu'à préciser : « Je pourrais dire que vous êtes un bon compagnon, un engagers digne d'être promu *per saltum* [583]». Par-delà la désignation de Maitland comme "mason" et donc comme « détenteur du Mot », cette phrase témoigne à elle seule de la position de chacun sur l'échiquier politique et définit son engagement. Mais elle nous informe d'abord sur le sens de l'expression « détenir le Mot ».

- *Le "Old Mason" selon Robert Baillie et John Maitland*

« Je pourrais dire que vous êtes un bon compagnon, un engagers digne d'être promu *per saltum* ». Le sens de la phrase de Robert Baillie mérite quelques explications, pour être compris. « *Per saltum* » est un terme de droit canon stigmatisant une ordination irrégulière. Est « per saltum », celui ordonné prêtre sans avoir reçu le diaconat. Par extension, cela se dit lorsqu'on reçoit un ordre supérieur sans avoir passé par les inférieurs[584]. "Classe" est un mot qui, au XVII° siècle et dans ce contexte, renvoie à « Act of Classes » qui désigne l'acte du 23 janvier 1649 par lequel le parlement d'Ecosse met à l'index les partisans du Roi et les "Engagers" qui, parmi les Covenantaires, ont soutenu Charles 1er en 1647 par « l'acte d'engagement ».

"Engagers" sous Charles 1er, Maitland, en 1651, était donc un "Classe" l'un de ceux contre lesquels « l'Act of classes » avait été voté en 1649. L'utilisation par Robert Baillie de l'appellation "one classe" désigne donc Maitland comme l'un de ceux auxquels "l'Act of classes" était applicable et cette phrase suffit à préciser le contenu de la qualité de "old mason", accordée à Maitland par Robert Baillie. Le rapprochement du rappel du passé ''engager'' de Maitland et de l'avantage qu'il y aurait pour celui-ci à bénéficier de la caution morale de Baillie, montre qu'être ''ane old mason'' revient à être un Covenantaire qui partage les idées intransigeantes du ''Kirk party'', ce qui avait été la position de Maitland avant ''l'Act of engagement'' de 1647, à la négociation duquel il a participé. Sous la plume de Robert Baillie un ''mason'' est nécessairement et évidemment un Covenantaire radical qui se réfère aux engagements des Covenants de 1557, 1581 et 1638. Il est un successeur des Lords de la Congrégation qui, comme les maîtres de Kilwinning, refusent tout atermoiement.

A la date de la lettre de Robert Baillie, Charles II a déjà accepté les exigences confessionnelles du calvinisme presbytérien, pour s'allier à l'intransigeant ''Kirk party''. Toutefois, l'affrontement, avec les troupes anglaise de Cromwell, n'a pas encore débuté. Il conduira à la défaite de Charles II et à son exil en France puis au Pays-Bas. Maitland, qui a prêté le National Covenant, puis a choisi la voie de la modération et suit le mouvement de la politique de son roi, est donc justement décrit par Robert Baillie comme « un maçon de longue date et peut être encore »[585]. L'intention de Robert Baillie est de dire à Maitland : si vous partagez comme maintenant Charles II, l'opinion intransigeante du ''Kirk party'', peu importe votre cursus et votre apparence d'ancien ''engagers'' trop modéré ; en me rendant le service demandé, vous montrerez que vous êtes un Covenantaire « bon teint » et serez : *per saltum*, considéré comme tel, alors que votre choix d'être un ''Engagers'' ne vous a pas permis de gagner vos galons et a fait oublier votre premier engagement comme « maçon » loyal soutient de la Kirk et donc Covenantaire radical. On peut ajouter le sens implicite de la mention « *per saltum* » qui renvoie évidemment au rituel catholique et à sa hiérarchie. Robert Baillie souligne qu'être un ''engager'', c'est presque être un catholique ; ce qui pour un calviniste presbytérien est la pire situation.

Ainsi, d'autres que ceux figurant aux matricules des loges détiennent le « Mot » et sont des ''masons'' reconnus pour tels. Ces Covenantaires intransigeants, tels Robert Baillie ou encore John Leslie, ne sont pas seuls à détenir le mot dans l'univers covenantaire. Robert Moray, John Stewart comte de Traquair et, *per saltum*, John Maitland commencent une liste que seule l'indigence des archives documentaires empêche d'être longue.

Covenantaires non-opératifs détenteurs du Mot

Parmi les non opératifs désignés par les archives documentaires comme détenant le « Mot » avant 1696, chacun, d'une manière ou d'une autre, apparaît lié à l'univers covenantaire. Toutefois, si les sources, qui n'ont pas directement pour objet l'activité maçonnique, révèlent des informations éminemment utiles, elles sont malheureusement éparses et la chance est souvent seule à en permettre la découverte. Les procès-verbaux des Loges qui, pour la période des XVI° et XVII° siècles ne suffisent pas, sont eux-mêmes imprécis et les noms qu'ils révèlent ne permettent pas d'identifier avec certitude les personnes[586] qu'ils désignent. Faire le tri entre des homonymes dont seul le patronyme est indiqué est difficile. Cependant cet ensemble d'archives malgré ses insuffisances, dessine un portrait dont les traits ne sont pas flous. Ce portrait est celui d'un covenantaire radical identifié sans équivoque comme « maçon » ou de celui qui, devant être en relation avec les covenantaires détiendra le "mason word".

- *Robert Moray et Alexander Hamilton*

Parmi les Covenantaires identifiés avec certitude, nous connaissons déjà le cas de Robert Moray qui reçut le « Mot » le 20 mai 1641. A cette date, les hostilités de la Seconde guerre des évêques se sont terminées par la victoire de l'armée écossaise à Newburn et un traité se négocie entre Angleterre et Ecosse. C'est dans cette ambiance et parmi des covenantaires, fiers d'avoir pu imposer par les armes le point de vue de la "Kirk", contre la réforme voulue par William Laud et Charles 1er, que Robert Moray est « admis maître », le 20 mai 1641[587], comme l'atteste le procès-verbal de la Loge Mary's Chapel.

> « À Newcastle le 20ème jour de mai 1641. Ledit jour un certain nombre de maîtres et d'autres régulièrement convoqués, admirent Maître le Très honorable Robert Moray, Général quarter de l'Armée d'Ecosse et convinrent que le susnommé serait des Maîtres masons de la Loge de Edinburgh ; et nous avons signé de nos mains ou apposé notre marque A. Hamilton, R. Moray, Johne Mylln, James Hamilton[588] »

Ce procès-verbal de la loge de Edinburgh nous révèle bien davantage que la réception de Robert Moray, auquel il confère pour l'histoire le titre envié de premier « Maçon » reçu en terre anglaise, qui soit à ce jour attesté par les archives. Les détenteurs du « Mot » qui admettent Robert Moray servent comme lui dans l'armée covenantaire dont les troupes sont stationnées en Angleterre. Mais, les archives sont silencieuses sur les noms de ceux qui procèdent à la cérémonie et sur leur nombre. Nous savons que, parmi les Covenantaires de ce casernement, les membres de l'Assemblée de Edinburgh sont présents. Toutefois, ces membres de Mary's Chapel ne sont pas les seuls à détenir le « Mot ». Le procès-verbal révèle que la transmission eut lieu à Newcastle en présence de membres de la Loge de Edinburgh et « d'autres » détenteurs du « Mot » qui ne sont donc pas inscrits à la matricule de cette Assemblée[589].

Nous remarquons alors une autre particularité. L'inscription de Robert Moray à la matricule de la Loge de Edinburgh n'allait pas de soi car elle fait l'objet d'une mention particulière. Les « maçons » assemblés « convinrent que le susnommé serait des Maîtres masons de la Loge de Edinburgh ». Cette mention témoigne d'une délibération et d'un accord sur ce point particulier. Ce passage ne peut être confondu avec celui qui relate la réception elle-même. Les membres de l'Assemblée, « admirent Maître le Très honorable Robert Moray ». L'accord sur l'inscription à la matricule de la loge d'Edinburgh est donc bel et bien un choix fait par l'Assemblée. Mais qu'il fallut choisir, montre l'existence d'autres possibilités. La matricule d'autres loges mais peut-être aussi l'inscription à aucune matricule est couverte par la précision qu'hormis les membres d'Edinburgh « d'autres » étaient présents. Nous sommes alors autorisés à supposer que s'ils s'étaient revendiqués d'une loge le nom de celle-ci aurait été mentionnée. Il n'en est rien et comme pour Robert Baillie, John Maitland, John Stewart ou John Leslie cela laisse entrevoir qu'une Assemblée de maçons peut être composite, voire créée *ad hoc*[590]. La réalité et l'autonomie de l'interrogation sur le choix de la matricule seront confirmées dans un instant par un autre procès-verbal, qui ne porte justement pas la mention d'une délibération à ce sujet, alors que la réception est faire dans une Assemblée dont les membres sont issus des mêmes rangs de cette armée covenantaires.

Selon Robert Freke Gould[591], au nombre des membres de la Loge de Edinburgh présents lors de la réception de Robert Moray, se trouve un autre officier de l'armée covenantaires : le General Alexander Hamilton dont le rôle à cette occasion est discuté. Robert Freke Gould nous dit que Hamilton avait déjà eu communication du « Mot » le 20 mai 1640. Mais David Stevenson n'est pas de cet avis. Cet auteur n'explique pas de la même manière la présence d'Alexander Hamilton. Il considère l'année 1640 comme fautive et en tient pour une réception commune de Moray et Hamilton, le 20 mai 1641[592]. Cette erreur d'écriture proviendrait à la fois de la rédaction tardive du procès-verbal et du fait que les procès-verbaux pour Hamilton et Moray sont distincts. La rédaction du procès-verbal de l'Assemblée qui a reçu

Robert Moray serait tardive[593] car effectuée après le retour des troupes en Ecosse et des maçons à Mary's Chapel. Il porte les signatures de John Mylln et celle de James Hamilton au côté de celle de Robert Moray et Alexander Hamilton mais rien n'indique la participation de Robert Mylln et James Hamilton à la cérémonie dans le casernement de Newcastle[594]. Il est vrai que le jour commun du 20 mai, va aussi dans le sens de l'interprétation de David Stevenson. La signature, sur le procès-verbal de la loge Mary's Chapel évoqué par Robert Freke Gould, correspondrait alors à la reconnaissance par Hamilton qu'il a reçu lui-même le mot.

La lecture attentive du procès-verbal de la réception d'Alexander Hamilton, permet d'écarter cette hypothèse en même temps qu'elle conforte celle du vote spécifique pour l'inscription de Robert Moray à Mary's Chapel. La transcription que David Murray Lyon fait du procès-verbal permet de se ranger derrière Robert Freke Gould dont l'intuition est juste. Pour la réception d'Alexander Hamilton nous connaissons le nom des officiers de la loge et nous pouvons remarquer la présence des seuls membres de Mary's Chapel sans mention d'une délibération pour choisir la matricule à laquelle inscrire Alexander Hamilton dont il est précisé que les « maîtres des maçons d'Edinbr. convoqués, l'admettent parmi eux » .

> « Le 20 mai 1640. Ledit jour James Hamiltone était diacre du Métier et Johne Meyenes surveillant, et le reste des maîtres des maçons d'Edinbr. convoqués, admettent parmi eux le très honorable Alexander Hamilton, général d'artillerie de ce Royaume, à être "felow" et "Master" dudit Métier et nous avons signé de nos mains ou apposé nos marques - A. Hamilton, James Hamilton, John Mylln. [595] »

La présence de détenteurs du « Mot » étranger à l'assemblée d'Edinburgh est donc doublement confirmée pour Robert Moray. La première confirmation provient de l'absence de la mention « et d'autres » sur le procès-verbal de la réception d'Hamilton alors qu'elle figure sur celui de la réception de Robert Moray. La seconde confirmation est l'absence de mention d'une délibération sur l'inscription à la matricule de Mary's Chapel pour Hamilton. Et il est précisé que James Hamiltone et Johne Meyenes mis à part « le reste des maîtres des maçons d'Edinbr. Convoqués », admirent « parmi eux » Alexander Hamilton. Les seuls maçons présents étaient de la loge d'Edinburgh et le profane fut reçu parmi eux sans qu'ils aient à convenir « que le susnommé serait des Maîtres masons de la Loge de Edinburgh ».

Rien n'est parfait en ce monde et tout particulièrement pas les archives. Le procès-verbal de la réception de Hamilton précise la date mais ne mentionne pas le lieu de cette réception et il nous faut alors supposer. Pour ce faire on peut prendre comme référence la bataille de Newburn qui entraîne l'occupation de Newcastle par les Covenantaires. Elle se déroule le 28 août 1640 et la réception de Hamilton a lieu le 20 mai précédant mais les troupes écossaises ne passèrent la frontière anglaise que début Août 1640. En juillet, elles sont encore casernées à Dun en Ecosse. Le titre de premier maçon reçu en terre anglaise reste donc pour l'instant attribué à Robert Moray. Il n'en demeure pas moins qu'étant tous deux des généraux de l'armée écossaise covenantaire, l'engagement calviniste presbytérien covenantaire est certain pour Moray comme pour Hamilton et c'est ici ce qui mérite d'être noté.

- *Les comtes de Cassilis et d'Egligton*

Autre personnage de l'univers covenantaire à détenir le « Mot », John Septième comte de Cassilis. En 1670, il sera le seul[596] membre du Parlement anglais à voter contre le "Conventicle Act"[597] punissant d'amende, la participation à toute assemblée religieuse, à l'exception de celles de l'Église d'Angleterre. Nous avons déjà eu l'occasion de le souligner, la position de Cassilis est donc explicitement favorable aux calvinistes presbytériens, tombant sous le coup du "Conventicule Act" et on ne s'étonnera pas de le retrouver en qualité de "Deacon", parmi les membres de la Loge de Kilwinning en 1672[598] ; mais nous ignorons si cette même Assemblée lui avait précédemment transmis le « Mot »[599].

Autre « solide partisan des convenantaires »[600] et « détenteur du Mot »: Alexander huitième Comte de Eglington occupera la même fonction de "Deacon" en 1678 dans cette même Loge de Kilwinning[601] . Nous savons que la Loge de Kilwinning lui a transmis le « Mot » le 20 janvier 1674, le recevant le même jour comme "d'Entered Apprentice" et "Fellow-craft or master mason"[602], selon l'usage des Loges maçonniques dissimulées derrière les "Incorporations", lorsqu'il s'agit d'un non opératif.

- *John Stewart et John Leslie*

John Stewart comte de Traquair, trésorier pour l'Ecosse de Charles 1er et John Leslie comte de Rothes et chef covenantaire sont incontestablement liés à l'univers Covenantaires et sans doute, détiennent-ils le "masone word". On se souvient de la mention dans le journal de John Leslie à la date du 16 octobre 1637, de la dénonciation par les ennemis de John Traquair d'une "Nobilitie" abritant des détenteurs du "masone word"[603]. La détention du « Mot » par John Stewart est explicitement dénoncée par ses ennemis qui rendent ainsi vraisemblable sa qualité de maçon. Lui aussi est un membre de cette "Nobilitie" covenantaire ou proche des Covenantaires. John Leslie qui est l'un des chefs covenantaires, note dans son journal que John Stewart déclare avoir toujours agi dans l'intérêt de son roi ; mais il ne note pas qu'il contesterait détenir le "masone word". Il est donc très vraisemblable qu'en 1637, John Stewart et John Leslie détiennent le "masone word" et sont donc des "masons", qui prennent rang parmi les covenantaires, ou, pour Stewart, en relation avec les covenantaires. Au-delà de la détention du « Mot », ces passages du journal de John Leslie définissent le sens de cette détention et désignent dans le détenteur du « Mot » l'opposant au Roi Charles 1er.

Avec Elias Ashmole et Henry Maynwaring apparaissent, maintenant, deux autres maçons partisans du roi comme John Stewart. On peut même penser qu'ils sont devenus maçons parce qu'ils étaient partisans du roi ce qui est aussi le sens des protestations de John Stewart quand il déclare avoir toujours agi dans l'intérêt de son roi.

- *Elias Ashmole et Henry Maynwaring*

Les situations d'Elias Ashmole et Henry Maynwaring attirent l'attention car aucun des deux n'est connu comme convenantaire. Ils méritent toutefois une mention dans l'univers covenantaire. Tous deux sont anglais et non écossais à la différence de Robert Moray et Alexander Hamilton.

Elias Ashmole et Henry Maynwaring peuvent s'enorgueillir d'être les deux premiers maçons anglais reçus en terre anglaise que nous désignent les archives documentaires. Ils furent faits "masons" à Warrington, ville de l'ouest de l'Angleterre à mi-chemin entre Manchester et Liverpool.

S'il n'apparaît pas en une première approche, le lien avec l'univers covenantaire, d'Elias Ashmole et Henry Maynwaring , est toutefois bien réel.

– *Des détenteurs du "masone Word" partisans du roi*

Si on en croit le récit fait par Elias Ashmole dans son journal, Henry Maynwaring et lui sont reçus « maçons » à Warrington en Angleterre dans l'après-midi du 16 octobre 1646 et nous connaissons le nom des sept maçons présents : Rich Penket (surveillant), James Collier, Rich Sankey, Henry Littler, John Ellam, Rich llam et Hugh

Brewer[604]. Elias Ashmole est un soutien de Charles 1er et Henry Maynwaring un partisan récemment rallié. Le lien avec l'univers covenantaire est établi par les motifs et les circonstances de leurs réceptions. Elles se déroulent le 5 mai 1646, peu après la fin de la première guerre civile et la reddition de Charles 1er à Newark. Nous savons que celui-ci préfère se constituer prisonnier entre les mains de l'armée Ecossaise, plutôt que de tomber dans les mains des troupes anglaises d'Oliver Cromwell. Les historiens sont partagés sur les motifs de cette reddition entre les mains écossaises plutôt qu'anglaises. La vérité sur les motifs de Charles 1er tient peut-être dans une lettre du 18 janvier 1646, écrite à son épouse Henriette Marie de France, fille du Roi français Henri IV qui séjourne en France depuis le 25 juillet 1644[605].

> « Etant certain de la grande animosité qui règne entre les Indépendants et les Presbytériens (les deux tendances qui s'opposent au Parlement anglais), j'ai de bonnes raisons d'espérer que l'une des factions s'adressera à moi, ce qui sans aucun doute me donnera la meilleure opportunité d'obtenir mon dû sans grandes difficultés[606] »

Par cette lettre, Charles 1er révèle le principe des manœuvres qu'il fera, sans succès, jusqu'à sa mort. Sans tenter de démêler les fils enchevêtrés de la situation politique sur les bancs du Parlement anglais, disons que les « Indépendants » et les « Presbytériens » sont issus d'une scission parmi les Puritains du Parlement anglais. Les « Indépendants » sont favorables à la paix alors que les « Presbytériens » en tiennent pour la guerre. Les « Indépendants » sont favorables à la tolérance religieuse pour les non-catholiques et à une stricte séparation entre l'Eglise et l'Etat, alors que les « Presbytériens » sont favorables à une organisation indépendante et nationale de l'Eglise et du culte et à l'intolérance à l'égard des "Nonconformists" c'est-à-dire : les unitariens. A Charles 1er, se trouver entre les mains des Ecossais, permet effectivement d'être en meilleure posture, pour susciter une alliance avec l'un des deux principaux partis du parlement anglais. C'est le lieu de rappeler la situation de John Maitland et Robert Baillie. Ces deux Ecossais tissent des liens différents avec les membres du Parlement anglais. Dans l'opposition entre « Indépendants » et « Presbytériens », Robert Baillie se rapproche des « Presbytériens » alors que Maitland se range aux côtés des « Indépendants » et entrera dans le jeu tactique, décrit par Charles 1er dans sa lettre du 18 janvier 1646. Cette manœuvre aboutira à "l'Act of Engagement" de 1647 mais elle fait aussi de John Maitland un interlocuteur d'Elias Ashmole et Henry Maynwaring.

– *L'usage du "mason Word" par des non-covenantaires*

Se ranger au côté de "l'engager" John Maitland, ne fait pas d'Elias Ashmole et Henry Maynwaring des hommes éloignés de l'univers Covenantaire dans les circonstances du moment. La transmission du « Mot » à ces deux royalistes est simplement une expression de la politique de Charles 1er, matérialisée par la signature du traité de 1647, dénommé "Act of Engagement".

L'ouverture de la politique du Roi Charles 1er vers les Covenantaires écossais, expliquée dans la lettre du 18 janvier 1648, tisse un lien, certes différent d'un engagement de foi mais bien réel, avec leur univers et révèle les motifs d'un Elias Ashmole et d'un Henry Maynwaring. Ils reçoivent le "Masone Word" alors et parce que leur roi négocie une alliance avec les Covenantaires et espère le ralliement des "Indépendants" à sa cause. Ils sont les interlocuteurs de ceux qui, tels Maitland ou le comte de Traquair, sont favorables à une solution modérée pour sortir du conflit.

Cette situation a pu être analysée comme l'expression de la tolérance maçonnique[607]. Mais la détention du « Mot » apparaît davantage comme la construction théorique et pratique d'un territoire. Ce lieu excluant la perpétuelle discorde pour ceux qui, sans cet espace, resteraient étrangers les uns aux autres. Détenir le « Mot », permet de participer à des Assemblées qui n'acceptent en leur sein que ceux dénoncés comme détenteurs du "masone word". Ainsi en va-t-il du comte de Traquair, trésorier pour l'Ecosse de Charles 1er, qui, en 1637 déjà, détenait sans doute le « Mot » et tentait, dans l'intérêt de son roi, un rapprochement avec les Covenantaires, comme il le déclare à John Leslie. Le comte de Traquair, Elias Ashmole, Henry Maynwaring, voilà trois serviteurs du Roi d'Angleterre qui font du « Mot » un usage qui ne témoigne pas d'un engagement calviniste presbytérien mais d'une conception de la « Politique » et en fin de compte d'un choix en philosophie politique.

Un tel usage confirme que dès 1637 et encore ensuite, le "masone word" est un apanage des Covenantaires. Mais aussi qu'il organise un espace où l'on entre sans les armes pour débattre sur leur terrain avec ces Covenantaires. Ce n'est pas là un révélateur de tolérance au sens courant du mot. C'est celui d'un espace de dialogue de nature politique. Maitland ou Traquair qui évolue sur cette espace, développent, sans nul doute, une activité diplomatique mais, Elias Ashmole et Henry Maynwaring s'installent sur l'espace ainsi ouvert, bien qu'aucune action ne puisse leur être attribuée dans le registre de la diplomatie de ce moment d'histoire. Ce lien entre engagement de foi et Politique ne peut étonner dans un univers ou choix politiques et choix confessionnels se confondent.

Il est, cependant, d'autres détenteurs du "masone word" dont l'engagement calviniste presbytérien covenantaire est avéré, tout autant, que leurs intentions défavorables au Roi d'Angleterre et à sa politique, bien qu'ils soient membres de la "Nobilitie".

- *William Lord Alexander, Anthony Alexander et Sir Alexander Strachan of Thornton*

Le 3 juillet 1634, les membres de la Loge maçonnique Mary's Chapel de Edinburgh qui, en 1640-41, participeront à la réception aux armées d'Alexander Hamilton et de William Moray, recevaient à Edinburgh en Ecosse trois membres éminents de la "Nobilitie": William Lord Alexander, son frère Anthony et Sir Alexander Strachan of Thornton[608]. Cette triple réception et la situation de ces hommes vont bien au-delà de la simple désignation de trois partisans des Covenantaires. Parmi ces trois « jumeaux » reçus par la Loge de Edinburgh, l'un d'entre eux au moins fera preuve d'un engagement covenantaire incontestable, dont l'histoire a retenu les circonstances. Le 27 avril 1650, lors de la bataille de Carbisdale, Sir Alexander Strachan of Thornton mènera à la victoire les troupes convenantaires du "Kirk party" contre les troupes royalistes, commandées, pour Charles II, par le Marquis de Montrose. Antony Alexander n'est pas un personnage de moindre importance. Il est Maître des travaux du roi d'Ecosse depuis 1627 mais son décès prématuré à Londres en 1637 l'empêchera de participer aux conflits civils et religieux. William Lord Alexander est, pour sa part, un écrivain connu en son temps[609] et le Roi Jacques 1er le choisit pour participer à la traduction des Psaumes de l'édition de la Bible dite « King James ». C'est aussi un homme politique de haute stature. Après 1615, il est membre du conseil privé pour l'Ecosse de Jacques 1er, dont il est suffisamment proche pour que lui soit concédé le territoire de la Nouvelle Ecosse, l'actuel Canada. Après la mort de Jacques 1er, Charles 1er le contraindra à céder la Nouvelle Ecosse à la France, lors du traité de Saint Germain en Laye signé en 1632, par lequel l'Angleterre restitue à la France la province de Québec. Il meurt en 1640 et ne participera donc pas au plus clair des conflits civils et religieux.

Nos trois jumeaux appartiennent à la "Nobilitie " Ecossaise évoquée par John Stewart dont ils sont trois parfaits exemples. Ils sont de ceux parmi la "Nobilitie" dont la détention du "masone word"" est certaine pour l'avoir reçu de l'Assemblée des maçons de Mary's Chapel à Edinburgh. Bien que proches du Roi rien n'atteste qu'Antony

Alexander et William Lord Alexander sont des partisans inconditionnels de celui-ci. Car depuis le ''Kings Covenant'' de 1581, le roi d'Ecosse se doit d'être « Le juste instrument de la miséricorde de Dieu accordée à ce pays, pour le maintien de son Église et l'administration de sa justice parmi nous ». Or, la décapitation de Charles 1er a pris acte de la différence entre le roi et la fonction royale. La fonction royale n'est plus son titulaire et être royaliste ne signifie pas soutenir un roi en particulier mais la définition politique de la fonction qu'il exerce[610]. Pour Lord Alexander, ajouter la perte de la Nouvelle Ecosse à l'explication du choix covenantaire n'est sans doute pas impossible.

Parmi les trois « jumeaux » reçu le 3 juillet 1634, Antony Alexander attire particulièrement l'attention. Il est l'un des successeurs de William Schaw, puisqu'il est « maître des travaux » du roi Charles 1er pour l'Ecosse. En 1634, lorsqu'il reçoit le "masone word", voilà déjà sept ans qu'il occupe ce poste et ce décalage montre – S'il en est encore besoin -- qu'il n'y a aucun lien entre la situation de « Maître des travaux du Roi » et la détention du « Mot ». Car s'il existait un lien entre la fonction de Maître des Travaux et le ''mason word'' comme, souvent, on le suggère un peu étourdiment, Antony Alexander n'aurait pas attendu de 1627 à 1634 pour recevoir la communication du « Mot ». C'est ailleurs qu'il faut chercher l'explication de la transmission du « Mot » à ces trois éminents personnages.

''Masone word'' et conciliabules conspiratifs entre Covenantaires

Comparée à l'ensemble du XVII° siècle, la période qui s'écoule entre 1631 et 1640, décompte le plus grand nombre de réunions de l'Assemblée des maçons de Edinburgh[611]. Cette fréquence des réunions attire l'attention. A Edinburgh, la Loge maçonnique Mary's Chapel tient des procès-verbaux strictement distincts de ceux de la Corporation Mary's Chapel[612]. Mais aucune des deux structures ne semble avoir de raisons d'augmenter la fréquence de ses réunions au-delà de l'habituelle réunion annuelle qui aurait dû suffire à réunir les membres le jour de la Saint Jean d'hivers. Le compte de douze réunions entre 1634 et 1637, montre pourtant une activité soutenue de la Loge maçonnique Mary's Chapel. Entre 1629 et 1646, elle réunit 37 fois son Assemblée de « détenteurs du Mot » qui donne une moyenne de moyenne de deux réunions annuelles. Mais cette moyenne augmente de cinquante pour cent pour passer à trois au cours de la période 1634-1637.

La fréquence des réunions de la période 1634-37 contraste fortement avec ce que nous savons, par exemple, de la participation du Covenantaire Robert Moray reçu sept ans plus tard et donc à peu près à la même époque. Moray ne participera durant toute sa vie qu'à deux Assemblées de Maçons, la première lors de sa réception et la seconde lors de celle de William Maxwell en 1647 par la Loge Mary's Chapel de Edinburgh[613]. Elias Ashmole, reçu en 1646, ne participera que deux fois à des Assemblées de maçons. La première pour recevoir le « Mot » et la seconde bien des années plus tard, le 11 mars 1682, pour la réception de six membres par une Assemblée réunie à Londres[614]. Il n'en va pas de même de William, Lord Alexander, de son frère Anthony et de Sir Alexander Strachan of Thornton. Ils seront assidus. Ils participeront aux travaux six fois sur les douze réunions[615], organisées entre le 3 juillet 1634, jour de leurs réceptions, et le mois d'août 1637, après lequel, ils ne participeront plus aux Assemblées. La période 1634-1637, pendant laquelle ces trois membres de la "Nobilitie" et jumeaux en maçonnerie, fréquentent assidûment l'Assemblée de Edinburgh, est éminemment politique.

Les procès-verbaux ne donnent aucune indication permettant de comprendre la raison de cette augmentation significative de la fréquence des réunions mais ils témoignent d'une certaine agitation. David Stevenson note que cette période très active coïncide avec l'absence totale de mention en référence à l'activité professionnelle, dans les registres de la Loge maçonnique[616]. Harry Carr, nous indique pour la période 1629-1647[617] des réceptions par la loge Mary's Chapel, comme "master mason or Fellow craft" sans admission préalable au grade de "Entered apprentice". Il note aussi de nombreux noms, apparaissant sans mention de cérémonie de réception, que ce soit comme "Entered apprentice" ou comme "master mason or Fellow craft". En ces temps de conflits où choix politiques et confessionnels font écho l'un à l'autre, l'Histoire générale donne l'explication recherchée.

Cette période 1634-37 est celle de la préparation de la révolte écossaise contre le changement de liturgie du culte, voulu par Charles 1er et William Laud. L'effervescence est grande en Ecosse en 1637 et c'est l'année de la lettre de W. Drummond [618] à Henry Adamson incitant fortement celui-ci à publier son poème « *Les Muses Threnodies*[619]», dans lequel le poète mentionne l'existence du "Mason Word" en Ecosse et annonce la révolte de 1637 et le "National Convenant", que la « seconde vue » permet de prévoir. Le 23 juillet 1637, la lecture de la liturgie de William Laud dans la cathédrale Saint

Gilles de Edinburgh provoque une forte émeute et Robert Baillie témoigne du sentiment général, le 4 octobre 1637 :

> « ... Chacun pense que le papisme est à nos portes...personne ne peut plus soutenir la position du roi, sauf à se désigner lui-même pour être tué un jour ou l'autre. Je pense notre peuple possédé par un démon sanglant, bien au-delà de tout ce que j'aurais pu imaginer. [620]»

Un mois après l'émeute de la Cathédrale Saint Gilles et en Août 1637, William, Lord Alexander, son frère Anthony et Sir Alexander Strachan of Thornton, cessent tous trois de fréquenter les réunions de Mary's Chapel. Antony est décédé à Londres en ce mois d'Août 1637 mais rien n'empêche William et Sir Alexander de continuer à visiter l'Assemblée des maçons de Edinburgh.

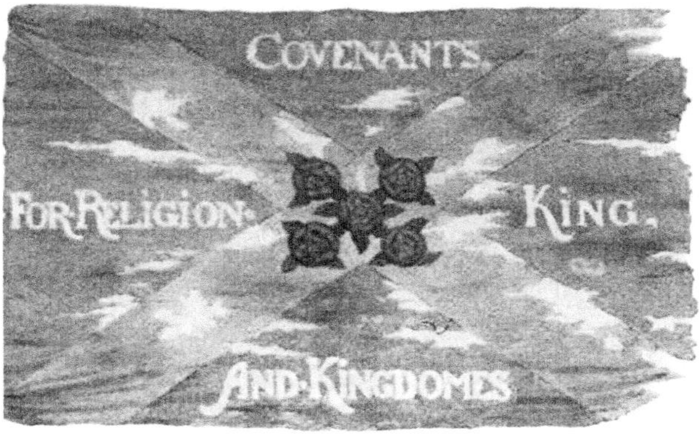

Figure 8 Etendard des troupes covenantaires

Il est, toutefois, une explication, qui ne prend pas en compte la mort d'Antony Alexander comme prétexte à la fin de l'activité de nos jumeaux survivants. Elle est celle du temps advenu de l'action, qui succède à la période des conciliabules conspiratifs, entre 1634 et 1637. L'émeute de la Cathédrale Saint Gilles, en juillet 1637, est le signe avant-coureur d'un inévitable conflit armé. Les calvinistes presbytériens qui se préparent à signer le "National Covenant" l'année suivante, n'ont plus besoin de tenir des conciliabules secrets car la révolte est dans les rues. Les membres de la "Nobilitie" qui ont le "masone word" parlent maintenant à visage découvert autour de John Leslie et des autres chefs covenantaires. Ces circonstances, éclairent d'une lumière plus crue le texte de la mention au journal de John Leslie du 13 octobre 1637, exposant que les ennemies de John Stewart l'accusent de détenir le "masone word", comme d'autres membres de la "Nobilitie "aussi le détiennent. Sans doute est-ce là, la situation de ceux qui avant 1637 ont participé aux conciliabules secrets, organisés dans les Assemblées de maçons. Ces conciliabules auxquels le comte de Traquair a participé s'épanouissait dans l'espace « diplomatique », déjà relevé. Mais les conciliabules auxquels participaient les seuls Covenantaires étaient autant politique que militaires et rassemblaient ceux qui soutiendront ensuite la cause de l'Ecosse, avant que leurs successeurs ne soient les partisans de la Glorieuse Révolution en 1688-89.

Le début de la fin du "masone word" : Les Assemblées en déshérence

Comme à rebours de la période 1634-37, le petit nombre de réunions de la Loge Mary's Chapel entre 1691 et 1700 confirme le lien intime, au XVII° siècle, entre "masone word" et activités conspiratives des covenantaires calvinistes presbytériens. Entre 1634 et 1637, les réunions sont nombreuses et contemporaines de la préparation des deux Guerres des évêques qui opposeront Angleterre et Ecosse, avant de se poursuivre en guerre civile anglaise aboutissant à la décapitation du roi Charles 1er d'Angleterre. Après la restauration, qui en 1660 amène Charles II Stuart au pouvoir, les Assemblées de maçons resteront actives. Insurrectionnelle sous Charles 1er, la fonction plus politique des Assemblées s'exprime pleinement sous Charles II. La mission de négociateur avec les Calvinistes presbytériens écossais confiée à Robert Moray qui fera son "mason"[621] déjà le montre. S'ajoutent, faisant contraste avec la diplomatie, diverses réceptions à Mary's' Chapel. Sir Patrick Hume of Polwarth, reçu le 27 décembre 1667, est un homme politique et partisan du Comte de Tweeddale favorable au Covenantaires. Il s'oppose à la politique de John Maitland qu'il juge, d'accord avec Robert Baillie, trop inspirée de son choix "engagers" et sera emprisonné pour cela. Décédé en 1724, Patrick Hume aura, le temps de soutenir la Glorieuse révolution en 1688[622]. Robert Pringle de Graycrook le rejoint le 24 juin 1670 et appartient lui aussi au groupe s'opposant à Maitland, comme son jumeau Sir John Harper de Canbusnethan[623]. Même Kilwinning participera. Elle ouvrira ses réunions[624] à des étrangers au métier pour leurs opinions religieuses autant que politiques, d'opposant à Charles II. A ce moment celui-ci fait valoir, contre le Parlement d'Angleterre, la validité de la dévolution de la couronne au catholique Duc d'York, futur Jacques II. Ce dernier ne fait pas mystère de sa confession catholique et si l'insurrection de Montmouth n'empêche pas son installation sur le trône en 1685, le règne de Jacques II sera bref. La Glorieuse Révolution, fomentée par l'opposition calviniste presbytérienne et puritaine, lui donnera son terme en 1688. Cette opération, menée par une troupe de 15000 hommes, commandée par le très calviniste Stadhouder de Hollande, a des allures de conquête étrangère[625]. Elle est soutenue par des troupes de l'intérieur[626] , situation qui est à la fois le ferment de la paix des armes et celui des oppositions politiques du XVIII° siècle[627].

Entre 1691 et 1700, la paix civile installée en Angleterre, Irlande et Ecosse, les réunions des Assemblées de maçons seront les moins fréquentes de tout le XVII° siècle, selon le décompte établi par David Stevenson[628]. Pendant cette dernière décennie du siècle, la question religieuse non-catholique a trouvé sa réponse dans l'avènement en 1689 de Guillaume III et Mary II, qui mettent un terme aux conflits intérieurs en détrônant Jacques II et pacifie en même temps les querelles internes au protestantisme. A ce moment, l'activité des maçons s'étiole, comme si sa raison d'être la fuyait.

Lorsque reprendront les réunions de l'Assemblée de Edinburgh après 1700 on relève un intéressant changement. Cette Assemblée de maçons avait toujours respecté une réelle distance avec la Corporation locale. Elle tenait des registres distincts et, en somme, organisait ses réunions « A un jour de marche du lieu d'une corporation sans aboiement de chien ni chant du coq[629] ». Après 1700, elle fera différemment. Elle se rapprochera de la Corporation locale[630] et la situation paraît ainsi prendre pour modèle l'Assemblée de Kilwinning dont l'une des particularités historiques, est de n'avoir jamais distingué la matricule de l'Assemblée des maçons de celle de "l'Incorporation", sauf un court et tardif moment[631] qui précède la Glorieuse Révolution.

La Glorieuse Révolution est passée. La loi de dévolution de la couronne exige maintenant le protestantisme et la branche catholique de la dynastie Stuart est en exil. Avec Guillaume III et Mary II, l'engagement calviniste presbytérien de la dynastie régnante est indiscutable, même si les monarques doivent adopter l'anglicanisme pour s'installer sur le Trône d'Angleterre. Les hostilités, sous leur forme violente, sont terminées et le calvinisme presbytérien lui-même n'est plus menacé en Ecosse. L'abri offert par la Loge du "masone word" aux conciliabules conspiratifs perd son utilité alors que les adversaires déposent les armes. A l'exception notable des activités du mouvement Jacobite en exil, le champ politique va remplacer celui de la bataille à mains armées.

Autres temps autres mœurs même combat

Changement d'époque, disparition de la raison d'être de ses origines, en cette fin du XVII° siècle, l'histoire du ''masone word'' illustre la remarque de Hegel « Ce n'est qu'au début du crépuscule que la chouette de Minerve prend son vol [632]». La menace disparue, le temps de l'action passé, la fonction des Assemblées de maçons allait en être influencée. Alors, apparaissent discrètement les signes avant-coureurs d'une autre période de l'histoire maçonnique dont les événements se dérouleront surtout en Angleterre et en France, aussi.

Si on en croit Samuel Prichard, la première Loge maçonnique anglaise aurait réuni ses colonnes en 1691, sous la dénomination de ''King's arms''[633]. Le symbole de cette dénomination « aux armes du Roi » ne laisse pas indifférent sous le règne de Guillaume III et Mary II et le soutient des « détenteurs du Mot » désigne celui dont ils se feront les champions. Sous Georges 1er, la Franc-maçonnerie de la Grande Loge de Londres et de Westminster prendra leur suite. Au prix d'une épuration de ses rangs[634], elle se vouera au soutien de la dynastie Hanovre dont Georges 1er est alors le premier représentant. Elle poursuivra ainsi l'œuvre d'opposition aux Stuarts cryptocatholiques et absolutistes puis catholiques et absolutistes avoués, que détrône la Glorieuse révolution[635] avec, pour le moins, la bénédiction des hommes d'Ecosse qui ont le « Mot ».

Hommage à ses illustres prédécesseurs, le Révérant Jean Théophile Desaguliers visitera, le 24 août 1721[636], la Loge de Edinburgh. L'Assemblée des maçons le reconnaîtra pour tel et l'admettra parmi ses membres[637]. Le texte du *Edinburgh Register House MS 1696*, plus ancien rituel maçonnique que nous connaissons à ce jour, fut sans doute scrupuleusement respecté à cette remarquable occasion. Lors de celle-ci l'Assemblée de Mary's Chapel trouva, un détenteur du « Mot » « dûment qualifié dans tous les domaines de la maçonnerie », en la personne de l'ancien Grand Maître de la Grande Loge de Londres et de Westminster[638].

Le maçon : un sans-grade

Pour la période 1629-1647[639] les registres de Mary's Chapel, contiennent des procès-verbaux de réception comme "master mason or Fellow craft" mais sans admission préalable comme "Entered apprentice". De nombreux noms, figurent aux registres sans mention de cérémonie de réception, que ce soit comme "Entered apprentice" ou comme "master mason or Fellow craft". On pourrait ne pas s'en étonner. Le cas est connu dès 1598 à Aitchison Haven. Les archives documentaires ne fournissent pas le procès-verbal de réception, comme " prenteis" de Robert Widderspone, alors que nous disposons du procès-verbal de sa réception le 9 janvier 1598 comme "Fellow craft". Daté du 11 janvier 1598, nous disposons du procès-verbal de la réception d'Alexander Cubie comme "entereit prenteis". Lors de ces deux réceptions, des "fellows craft" sont présents et nous ne connaissons ni leur date de réception comme "prenteis" ni comme "fellow craft" car aucun procès-verbal ne nous est connu. Par ailleurs en présence de "Prenteis" l'expression "fellow craft" ne figure pas au procès-verbal[640].

Pour la période du XVII° siècle, nous ne disposons pas des procès-verbaux de réception comme "entered apprentice", par exemple à Mary's Chapel, de William Lord Alexander ou de Sir Alexander Strachan of Thorntoun. De même, pour Robert Moray reçu "master" sans plus de formalités et Alexander Hamilton reçu "felow" et "Master". De même, encore, pour John Mylne Junior, homme de métier du bâtiment et rejeton d'une célèbre famille de cette profession dont seul le procès-verbal de réception comme "fellow craft" nous est conservé.

Avant 1598, l'absence d'un procès-verbal n'est pas surprenante car aucun procès-verbal antérieur à cette date ne nous est parvenu. Pourtant la présence de "fellows craft" dans les premiers procès-verbaux qui nous sont parvenus, affirme une existence antérieure. Nous devons alors constater ce que les historiens appellent « une période tunnel », caractérisée par l'absence d'archives documentaires.

Au XVII° siècle, la situation est celle d'un ensemble d'archives mais comportant des lacunes. Cette insuffisance étonne car les loges sont nombreuses et paraissent organisées. Nous savons que certaines ne tiennent pas de procès-verbaux de leur activité maçonnique mais, vient tout de même à l'esprit, la nécessité de choisir entre l'explication par des procès-verbaux perdus ou jamais rédigés et celle, plus intéressante, de cérémonies recevant comme "fellow craft" sans que jamais le candidat n'ait été reçu "entered apprentices". Plutôt que se satisfaire de la perte des archives, doit être examinée si ce n'est préférée l'idée d'une réception directe comme "fellow craft". Nous sommes confortés dans cette attitude par le texte du *Edinburgh Register House 1696 MS*. Ce rituel distingue le "master mason or fellow craft" de "l'entered apprentices" mais précise que cet "entered apprentice" est un « non-maçon [641]». Le "fellow craft" étant seul « maçon » et membre de la « fraternité ».

Les différentes manières de recevoir

Les archives documentaires révèlent plusieurs manières de relater les réceptions. "Entered apprentice" puis "fellow craft", lors de cérémonies organisées en des jours différents, parfois séparés de plusieurs années[642] et ce système qui donne lieu à deux procès-verbaux distincts, paraît familier au franc-maçon d'aujourd'hui. Plus rare et qui mérite une mention particulière, la réception, comme "Entered apprentice et fellow craft" le même jour, relatée par un seul procès-verbal. Les procès-verbaux ne permettent pas de savoir s'il s'agit de deux réceptions successives et indépendantes mais le même jour, ou, si la cérémonie est unique, déroulant dans un continuum deux cérémonies successives mais pas indépendantes.

Plus intéressants encore, les procès-verbaux faisant état de réceptions comme "fellow craft" ou simplement "Master" qui laissent supposer que seule la cérémonie de réception comme "fellow craft" s'est déroulée alors qu'aucune archive ne fait état d'une réception à une autre date comme Apprenti du même candidat.

Si les mentions des procès-verbaux ne décrivent pas davantage le déroulement des cérémonies et nous laissent dans l'expectative, nous pouvons remarquer un même résultat. Qu'il soit fait état de réceptions le même jour comme "Entered Apprentice and fellow craft" ou seulement "fellow craft", en fin de compte le résultat est le même : un "master mason or fellow craft" est constitué et la « fraternité » accueille un nouveau membre.

- *Deux cérémonials de réception*

Le *Edinburgh Register House MS 1696* décrit un processus de réception comme "Apprentice" en sept étapes et un autre pour le "master mason or fellow croft" mais en neuf étapes [643].

– *Cérémonial de réception d'un "Apprentice"*

1. Le serment

2. Une déambulation qui conduit le Candidat hors de l'Assemblée
3. L'Enseignement de la manière d'exprimer « Dieu vous garde »[644] qui est le geste ; et, les postures et paroles de son entrée
4. Une déambulation qui conduit le Candidat de retour parmi l'Assemblée– Exécution du signe d'Apprenti
5. Une déclaration à l'Assemblée (paroles de l'entrée)
6. Circulation du « Mot » en murmurant parmi les maçons en commençant par le plus jeune
7. Transmission du Mot par le maître maçon (Maître de la loge)

– *Cérémonial de réception d'un "master mason or fellow croft"*
Le texte du Rituel précise : « Tout d'abord, tous les apprentis doivent être conduits hors de l'assemblée, et il ne doit rester que des maîtres ». Les étapes se succèdent alors.

1. Le serment
2. Une déambulation qui conduit le Candidat hors de l'Assemblée
3. L'Enseignement des gestes et postures de la Fraternité
4. Une déambulation qui conduit le Candidat de retour parmi l'Assemblée – Exécution du signe de maître
5. Une déclaration à l'Assemblée (paroles de l'entrée) les mêmes paroles de réception que l'apprenti, en omettant seulement « juge commun »
6. Circulation du « Mot » en murmurant parmi les maçons en commençant par le plus jeune
7. Déclaration en murmurant faite par le Candidat au « plus ancien maçon »
8. Transmission du Mot par le maître (Maître de la loge)
9. Poignée de main à la manière des maçons.

La similitude est forte entre les deux cérémonials. Plus que la succession des étapes, leurs contenus font les différences. Il est des gestes et postures d'un "apprentice" et d'autres d'un "fellow craft". Mais si le geste exprime « Dieu vous garde » pour l'apprenti, il est celui de la « fraternité » pour le "fellow craft". Les paroles sont identiques lors de l'entrée mais le "fellow craft" ne dira pas qu'il jure par le "Common Judge" et s'en tiendra à « Dieu Saint Jean, l'Equerre et compas ». Le "fellow craft" est seul à faire une déclaration au plus « ancien maçon » et à recevoir la poignée de main à la manière des maçons tout comme il est seul à être admis dans la « fraternité ».

Nous le constatons, les cérémonies sont différentes par leurs contenus mais leurs organisations sont similaires et, le texte du *Edinburgh Register House MS 1696* nous autorise à penser qu'elles pouvaient se dérouler l'une après l'autre.

> « Maintenant, il faut remarquer que tous les gestes et mots dont on a parlé jusqu'ici appartiennent à l'apprentis reçu. Mais pour être un maître maçon ou frère dans l'art il y a davantage à faire, et c'est ce qui suit.
> Tout d'abord, tous les apprentis doivent être conduits hors de l'assemblée, et il ne doit rester que des maîtres. » [645]

L'attention est alors attirée par la similitude et le caractère répétitif des cérémonies. Avant la réception d'un "Fellow craft", nous est précisé : « Tout d'abord, tous les apprentis doivent être conduits hors de l'assemblée, et il ne doit rester que des maîtres ». Il est ajouté que le candidat prête à nouveau serment ou encore que les paroles de l'entrée sont comme celles de l'apprentis sauf le "Common judge". Autrement dit : la réception d'un maître reprend les mêmes étapes que celle de l'Apprentice et en ajoute d'autres. Il n'est donc pas invraisemblable que la réception comme "Fellow craft" suffisent à faire un maçon et que l'étape de la réception comme Apprentice puisse être éludée. En somme, à quoi bon prêter deux fois le même serment et dire deux fois les paroles de l'entrée ou saluer en « apprenti » une Assemblée composée seulement de "Fellow craft".

- *"Entered apprentice" et, à une autre date, "fellow craft"*

L'Assemblée d'Aitchison Haven reçoit le 11 janvier 1598 Alexander Cubie comme "entereit prenteis". Il ne semble pas que les procès-verbaux de la même Assemblée fassent état de la réception comme "fellow craft" du même personnage. Nous savons pourtant que des "fellow craft" sont reçus car nous disposons du procès-verbal de la constitution de Robert Widderspone comme tel, daté du 9 janvier, deux jours plus tôt. Lors de cette réception sont présents des "Fellow craft" dont nous ignorons tout, faute d'archive antérieure.

- *Réception directe comme "fellow craft"*

William Lord Alexander et Sir Alexander Strachan of Thorntoun, furent reçus, le 3 juillet 1634, par la Loge Mary's Chapel[646], comme "fellow of the craft" pour l'un et "fellow craft" pour l'autre. Les archives cette fois sont aimables et révèlent les procès-verbaux de ces deux réceptions dont les textes nous sont facilement accessibles par la transcription de David Murray Lyon[647]. Des différences apparaissent à la lecture. Mais, des différences de rédaction ne trahissent pas nécessairement une différence de statut symbolique. Il peut simplement s'agir d'une coquetterie du scribe ou, simplement, de l'effet de rédactions différées mais pas concomitantes.

William Lord Alexander fut reçu le 3 juillet 1634 et le procès-verbal de sa réception le désigne" follow of the craft" :

> « Le 3 juillet 1634. Ledit jour le très honorable Lord Alexander fut admis follow of the craft (Frère dans l'art[648]) ; Hewe Forest était Diacre, et Alexander Nesbet Surveillant ; et l'ensemble des maîtres maçons de Edinburgh ; lesdits maîtres ont signé de leur main ou apposé leur marque. [Marques de Président et Surveillants], Jn. Watt, Thomas Patersone, Alexander, John Mylln.» [649]

Lors de la réception de Alexander Strachan of Thorntoun, le procès- verbal fait état d'un "follow craft" :

> « Le 3 juillet 1634. Ledit jour Sr. Alexander Strachan of Thorntoun fut admis follow craft (Frère dans l'art) ; Hewe Forest était Diacre, et Alexander Nesbet Surveillant ; et tout l'ensemble des maîtres maçons de Edinburgh ; et en foi de quoi lesdits maîtres ont signé de leur main ou apposé leur marque sur la présente. [Marques de Président et Surveillant], Jon. Watt, Robert Gray, Thomas Ainslie, Thomas Patersoh, Johne Mylln, Alexander, An. Alexander, A. Strachan. » [650]

La transcription donnée par l'infatigable David Murray Lyon permet aussi de lire facilement les procès-verbaux des réceptions d'Alexander Hamilton et Robert Moray, tous deux officiers de l'armée covenantaire.

En 1640, le General Alexander Hamilton, est reçu "felow and master of the forsed craft" [651] le 20 du mois de mai.

> « 20 mai 1640. Ledit jour James Hamiltone était diacre du Métier et Johne Meyenes surveillant, et le reste des maîtres des maçons d'Edinbr. convoqués, admettent parmi eux le très honorable Alexander Hamilton, général d'artillerie de ce Royaume, à être "felow" et "Master" dudit Métier et nous avons signé de nos mains ou apposé nos marques - A. Hamilton, James Hamilton, John Mylln.» [652]

Robert Moray est reçu "master" le 20 mai 1641 et inscrit à la Loge de Edinburgh et le procès-verbal relatant la réception nous est facilement accessible par une transcription de la même main[653].

> « À Newcastle le 20ème jour de mai 1641. Ledit jour un certain nombre de maîtres et d'autres régulièrement convoqués, admirent Maître le Très honorable Robert Moray, Général quarter de l'Armée d'Ecosse et ils convinrent que le susnommé serait des Maîtres masons de la Loge de Edinburgh ; et nous avons signé de nos mains ou apposé notre marque - A. Hamilton, R. Moray, Johne Mylln, James Hamilton» [654]

A la lecture de ces quatre procès-verbaux, parfois datés du même jour, une certaine incertitude du vocabulaire apparaît. Mais cela ne nous surprend pas. Nous savons que la langue anglaise utilisée par les Ecossais est criblée d'écossisme et l'inconstance des scribes dans l'expression va avec l'époque, alors que la langue n'est pas encore fixée. Aux procès-verbaux, du 3 juillet 1634, figurent ''felows of the craft'' pour Lord Alexander et ''fellow craft'' pour Alexander Strachan. Dans le même ordre d'examen et sans plus de différence de sens, le président est qualifié ''diken'' ou ''deaken''. Le 20 mai 1640 l'expression ''felow and Mr (Master) off the forsed Craft'' est utilisée pour Alexander Hamilton et, pour Robert Moray, c'est la simple abréviation de ''Mr'' pour ''Master'' qui est employée dans le procès-verbal qui l'inscrit pourtant à la même matricule de Mary's Chapel. Si pour la réception d'Alexander Hamilton le ''deken'' est mentionné, il ne l'est pas pour celle de Robert Moray.

Les rédacteurs de ces quatre procès-verbaux font, toutefois, preuve, d'une remarquable constance dans l'emploi du verbe ''admit'' pour exprimer la réception. Compte tenu des incertitudes de rédaction relevées, cette fréquence exprime, sans équivoque, la haute valeur de ce verbe, qui dépasse, par la récurrence de son emploi, l'importante expression de ''fellow craf''. ''Admit'' à pour sens l'action de « recevoir dans l'Assemblée des maçons ». Appuyée sur ce sens du verbe ''admit'', peut alors être ajoutée, le 3 juillet 1634, la réception d'Antony Alexander, frère de William Lord Alexander, pour laquelle le terme ''admit'' est aussi utilisé.

> « Le 3 juillet 1634. Ledit jour Antony Alexander Très Honorable Maître des travaux de sa Majesté fut admis ; Hewe Forest était Diacre, et Alexander Nesbet Surveillant ; et l'ensemble des maîtres maçons de Edinburgh ; et en foi de quoi lesdits maîtres ont signé de leur main ou apposé leur marque Thomes Ainslie, Thomas Patersone, Robert Gray. - [Marques de Président et Surveillant], Jn. Watt, Alexander, An. Alexander, Johne Mylln» [655]

Ce procès-verbal ne précise pas si Antony a été « admis » ''entered apprentice'' ou ''fellow craft''. Un indice nous assure toutefois d'une réception comme ''fellow craft''. Nous savons que l'Assemblée est composée de « l'ensemble des maîtres maçons de Edinburgh », c'est-à-dire uniquement de "Fellows craft" et cette absence des "entered apprentices" nous autorise à penser que cette réception est celle d'un "fellow craft" car le *Edinburgh Register House 1696 MS* nous indique la conduite hors de l'Assemblée des "apprentices" avant la réception comme "master mason or fellow craft[656]". De même, le procès-verbal du 9 janvier 1598 de Aitchison Haven[657] montre que, seuls des "fellows craft" sont présents, pour la réception d'un "fellow craft", alors que celui du 11 janvier dénonce la présence des "Apprenteis", lors de la réception d'un "Apprenteis".

William Maxwell en 1647[658] est lui aussi reçu directement "fellow croft" par Mary's Chapel, en présence de Robert Moray dont c'est la dernière apparition répertoriée dans une Assemblée de maçons.

Elias Ashmole et Henry Maynwaring, reçus le 16 octobre 1646 par l'Assemblée de Warrington, doivent faire l'objet d'une mention particulière. Le récit succinct de cette cérémonie est connu par le seul Journal[659] d'Elias Ashmole à la date du 16 octobre 1646 mais aucun procès-verbal n'en atteste. Nous ne savons pas s'ils furent reçus "entered apprentice" ou "fellow craft". Elias Ashmole précise simplement qu'ils furent « constitués (made) "free Mason" ».

> « A 4h30 ce 16 octobre 1646 je fus constitué free mason à Warrignton, dans le Lancashire, avec le coll. Henry Mainwaring de Karincham dans le Cheshire »[660]

Le vocabulaire nous est une fois de plus, utile, l'emploi du verbe "made" (« constitué ») est le même que celui figurant aux procès-verbaux de 1598[661] qui distinguent celui qui est "made fellow craft" de celui qui est "entereit prenteis". Le verbe "made" au sens de « constituer » paraît donc accompagner le "fellow craft"[662] et nous pouvons supposer qu'Elias et Henry furent directement admis "fellow craft". Remarquable particularité, cette archive est la seule de notre *corpus* à utiliser l'expression "free Mason" mais elle n'est pas une archive émanant d'une loge.

La seconde apparition d'Elias Ashmole, parmi des maçons assemblés, aura lieu bien des années plus tard, le 11 mars 1682 mais il ne réutilise pas le terme "free Mason" dans la note de son journal. En cette occasion, il participe à la réception de six membres par une Assemblée réunie à Londres dont il fait le récit[663]. Ici encore le procès-verbal est absent et le *Journal* est notre seule source :

« Mars 1682, le 10 ; environ 5 heures de l'après-midi je reçus une convocation pour me présenter à la Loge (Lodge) qui se tiendrait le lendemain à Mason Hall à Londres.

Le 11 ; Conformément (à la convocation) je me suis présenté et à environ Midi ont été admis (admited) dans la fraternité des free Masons Sr Wiliam Wilson Knight, Capt. Rich: Borthwick, Mr Will. Woodman, Mr Wm. Grey, Mr Samuel Taylour, & Mr William Wise.

J'étais le plus Ancien Frère parmi les présents (comme faisant 35 années que je fus admis) étaient présents à mes côtés les Frères ci-après nommés

M. Tho. Très sage (Wise[664]) Maître de l'Assemblée des maçons cette année, M. Thomas Shorthose, M. Thomas Shadbolt . . . Wainsford, membre de la Gentry, M. Nich. le jeune, M. John Shorthose, M. William Hamon, M. John Thompson, & M. Will : Stanton.

Nous avons banqueté à la Half Moon Tavern dans Cheapside, à l'invitation et aux frais des nouvellement reçus. [665]»

Une locution montre qu'il s'agit d'une réception comme ' "fellow craft". Elias Ashmole indique que les candidats furent « admis dans la fraternité des maçons » et « nouvellement reçu ». Le *Edinburgh Register House 1696 MS*, nous vient en aide, cette fois encore, pour comprendre et qualifier la situation. Dans ce rituel seul le "master mason or fellow craft" est membre de la « fraternité », comme permet de le constater la phrase décrivant un moment de sa réception :

« Alors, on fait de nouveau agenouiller celui qui doit être reçu membre de la fraternité, et il prête le serment qui lui est présenté de nouveau[666]. »

L'emploi de l'expression « admis dans la fraternité » par Elias Ashmole, permet de comprendre que, le 10 Mars 1682, il s'agissait à Masons Hall de recevoir des "fellows craft".

A ces exemples d'admission directe comme "Fellow craft", intéressants par la rédaction variée de leurs procès-verbaux, s'ajoute, par exemple, celle de John Mylne junior. Ce rejeton, d'une célèbre famille d'homme de métier du bâtiment, fut reçu "fellow craft[667]" par l'Assemblée de Marys' Chapel ; mais nous ne connaissons pas de procès-verbal de réception comme "apprentice" ni à Mary's Chapel ni ailleurs. Sans reprendre les décomptes faits par Harry Carr, nous pouvons nous fier à ses travaux pour ajouter, encore, les nombreuses situations identiques qu'il signale pour la période 1629-1647[668] dans les registres de l'Assemblée de Mary's Chapel. Les "fellows craft" dont nous ignorons s'ils ont été reçus "Apprentices" sont donc nombreux.

- *"Entered apprentice" et "Fellow craft" le même jour*

Nous avons aussi connaissance de réceptions le même jour à la fois comme "entered apprentice" et fellow craft". Les procès-verbaux qui nous les font connaître ne permettent pas de trancher entre un cérémonial de deux réceptions lors de la même cérémonie ou d'une seule réception dans le même continuum de deux étapes successives. Cependant les passages déjà cités du texte du *Edinburgh Register House 1696 MS*, permettent de penser que l'une se déroule dans la continuité de l'autre. Le rituel indique : « Tout d'abord, tous les apprentis doivent être conduits hors de l'assemblée, et il ne doit rester que des maîtres », instruction qui laisse supposer que la réunion accueillait des "Apprentices".

Reçurent le même jour le « Mot » comme "entered apprentice" et "fellow craft" par exemple, en 1672 Alexander Seaton[669], frère du comte de Winton, le 20 janvier 1674, Alexander huitième Comte de Eglington mais à Kilwinning[670], ou, encore, en 1693 à Aitchison Haven, Robert Cubie « étudiant et ... "preacher of the Gospell" [671]». L'expression employée pour décrire cette double réception est soit "entereit prenteis and fellow of craft", soit "entered apprentice and fellow craft".

Autre élément révélé par les archives documentaires, les diverses pratiques ne peuvent chacune être attribuée à une Assemblée en particulier. Kilwinning rédige comme Aitchison Haven ou encore Mary's Chapel pour nous en tenir aux exemples cités. Il semble toutefois que le choix rédactionnel ne soit pas simplement un effet du hasard ou de la fantaisie des scribes des Assemblées.

- *Rang social et Réception*

Si on peine à trouver, dans la situation maçonnique du détenteur du « Mot », la raison des différentes procédures pour sa réception, nous pouvons tenter d'éclairer notre lanterne en la braquant sur la situation sociale du candidat. C'est, là, ce que fait David Stevenson. Cet auteur explique la réception directe comme "fellow craft" par « le statut social élevé »[672] de William Lord Alexander, son frère Anthony et Sir Alexander Strachan of Thorntoun.

Cette explication est, toutefois, contredite par d'autres exemples. Si l'observation du « statut social élevé » est exacte pour les deux personnages cités, d'autres dont le rang social est moins élevé, reçurent le « Mot » directement comme "fellow craft". Par exemple, ne peut s'expliquer par le rang social élevé, la réception directe comme "fellow craft" de John Mylne, qui est un Maître du métier du bâtiment. Allant dans le même sens pour contester le caractère déterminant du rang social élevé, la réception le même jour comme "entered apprentice and fellow craft" et donc sans admission directe comme "fellow craft", de Alexander Seaton[673], frère du comte de Winton, reçu en 1672. De même pour Alexander huitième Comte de Eglington reçu le 20 janvier 1674 "Entered Apprentice and Fellow-craft or master mason"[674]. Pourtant aucun de ces deux personnages ne bénéficie d'un statut social significativement moins élevé que William Lord Alexander, son frère Anthony ou Sir Alexander Strachan of Thorntoun.

Le constat de personnages importants voire considérables, soumis à la procédure du double cérémonial, permet d'écarter l'explication par le « statut social élevé »[675] qui est aussi contredite par le statut modeste de John Mylne Junior dont l'admission semble directe faute d'archive établissant une réception un autre jour comme "Apprentice". L'aspect le plus gênant de l'explication par le rang social, choisie par David Stevenson, est toutefois sa conséquence. Elle conduit mécaniquement à supposer que des archives seraient perdues. Par exemple, ne pouvant s'appuyer sur un rang social élevé, pour expliquer la situation de John Mylne Junior, David Stevenson est obligé de lui attribuer un grade d'apprenti obtenu « ailleurs peut-être à la Loge de Scone [676]». Mais cela entraîne le constat de la perte d'une archive ; car aucune archive n'existe, pour une réception par la Loge de Scone de John Mylne Junior, comme "entered apprentice". Il semble toutefois préférable de ne pas ajouter à la réalité des archives documentaires, même si elle est lacunaire. C'est ailleurs qu'il faut chercher une explication, qui fait l'économie de ces ajouts trop bien venus.

Il n'est de maçon que le fellow craft

On doit cependant tomber d'accord avec David Stevenson pour prendre en compte, si ce n'est le rang social, du moins la situation non maçonnique du candidat et son influence sur la manière dont il est reçu. Pour le comprendre exactement, il est nécessaire, une fois encore, de rompre avec des habitudes, contredites par les archives ou que rien ne justifie. Il peut alors être formulé une hypothèse dont l'avantage est d'englober tous les cas connus[677].

- *La formulation de l'hypothèse*

Le cérémonial est unique mais comporte une phase préparatoire. Ce n'est pas là, jouer sur les mots, pour dissimuler un cérémonial en deux grades. Le *Edinburgh Register House 1696 MS* nous en donne la raison que résume une formulation: « il n'est de maçon que le fellow craft[678] » ou maître. Ce manuscrit[679], qui organise en apparence deux réceptions, qualifie de "not mason" (non maçon) "l'entered apprentice" et par conséquent, il n'est selon ce texte d'autre maçon que le "master mason and fellow craft" qui est seul à être qualifié de « membre de la fraternité ». Le cérémonial pour faire un maçon est donc unique et réservé au "fellow craft". Si le cérémonial qui fait un "entered apprentice" fait un "not mason" -- c'est-à-dire : pas un maçon du tout -- il poursuit donc un objectif différent et a une fonction différente. Il s'agit, ici, de savoir si le candidat pourra être fait maçon et pas d'en faire un maçon. Cette phase peut alors être dite d'enquête préparatoire ou propédeutique ou de test, comme on voudra, avant une réception « comme membre de la fraternité ».

Envisager la situation "d'Apprentice" comme propédeutique, aboutit à la possibilité d'une dispense de cette préparation si le candidat présente les caractéristiques et qualités nécessaires à sa réception comme "fellow craft". Dès lors il pourra être reçu comme "apprentice et fellow craft" le même jour, ou directement "fellow craft", puisque nous avons déjà remarqué que les deux manières de procéder aboutissent au même résultat qui est de constituer un "fellow craft".

A l'appui de la définition de l'apprenti comme un « non-maçon » plusieurs arguments peuvent être tirés du texte du *Edinburgh Register House 1696 MS* [680]. Le premier est celui des circonstances du cérémonial décrit, qui organise un « tuilage » et un cérémonial de réception. Le « tuilage » est celui auquel procède une Assemblée de maçons examinant si un interlocuteur détient le « Mot » en tant que "master mason or fellow croft" et « membre de la fraternité » ou simplement comme "entered apprentice" qui n'est pas « membre de la fraternité ». C'est dans ce contexte que doivent être lues les deux premières questions du « tuilage » de 1696, qui tiennent compte de la composition de l'Assemblée.

> « Q. 1 : Êtes-vous maçon ? R. : Oui.
> Q. 2 : Comment le saurai-je ? R. : Vous le saurez en temps et lieu appropriés. Remarque : Cette dernière réponse ne doit être faite qu'en présence de non-maçons ; mais en l'absence de ceux-ci vous devriez répondre : par les gestes, signes et autres éléments de la réception. »

Pour interroger un « membre de la fraternité » ou le recevoir La suite du rituel indique :

> « Maintenant, il faut remarquer que tous les gestes et mots dont on a parlé jusqu'ici appartiennent à l'apprenti reçu. Mais pour être un maître maçon ou frère dans l'art il y a davantage à faire, et c'est ce qui suit.
> Tout d'abord, tous les apprentis doivent être conduits hors de l'assemblée, et il ne doit rester que des maîtres. »

Aucun profane n'est ici mentionné. Seuls les « apprentis doivent être conduits hors de l'assemblée ». Prend alors tout son sens, la « Remarque : Cette dernière réponse ne doit être faite qu'en présence de non-maçons ; mais en l'absence de ceux-ci vous devriez répondre : par les gestes, signes et autres éléments de la réception. » Si le cérémonial détermine la réponse selon la présence ou l'absence de « non-maçons » dans l'assemblée et que, seuls les « apprentis, doivent être conduits hors de l'assemblée », pour recevoir ou interroger un "master mason or fellow croft", les apprentis sont bien les seuls « non-maçons » désignés par le texte. Aucun profane n'est concerné comme le montre encore le paragraphe de liaison :

> « Après que les maçons vous ont examinés par quelques-unes ou toutes ces questions et que vous y avez répondu correctement et fait les gestes, ils vous reconnaîtront, non pour maître maçon ou frère dans l'art ('master mason or fellow croft''), mais seulement apprenti, c'est pourquoi ils diront... »

A supposer que l'interlocuteur réponde négativement à la première question transcrite ci-dessus, il ne peut donner aucune autre réponse et n'a donc pas à choisir la manière de donner une réponse dont il ignore tout. Si la réponse lui est connue, il ne peut être un profane. Soit il est "entered apprentice" ; soit il est "master mason or fellow croft".

Nous sommes alors conduits à constater qu'en excluant le « non-maçon », la « Remarque » exclut "l'entered apprentice" et permet au "master mason or fellow croft" en présence des seuls « membres de la fraternité » de se faire reconnaître pour tel « par les gestes, signes et autres éléments de la réception. »

- *L'influence du contexte*

Bien qu'elle conserve au cours du temps, cette même fonction de préalable à la réception comme « membre de la fraternité », la situation de « non-maçon » de "l'entered apprentice" prend des sens et fonctions qui varient selon les époques. Trois périodes apparaissent. La plus ancienne est celle, avant 1560, des « temps les plus purs de l'Église d'Ecosse », suivie par celle postérieure à l'intégration du calvinisme dans le droit de l'Ecosse, par le "Confession of Faith Ratification Act" du 27 Août 1560. Ces deux périodes conduisent à une troisième qui débute par les préparatifs de la révolte écossaise de 1638 et son "National Covenant" et prendra fin avec la Glorieuse Révolution de 1688.

– *La réception comme "entereit prenteis" avant 1560*

Avant 1560, l'Ecosse est catholique. Le protestantisme s'y rencontre sous ces deux formes principales mais le calvinisme s'implante, écartant progressivement le luthéranisme. Les Assemblées de détenteurs du « Mot » sont, à cette époque, présidées par un "Elder[681]", qui est un « Ancien » de l'assemblée paroissiale presbytérienne dont il assume aussi la direction administrative. Les procès-verbaux de la loge d'Aitchison Haven attestent en 1598 de la présence et de la fonction de ce "Elder" et ceux de Mary's Chapel mentionnent encore cette présence et cette fonction sur un procès-verbal du 27 décembre 1712[682]. Avant 1560, toutefois, nous sommes plongés dans une période tunnel que les archives désertent et aucun cérémonial formalisé n'est attesté ni aucun procès-verbal retrouvé. L'exposé, qui suit, relève donc de l'hypothèse construite à partir du contexte[683] et de notre connaissance du rite par les archives documentaires postérieures.

Vérification de la pureté de la foi et détention du « Mot »

Pour la religion Réformée, qui ignore la confession auriculaire, l'admission à la communion, suppose une vérification de la pureté de la foi, conformément aux directives de Calvin[684]. Cette vérification sera faite par un "Elder" de la paroisse au cours d'une visite domiciliaire auprès de chacun des paroissiens. Cette pratique de la vérification de la pureté de la foi, pour l'accueil à la Table du seigneur, intervient lors des célébrations de la Cène que le calvinisme organise au moins quatre fois l'An : le dimanche le plus proche de Noël, à Pâques, la Pentecôte et en septembre[685]. Si l'examen est satisfaisant, le "Elder" remettra au paroissien un "Token", qui lui servira pour accéder à la communion dite « Table du seigneur[686] », où il partagera le pain et le vin, avec ses commensaux. Du même mouvement, les intrus seront exclus de l'Assemblée faute de pouvoir présenter le "Token". Ces intrus sont autant ceux qui n'ont pas satisfait à l'enquête que ceux qui n'ont pas été l'objet d'une enquête et peuvent être tout simplement des étrangers à la paroisse. Ce "Token" qui sert cet objectif, tant spirituel que de sécurité, est, le plus souvent, une pièce métallique mais peut aussi être autre chose. Certains rites maçonniques, encore pratiqués aujourd'hui, n'ignorent pas ces

''Token''. Le Rite maçonnique de Chevalier du Temple, par exemple, comporte un tel ''Token'', qui est remis au chevalier nouvellement armé et lui permettra de se faire reconnaître.

Nous savons l'Assemblée de réception de ''l'entereit prenteis'' présidé par un ''Elder''. Sa coloration calviniste est, par là même, avérée et nous conduit à remarquer son illégalité dans une Ecosse encore catholique et alliée du Pape. Nous savons, par ailleurs, que l'évolution des mœurs et des consciences fut lente et commença en Ecosse antérieurement à la révolution de 1560[687] comme en atteste la condamnation au bûcher de Paul Craw en 1431[688]. Cette implantation progressive et ancienne est une des explications de la promptitude, si ce n'est de la victoire militaire de 1560[689] mais de l'installation stable d'un régime entièrement nouveau à l'intérieur de l'Ecosse et, à l'extérieur, d'un renversement des alliances.

Il n'est pas invraisemblable de dire que les « détenteurs du Mot », organisés en Assemblées présidées par des ''Elders'' mais illégales, ont participé à cette implantation lente et inexorable du calvinisme en Ecosse. De même pour leur présence dans les armées des Lords de la Congrégation. Des preuves documentaires a *posteriori* permettent de conforter cette manière de combler le vide de la période tunnel des décennies qui précèdent 1598 et nos premières archives.

Nous savons par le journal du comte de Rothes que les Covenantaires de 1637 sont désignés explicitement comme détenant le « Mot ». Nous savons la présence de « détenteurs du Mot » parmi les troupes de la décennie 1640, par les réceptions d'Alexander Hamilton en 1640 et surtout de Robert Moray en 1641 dont le procès-verbal montre la présence de représentants de plusieurs Assemblées.

La période des « temps les plus purs » qui est plus vraisemblablement celle de l'errance d'avant 1560 que celle de l'installation de la suprématie après cette date, est, aussi, explicitement désignée par le scribe du presbytère de Kelso comme connaissant déjà des « détenteurs du Mot » :

> « … dans les temps les plus purs de cette église (Entendre : la Kirk l'Église calviniste presbytérienne d'Ecosse) des maçons détenant le mot furent pasteur, ces maçons et ces hommes qui détenaient le mot ont siégé habituellement parmi les anciens de nos assemblées et bien des professeurs détenant ce ''Mot'' ont été communément admis à nos sacrements[690]… »

Nous pouvons donc raisonnablement envisager qu'avant 1560, à l'image de l'enquête permettant d'accéder à la Table du seigneur, le candidat soit celui bien disposé à l'égard des engagements des hommes qui détiennent le « Mot ». De ce fait, il pourra être reçu ''entereit prenteis''. La situation de ''l'entereit prenteis'' sera aussi pour ce détenteur du « Mot », une période d'instruction aboutissant à l'état nécessaire de connaissance et de foi pour être reçu ''fellow craft''.

Nous le comprenons, avant 1560, l'enquête et la formation nécessaires supposaient que tout ''fellow craft'' est un ancien ''entereit prenteis'' dont nous allons établir qu'il était considéré comme un ''not mason'', bien qu'il détienne déjà le « Mot ».

Détention du « Mot » et instruction du ''prenteis''

La présence d'une période d'enquête et d'instruction n'est pas sans précédent dans la culture chrétienne des hommes du XVI° siècle. Elle se réfère directement au rite baptismal de la tradition apostolique[691] antérieure au Concile de Nicée de 325. Dans la pratique de cette Tradition, le candidat est pris en charge par un didascale qui peut être un laïc. Certains didascales resteront célèbres, tel Origène, qui exerça la fonction bien avant son sacerdoce. L'objectif de l'enseignement du didascale était de redresser l'esprit et la conduite du candidat, alors que son âme était encore sous l'emprise du démon, qu'il fallait chasser, pour faire place nette. C'est, là, l'intention expressément affichée de tout partisan calviniste, comme en témoigne sans équivoque le Covenant de 1557, lorsque les « Lords de la Congrégation » affirment : « nous abandonnons et renonçons à la Congrégation de Satan, comme à toute l'abomination et l'idolâtrie superstitieuse qui l'accompagnent[692] ».

A l'appui de cette hypothèse vient aussi le texte du plus ancien procès-verbal[693] de réception d'un apprenti qui nous est parvenu. Il indique que le ''prenteis'' se choisit deux ''instructouris''. Ces ''instructouris'' ne sont pas des proposants comme le parrain d'aujourd'hui. Choisis après la réception, ils ne sont pas ceux qui conduisent le profane vers l'Assemblée mais ceux qui le forment au sein de l'Assemblée. Dès lors, ''l'instructour'' prend l'allure du didascale, qui va redresser l'esprit et la conduite du candidat pour lui permettre d'être reçu « membre de la fraternité », à l'issue de ce catéchuménat revisité.

La présence du ''Elder'' et le contexte de développement par prosélytisme de la religion réformée conduisent à envisager qu'avant 1560, à l'image du catéchuménat de la période apostolique, la situation de ''l'entereit prenteis'' soit préparatoire et propre à redresser son esprit, sous la houlette de ses ''instructouris''.

A cette période d'avant 1560 : la réception en une fois comme ''fellow craft'' est envisageable, si la foi Calviniste est avérée chez le candidat, qui remplit les conditions particulières propres à la foi du "fellow craft". Si ce n'est pas le cas, la réception comme "entereit prenteis" s'impose en préalable chez un candidat issu de rangs calvinistes, luthériens mais, aussi, catholiques dans cette Ecosse alliée du pape. Les Juifs, interdits en Angleterre entre 1290 et 1656, ne le furent jamais en Ecosse ; mais il semble que leur présence n'est attestée qu'au XVII° siècle[694] et pour cette raison nous ne prenons pas en compte leur situation.

– *La réception comme "entereit prenteis" après 1560*

La victoire des Lords de la congrégation une fois assurée par les armes, intervient le "Confession of Faith Ratification Act" du 27 août 1560, qui impose un comportement calviniste, si ce n'est une foi réformée sincère, à tous ceux présents sur le territoire de l'Ecosse.

L'influence du "Confession of Faith Ratification Act"

Le vote du "Confession of Faith Ratification Act", le 27 août 1560, par le Parlement d'Ecosse, crée deux catégories, parmi ceux qui séjournent en Ecosse. Ceux qui sont sincèrement calvinistes presbytériens, se distinguent de ceux qui vivent comme tels mais ne sont pas engagés de « tout leur cœur » dans la voie de la Réforme. Si les premiers ont un comportement spontanément conforme au droit posé par l'Act du 27 Août, leurs connaissances théologiques peuvent, toutefois, être très insuffisantes. Les seconds se limitent à singer un comportement calviniste pour éviter la sanction par le droit. "L'instructour" conserve l'allure et la fonction du didascale qui redresse l'esprit et la conduite du candidat mais, le "Confession of Faith Ratification Act" ajoute implicitement une fonction nouvelle. "L'instructour" devient l'inquisiteur des faux-frères qui se présentent sous de faux-semblants.

L'hypothèse est loin d'être théorique et il ne faut pas sous-évaluer la pression exercée par la législation. William Schaw, déjà "Master of the Works" du roi Jacques VI d'Ecosse[695] mais catholique, sera, mis en cause par l'Assemblée paroissiale de Edinburgh, pour avoir eu un comportement suspect, faisant douter de la sincérité de son engagement calviniste presbytérien. Son nom apparaît au côté de celui d'autres « papistes » (catholiques favorables au Pape), que ce presbytère envisage de renvoyer devant la justice[696]. Autre exemple, les déboires de William Saint Clair comte de Rosslyn qui finira par s'exiler en Irlande, pour échapper à la critique judiciaire de son comportement peu calviniste et contraire à ses obligations civiles[697]. La critique de son comportement est appuyée sur la valeur de droit positif des règles comportementales fondées sur le "Confession of

Faith Ratification Act", qui explique un exil volontaire que sa qualité de comte lui aurait, sans doute, évité, s'il n'était question que de pratiques religieuses.

Plus particulièrement intéressante pour l'avenir de la Franc-maçonnerie des premiers temps, sous la pression du "Confession of Faith Ratification Act", se fait jour une importante conséquence pour les ouvriers du bâtiment. Ils doivent adapter à la nouvelle législation de l'Ecosse, les mythes et légendes qui peuplent l'imaginaire de leur profession. Inspiré par le catholicisme cet imaginaire est aussi contraire au droit que dangereux sur le plan spirituel et dès 1554 John Knox déclare au peuple d'Ecosse « ...tout ce qui est requis de vous est d'éviter de participer et de vous associer physiquement et spirituellement, à leurs abominations [698]». Il s'agit évidemment des abominations du catholicisme.

"Mason word" et ouvriers du bâtiment

Devenu substance de la règle de droit positif, le calvinisme oblige à une modification des comportements non confessionnels, qu'ils soient personnels ou professionnels, individuels ou collectifs. La règle de droit mais pas la foi, contraint les hommes de métier à abandonner les « excellents actes et antiques statuts de glorieuse et ancienne mémoire » qui, contraires au droit positif par leur contenu inspiré du catholicisme, perdent leur validité juridique et toute utilité, aussi. Des normes nouvelles sont nécessaires aux gens de métier pour organiser leur profession, raconter leur histoire et, dans le respect de la loi, dire qui ils sont. C'est alors, sans effort, que ces hommes de métiers suivent la tendance du peuple protestant à s'identifier au peuple de Juda[699] et trouvent dans le Temple de Salomon l'idéal du lieu de culte, choisi par Josias, qui est, aussi, le roi emblématique de la « réforme » du Culte de Yhwh[700]. Certains de ces hommes avaient, sans doute, participé de la cohorte emmenée par les Lords de la Congrégations. Confrontés au difficile problème de la réforme de leurs mythes et légendes, ces détenteurs du « Mot » pratiquaient déjà, avant 1560, un système de reconnaissance comme tel autant qu'entre eux. Ce système à leur disposition pouvait être réutilisé sans changement de son contenu. Il leur suffisait de créer les conditions du respect de la hiérarchie de la Corporation existant entre l'Apprenti, le Compagnon du métier et le Maître. La phase d'enquête de la réception comme "prenteis" précédant une réception comme "fellow craft" allait donner à plein la preuve de son utilité.

L'utilité du ''mason word''

Douglas Knoop & G. P. Jones[701], nous le savons déjà, le soulignent : « le Mot de Maçon vint à l'existence par ce qu'il était utile ». Pour un ouvrier du bâtiment, il s'agissait[702] « de démontrer non sa compétence mais son appartenance à un groupe ou à une organisation professionnelle ». Nous l'avons remarqué, c'est bien de cela qu'il s'agit à Kilwinning dans les rangs de laquelle, qui veut appartenir à l'organisation professionnelle et être membre de ''l'Incorporation'', doit être du groupe qui compose « l'Assemblée des maçons » ; car nous savons que les deux matricules sont confondues jusqu'en 1670. Le cérémonial naissant du ''mason word'', révèle alors sa triple utilité. Servir d'univers de légende et symboles aux ouvriers du bâtiment. Reconnaître ceux qui respectent la loi et sont sincèrement engagés dans le mouvement spirituel de la Réforme triomphante. Eviter à l'ouvrier du bâtiment la fréquentation sur le chantier des hérétiques, comme John Knox le recommande. Du même mouvement sont dissipés les soupçons de pensée impie entachant l'inspiration et la réalisation des constructions par l'ouvrier au calvinisme de façade.

''Mason word'' et Verus Israël

Le cérémonial naissant du ''mason word'' révèle, ainsi, son inspiration véritable. Il ne fait pas revivre les « temps les plus purs de l'Eglise d'Ecosse » mais les temps les plus purs de l'engagement spirituel, qui s'est épanoui à ce moment et trouve sa source dans le millénaire qui précède notre ère et les premiers siècles de celle-ci. C'est, là, une illustration de l'identification, déjà rappelée, des protestants au peuple de Juda. Par cette identification, ils viennent participer au débat ouvert, depuis le premier siècle de notre ère, pour l'attribution du titre de *Verus Israël*[703] (d'Israël véritable). Le Temple de Jérusalem implanté, sur le territoire que Yahvé lui-même a choisi pour résidence sur terre[704], devient le théâtre nécessaire pour rejouer la scène antérieure, fondatrice et primitive dont les moments rituels sont la répétition.

Alors que la légende d'Hiram n'appartient pas encore à la mythologie franc-maçonnique, c'est dans le porche du Temple construit par Salomon à Jérusalem que le *Edinburgh Register House 1696 MS*, fait se réunir l'Assemblée des « détenteurs du Mot » qui déjà sont des « maçons ».

> « Q. 9 : Comment s'assemble votre Loge R. : D'Est en Ouest, comme le temple de Jérusalem.
> Q. 10 : Où était la première Loge R. : Dans le porche du temple de Salomon.

C'est le lieu de se souvenir de l'orientation d'Est en Ouest du peuple écoutant la lecture du Deutéronome par le Roi Josias.

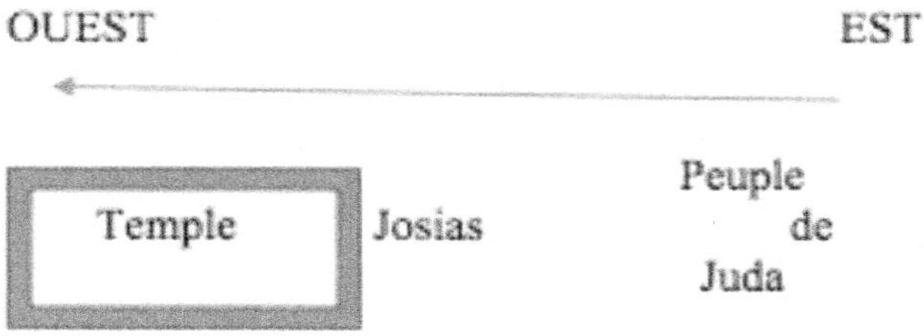

Cette scène est celle de la découverte de la « Parole » par le peuple assemblé de Juda, conformément à la dénomination de "Debarhim" en hébreux du livre que nous nommons Deutéronome. Dès lors, nous avons bien tort de céder à la morne habitude qui nous fait dire « Seconde Loi » avec le grec « Deuteronómion » (Δευτερονόμιον), le latin « Deuteronomium » et le français « Deutéronome ». C'est "Debarhim" en hébreux "Word" en anglais et « Parole » en français qui sont les mots du maçon.

Dès lors, l'effort n'est pas grand pour se convaincre que la loge Assemblée dans le porche du Temple est bien la première et prend pour modèle l'assemblée du peuple de Juda présidée par Josias. Ce qui identifie opportunément la scène fondatrice et primitive qui place l'Assemblée face à une divinité qui siège à l'Ouest.

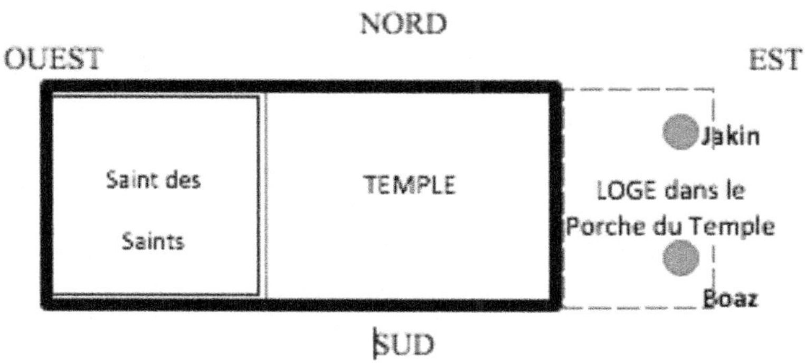

Absence d'inspiration paulienne

Il est avantageux de remarquer l'absence d'inspiration paulienne dans la conception véhiculée par le *Edinburgh Register House 1696 MS.* Ici, aucune identification du corps « à la maison où Dieu habite »

(Eph. II,21-22 ; 1 COR 6 .19 ; 2 COR 6.16). Le registre du texte est celui de l'Exode : « Ils me feront un sanctuaire et je demeurerai au milieu d'eux » (Ex.25.8). Il est aussi celui du Livre des Chroniques : « David dit : L'Éternel, le Dieu d'Israël, a donné du repos à son peuple, et il habitera pour toujours à Jérusalem ; et les Lévites n'auront plus à porter le tabernacle et tous les ustensiles pour son service » (1 Chr.23 ;25-26). Il est encore celui du Livre des Rois : « C'est toi qui écouteras, en ce lieu où tu sièges, dans les cieux ; tu écouteras et tu pardonneras ! » (1 R 8.28-30).

C'est dans le porche du Temple, où il doit se rendre, que le Maçon dédie ses travaux et dit avec Salomon : « sur le lieu dont tu as dit : Là sera mon nom ! Ecoute la prière que ton serviteur fait en ce lieu. (1 R 8.28-30)

Le "not mason" et la question des grades

Le système qui est celui des « détenteurs du Mot » trouve son sens dans son aboutissement qui est la qualité de « membre de la fraternité » et donc de " fellow craft" ou de " master mason or fellow craft". C'est donc à ce point de vue qu'il convient de l'envisager.

Parmi les professionnels du bâtiment et même en dehors de son activité professionnelle, un apprenti ne peut être traité comme un Maître, ni même comme un compagnon du métier. Lors de la remise à neuf des mythes et légendes du métier et pour respecter la hiérarchie professionnelle qui sépare l'apprenti, du compagnon du métier et du maître, il est nécessaire de donner à l'"entered apprentice" un état qui correspond à l'apprentissage et respecte la hiérarchie sans, bousculer, le sens premier du rite.

La phase propédeutique de la pratique des détenteurs du « Mot » antérieure à 1560 peut aisément être réutilisée pour y placer l'apprenti du métier du bâtiment. Car, en dernière analyse, il est un novice tant pour l'homme de métier que pour le « détenteur du Mot ». Le Calvinisme est maintenant légalement une obligation pour "l'entered apprentice" et c'est bien la pureté de sa foi ou son faux-semblant que "l'instructour" cherchera à former et conforter pour l'une ou à débusquer pour l'autre.

Le propos peut être élargi. Tout l'intérêt de l'adaptation de la « détention du Mot » pour les professionnels du bâtiment est de renforcer la hiérarchie professionnelle qu'elle prend en compte en lui offrant un soubassement spirituel. Il n'en allait pas de même dans le système médiéval des "Old charges" et des « excellents actes et antiques statuts de glorieuse et ancienne mémoire ». Au Moyen-Âge, l'ouvrier du bâtiment glorifie le credo par l'exercice de son art. C'est donc la production de l'objet qui est centrale et s'exprimera dans le « chef-d'œuvre » qui témoigne d'une habileté au service de l'Eglise. Avec la détention du « Mot », le maçon témoigne de la conformité de ce qu'il est. C'est donc l'homme même qui est au centre du système et plus sa production qui serait idolâtre. L'œuvre devient un témoignage personnel soumis à l'examen par Dieu et l'activité du maçon ne se distingue pas des autres activités humaines. Confondue dans cette masse, elle soumet ce comportement à l'examen du destinataire des prières dont la grâce est souveraine. Le « mason word » assure, ainsi, l'immédiateté du rapport à Dieu à l'imitation des cultes protestants.

La différentiation tient au rôle de l'Eglise dans le salut de l'humanité. Elle en détient le monopole dans le catholicisme dont elle est seule à dispenser les sacrements. Les indulgences acceptées du catholicisme soutiennent l'Eglise qui assure que Dieu en tiendra compte et incite l'ouvrier du bâtiment de la période médiévale à être pieu tant pour des raisons pratiques que spirituelles. Le cercle est alors vertueux qui incite à souscrire les indulgences pour financer la construction d'œuvre glorifiant l'Eglise qui monopolise les voies conduisant au Salut.

Nous retrouvons, dans le "mason word", le système de l'admission à la Table du seigneur. Mais le "Token" est ici le « Mot » lui-même. La détention du « Mot » qui est communiqué à "l'entered apprentice" dont il reconnaît la déclaration de la foi sous réserve d'inventaire. A l'issue de la période propédeutique, il pourra, ou, pas, être accepté comme membre par la « fraternité ». Nous l'avons remarqué, c'est le sens de la position des Maîtres de "l'Incorporation" de Kilwinning qui exigent une foi calviniste irréprochable et donc l'aptitude à se voir attribuer ce "Token" qui est le « Mot ». Une fois cette aptitude constatée, le candidat pourra être accepté comme professionnel du bâtiment après l'avoir été comme « détenteur du Mot ». C'est leur foi calviniste aussi irréprochable que prouvée et ostensible qui permettra aux comtes de Cassilis et d'Eglington d'être reçus à Kilwinning "entered apprentice" et "fellow craft le même jour".

Le « Mot », le Grade et la Réception

Le *Edinburgh Register House 1696 MS* fait apparaître une autre caractéristique qui puise à la même source. Le « Mot » est communiqué aussi bien à l'issue de la réception de "l'entered apprentice " qu'au terme de celle du "master mason or fellow craft". Cette similitude nous conduit à supposer que le « Mot » caractérise celui qui a été reçu. Toutefois, une autre réflexion vient aussi à l'esprit.

La terminologie étant toujours identique et au singulier, puisque n'est mentionné que « le Mot », nous sommes invités à remarquer que le « Mot » ne distingue pas la situation d'un ''entered apprentice'' de celle d'un ''master mason or fellow craft''. Le « Mot » est indépendant du grade et aucun mot n'est jamais demandé pour témoigner de son grade. Le « Mot » est liée à la réception dont il est l'attestation. Attestation d'une foi déclarée pour ''l'Apprentice'' et d'une foi vérifiée et informée pour le ''Fellow craft''.

Des grades sans mot

Un passage du *Edinburgh Register House 1696 MS* met en évidence la similarité des situations de la communication du « Mot » à un ''entered apprentice'' et un ''master mason or fellow craft''

> « Ensuite, tous les maçons présents se murmurent l'un à l'autre le mot, en commençant par le plus jeune, jusqu'à ce qu'il arrive au maître maçon, qui donne le mot à l'apprenti reçu.
> (...)
> Alors, les maçons se murmurent l'un à l'autre le mot en commençant par le plus jeune comme précédemment (...) Alors le maître lui donne le mot... et c'est tout ce qui est à faire pour faire de lui un parfait maçon »

L'extrait concernant le ''master mason or fellow craft'', désigné ici « parfait maçon », indique une circulation du « Mot » effectuée « comme précédemment ». Il nous est ainsi montrée la similarité des situations par celle des processus et par l'usage sans plus de précision mais identique de l'expression « le mot ». Nous sommes alors conduits à la séduisante hypothèse d'un « Mot » qui serait unique et répété au « parfait maçon », après avoir été une première fois dit à ''l'entered apprentice''. De l'un à l'autre ce n'est pas le « Mot » qui fait la différence mais la définition qui lui est attachée.

Le texte du *Edinburgh Register House 1696 MS* ne nous indique pas quel est « le Mot » unique ; mais il nous apprend comment le déterminer. Pour connaître le « Mot », il faut procéder à partir d'autres mots de la collection biblique :

> « Les mots sont dans le premier livre des Rois, ch. 7, v.21 et dans le deuxième livre des Chroniques, ch. 3, dernier verset ».

Le « Mot » de la Réception

C'est bien la méthode de détermination d'un seul « Mot » qui est indiquée et, la fonction que le « Mot » n'a pas, nous le montre. Le « Mot » n'a pas pour fonction de distinguer ''l'entered apprentice'' du ''master mason or fellow craft''. Le déroulement du tuilage, décrit par le *Edinburgh Register House 1696 MS,* ne comporte d'ailleurs aucune question sur la connaissance d'un mot qui serait celui de "l'entered apprentice" ou d'un autre mot qui serait celui du "master mason or fellow craft". Entre apprenti et maître, le « Mot » ne fait pas la différence. Au contraire, le « Mot » est communiqué à l'un comme à l'autre à la fin du cérémonial de réception et selon le même processus.

La Franc-maçonnerie des premiers temps nous apparaît, alors, ignorante du « mot du grade » car il n'est pour elle aucun grade. Le "mason word" oppose le "mason" au "not-mason" et il n'est de maçon que le "fellow craft" « Membre de la fraternité ». Le « Mot » unique est en partage entre ceux que l'Assemblée reçoit et c'est là ce qui les unit. La détention du « Mot » est un brevet de calvinisme parce que ce lien est un engagement spirituel. Ce « Mot », que des mots de la collection biblique déterminent, est le nom de la divinité, évoquée par ce qui est commun aux références auxquelles renvoie le *Edinburgh Register House 1696 MS.* Ce « Mot », les professionnels du bâtiment l'héritent de leurs prédécesseurs d'avant 1560 au titre de leur engagement spirituel commun. Au-delà de sa formulation, il désigne le Dieu auquel tout protestant voue un culte [705].

– *Situation sociale et procédure de Réception*

Plus que le statut social élevé ou rang social, la situation sociale, généralement entendue, explique les différences dans le processus de réception. Mais, contrairement à ce que laisse penser une lecture au premier degré des formulations utilisées dans les procès-verbaux, ne doivent être distinguées que deux manières de recevoir et pas trois.

L'entered apprentice et le métier

L'ouvrier du bâtiment doit, du fait de sa situation sociale, respecter la hiérarchie de sa Corporation et ne peut s'il est un apprenti, prétendre à une réception comme "fellow craft", avant la fin de son apprentissage. A ce moment de l'évolution du rite et à la différence du groupe des "Fellows craft", celui des "entered apprentice" comptera seulement des apprentis dont aucun ne sera étranger au métier.

La situation sociale caractérisée par l'appartenance au métier est celle qui influe sur la situation comme "entered apprentice" et pas le rang social.

Ainsi, de la matricule des Corporations seront issus des « membres de la fraternité » qui en tant que "fellow craft" seront, soit des compagnons du métier, soit des Maîtres de ce métier, qui voisineront avec des détenteurs du « Mot », que rien ne rattache au métier. Après

1560 et sous la pression des exigences de la discipline professionnelle, la période probatoire est réservée au seul apprenti du métier du bâtiment. Cet apprenti sera ensuite reçu comme l'est tout « membre de la fraternité ». D'abord il prête à nouveau le serment mais avec l'élision du "Common Judge", il sort de l'Assemblée sous la houlette du plus jeune maçon et fait ensuite son entrée et les déclarations exigées, qui sont différentes de celles d'un "entered apprentice. Le procès-verbal de sa réception portera la mention d'une réception comme "fellow craft" ou "master mason or fellow craft".

L'étranger au métier et la fraternité

Si la réception est celle d'un étranger au métier du bâtiment et sans que cela exprime une différence dans le déroulement de la cérémonie, le procès-verbal pourra faire état d'une réception comme "fellow craft" ou d'une réception comme "entered apprentice et fellow craft" le même jour.

La formulation ne permet pas de distinguer deux processus cérémoniels différents car le résultat est sans équivoque. Décrit d'une manière ou d'une autre, c'est, en fin de compte aura été reçu "master mason and fellow craft" qui devient ainsi membre de la « fraternité », pour reprendre l'expression du *Edinburgh Register House de 1696 MS.*

La diversité des formulations relevées ci-dessus et qu'unifie le verbe "admit", mérite d'être rappelée ici. William Lord Alexander et Sir Alexander Strachan of Thorntoun, furent reçus, le 3 juillet 1634, par la Loge Mary's Chapel[706], comme "fellow of the craft" pour l'un et "fellow craft" pour l'autre. En 1640, le General Alexander Hamilton, est reçu "felow and master of the forsed craft" [707] le 20 du mois de mai. Robert Moray, quant à lui, est simplement reçu "master" le 20 mai 1641[708]. On se souvient encore que le procès-verbal ne précise pas si Antony Alexander a été « admis » "Entered apprentice" ou "fellow craft", il est pourtant l'un des successeurs de William Schaw comme « Maître des travaux du Roi d'Ecosse ». Elias Ashmole et Henry Maynwaring, reçus le 16 octobre 1646, sont constitués "free mason" sans autre précision mais il est vrai que l'archive est le *Journal* tenu par Elias[709] qui à propos d'une autre réunion en date du 11 mars 1682 précisera que les six candidats ont été « admis dans la fraternité [710]». Toutes ces réceptions avaient pour résultat de faire des "fellows craft", bien que certains procès-verbaux ne le mentionnent même pas. En revanche nous savons aussi qu'il n'existe aucune archive documentaire connu de la réception d'un apprenti désigné « membres de la fraternité ». Cette qualité est celle du seul "fellow craft" quelle que soit la manière dont les archives décrivent et désignent sa réception.

Il est donc très vraisemblable que la formulation limitée au "fellow craft" ou au "Master" et celle précisant "entered apprentice and fellow craft" n'expriment pas une situation différente de celle de « membre de la fraternité ». Tous sont des "masons" et cette situation les distingue des "not masons" eux-mêmes différents des profanes.

Le métier et le processus de Réception

Si nous prenons en compte que le *Edinburgh Register House de 1696 MS* est le rituel utilisé par l'Assemblée de Mary's Chapel, nous pouvons avancer deux processus équivalents dans leur efficacité mais peut-être différents dans leur déroulement.

Nous savons que Mary's Chapel est une "Incorporation" et qu'elle ne reçoit pas tous les membres de celle-ci dans l'Assemblée des maçons de même dénomination. Toutefois recevant des apprentis de la Corporation, elle doit procéder en deux temps et leur imposer la situation "d'entered apprentice" avant de les recevoir " master mason or fellow croft" lors d'une autre cérémonie. Nouveau venu celui qui est reçu apprenti devra prêter le serment, sortir de l'Assemblée sous la houlette du plus jeune maçon et faire ensuite son entrée et les déclarations qui lui sont particulières. Le « Mot » lui sera alors communiqué et on s'en tiendra là.

De ce même rituel il ressort que la partie du cérémonial propre à faire un « membre de la fraternité » est identique. Il prête le même serment, il sort de l'Assemblée sous la houlette du plus jeune maçon et fait ensuite son entrée et dit les mêmes paroles que l'apprenti à l'exception du "Common Judge". Il fera ensuite des déclarations qui sont propres à sa réception avant que le « Mot » lui soit communiqué. Il recevra enfin une poignée de main à la manière des maçons.

Nous le remarquons, le processus est identique et répétitif. Rien n'est à redire si les cérémonies sont exécutées à plusieurs années l'une de l'autre.

Il n'est pas invraisemblable d'avancer que si une différence doit être faite entre les formulations des procès-verbaux, elle est descriptive du processus de Réception.

La formulation "entered apprentice and fellow craft" décrirait le processus répétitif qui fait se succéder la réception comme Apprenti et celle comme « membre de la fraternité », exécutant alors successivement les deux cérémonies en respectant toutes les étapes pour recevoir l'Apprenti puis constituer le Maître. C'est possible puisque le rituel précise que « D'abord tous les apprentis doivent être conduits à l'extérieur de l'Assemblée ».

La formulation plus simple de réception comme "fellow craft" ou "master" ou "felow and master of the forsed craft" décrirait, quant à elle, un processus limité à la partie consacrée au "master mason or fellow craft" par le texte du *Edinburgh Register House de 1696 MS.* C'est possible car tous les éléments sont présents : serment, entrée, signe, parole de l'entrée, transmission du « Mot ». Étapes auxquelles s'intègrent des paroles de l'entrée qui omettent le "Common Judge" et s'ajoutent une déclaration et une poignée de main propre au "fellow craft".

Significations du processus de Réception

Bien qu'ils aboutissent au même résultat, qui est de constituer un "fellow craft", le procédé répétitif et celui qui ne l'est pas n'ont peut-être pas la même signification symbolique.

Nous avons déjà remarqué la revendication d'une christologie unitarienne dans le texte du *Edinburgh Register House de 1696 MS.* C'est justement la différence entre le serment de "l'entered apprentice" et celui du "master mason or fellow croft" qui nous a conduits à cette conclusion. A lire les textes de la collection biblique et évangélique, si « le Père ne juge personne, mais il a donné tout le jugement au fils » (Jean 5 ; 22) cela fait du "Common Judge" un autre nom pour le Christ. Retirer, la mention du "Common Judge", des paroles de l'entrée du "master mason or fellow craft", alors qu'elle figure à celles de "l'entered apprentice", affirme l'absence du Christ dans l'engagement du "master mason or fellow craft" pour, en fin de compte, faire du membre de la « fraternité » un partisan d'Arius[711]. Le processus répétitif devient alors la description d'un parcours du croyant qui d'une conviction ternaire voir trinitaire s'avance vers une conviction unitarienne.

Cette manière, de comprendre la mention "entered apprentice and fellow craft" et le parcours répétitif, n'est pas invraisemblable. En dernière analyse, elle correspond au parcours que faisait le détenteur du « Mot » avant 1560 dans une Ecosse encore catholique qui convertissait à la foi réformée. Venant du catholicisme et de la foi trinitaire assimilant le Christ à Dieu, le maçon remonte les âges pour en revenir à la conception du christianisme des temps qui précède le concile de Nicée en 325 de notre ère et son choix en christologie qui écarte la doctrine d'Arius.

Aujourd'hui, ce parcours caractérise encore certains rite tel le rite de la Croix rouge de Constantin. Apparu au XVIII° siècle, ce rite décrit, le parcours d'un croyant du paganisme au christianisme avec une étape unitarienne et une acceptation de la Trinité en point d'orgue. Comme à l'époque de Nicée, les personnages sont Eusèbe connu pour son arianisme et Constantin qui fait le choix trinitaire. Ce rite de la « Croix rouge de Constantin » prend l'allure d'une attestation *in vivo* que l'engagement maçonnique n'est pas étranger à un choix christologique.

La chrétienté des XVI°, XVII° et XVIII° siècle connaissait les débats sur des questions christologiques et il faudra attendre le ''Doctrine of the Trinity Act'' de 1813[712]l pour que soit mis fin dans les Îles britanniques, à l'illégalité de la conception unitarienne. Mais les débats postérieurs s'ils ne sont plus discriminants resteront vifs.

L'apparition de l'expression ''mason word'' dans les archives

Le XVII° siècle est le temps de la contestation par le pouvoir royal Anglo-écossais de l'indépendance institutionnelle de l'Ecosse. Le ressort qui meut, alors, le peuple de l'Ecosse est patriotique. Jacques VI, qui a succédé à Elisabeth 1ère sur les trônes d'Angleterre et d'Irlande, prend le nom de Jacques 1er cependant qu'il reste roi d'Ecosse. Au cours des années 1630, la révolte écossaise va s'accroître, et aboutir à la signature du ''National covenant'', en 1638. C'est la période de l'apparition dans les textes des archives de l'expression ''mason word''.

En 1637, sous la plume de John Leslie[713] et, en 1638, elle est publique pour la première fois, sous celle d'Henry Adamson[714]. Par ces deux premières mentions, nous l'avons montré, le ''mason word'' est perçu et se revendique comme « covenantaire » et défenseur de l'indépendance de l'Ecosse calviniste presbytérienne contre l'Angleterre anglicane et épiscopalienne. Le ''mason word'' se confond avec l'idée de serment de la nation écossaise utilisée par Robert Baillie pour décrire le ''National covenant''. Les partisans de 1638 reprennent les engagements du Covenant de 1581[715] et se placent à l'ombre tutélaire des Lords de la Congrégation prêtant le Covenant de 1557. Le calvinisme presbytérien se confond alors avec l'une de ses conséquences, qui est la contestation de la nature du pouvoir absolu du roi et de son autorité sur l'Eglise d'Ecosse. La phrase par laquelle Jacques VI et 1er a décrit la nature du pouvoir royal[716] traduit la situation du monarque et aussi sa conception du pouvoir[717] : « Si les évêques perdent leur pouvoir, je sais ce qu'il en sera de ma suprématie ». Opinion souvent rappelée sous la forme lapidaire « Pas d'évêque pas de Roi ». Mais cette formule à un écho, qui éclaire aussi le sens du ''mason word''. Pour Jacques 1er la formule « Pas d'évêque pas de Roi » signifie aussi et surtout « si je voulais vivre sous l'autorité d'un presbytère, je retournerais en Ecosse [718]». Or, c'est exactement le point de vue du ''mason word'' qui ne distingue que par l'engagement spirituel, sans tenir compte du statut social et tire ici la conséquence du sacerdoce universel.

- *Acculturation et patriotisme*

Au XVII° siècle, le ''mason word'' est maintenant présent dans la pratique des opératifs en Ecosse. Tout Ecossais est culturellement protestant et tester la conviction, par ses manifestations extérieures, n'est plus envisageable sérieusement soixante-dix ans après la révolution de 1560. C'est, en ces années 1630, le résultat d'un phénomène d'acculturation provoqué par l'application, sur une longue période, des dispositions législatives du ''Confession of Faith ratification Act'' du 27 août 1560. Autres temps, autres difficultés, la question est désormais plus politique que spirituelle et se confond avec celle de la défense de l'Ecosse en tant que nation calviniste presbytérienne[719].

En ces temps troublés, les Assemblées de maçons dont nous savons qu'elles se réunissent très fréquemment, continuent à se dissimuler dans l'ombre des ''Incorporations''. Ces structures professionnelles ont adopté l'univers réglementaire, culturel et symbolique des hommes qui ont le « Mot » pour remplacer « les excellents actes et antiques statuts de glorieuse et ancienne mémoire ». Le phénomène d'acculturation atteint aussi leurs rangs. Ces assemblées recrutent parmi leurs apprentis mais aussi leurs compagnons du métier et leurs maîtres. Mais tous les membres de la Corporation ne sont pas admis à l'Assemblée des maçons. Le critère est dès lors celui de l'engagement covenantaire et patriotique.

La situation particulière de l'apprenti reste ce qu'elle est depuis 1560 et nous savons que l'assemblée, dissimulée derrière la Corporation, recrute aussi dans les rangs de la ''Nobilitie'' à l'exemple de William Lord Alexander, Sir Alexander Strachan of Thorntoun et Antony Alexander, John Stewart, John Leslie, John Maitland, les comtes de Cassilis et Eglington, pour s'en tenir à des personnages que nous connaissons déjà[720].

Dans l'Ecosse Calviniste presbytérienne du XVII° siècle, on passe des enjeux de la mise aux normes du métier à ceux de la défense de la Nation et des préparatifs de la révolte à l'insurrection de 1638, puis à la révolution de 1688. A la fin de la décennie 1630, les détenteurs du « Mot » dont l'engagement confessionnel n'est pas douteux, s'apprêtent à prendre les armes, comme le firent les Lords de la Congrégation au siècle précédent. A leur imitation, les covenantaires de 1638 pourraient eux aussi dire comme en 1557, « Nous ferons tous nos efforts et dédierons nos vies à conserver, soutenir et défendre l'ensemble de la Congrégation du Christ et chacun de ses membres, contre Satan et toute puissance méchante dont le but est la tyrannie ou de nuire à la congrégation susmentionnée ». Robert Baillie, observateur et commentateurs avisés de cette période, le remarque, le 4 octobre 1637. « ... Chacun pense que le papisme est à nos portes...personne ne peut plus soutenir la position du roi, sauf à se désigner lui-même pour être tué un jour ou l'autre. Je pense notre peuple possédé par un démon sanglant, bien au-delà de tout ce que j'aurais pu imaginer [721]».

L'enjeu est donc patriotique dans une Ecosse qui se définit depuis le 27 août 1560 comme une nation dans laquelle « l'agir humain, dans toute son ampleur, reçoit sa norme du divin »[722].

- *"Mason word et parlementarisme.*

A cette utilisation patriotique du "mason word" va succéder une intervention dans le débat portant sur le régime politique. Après la restauration de Charles II, les opposants, à la politique de ce roi et de son chancelier pour l'Ecosse John Maitland, rejoindront les Assemblées de « détenteurs du Mot ». Dans des Îles britanniques, la restauration de Charles II, se comprend comme restauration de la monarchie après le Commonwealth républicain et non celle du Roi Charles II. Elle est un retour à la normale des institutions d'une société construite au cours du temps et qui évolue appuyée sur un principe monarchique. Toutefois, la période du Commonwealth républicain a renforcé le statut du Parlement, face à un roi dont la personne est devenue moins importante que la fonction royale, à la suite du procès et de la décapitation de Charles 1er [723] . Les débats qui conduiront à la Glorieuse Révolution en 1688, sont ceux de la loi sur la dévolution de la Couronne et la possibilité ouverte à un Duc d'York Catholique, de succéder à un Charles II à l'anglicanisme d'apparence. Le traité de Douvres et plus généralement les relations de Charles II avec la très catholique France de Louis XIV nous le montre, les rois Stuarts n'ont pas renoncé à ramener les Îles britanniques dans le giron de la papauté et le XVIII° siècle témoignera de cela y compris en Franc-maçonnerie[724].

Les successeurs des covenantaires de 1638 prendront fait et cause pour l'engagement qui mène à la Glorieuse Révolution et réaffirme les Îles Britanniques comme une terre protestante si ce n'est calviniste. C'est le moment où Kilwinning ouvre ses colonnes à des étrangers au métier du bâtiment. On peut citer à nouveau l'exemple de Cassilis en 1672 [725], sans doute admis parce qu'en 1670, il a été le seul[726] membre du Parlement anglais à voter contre le "Conventicle Act"[727], voulu par Charles II. C'est aussi le cas de Alexander huitième Comte de Eglington ; il est lui aussi « un solide partisan des convenantaires »[728] opposé à la politique de Charles II. Nous savons que la Loge de Kilwinning lui a transmis le « Mot » le 20 janvier 1674, le recevant le même jour comme "Entered Apprentice" et "Fellow-craft or master mason"[729], selon l'usage des Loges maçonniques dissimulées derrière les "Incorporations", lorsqu'il ne s'agit pas d'un apprenti de "l'Incorporation". Il occupera la fonction de "Deacon" en 1678 dans cette même Loge de Kilwinning[730], qui affirme une fois de plus le sens traditionnel de son engagement[731]. L'Assemblée de Mary's Chapel, pour sa part, recevra Sir Patrick Hume of Polwarth, le 27 décembre 1667. Il est un homme politique et partisan du Comte de Tweeddale favorable au Covenantaires ; il s'oppose à la politique de John Maitland qu'il juge, d'accord avec Robert Baillie, trop inspirée de son choix "Engagers" et sera emprisonné pour cela. Mais, il aura le temps de soutenir la Glorieuse révolution en 1688[732] avant son décès en 1724. Robert Pringle de Graycrook le rejoint le 24 juin 1670 et appartient lui aussi au groupe des opposants à Maitland, comme son jumeau Sir John Harper de Canbusnethan[733].

Les conceptions en matière de régime politiques des détenteurs du « Mot » du XVII° siècle trouveront dans les membres de la Grande Loge de Londres et de Westminster les dignes successeurs de leur engagement. Ces derniers, outre leur non-conformisme arianisant dans le domaine spirituel, seront favorables à l'héritage de la Glorieuse Révolution et soutiendront le parlementarisme naissant[734], comme le déclare Jean Théophile Desaguliers dans une adresse au comte de Ilay[735] :

> « La forme la plus parfaite de gouvernement n'est-elle pas celle qui se rapproche le plus du gouvernement de notre système solaire, et qui suit les lois établies par le Grand Architecte de l'Univers dans toute sa Sagesse et sa Puissance infinie. (...) La *monarchie limitée*, qui garantit nos libertés, nos droits et nos privilèges avec autant de bonheur, en telle sorte que toutes les Nations nous envient, semble être à l'image même du système solaire... »

Des détenteurs du « Mot » sans Loge

Avant 1598, l'hypothèse d'une communication du « Mot » par une Assemblée, n'est établie de façon certaine par aucun procès-verbal identifié ; et, c'est, évidemment, normal. En ces temps fiévreux, encore éclairées par les flammes des bûchers d'avant 1560, les convictions ont l'arme à la main et tenir de tels registres serait bien imprudent.

- *Le murmure des archives*

Nous savons que, même au XVII° siècle, nombre "d'Incorporations" et notamment celle de Kilwinning, ne tiennent pas de registres des activités rituelles[736]. Cette absence de procès-verbal et de matricule, conduit David Stevenson à considérer les Loges Schaw comme à l'origine des loges maçonniques en s'appuyant sur la concomitance des dates des premiers procès-verbaux de 1598 et des Statuts de 1598 et 1599[737]. Cet auteur trouve les prémices de l'organisation en Grande Loge du XVIII° siècle dans la tentative de centralisation royale dont les Statuts Schaw sont l'instrument. C'est compréhensible. Mais cela fait tenir la Franc-maçonnerie et le « Mot de Maçon » dans le formalisme de son organisation administrative et de son institution. En fin de compte, c'est transposer à l'Ecosse la remarque d'Eric Ward pour l'Angleterre, lorsqu'il écrit : « prenant la forme de la direction centralisée d'une institution indépendante de celle du métier du bâtiment, c'est à Londres que le premier et indispensable pas fut fait »[738]. Mais, pour David Stevenson, ce premier pas fut fait en Ecosse par William Schaw, pour réorganiser le métier[739]. Cependant une autre opinion paraît mieux justifiée par les archives.

Parmi les membres de la "Nobilitie" détenteurs du « Mot » dont le journal de John Leslie révèle l'existence, certains sont identifiés sur les procès-verbaux de Loges, dissimulées dans l'ombre des "Incorporations" locales mais ne figurent pas à leurs matricules comme Harry Carr l'a remarqué dans les procès-verbaux de Mary's Chapel[740]. D'autres n'apparaissent ni à une matricule ni sur des Procès-verbaux et ne paraissent liés à aucune Loge bien que leur qualité de « détenteur du Mot » ne soit pas douteuse tel Maitland ou encore John Stewart, John Leslie ou Elias Ashmole et Henry Maynwaring.

Ne figure pas à la matricule de la Loge de Kilwinning mais apparaît sur les procès-verbaux, John, Septième comte de Cassilis, mentionné comme "Deacon" en 1672 car il préside l'Assemblée ce jour-là. Cependant aucune archive n'indique si c'est à Kilwinning qu'il a reçu le « Mot ». David Stevenson suggère qu'il aurait pu le recevoir ailleurs ; mais il ne peut identifier ni l'Assemblée ni "l'Incorporation"[741]. Pour sa part, n'apparaît ni sur un procès-verbal ni à aucune matricule, le futur chancelier pour l'Ecosse John Maitland duc de Lauderdale, qualifié pourtant de "Old mason" par Robert

Baillie. Robert Baillie lui-même n'est pas davantage mentionné ; même pas à Kilwinning dont il est pourtant le pasteur. Il en va de même de John Leslie et de John Stewart et sans doute de bien d'autres dont les noms ne surgissent pas des archives maçonniques et non maçonniques exploitées, ici.

Ainsi, les archives non maçonniques murmurent les noms de maçons sur lesquels les matricules des Assemblées gardent le silence.

- *Le silence des matricules*

Pour essayer de briser le silence obstiné des archives, nous pouvons réfléchir à partir des exemples de Robert Moray, Elias Ashmole et Henry Maynwaring. Nous le savons déjà, Robert Moray est reçu par une Assemblée regroupant, avec d'autres, les Maîtres de la Loge Mary's Chapel, à la matricule de laquelle une délibération spéciale permettra son inscription. Pour leurs parts, Elias Ashmole et Henry Maynwaring furent reçus tous deux à Warrington dans une « loge » dont personne n'a retrouvé la trace. Car si cette « loge » a existé[742] elle est la plus ancienne d'Angleterre ; ce que personne ne prétend sérieusement. De cette double réception, il n'existe aucun procès-verbal. Le seul récit dont nous disposons est celui du *Journal* d'Elias Ashmole à la date du 16 octobre 1646.

Avec la réception de Robert Moray, les archives documentaires nous font donc connaître l'exemple d'une réunion avec procès-verbal mais dont l'Assemblée est composée par des membres issus de différentes Assemblées. Avec les réceptions de Elias Ashmole et Henry Maynwaring, nous connaissons une double réception qui n'a laissé ni procès-verbal ni même trace d'une loge qui aurait réuni son Assemblée. En fin de compte, nous avons un procès-verbal qui évoque une Assemblée qui n'est pas celle de la loge qui enregistre la réception et nous avons une double réception sans loge repérable ni procès-verbal.

Autre élément propre à nourrir nos réflexions, la situation plus généralement envisagée des loges dans les premières décennies du XVII° siècle. A ce moment, les Loges d'Ecosse sont déjà nombreuses et on s'étonne de l'absence de la mention dans les procès-verbaux et les matricules de noms prestigieux et connus, tels ceux de Leslie, Stewart, Baillie ou Maitland. Les Loges d'Ecosse auraient pourtant dû se faire une fierté d'orner ainsi leurs matricules. Sans ajouter que Robert Baillie est pasteur de Kilwinning. Mais il est vrai qu'en cette première moitié du XVII° siècle, Kilwinning n'admettait pas de membre extérieur à la Corporation et attendra pour de tels recrutements une brève période dans les années 1670 [743] après le décès de Robert Baillie intervenu en 1662.

La situation de la "Nobilitie" doit, aussi, être prise en compte. Car, si on ajoute foi aux dires de John Stewart, ce silence des archives des Assemblées et des Corporations pèse sur les noms des membres de la "Nobilitie" qui détiennent le « Mot ». Nombre d'entre eux ne figurent sur aucune matricule [744], ni aucun procès-verbal, bien qu'ils soient identifiés comme des adversaires du roi, uniquement parce qu'ils détiennent le "masone word". David Stevenson qui, outre ces travaux sur les Loges d'Ecosse, est fin connaisseur de l'histoire de cette période[745] est d'accord pour dire que dans les rangs des « courtisans royalistes » certains détiennent le "masone word"[746]. Et, nous en connaissons d'ailleurs au moins trois d'importance, parce qu'ils figurent à la matricule de Mary's Chapel : William, Lord Alexander, son frère Anthony qui est "master of works" en exercice et Sir Alexander Strachan of Thorntoun.

Le silence obstiné des procès-verbaux des Loges, est, toutefois, brisé par d'autres archives dont l'indication formelle est la détention du « Mot », par ceux dont le nom est absent des procès-verbaux et des matricules, tels Baillie, Rothes, Maitland ou Stewart. Cet état des choses auquel on ajoute la loge introuvable de Warrington qui a reçu Elias Ashmole et Henry Maynwaring, rend très vraisemblable l'existence d'Assemblées de maçons *ad hoc* et éphémères, indépendantes des Assemblées dissimulées dans l'ombre des "Incorporations".

L'Assemblée des Maçons une Assemblée ad hoc

Il est très vraisemblable que doive être abandonnée l'idée d'une exclusivité de la détention du « Mot » par les Assemblées, dissimulées derrière les "Incorporations" ; car il n'est aucune Atlantide de « loges » englouties.

- *Une Atlantide de « Loges »*

Evidemment, on peut envisager qu'existent, submergées dans le milieu de nulle part, des archives aujourd'hui disparues et comme une Atlantide de Loges, qui auraient concentré en leurs seins les réceptions de Maçons qu'aucune archive ne mentionne. Cette hypothèse, d'un continent enfoui, n'est pourtant pas la seule envisageable et, s'il est impossible de rattacher à une Loge connue, les noms de ceux dont il est établi qu'ils détiennent le « Mot », l'hypothèse de la perte des archives doit même être considérée comme pas du tout vraisemblable. D'une part nombre de loges d'Ecosse ne tenaient pas de registre des activités rituelles[747] ; d'autre part au XVII°

siècle, les Loges identifiées sont déjà nombreuses en Ecosse. C'est, aussi, la période pendant laquelle le ''Masone word'' est déjà suffisamment connu, pour être mentionné publiquement par un poème par Henry Adamson (1638) ou évoqué par le scribe du presbytère de Kelso[748] (1652) ou même les partisans du roi Charles 1er (1637).

Sauf le journal d'Elias Ashmole (1646), pour l'Assemblée de Warrington et, par ailleurs, le procès-verbal de la réception de Robert Moray (1641), les archives documentaires ne révèlent pas, pour l'instant, le récit d'une Assemblée de maçons réunie *ad hoc* et décrite comme éphémère. Mais, ces deux exemples, si différents l'un de l'autre, et ceux de Baillie, Rothes, Maitland ou Stewart, nous autorisent à soutenir que les Assemblées dont les procès-verbaux sont connus, ne sont pas les seules qui réunissent des détenteurs du « Mot ».

Si les mentions de la détention du « Mot » par d'autres sont enfouies, c'est l'océan des archives non maçonniques qui les recèle et le hasard permettra à un moment où un autre de les voir surgir. Mais, pour bien faire, la participation des historiens qui ne sont pas maçonnologues est requise. Qu'ils en reçoivent ici la supplique jetée un peu comme une bouteille à la mer car rares sont ceux qui attachent leur attention aux mentions en rapport avec le mouvement maçonnique et ses pratiques. C'est dommage car il est d'autres Assemblées que celles identifiées et que la maçonnologie appelle « Loges ». Des Assemblées plus éphémères, issues d'une pratique sans doute ancienne. Ces Assemblées se réunissent pour les besoins de la communication du « Mot » à un impétrant et pour cela seulement.

- *« Des initiés se réunissant pour en initier d'autres »*

Le constat de réunion dont la vocation est la seule transmission du « Mot » n'est pas nouveau. David Stevenson a remarqué le phénomène en Angleterre, notamment à l'occasion de la réception d'Elias Ashmole et Henry Maynwaring par une Assemblée réunie à Warrington, le 16 octobre 1646. Elle ne laissa pas d'autres traces. Semblant limiter le propos à la maçonnerie en Angleterre, cet historien note : « on ne peut pas parler de ''loge'' au sens institutionnel (sens où nous l'entendons aujourd'hui) mais plutôt de localités où, de temps à autre, des hommes qui ayant été initiés se réunissaient pour en initier d'autres[749]». Doit-on comprendre qu'à Warrington où ailleurs en Angleterre, existait un peuple de Maçons qui s'assemblaient de temps à autre pour transmettre le ''masone word'' ? David Stevenson ne le dit évidemment pas. Car serait alors ouverte la porte d'une possible préséance historique de la maçonnerie en

Angleterre, bien qu'aucune archive ne permette de la justifier, même pour des Assemblées éphémères.

C'est le lieu de rappeler, aussi, l'affirmation de David Murray Lyon, à propos de la réception en 1737, dans les deux grades, de Frederick Lewis. Le personnage n'est pas anodin. Il est Prince de Galles, fils de Georges II et père du Roi Georges III d'Angleterre et fut, à suivre Murray Lyon, reçu dans une telle Assemblée réunie *ad hoc* par Jean Théophile Desaguliers au château de Kew[750]. Vraie ou infondée, cette réception montre que, pour Murray Lyon, une Assemblée réunie *ad hoc* n'a rien d'anormal. Toujours est-il que, si la remarque de David Stevenson sur l'existence d'Assemblées *ad hoc*, est juste, sa portée est compromise par son souci de voir l'Ecosse prévaloir sur l'Angleterre, dans la compétition pour les origines de la Franc-maçonnerie spéculative moderne. En se concentrant sur l'apparition des loges Schaw, dans lesquelles il veut voir l'organisation de la première maçonnerie moderne, David Stevenson perd de vue l'essentiel. Mais, l'honnêteté intellectuelle de cet historien, nous permet toutefois de faire fond sur ce qu'il a lui-même constaté.

– *Une Assemblée d'Hommes*

Aussi curieux que cela puisse nous apparaître aujourd'hui, une Assemblée de détenteurs du "masone word" n'a pas besoin d'institution, serait-elle celle de "l'Incorporation" ou de la loge définie par William Schaw. Des hommes suffisent, s'ils connaissent les « gestes, signes et autres éléments de la réception » et le déroulement du cérémonial de réception. Écoutons David Stevenson le répéter, il s'agit « des hommes qui ayant été initiés se réunissaient pour en initier d'autres [751]». L'Assemblée réunie pour recevoir Robert Moray est un exemple explicite de ces Assemblées réunies *ad hoc* et nous avons cette fois une archive en forme de procès-verbal qui atteste mais sans le vouloir, de cette existence éphémère d'une réunion *ad hoc*.

> « À Newcastle le 20ème jour de mai 1641. Ledit jour un certain nombre de maîtres et d'autres régulièrement convoqués, admirent Maître le Très honorable Robert Moray, Général quarter de l'Armée d'Ecosse et ils convinrent que le susnommé serait des Maîtres masons de la Loge de Edinburgh ; et nous avons signé de nos mains ou apposé notre marque - Hamilton, R. Moray, Johne Mylln, James Hamilton[752] »

Deux faits sont enregistrés dans le procès-verbal de la réception de Robert Moray. D'une part, Robert Moray est « Admis master » (admit Mr) et, d'autre part, --C'est là ce qui nous intéresse—la délibération des membres de l'Assemblée mentionne le vote portant sur son inscription à la matricule de la Loge de Edinburgh. Mais s'il fallait tomber d'accord sur le point de savoir « que le susnommé serait des Maîtres masons de la Loge de Edinburgh[753]», c'est qu'une telle inscription n'allait pas de soi.

On remarque alors que cette Assemblée du 20 mai 1641 est composée de maçons qui n'appartiennent pas tous à la matricule de l'Assemblée de Mary's Chapel. Le procès-verbal indique : « un certain nombre de maîtres et d'autres régulièrement convoqués ». Les « autres » sont des maçons mais n'appartiennent pas à l'Assemblée de Mary's Chapel. Cette mixité rend nécessaire la délibération sur l'affectation à Mary's Chapel du nouveau venu. L'examen du procès-verbal de la réception l'année précédente du général Alexander Hamilton confirme le caractère composite de l'Assemblée *Ad hoc* qui reçut Robert Moray. Car pour Hamilton aucune délibération pour l'inscrire à l'Assemblée de Mary's Chapel n'est nécessaire. C'est normal car seul sont présents des membres de cette Loge et on peut voir dans cette réunion l'Assemblée de Marys' Chapel se réunissant aux armées.

Pour Alexander Hamilton le procès-verbal indique :

> « 20 mai 1640. Ledit jour James Hamiltone était diacre du Métier et Johne Meyenes surveillant, et le reste des maîtres des maçons d'Edinbr. convoqués, admettent parmi eux le très honorable Alexander Hamilton »

Cette dernière précision signifie que l'Assemblée réunie pour Alexander Hamilton était composée exclusivement de membres de Mary's Chapel. Ils sont désignés par l'expression « maîtres maçons d'Edinbr. » Pour sa part, l'Assemblée qui admit Robert Moray comprenait des membres de la Loge de Edinburgh mais pas seulement. Il y en avait « d'autres » et il s'agissait donc d'une Assemblée réunie *ad hoc* et pas de l'Assemblée aux armées de la Loge de Edinburgh stationnant à Newcastle. Les « autres », ne peuvent être des "apprentice" car ils ne participent pas à la réception d'un "master". La démonstration est ainsi faite qu'il s'agit d'une Assemblée de « membres de la fraternité » réunie *ad hoc* et non d'une Assemblée de la Loge Mary's Chapel de Edinburgh réunie aux armées. La décision de l'Assemblée *ad hoc* d'inscrire Robert Moray à la matricule de la Loge de Edinburgh, permet deux interprétations. Robert Moray pouvait être inscrit à la matricule d'une autre Loge dont certains des membres étaient aussi présents. Mais, Mary's Chapel est choisie comme Loge comptant à sa matricule nombre de Covenantaires qui préparèrent la révolte écossaise de 1638 et peut ainsi accueillir un

Robert Moray, qui s'est illustré pendant le conflit comme "general of ordinance". Mais il est une autre possibilité, qui doit être préférée.

Robert Moray reçu par une Assemblée réunissant des "fellow craft" de diverses provenances aurait dû n'être inscrit à la matricule d'aucune Loge. Mary's Chapel fait une exception compte tenu de la personnalité de ce Covenantaire.

– *Une convocation nécessaire*

Autre aspect, qui retient l'attention, la mention dans ces procès-verbaux d'une « convocation régulière » qui affranchit par elle-même de toute institution. Car elle met en évidence l'indépendance de l'activité maçonnique par rapport à toute institution à laquelle le maçon appartiendrait. C'est la convocation qui fait l'Assemblée et pas une quelconque Loge de rattachement institutionnel. Et cette mention de la convocation figure aussi dans le procès-verbal de la réception d'Alexander Hamilton et, bien des années plus tard, dans le récit fait par Elias Ashmole, qui nous intéresse tout particulièrement.

Dans son journal, Elias Ashmole indique que le 10 mars 1682, il fut régulièrement convoqué pour une Assemblée se réunissant le lendemain à « Masons Hall à Londres[754] ». Il ressort de la description lapidaire que l'Assemblée n'était pas celle de la Loge d'Elias Ashmole car il n'en connaissait pas les participants et découvrit pendant la réunion qu'il était le plus ancien maçon de cette Assemblée. En ce cas, c'est bien la convocation seule qui a fait l'Assemblée.

Pour réunir des maçons en Assemblée, quelle que soit leur loge d'appartenance ou leur absence de lien à une Loge en particulier, il suffit de les convoquer en forme régulière. La convocation met ainsi en œuvre l'obligation du maçon à l'égard de tout « membre de la fraternité » et non à l'égard de la Loge. En fin de compte, on peut s'avancer jusqu'à dire que toute Assemblée de maçons réunie pour transmettre le « mot » est une Assemblée *ad hoc* dont le seul titre est sa convocation. Qu'elle soit, ou pas, exclusivement composée de ceux inscrits à la matricule de la Loge de réception, ne change pas la nature de l'Assemblée réunie pour transmettre le « mot ». L'activité détermine l'indépendance. Réunir des "fellows craft" pour recevoir un "fellow craft", ne tient pas compte de la matricule à laquelle figurent les participants mais suppose simplement leurs convocations.

La réception de Robert Moray le 20 mai 1641 ou celle d'Elias Ashmole et Henry Maynwaring le 16 octobre 1646 ou encore l'Assemblée réunie à Masons Hall en 1682, suffisent à illustrer cette indépendance institutionnelle. Car, il n'est pas de loge institutionnelle à Warrington, pas plus qu'il n'en est une pour l'Assemblée à laquelle se rend Robert Moray à "Masons Hall". Si l'Assemblée des détenteurs du "masone word" transmet le "Mot" et si seul le "Fellow craft or master mason" est « maçon », alors la capacité à satisfaire aux questions du tuilage, rappelée par le *Edinburgh Register House 1696 MS,* est seule requise des participants qui composent l'Assemblée et se rendent à la convocation.

De ce tuilage du "fellow craft", nous savons qu'il est assez bref dans le cérémonial du "mason word". Deux questions et quelques gestes, qu'il vaut mieux connaître car il s'agira de les enseigner au candidat.

> « Q. 1 : Êtes-vous maçon ? R. : Oui.
> Q. 2 : Comment le saurai-je ? R. : (...) mais en l'absence de ceux-ci (non-maçons) vous devriez répondre : par les gestes, signes et autres éléments de la réception »

Il n'est pas besoin d'être inscrit à la matricule d'une Loge. Être régulièrement convoqué et connaître « les Gestes, signes, et autres éléments de la réception » sont suffisants[755].

- *L'Assemblée et le lieu où les maçons s'assemblent*

"L'Incorporation" du XVI° et XVII° siècles peut prêter son administration aux Assemblées maçonniques, dissimulées dans son ombre. Elle peut tenir des listes. Elle peut imposer la discipline de la Corporation à l'apprenti qu'elle choisit en son sein pour détenir le « Mot ». Mais la Corporation n'est pas l'Assemblée des Maçons détenteurs du « Mot ». La seule Assemblée des maçons est celle qui, sur convocation, se réunit pour faire un "perfect mason" et met en œuvre le cérémonial de transmission. Le "perfect mason" appartient au peuple des maçons et pas à une Loge ; serait-elle dite maçonnique. Il est un membre de la « fraternité et un participant à l'Assemblée. Le maçon n'a nul besoin d'une Loge pour être ce qu'il est : un « membre de la fraternité » et non de la Loge. Le manuscrit de Edinburgh le rappelle dans la Réponse à la Quatrième question ; la « Respectable Loge » (honourable Lodge) n'est que la désignation d'un groupe d'hommes eux-mêmes respectables (honourable). Et ce point de vue, sur ce qu'est une Assemblée de maçons, survivra à la création des Grandes Loges car le maçon reste défini comme « Hommes d'Honneur et de Probité » en 1723[756] et 1738[757] par les Constitutions d'Anderson et en 1756[758] par *l'Ahiman Rezon*.

Les Constitutions de 1815 de la Grande Loge Unie ne reprennent pas cette définition du maçon car elles définissent d'abord la Loge comme le lieu où les maçons s'assemblent[759] et, par extension, désignent un groupe de maçons. Dans l'univers des Grandes Loges, c'est la « fraternité » des maçons qui sera qualifiée de « Respectable » et devient une "Honourable Fraternity"[760] en parfaite cohérence avec le vocabulaire traditionnel car une "Fraternity" est composée d'hommes. Parce qu'elle dépasse le cadre de l'Assemblée, de la Loge et même de la Grande Loge. "L'honourable fraternity", nous indique aussi que la maçonnerie est universelle et regroupe tous ceux qui se reconnaissent pour tels. L'Assemblée des maçons ou "Honourable Lodge" est le groupe de détenteurs du "masone word", réunis pour agir en transmettant le « Mot ». Même si une morne habitude nous fait désigner par « Loge » une structure plus ou moins administrative, qui peut faire l'appel de ses membres, ou, par extension du sens, le local dans lequel, ils s'assemblent. Cette conception formelle et institutionnelle de la Loge est un sens dérivé pour l'histoire du phénomène maçonnique.

C'est la convocation régulière dans le but de transmettre le « Mot » qui a pour effet de réunir des maçons en loge. Ils constituent alors une Assemblée de maçons, qui, orientée selon un axe d'Est en Ouest, seront convenablement rangés.

causam gravitatis nondum assignavi

Même si ces Assemblées éphémères ont laissé peu de traces de leurs réunions, leur existence surgit par leur résultat : le « Mot » a été transmis et c'était bien là leur seul objet. Les « détenteurs de ce mot » sont connus, même si leurs Loges au sens institutionnel ne le sont pas, ni souvent leur date de réception. L'important est leur appartenance à la « Fraternité » et non la gestion de sa matricule par une Loge. Aucune Atlantide de Loges englouties n'est nécessaire pour expliquer la situation de maçons sans loges identifiables. Ces Assemblées *Ad hoc*, pour la preuve de leur existence, illustrent le commentaire d'Isaac Newton : « causam gravitatis nondum assignavi [761]». Telle la gravité mise en évidence par Isaac Newton sans pouvoir en déterminer la cause, l'existence des hommes « détenant le Mot » affirme l'existence d'une cause à cette détention. Cette cause, invisible et présente, est la Franc-maçonnerie des premiers temps théâtre d'éphémères et insaisissables Assemblées de détenteurs du « Mot », que déjà on dit « maçons » mais pas encore Francs-maçons ; même si Elias Ashmole affirme avoir été fait "free mason".

Dûment convoqués, ils seront convenablement rangés et orientés, par un cérémonial ne connaissant pas plus de grades que de matricule et n'ayant rien d'opératif. Bien que, comme à Kilwinning, la communication du « Mot » puisse constituer l'une des activités d'un groupe d'ouvriers du bâtiment, la « fraternité » des détenteurs du

« Mot » est un tissu qui couvre une partie de la population de l'Ecosse et constitue l'objet de l'étude des historiens, qui s'intéressent aux « réseaux » et sont bien avisés, de ne pas se fier aux seules archives documentaires produites par les Loges.

Mot de maçon, Rose-croix et Seconde-vue

Le nom d'Henry Adamson, n'a laissé aucune trace dans les archives de la Loge de Scone à Perth. La manière dont il a pu connaître l'existence du "mason word" nous est inconnue, aucune archive n'établissant à ce jour sa qualité de détenteur du « Mot ». Pourtant son poème, Les *Muses Threnodies* [762], contient quatre vers qui ont fait date.

« Dans nos actions, les signes ne sont pas présages
Pour nous frères de la Rose-croix ;
Nous avons mot de maçon et seconde vue
Choses à venir, nous pouvons exactement prédire ». [763]

Reliant, par ce geste « Rose croix », « Mot de maçon » et « Seconde vue », le poète nous sollicite au-delà des mots et nous présente ce que l'homme ne voit pas. On pense à Rimbaud et son *Bateau Ivre*, nous confiant « Et j'ai vu quelquefois ce que l'homme a cru voir ! ». On pense à Eluard. A sa *Capitale de la douleur,* pour affirmer avec « L'habitude » :« Voilà pourquoi. -- Je dis la vérité sans la dire ». Cette vérité vers laquelle Henry Adamson nous guide depuis 1638 et la publication de son texte, a conduit bien des maçons sur les territoires de la plus haute imagination.

La ville de Perth ou naquit le poète, est située au nord de cet arc dessiné par la première implantation du "mason word" dans l'Ecosse centrale. Bien qu'elle soit la « porte des Highlands » où le catholicisme reste très présent, elle est éminemment calviniste presbytérienne. C'est dans cette ville que John Knox en 1559, à la veille de l'établissement en Ecosse du calvinisme presbytérien, prononce un discours resté célèbre. Né dans une famille qui appartient à l'élite bourgeoise, Henry a été formé pour enseigner. Dans cet univers calviniste cela signifie aussi prêcher. Le territoire est donc propice au « Mason Word ». Mais l'univers familial du poète l'est aussi. Le père d'Henry : James Adamson, a été doyen de la Guilde des marchands de Perth en 1600 et prévôts en 1610 et 1611 [764]. Sa position, dans les structures de la Corporation et de la ville de Perth, peut l'avoir amené à connaître l'existence du « mason word », si ce n'est à détenir le « Mot » et à faire état de cette pratique devant son fils Henry [765]. Car en tant que Doyen de la Guilde des marchands en 1600, James Adamson a été le témoin de la tentative d'introduction par William Shaw des statuts de 1598 et 1599 qui concerne l'Incorporation de Perth. Nous savons que cette initiative allait à l'encontre de l'esprit d'une Ecosse calviniste presbytérienne et les marchands en furent sans doute informés alors que la corporation du bâtiment de la même ville était concernée. Perth ne figure d'ailleurs pas dans la liste des signataires des Statuts Schaw. David Stevenson qui admet une datation autour de 1630, pour la rédaction du poème par Henry Adamson, avance que le poète a pu être en relations avec des détenteurs du « Mot » et notamment John Mylne Senior ; mais ne cite aucune source à l'appui de cette suggestion, selon lui « vraisemblable [766] ».

Le mystère des sources d'Henry Adamson reste donc enfoui dans l'énigme tissée entre « Rose croix », « Mot de maçon » et « Seconde vue » et nous savons par Lord Acton que « Peu de découvertes sont plus irritantes que celles qui révèlent le pedigree des idées[767] ».

Le geste poétique d'Henry Adamson

La mention de la Seconde-vue, signifie l'aptitude à voir ce qui est caché aux yeux du commun des mortels. A identifier, par des moyens que d'autres ne peuvent comprendre[768]. Parce que Perth est aussi appelée « porte des Highlands » (Gateway to the Highlands), il n'est pas inutile de rappeler que la « seconde vue » est une pratique célèbre de ces Highlands. Le mot superstition pourrait être préféré à celui de pratique. Mais une appellation plus neutre n'est pas mal venue dans la première moitié du XVII° siècle. Au début du siècle suivant un auteur protestant, peu enclin à préférer la superstition à la raison, se fera encore le défenseur d'un statut honorable à accorder à la Seconde-vue [769], avant que l'œuvre de Walter Scott ne vienne tout à fait la réhabiliter, au moins en littérature.

La tradition écossaise attribue, il est vrai, le don de Seconde-vue au septième fils ; et c'est la place de Walter dans sa fratrie. Ce rang, il le partage avec Jacques VII Roi d'Ecosse dont il se fera le partisan alors que celui-ci vit en exil comme roi d'Angleterre et d'Irlande sous le titre de Jacques II[770]. L'autre vertu de la Seconde-vue étant une aptitude à provoquer des guérisons, Jacques II que les clans des Highlands soutiennent, touchera les écrouelles, alors que s'ouvre la veillée d'arme d'une tentative de reconquête de son royaume et qu'il fait Lauzun chevalier dans l'ordre de la Jarretière, à Notre dame de Paris[771], le 27 février 1689. La Seconde-vue est donc aussi un symbole qui rappelle la tradition des rois d'Ecosse et leur caractère thaumaturge d'autant mieux que Guillaume III, en calviniste raisonnable, se refusera toujours à la pratique de toucher les écrouelles. Perth est la capitale historique de ses rois qui ont Seconde-vue. Elle est proche de la ville de Scone qui inspire l'autre nom de la

« pierre du destin » servant au sacre des rois de ce pays et dont nous avons déjà évoqué le rôle.

Dans un tel contexte une première approche des vers d'Adamson permet de formuler une interprétation que l'évidence suscite. La Seconde vue est, ici, la capacité à voir ce qui demeure caché à celui qui n'a pas le « Mason word ». Et ce « Mason word » apporte le « Mot » qui devient le signe de reconnaissance des frères de la « Rose-croix ». Si on ajoute la tradition des rois d'Ecosse on se souvient que l'Ecosse est une nation dont Robert Baillie nous a appris que le Covenant de 1638 était le serment.

L'origine anglaise de la pensée allemande

Une seconde vue, différemment informée de la mention de la Rose-croix, nous dirige vers l'Allemagne, berceau du personnage de Christian Rozencreutz et terre de rédaction du texte *Fama Fraternitatis du vénérable Ordre de la Rose-Croix,* publié en 1614[772] à Cassel (Allemagne d'aujourd'hui). Premier manifeste connu du mouvement rosicrucien, ce texte paraît avoir circulé dans une version manuscrite dès 1610. Nous ne pouvons en nommer l'auteur plus précisément qu'en désignant le « Cercle de Tubingen » dont les membres assument la paternité de divers manifestes rosicruciens. Mais les auteurs des textes ne peuvent être précisément désignés [773]. L'un des membres de ce Cercle domine pourtant la scène. Johann Valentin Andreae, créateur du personnage de Christian Rozencreutz, est un pasteur luthérien, évoluant dans un univers anglophile[774]. Il est, aussi, un mystique et un théologien protestant, qui a exposé dans divers ouvrages la pensée d'inspiration rosicrucienne. Il apparaît, ainsi, qu'en Allemagne depuis 1610, même si ce mouvement n'a pas de structure avérée[775], une doctrine rosicrucienne est divulguée.

Pour autant, on ne doit pas se laisser aller à penser que les « Steinmetzen » allemands seraient, par l'intermédiaire des réseaux luthériens, à l'origine du « mot de maçon », en Ecosse. Les tentatives faites en ce sens sont minées par le contre-sens sur la détention du signe de reconnaissance, conçu comme un diplôme professionnel[776] et par l'anachronisme[777] car, les premières traces du « mot de maçon », sont antérieures tant à l'apparition du « diplôme d'apprenti » parmi les Steinmetzen qu'aux idées rosicruciennes.

De même, utiliser l'origine germanique des rose-croix [778] se heurte, comme le souligne Frances Yates, à l'origine anglaise de la doctrine reprise par Johann Valentin Andreae. Le manifeste, qu'il rédige sous le titre : *Les noces chimiques de Christian Rozencreutz* [779], s'analyse en une réminiscence germanique, de la conception de la kabbale chrétienne, développée, au siècle précédent, par John Dee, conseiller d'Élisabeth 1ère d'Angleterre[780].

Trois textes attribués à Johann Valentin Andreae influencèrent la pensée anglaise et européenne : *l'Invitatio fraternitatis christi ad amorris candidatos* daté de 1617-1618, le *Christianae societatis idea* et le *Christiani amoris dextra porrecta* datés tous deux de 1620. Ce dernier texte : *La main droite de l'amour chrétien,* a été traduit en anglais et publié en Angleterre, en 1647, par le calviniste Samuel Hartlib[781]. Publication postérieure de cinquante ans aux premières archives subsistantes du « Mot de maçon ».

Samuel Hartlib[782] et le rapatriement en Angleterre

Depuis 1628, Samuel Hartlib est lié au théologien écossais presbytérien John Dury[783], lui-même proche de Johann Valentin Andreae[784]. Cette relation s'inscrit dans le réseau personnel des intellectuels et savants protestants européens, qui épanouirent leurs idées dans les îles britanniques au cours du XVII° siècles[785]. Il est certain que, les idées, parties d'Angleterre au siècle précédent et revenant d'Allemagne par les textes de Johann Valentin Andreae, circulent dans les Îles britanniques et particulièrement en Ecosse dans la communauté calviniste presbytérienne. Les idées du manifeste rosicrucien intitulé *Les Noces chimiques de Christian Rozencreutz* retrouvent, ainsi, leur terre natale. Elles sont l'une des expressions de la version, non allemande mais britannique, du néoplatonisme, de la Kabbale chrétienne et de l'Hermétisme[786]. Frances Yates décrit cette pensée comme « une phase de la culture européenne intermédiaire entre la Renaissance et ladite révolution scientifique du XVII° siècle ». C'est, alors, le moment de réception de l'influence alchimique par la tradition hermétique et kabbalistique héritée de la Renaissance[787]. Mais elle est sans avenir et se fondra dans la réforme religieuse, abandonnant la pensée néoplatonicienne qui, au siècle précédent, l'avait alimentée[788]. A ce sujet, il n'est pas inutile de rappeler que par alchimie, du XVI° au XVIII° siècles, est désignée cette partie de la connaissance qui précède la chimie moderne. C'est là une autre explication de sa disparition car au fil du temps de la modernité, les développements de l'alchimie seront trop proches, voire consubstantiels, de la magie et ses pouvoirs occultes. Cet avenir incertain n'est pas encore perceptible au XVII° siècle. A ce moment, l'un des représentants les plus érudits en matière alchimique est Isaac Newton dont on ne suppose pas qu'il soit plus magicien qu'homme de science [789]. Sauf peut-être dans ces Highlands d'Ecosse où exercent ceux qui ont Seconde-vue.

Ce que la poésie exprime en politique

Bien que tardif, le texte *La main droite de l'amour chrétien,* diffusé par Johann Valentin Andreae en 1620, est très évocateur pour un franc-maçon d'aujourd'hui[790] mais aussi d'hier. Le texte du *Edinburgh Register House 1696 MS* n'en fait pas mystère : « Alors le maître lui donne le mot et lui serre la main à la manière des maçons, et c'est tout ce qui est à faire pour faire de lui un parfait maçon ». Toutefois, la référence, faite par Henry Adamson à la Rose-croix, dans son poème publié en 1638, doit être comprise dans le contexte d'une œuvre poétique et littéraire des débuts du XVII° siècle écossais, à l'heure où la révolte couve et s'assemblent les révoltés. Plus qu'une indication de l'origine allemande des signes de reconnaissances, ce poème, évoque la fonction du « Mason word », dans la tourmente du siècle. Entendre : affirmer ses convictions et « se reconnaître » entre soi, pour qui sait déchiffrer la symbolique. Et il n'est pas invraisemblable de comprendre le texte d'Adamson comme donnant au "Mason word", le statut de moyen de se reconnaître pour tels entre Réformés dans les rangs desquels on trouve, avec d'autres, les patriotes tenants du rosicrucianisme. Nous y sommes d'autant plus enclins en pensant avec Frances Yates que la version de John Dee de la Kabbale Chrétienne est synonyme de rosicrucianisme[791]. Tendance qui bientôt se fondra dans le courant plus vaste du protestantisme.

De même, on peut se laisser aller à penser que « Choses à venir nous pouvons exactement prédire », font référence à la proclamation prochaine du "National Covenant" par l'Assemblée générale de l'Église d'Ecosse. En effet, le poème, est publié en 1638, un an après la mort d'Henry Adamson survenue en 1637. Mais 1638 est aussi l'année de la Proclamation du "National Covenant"[792], qui défend le presbytérianisme contre l'Église anglicane et sa hiérarchie épiscopale. Cette interprétation politique du poème explique et va assez bien avec l'insistance de W. Drummond, dès 1637 pour la publication de ce texte[793]. Car, à ce moment où chacun prend position pour la bataille à venir. Mais cela explique peut-être, aussi, la résistance d'Adamson à publier, avant ce Covenant, un texte qui comporte une allusion sans doute transparente pour ses contemporains. A cette date, la proclamation de 1638 était dans l'air du temps [794] et nous savons que la décennie 1630 est celle d'une activité intense des Loges[795], au sein desquelles se regroupent les participants de la Révolte écossaise, que cristallisera le "National Covenant". On peut d'ailleurs tirer un solide argument en faveur de la réception d'Adamson comme maçon, de sa volonté de ne pas trahir, même en poésie, le secret des maçons. Il n'aura pas à le faire car il décédera avant la signature du National Covenant.

Rose-croix et Union Evangélique

D'accord avec Frances Yates[796] sur la nature du rosicrucianisme mais avec la prudence qui convient en la matière, il est possible de rassembler des éléments faisant apparaître la différence entre « Rose-croix » et « Mason word ». La formation du mouvement rosicrucien, à l'aube du siècle, semble avoir partie liée avec la formation, en 1608, sur les terres du Saint Empire romain germanique d'une ligue protestante dite « Union Évangélique ». Pour ceux qui en France s'opposent à la Ligue catholique, il est donc normal, de se référer idéologiquement à une doctrine définie par John Dee sous le règne d'une Élisabeth 1ère, qui fut un soutien actif du futur Henri IV, dans sa guerre pour la conquête du pouvoir en France[797]. D'autant qu'après sa victoire de 1588 sur l'Invincible Armada, Elisabeth 1ère représente la royale figure de la Réforme en Europe.

Cette Ligue protestante, créée en France sous le nom d'Union Evangélique, veut empêcher la montée en puissance de la Contre-réforme catholique, mouvement, initié en France par la « Sainte Ligue » et organisée, dès 1576, par Henri de Lorraine, troisième Duc de Guise. Celui-ci succède à la tête du mouvement catholique français, à François de Lorraine deuxième Duc de Guise. Ce dernier n'est pas étranger à la situation des Îles britanniques car il est l'oncle de Marie Stuart. Reine catholique d'Ecosse et opposante d'Élisabeth 1ère ; mais nous savons que le fils de Mary Stuart régnera sur l'Angleterre sous le nom de Jacques 1er de 1603 à 1620, succédant ainsi à Élisabeth 1ère. Il est donc facile de comprendre que la lignée catholique et française de ce roi Stuart ait pu, déjà, créer quelque inquiétude aux Protestants écossais puis anglais.

Dans ce contexte, la référence poétique au "Mason word", renvoie sans équivoque au calvinisme presbytérien et aux Covenantaires. Mais par la « rose-croix » renvoie plutôt au luthéranisme présent en Ecosse depuis 1517.

Poésie et luttes dynastiques

La référence poétique évoque aussi les luttes dynastiques que véhicule la consanguinité catholique des trônes d'Ecosse et d'Angleterre en la personne de Marie Stuart et celles de ses descendants, aux premiers rangs desquels Jacques 1er et son fils Charles 1er qui débutent la dynastie Stuarts d'Angleterre. Le "Mason word", calviniste et écossais, et la « Rose-croix », luthérienne et anglaise, permettent d'exactement prédire cette chose à venir qu'est le "National covenant". L'objectif des partisans de ce "Covenant" est de contrecarrer la volonté de Jacques VI d'Ecosse et 1er d'Angleterre de remettre en cause le calvinisme presbytérien de l'Ecosse, pourtant de droit positif depuis 27 août 1560 et le vote du Parlement d'Ecosse. Charles 1er apparaît, devant l'opinion covenantaire, comme un cryptocatholique, petit-fils de Mary Stuart, voulant ouvrir la voie à la contre-réforme catholique par la réinstallation d'une hiérarchie épiscopale[798]. Le 4 octobre 1637 Robert Baillie résume le sentiment général dans une lettre déjà citée :

> « ... Chacun pense que le papisme est à nos portes...personne ne peut plus soutenir la position du roi, sauf à se désigner lui-même pour être tué un jour ou l'autre. Je pense notre peuple possédé par un démon sanglant, bien au-delà de tout ce que j'aurais pu imaginer. [799]»

Ascendances catholiques et dessein politique sont ici mêlés, pour faire craindre un renoncement par Charles 1er aux engagements confessionnels qu'il a souscrit en tant que Jacques VI d'Ecosse en signant la ''King's Confession '' de 1581. D'autant que ce texte de la ''King's confession'', constitue la première partie de celui du ''National Convenant '' de 1638. Et, cette redite, sonne comme un rappel à l'ordre, fait au roi d'Ecosse, devenu à cette date d'Angleterre et d'Irlande.

Le premier des trois vers d'Adamson l'indique : « Dans nos actions, les signes ne sont pas présages » ; pour le poète écossais et protestant calviniste presbytérien, il n'est pas ici question de prédictions mais de prévisions. Et, ce qui est prévu, c'est le ''National covenant''. Mais il convenait sans doute de le garder secret. Explication, déjà envisagée, de la volonté du poète de ne pas publier son texte avant l'exécution de cet engagement des Covenantaires.

La rose et la croix

Sur les terres germaniques et luthériennes du XVII° siècle, la pensée rosicrucienne est l'objet d'un véritable engouement[800] et apporte à la Réforme son cortège d'hermétisme, d'alchimie et de néoplatonisme. Pour sa part, Antoine Faivre, analyse les textes Rose-croix des années 1600, comme « une satire de la situation spirituelle, morale et sociale du luthéranisme » [801]. Frances Yates, plutôt qu'une société secrète, dont elle indique n'avoir trouvé aucune preuve tangible [802], voit la Rose-croix comme un rameau, si ce n'est une branche, de l'histoire des idées, intermédiaire entre la Renaissance et les Lumières[803]. Avec le philosophe Gottfried Wilhelm von Leibniz, on peut, aussi, penser que « tout ce que l'on a dit des Frères de la Croix de la Rose, est une pure invention de quelques personnes ingénieuses[804] ». Aujourd'hui encore, au seul nom de Rose-croix, certains de nos contemporains font montre d'une excitation qui peut étonner. Elle semble venir de « ce qu'ils sont (métaphoriquement) prisonniers de la tradition et de nos rituels [805]» et de leur volonté d'oublier que l'alchimie est la préhistoire de notre chimie moderne. Ils souhaitent trouver dans ces arcanes une science héritée d'un passé, d'autant mieux informé, qu'il serait plus proche des origines.

C'était sans doute déjà le point de vue d'Elias Ashmole, lorsqu'il rédigea les traductions de la *Fama fraternitatis* et de la *Confessio fraternitatis*[806]. A ces deux textes, Elias Ashmole donne une introduction dont l'adresse aux « Très éclairées Frères de la Rose-Croix » [807], est une demande à entrer dans la fraternité [808]. Ce qui nous permet de constater qu'il n'est pas membre de la Rose-croix, bien qu'il en partage les idées. Malheureusement, l'incertitude sur la date de rédaction de cette adresse ne permet pas de savoir si cette offre de services est antérieure ou postérieure à la réception, en 1646, d'Elias Ashmole comme « membre de la fraternité » et détenteur du "Mason word". Il a déjà été dit que cette Réception a sans doute des motivations de nature politique et s'inscrit dans la mouvance des manœuvres menées par Charles 1er à la fin de son règne. Il est donc aventureux d'extrapoler en dehors de ce contexte.

Au-delà du geste littéraire inspiré, la référence à la Rose-croix faite par Henry Adamson, nous conduit aussi à la controverse qui affaiblit la pensée allemande[809] luthérienne[810], alors que l'emprise du calvinisme s'accroît sur le mouvement réformé européen et que le cercle des proches de Johan Valentin Andrea est favorable à un rapprochement entre luthériens et calvinistes[811]. Cette situation renforce, d'ailleurs, l'opinion décrivant un mouvement rosicrucien d'inspiration luthérienne qui finira par se perdre dans le vaste courant du protestantisme.

- *Luther la rose et la croix*

On peut ajouter, au sujet de la « Rose-croix », que le monogramme de Martin Luther dont il a lui-même supervisé le dessin, est : se détachant sur un ciel d'azur cerclé d'or une Rose blanche, dans laquelle s'enchâsse un cœur enfermant une croix. Martin Luther dans une lettre à Spengler du 8 juillet 1530, décrit sa conception de la « Rose de Luther » :

> « D'abord, il y a une croix noire avec un cœur au milieu, lequel néanmoins conserve sa couleur naturelle, pour qu'elle me rappelle que la foi au Crucifié me sauve ! Qui croit en lui de toute son âme est justifié. Le cœur est placé au milieu d'une rose blanche qui indique que la foi donne la consolation, la joie et la paix. Voilà pourquoi la rose est blanche et non rouge, le blanc est la couleur des esprits et des anges. La rose est dans un champ d'azur, pour montrer que cette

> joie dans l'esprit et dans la foi est un commencement de la joie céleste qui nous attend. Dans ce champ, vous y voyez aussi un cercle d'or. Il indique que la félicité dans le ciel durera éternellement et qu'elle est supérieure à toute autre joie, à tout autre bien, comme l'or est le plus précieux des métaux. »

Doit-on supposer qu'Henry Adamson, par la référence à la Rose-croix, nous dirige vers le symbole du luthéranisme ? C'est l'opinion d'Arthur Edward Waite [812]. Frances Yates, pour sa part, trouve convaincante la fondation du mouvement Rose-Croix sur une Union protestante contre la Ligue catholique[813] mais reste prudente sur l'utilisation des travaux de Waite. Retenons, toutefois, que l'explication ne peut être écartée sous la plume d'un poète et gardons le luthéranisme présent à l'esprit.

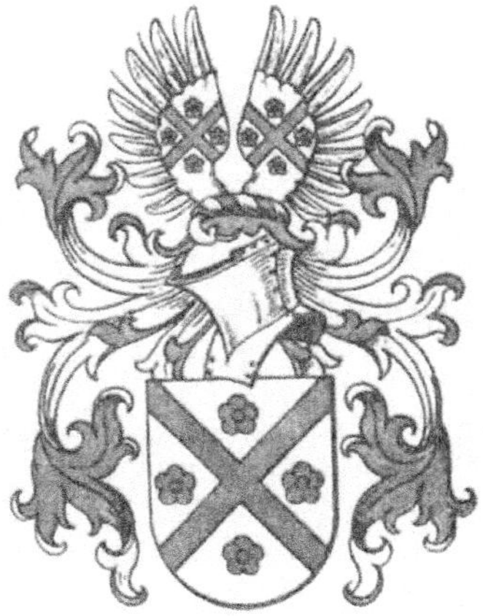

Figure 10 Blason de J. V. Andrea

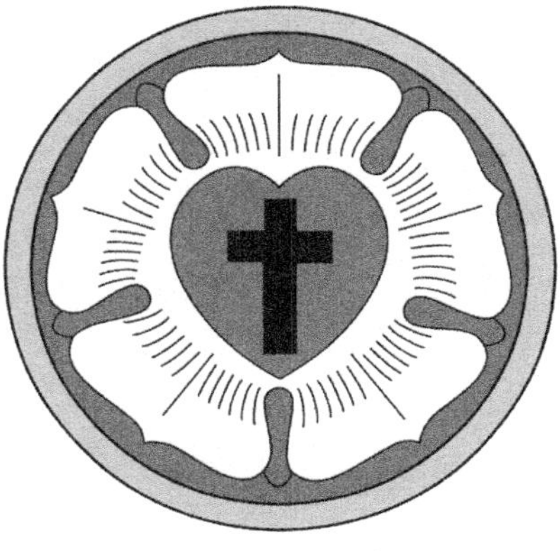

Figure 9 Monogramme de Luther

- *John Valentin Andrea la rose et la croix*

L'amateur d'image sera, sans doute, sensible à la présence de roses et d'une croix sur le blason du très luthérien Johan Valentin Andrea, auteur de *La main droite de l'amour chrétien*. Rose et croix dont A.E. Waite[814] trouve la première représentation, en 1604, comme symbole Rosicrucien, dans le manuscrit *Naometria*[815] dédié par Simon Studion au Duc de Wurttemberg qui, en 1608, sera l'un des fondateurs de l'Union protestante dite : « Union Évangélique ».

Le Duc de Wurttemberg rejoint, dans cette entreprise, l'Électeur Frédéric V du Palatinat. Ce dernier est l'époux de cette autre Élisabeth, fille de Jacques 1er d'Angleterre, qui ne soutiendra pas sa fille et son gendre dans la lutte armée qui suivra l'attribution, en 1619 à Frédéric V, de la royauté élective du Royaume de Bohème. Cet épisode, dans lequel on peut voir le premier ébranlement de la dynastie des Stuarts en Angleterre [816], opposa Jacques 1er à l'unanimité du Parlement anglais qui, dans la droite ligne de la diplomatie d'Élisabeth 1ère, était favorable à une union protestante et, donc, au soutien à Frederick V et Elisabeth contre les Habsbourg catholiques. Jacques 1er est, alors perçu en Angleterre comme le fils de la catholique Mary Stuart et petit-fils de Marie de Guise, proches de la Sainte Ligue catholique.

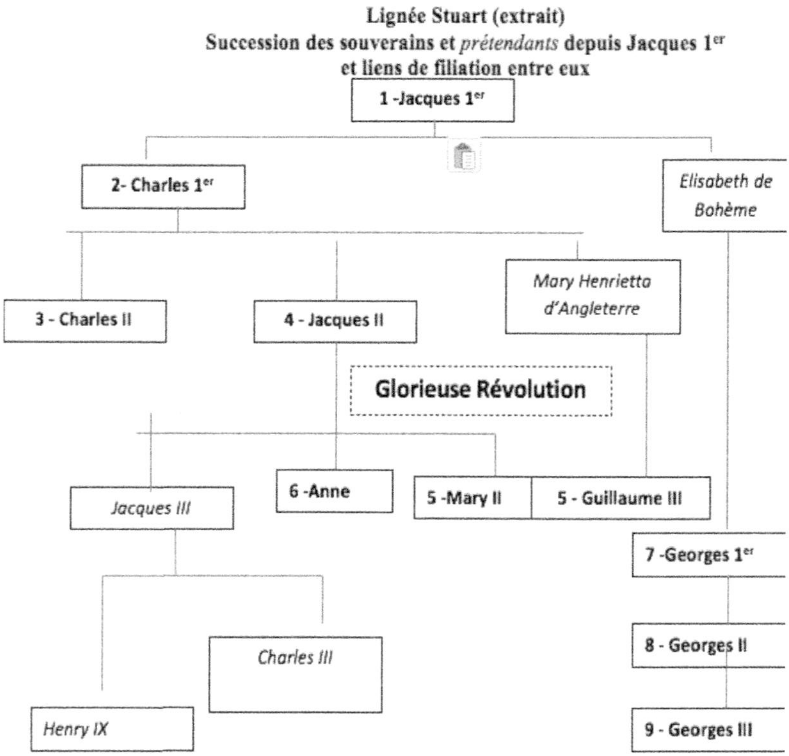

Figure 11 Lignée Stuart

Sous le règne de Jacques 1er et de son fait, la monarchie Anglos-écossaise n'est plus le chef de file du protestantisme européen[817], au grand dam de son parlement qui regrette en cela le règne d'Elisabeth 1ère. L'Ecosse Calviniste réagit elle aussi et tient son souverain pour un cryptocatholique, utilisant l'anglicanisme pour mieux revenir au catholicisme. Ce reproche nous l'avons dit sera aussi fait à Charles 1er dont, en fin de compte, il causera la perte.

L'Angleterre devra attendre 1714, pour payer sa dette envers la fille de Jacques 1er, en offrant à Georges 1er le trône d'Angleterre, faisant de l'arrière-petit-fils de Jacques 1er Stuart, le premier monarque de la dynastie Hanovre. Mais aussi et surtout, en faisant de lui un successeur du chef de file de la « Glorieuse Révolution » de 1688. Georges 1er prend ainsi l'allure du monarque protecteur de l'installation des prémisses du parlementarisme anglais cher aux Francs-maçons de la Grande Loge de Londres et de Westminster [818]. Cette plus ancienne des Grandes Loges fut d'ailleurs fondée sous son règne et apportera un soutien sans faille à la dynastie Hanovre, au prix d'une épuration de ses propres rangs[819].

- *Une fraternité de la Rose-croix*

Si, l'amateur d'image s'arrête sur le blason de John Valentin Andrea et sur la Rose de Luther, l'amateur de textes s'attachera à l'opinion de Frances Yates qui indique : « le mot rose-croix est dérivé du nom Christian Rozencreutz ou Rose-Croix [820]», étant précisé que Christian Rozencreutz est le héros des textes rosicruciens [821] attribué à John Valentin Andrea.

– *Rosée du Ciel et croix de Saint André*

James Crossley qui est l'éditeur de la correspondance entre Samuel Hartlib et le Docteur Worthington [822], désigne Johann Valentin Andrea comme ayant eu « l'honneur ou le déshonneur » de fonder cet ordre dont il décrit le système comme « une étrange mixture faite de fantaisies cabalistiques et de jargon d'alchimistes ». Cette charge étant menée, il indique dans ses annotations des correspondances de Hartlib, l'origine du mot « rosicrucien ». James Crossley semble ainsi être l'initiateur d'une tradition qui aura la vie aussi dure qu'elle est mal fondée.

Selon James Crossley l'origine du mot « rosicrucien » a affaire avec la chimie (chemistry) et n'est pas composé de « rosa » (rose) et « crux » (croix) mais du mot latin « ros » qui signifie rosée [823]. La justification est alors trouvée dans l'idée d'une rosée, meilleur dissolvant de l'or. Ce qui rappelle l'exergue de la traduction de la première édition de la *Confessio fraternitatis* [824] par Elias Ashmole qui porte comme en dédicace « De rore caeli et pinguedine terrae det tibi Deus » (Genès 27 ; 28) « Dieu te donne la rosée du ciel et les sucs de la terre ». « Croix », pour sa part, renverrait dans le langage alchimique à « lumière » dont le « X » serait la figure. Bien que Crossley ne le mentionne pas, nous pouvons observer la croix de Saint André sur le blason de John Valentin Andrea ; c'est-à-dire un « X ».

Ce même « X » que porte le drapeau de l'Ecosse et aussi celui des troupes Covenantaires[825] qui ajoutent cinq roses à sa croisée.

James Crossley annote longuement la dénomination de « Fraternity of the Holy Cross », pour indiquer [826]:

> « Ceux qui veulent être informés de l'origine et l'histoire de cette société secrète qui mélange les doctrines religieuses avec les secrets de la chimie (chemistry) et qui en fin de compte devient simplement un autre mot pour fraude et imposture désignant les tromperies pratiquées par les alchimistes, qui proclament être frères de cet ordre, peuvent consulter Mosheim vol ii p, 164, 1827 ; Bruckern vol iv p 735 ».

Pour conclure cette démonstration dévastatrice, James Crossley définit le philosophe rosicrucien comme celui qui par l'intervention et à l'aide de la rosée recherche la Lumière. Lumière dont un autre nom serait « Pierre Philosophale ». La doctrine rosicrucienne, en son ensemble est, alors, fondée sur une parenté entre le pouvoir de la nature et celui de la religion, ce qui permet à l'alchimique chimie de mettre au jour les vérités fondant la religion et, en dernière analyse, de connaître la vérité sur Dieu. Secret dont il est alors facile de comprendre, qu'il soit bien gardé.

– *Comprendre la Nature pour comprendre Dieu*

En fin de compte, tout cela revient à dire que Dieu gouverne le royaume de la Grâce selon les mêmes lois que celles avec lesquelles il gouverne la Nature. Pour être moins sévère que James Crossley, il suffit de rappeler la conception médiévale d'un monde, certes corrompu mais ordonné par Nature. En homme de la Renaissance, John Dee dont la pensée inspire le mouvement rosicrucien, reprend la conception de la Nature, apportée par Giordano Bruno[827]. Il expose dans son ouvrage *Monas hieroglifica* [828] que, la combinaison entre cabale, alchimie et mathématiques, permet une profonde compréhension de la Nature et, au-delà d'elle, une compréhension de la divinité[829]. Il faudra attendre la philosophie des Lumières pour remplacer cette Nature de conception médiévale et fondamentalement bonne, par un monde conçu comme chaotique, désordonné, injuste, brutal et cruel [830]. Conception qui ne sera pas sans effets sur la définition du créateur du « ciel et de la terre », si ce n'est de la nature qui, comme on sait, est une découverte de philosophe[831].

Le rêve rosicrucien

Malgré la démonstration apparemment très informée de James Crossley sur la Rose-croix et ses impostures, le sens qu'il attribue au texte du calviniste Samuel Hartlib est inexact. Il confond « Fraternity of the Holy Cross » : (Fraternité de la Sainte Croix), avec la fraternité de la « Rose-croix ». Dans le texte de la lettre qu'il adresse le 10 décembre 1660 au Docteur Worthington et qu'annote avec virulence James Crossley, Samuel Hartlib évoque une association qui existait en Bohème. Ce pays dont l'autre Elisabeth fut l'éphémère souveraine comme épouse de Frédérick V.

- *Macaria et Antilia*

Selon Samuel Hartlib, une association « Antilia » avait « presque le même objet » que celle dont il évoque la fondation dans les îles britanniques, avec son correspondant et que, dans d'autres lettres[832], il dénomme « Macaria » (« μακαρια »), qui en grec ancien signifie « bonheur ». Cette dénomination est inspirée d'un essai publié en 1641 sous le titre : *A description of the famous kingdom of Macaria*[833]. Selon Samuel Hartlib, l'association « Macaria » a vocation à développer un projet universaliste défini comme « enregistrer toutes les connaissances humaines et les rendre universellement disponibles pour l'éducation de tous les hommes [834]». Sans beaucoup s'avancer, on peut trouver ici un exemple du courant utopiste auquel Thomas More a donné un nom. Utopia est cet endroit en aucun lieu ou un gouvernement idéal règne sur un peuple heureux. Mais Thomas More avait choisi de situer ce milieu de nulle part aux confins du nouveau Monde et nous savons que l'objectif constitutionnel de la fondation des Etats-Unis d'Amérique[835] est la recherche du bonheur.

L'association « Antilia » dont « Macaria » s'inspire, doit sa disparition aux événements des guerres de Bohème et d'Allemagne qui suivent l'année 1619. Guerre que l'histoire de France désigne comme la « Guerre de trente ans ». C'est dans ce contexte des guerres opposant « l'Union Évangélique » protestante et la « Sainte ligue » catholique, qu'il faut comprendre la suite de la lettre :

> « Les astuces de la Fraternité de la Sainte Croix (qu'ils appellent mystères) ont des apparences multiples et usent de subterfuges variés. L'entremise des Antilians est certainement le plus grand péché. Mais je n'ose en imputer la faute à la conscience héroïque et candide de celui qui fut pour moi l'intermédiaire en chef et qui croit en vérité qu'il y a eu une telle chose, bien que je le blâme souvent pour sa crédulité excessive comme il est maintenant avéré. À l'avenir,

nous devons prendre garde à comment la même balle pourra nous frapper.» [836]

Ce n'est pas la Rose-croix, qu'évoque, Samuel Hartlib dans sa lettre mais la « Sainte ligue catholique » des guerres de Bohème et d'Allemagne, fondée en 1609, pour s'opposer à la ligue protestante dite de « l'Union Évangélique », elle-même fondée l'année précédente. Ce dont il s'agit est de préserver « Macaria » des efforts de la contre-réforme catholique.

- *Fraternité de la Sainte Croix et « Rose croix »*

Les deux blocs de « l'Union Évangélique » et de la « Sainte ligue catholique » s'affronteront en 1619 pendant « les guerres de Bohème et d'Allemagne ». Dans une autre de ses lettres, écrite à propos de l'activité de l'association « Antilia », existant précédemment en Bohème, Samuel Hartlib précise « Ce fut interrompu et détruit par les guerres de Bohème et d'Allemagne ». Il paraît donc, contrairement à l'empressement de James Crossley à fustiger la Rose-croix, que par « Fraternity of the Holy cross » (fraternité de la Sainte croix), Samuel Hartlib a souhaité désigner la « Sainte Ligue Catholique » formée par les pays du ''Holy roman empire'' (Saint empire romain) responsable de la disparition de l'association Antilia, évoquée dans la lettre du 10 décembre 1660.

La suite du texte de cette lettre fait alors plus facilement davantage de sens. Il s'agit de protéger l'entreprise envisagée sous le nom de « Macaria » de l'influence de la contre-réforme, active en ce milieu du XVII° siècles britannique théâtre des débats sur la sincérité de l'anglicanisme de Charles II. Dans cette lettre, Samuel Hartlib fait sans équivoque référence à ceux des mystères que les protestants ne partagent pas avec les catholiques. Il dénonce « Les astuces de la Fraternité de la Sainte Croix (qu'ils appellent mystères) » qui « ont des apparences multiples et usent de subterfuges variés ». On peut ici ranger la transsubstantiation pour tous les réformés et ajouter la nature divine de Jésus pour ceux des calvinistes qui sont unitariens sans parler de la question de la virginité de Marie immaculée.

Pour soutenir, s'il en est encore besoin, cette interprétation qui va contre James Crossley, nous pouvons faire appel à l'autorité de Frances Yates. Elle voit dans le projet « Macaria » la poursuite par Samuel Hartlib « du rêve rosicrucien sous d'autres noms [837]» mais indique n'avoir trouvé aucune trace tangible d'une société secrète[838] et s'en tient au rosicrucianisme comme courant d'idées. Celui-ci, formé dans les échanges entre les Îles Britanniques et l'Allemagne, trouve son inspiration dans la pensée de John Dee, pour occuper au

XVII° siècle[839] un espace laissé vacant entre Renaissance et révolution scientifique.

Le rêve rosicrucien et ses suites s'organisent autour d'un universalisme et d'un développement du savoir dont Kabbale, néoplatonisme et alchimique chimie sont, avec les mathématiques et la nouvelle conception de la connaissance de la Nature, les composants essentiels. Ainsi, c'est à juste raison que James Crossley ressent ici comme une présence. Mais il a tort de confondre Rose-croix avec "Fraternity of the Holy cross" : cette Fraternité de la Sainte croix. Les vers du poète paraissent alors sous un autre jour.

« Dans nos actions, les signes ne sont pas présages
Pour nous frères de la Rose-croix ;
Nous avons mot de maçon et seconde-vue
Choses à venir nous pouvons exactement prédire »[840].

Les frères de la Rose-croix deviennent les esprits éclairés de ce temps. Libérés du fardeau que l'Eglise catholique fait peser sur la science, ils semblent se rattacher au courant « Libertin érudit » du XVII° siècle, qui accueille Spinoza [841] et pense « le monde et la place de l'homme dans le monde, sans référence à l'autorité et à l'orthodoxie religieuse ». Pour ces « Libertins érudits », la Raison critique se soumet « tous les domaines de la pensée y compris la théologie et l'autorité de l'institution ecclésiale[842] ». Le poète peut alors distinguer « rose-croix » et « mot de mason », pour tomber d'accord avec Frances Yates. Le rosicrucianisme est un courant d'idées dont le charme puissant est celui de l'intelligence et pas de l'institution. Pour sa part, le "mason word" témoigne d'un engagement de foi, devenu cri d'un ralliement patriotique dont la « Seconde vue » entrevoit l'avenir.

"Mason word" et Rose-croix

Cette incursion dans l'histoire du rosicrucianisme ne va pas jusqu'à prendre parti pour dire que « Macaria » après « Antilia » serait la structure de la « Rose-croix » vainement recherchée par Frances Yates. Notre incursion s'inscrit dans le sillage d'Henry Adamson et Elias Ashmole qui distingue l'un de l'autre Rosicrucianisme et « Mot de Maçon.

- *Détenir le mot et rêver comme un rosicrucien*

Dans l'Ecosse du XVII° siècle, ceux qui « détiennent le mot » peuvent aussi être dans le courant d'idées rosicrucien et ce n'est pas là prendre parti sur l'existence d'une quelconque institution rosicrucienne. Elias Ashmole a laissé l'image d'un rosicrucien et a été reçu maçon à Warrington. Mais les deux qualités ne se confondent pas. Nous savons, d'ailleurs, qu'Elias Ashmole est reçu maçon pour suivre son roi dans son rapprochement avec les Covenantaires calvinistes presbytériens[843]. Mais nous savons aussi par l'introduction de sa traduction de la *Fama fraternitatis* et de la *Confessio fraternitatis*[844], qu'Elias Ashmole, demande aux « Très éclairées Frères de la Rose-Croix » [845] son admission dans la fraternité [846]. Il n'est donc pas membre de cette fraternité dont l'existence est aux mieux incertaine. En revanche en 1646, il sera reçu à Warrington comme détenteur du « Mot ». Dans son journal lorsqu'il évoque sa réception comme maçon, Elias Ashmole ne fait aucune allusion à la Rose-Croix mais écrit : « j'ai été fait franc-maçon (free mason) à Warrington dans le Lancashire [847]». Pourtant, Elias Ashmole est décrit par Thomas de Quincey comme un « zélé rosicrucien [848] ». On peut donc tenir pour un argument solide de la différence, le témoignage de ce zélé rosicrucien qui n'établit aucun lien entre être fait "free mason" et être rosicrucien, puisqu'il déclare lui-même devoir faire acte de candidature dont rien n'indique qu'elle est aboutie à un quelconque enregistrement. On peut donc être un zélé rosicrucien et détenir le "masone word" ; mais les deux, au XVII° siècle, ne se confondent pas. Etre frère de la rose-croix, c'est partager une conception dans l'univers des idées des hommes. Détenir le mot, c'est avoir pris un engagement spirituel pour lequel l'époque fait tirer l'épée. L'universalisme rosicrucien du projet « Macaria » et la diffusion universelle du savoir [849], ne sont ni les deux faces d'un engagement spirituel et patriotique, ni la volonté pratique définie comme se reconnaître entre certains calvinistes qui ont un « Mot [850]» en partage et savent se faire reconnaître pour tels. Le cumul des deux qualités et de leurs registres respectifs, est possible mais non nécessaire. Le protestantisme n'est pas un signe distinctif entre le Rose-croix et le détenteur du « Mot ». Il est, tout au contraire, ce qui peut favoriser la confusion entre eux. De Giordano Bruno, le rosicrucianisme reprend la conception de la nature, de John Dee l'apport mathématique, de Galilée et Kepler la contestation de l'exclusive de la Révélation comme explication du monde. Aucune réminiscence, du courant que ces idées composent, ne peut être trouvée dans le *Edinburgh Register House 1696 MS* qui nous fait connaître le cérémonial du « Mot de Maçon[851]». Aucune mention, jamais, ne confond les idées du maçon et celles de la rose-croix. Leurs registres sont tout aussi différents que ce qui est de Dieu et ce qui est de l'homme. Le poème d'Henry Adamson les distingue et précise qu'en Ecosse, les frères de la Rose-croix ont « mot de maçon et seconde-vue ».

- *Le Mot de maçon plus ancien que la Rose-croix*

Comme le remarque A.E. Waite [852] le manuscrit *Naometria*[853] de Simon Studion est la première représentation du symbole rosicrucien de la Rose et la croix et date de 1604. En 1614, l'exergue de la *Confessio fraternitatis* nous permet, avec « la rosée », de donner une étymologie alchimique et non florale à l'expression « rose-croix ». Si, comme l'affirme James Crossley, Johann Valentin Andreae a eu « l'honneur ou le déshonneur » de fonder cet Ordre, cette fondation ne peut être antérieure au XVII° siècle. Si comme Frances Yates le pense « le mot rose-croix est dérivé du nom Christian Rozencreutz, qui se traduit « Rose-Croix [854]», il ne peut précéder 1614 et l'invention littéraire de ce personnage, qui apparaît dans la Confessio *fraternitatis* ». Enfin, à supposer, comme paraît le penser James Crossley, que Samuel Hartlib désigne la société des Rose-Croix, lorsqu'il mentionne « la Fraternité de la Sainte Croix », où, que l'on soit de l'avis de Frances Yates et en tienne pour la poursuite par Hartlib du rêve rosicrucien, l'antériorité du « mot de maçon » paraît avérée. Car nous savons qu'en 1598 notre première archive fait déjà état de la présence de « fellows craft ».

Aucun motif ne permet d'écarter l'affirmation de Samuel Hartlib, quand il date l'apparition de l'association « Antilia » de « peu avant les guerres de Bohème ». C'est-à-dire : peu avant 1618, date habituellement retenue pour le début de la Guerre de trente ans, lors de laquelle s'affrontèrent les pays de « l'Union évangélique » protestante et de la « Sainte ligue catholique ». Que l'on confonde ou pas Antilians et Rosicruciens de Bohème, le témoignage de Samuel Hartlib donne à cette association une date d'apparition plus tardive que celle du « maçon word » en Ecosse.

Alors que le « mot de maçon » est déjà présent mais innomé, au XVI° siècle dans les procès-verbaux de la Loge d'Aitchison Haven[855] , le rosicrucianisme, quant à lui, apparaît au XVII° siècle, bien qu'il puise dans la pensée anglaise de la Renaissance, les éléments communs aux idées de ce temps. Certes, la Loge maçonnique sera discrète, composée de membres choisis et sera d'abord l'Assemblée « des hommes qui ayant été initiés se réunissaient pour en initier d'autres [856]». Certes, l'association « Antilia » est, en Bohème, une société secrète et connaît un "Token" ou "tessera" « utilisé par ses seuls membres ». Ce qui en fin de compte se ressemble. Mais, les sociétés secrètes font florès du XVI° au XVIII° siècle[857], même si c'est à la presse du XIX° siècle qu'elles doivent la célébrité de leur dénomination[858]. Et, on ne peut, sur la foi d'un mot de passe et de la même apparence de société secrète, envisager de donner à l'association « Antilia » ou à son héritière « Macaria », le statut de

Mère du groupe de ceux qui, dès avant 1598, en Ecosse « détiennent le mot ». C'est ailleurs et autrement qu'un lien peut être établi. Ce lien qui relève de la biographie, respecte la chronologie et conserve l'antériorité du « Mot de maçon ».

- *Macaria et l'Invisible collège*

Dans l'Ecosse des débuts du XVII° siècle, si « mot de maçon » et « rose-croix » sont distincts par leurs objets et partage une partie de leurs personnels, rien n'exclut leur union dans un même effort dans l'Angleterre du siècle suivant. Le projet « Macaria » prendra, sous la plume de Robert Boyle, le nom « d'invisible collège [859]» dont les premières réunions entre 1645 et 1648 s'organisèrent dans l'entourage de Samuel Hartlib [860] à l'initiative de Théodore Haak, lui aussi, chassé du Palatinat par la Guerre de trente ans. Ce groupe de « l'Invisible collège », composera celui des créateurs de la Royal society, dans les rangs de laquelle recrutera la jeune Franc-maçonnerie anglaise du XVIII° siècle. Mais Elias Ashmole bien que zélé rosicrucien, ne fait pas partie de l'Invisible collège, si on en croit la liste donnée par John Wallis[861]. Le 2 janvier 1661[862], Elias Ashmole deviendra toutefois membre de la Royal Society fondée le 28 novembre 1660.

Lors de la remise à nouveau, qui au XVIII° siècle atteindra la Franc-maçonnerie, l'"idéal universaliste aura sa place. Il succédera à la volonté de Samuel Hartlib « d'enregistrer toutes les connaissances humaines et les rendre universellement disponibles pour l'éducation de tous les hommes », selon la formule de l'exergue de l'édition de ses Œuvres par l'Université de Sheffield [863]. Il est vrai que cette idée de mise à disposition des savoirs était déjà présente chez John Dee[864] et n'est pas très originale au XVIII°, comme le montre la rédaction en France de l'Encyclopédie de Diderot et d'Alembert. De la Royal society qui succède à « l'Invisible collège », le très sérieux Ernst Cassirer peut écrire :

> « Elle manifestait depuis son origine (le groupe de l'invisible collège) un esprit méthodologique bien spécial, rappelant sans cesse qu'aucune idée ne méritait confiance en physique qui n'ait d'abord fait ses preuves empiriquement, qui n'ait été vérifiée à l'occasion et par le moyen de l'expérience. » [865]

Henry Adamson a raison : "For what we do presage is not in grosse" « Dans nos actions, les signes ne sont pas présages ».

Poésie et Théorie de la connaissance

En opposant présage et signe, Henry Adamson affirme avec la Renaissance, bien plus que ses opinions de Covenantaire. Dans le sillage de Kepler et Galilée, il nous laisse entendre une explication du monde dont la Révélation n'a plus l'apanage. A l'aune de la Renaissance et du talent du poète, la Révélation prend l'allure d'un présage et plus d'une vérité. Les signes sont ceux exposés par la Nature, ici et maintenant, nous permettant de faire l'économie de l'Écriture : cette Parole de Dieu ce "God's word", pour découvrir la trace de la divinité dans cette Nature qui est œuvre divine[866].

Le triptyque « rose-croix, mot de maçon et seconde-vue » prend alors une portée tout autre et recèle un enseignement, qui dépasse le patriotisme du Covenantaire, tout en le présentant comme la seule issue. A la Rose-croix : la pénétration de la Nature pour la connaissance de Dieu ; au "Mason word" : l'affirmation d'un calvinisme qui fonde une autre image constitutionnelle du monarque et se veut presbytérien et pourquoi pas unitarien ; à la Seconde-vue : l'affirmation de la possibilité de la connaissance conjointe mais égale et différenciée de Dieu et de la Nature. Le très raisonnable Martin[867] pensera encore en ce XVIII° siècle qu'il existe une nature dans laquelle peut intervenir le surnaturel.

On ne peut s'empêcher d'ajouter, ici, que John Locke, peu suspect d'avoir un tempérament superstitieux, distinguera tout de même les propositions contraires à la raison de celles qui dépassent la raison. Il prend alors pour exemple des premières l'existence de plusieurs dieux et des secondes la résurrection des morts. S'agissant, toutefois, de l'existence de Dieu, il la tient pour conforme à la raison[868].

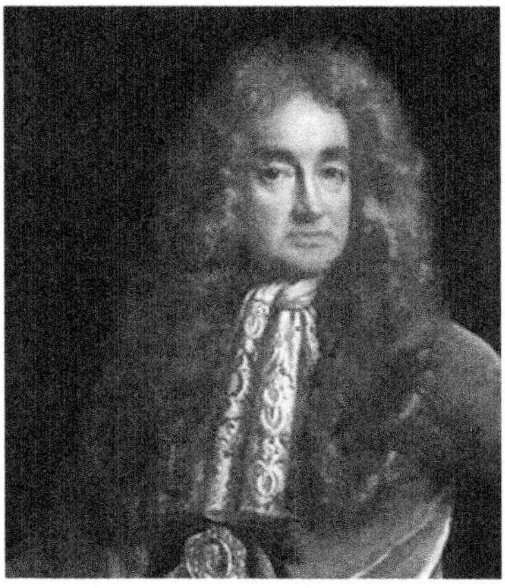

Figure 12 Portrait d'Elias Ashmole 1617-1692

Epilogue : L'idee de ''Friendship''

Après deux siècles de conflits politiques et religieux, les îles britanniques trouvèrent un havre de paix sous les règnes de Guillaume III er Mary II, Anne Stuart, Georges Ier et leurs successeurs. Pendant le règne de Georges Ier (1714-1727). – Il est le premier de la série des souverains de la maison de Hanovre --, fut créée la Grande Loge de Londres et de Westminster. Plus ancienne des Grandes Loges, elle a posé la première pierre de l'édifice maçonnique anglais, tel que nous le connaissons[869]. Si la Grande Loge de Londres et de Westminster accueille une tradition maçonnique, elle est celle des hommes qui ont le « Mot ». Car, à ce moment, il n'en est pas d'autre.

Le XVII° siècle transmet aussi un autre héritage dans une version formulée en 1657 par Jeremy Taylor. Réfléchissant aux relations interpersonnelles, cet auteur utilisa le mot ''Friendship'' pour qualifier certaines d'entre elles. Par ''Friendship'', il voulait exprimer le sens porté par l'Agapè (ἀγάπη) grecque. Cette Agapè (ἀγάπη) est l'amour spirituel qui voisine en grec avec Eros l'amour physique, Storgê l'amour familial et Philia l'amitié, le lien social. Etendue à la société, c'est le mot ''Charity'' qui la désigne[870].

De nos jours, la notion « d'amitié » tente de rendre compte du sentiment désigné par le mot ''Friendship''. Mais l'amitié est elle-même si galvaudée qu'elle ne porte pas un sens très robuste. Au XVII° comme ensuite au XVIII° siècle, il en allait tout différemment. Les Francs-maçons d'aujourd'hui sont redevables de la concomitance de la solide pensée de Hobbes et de la légère ''Friendship''. Avant que James Anderson n'inscrive la ''Friendship'' au centre de la Première Obligation du Franc-maçon, Robert Moray, faisait de la ''Friendship'' l'emblème de son engagement maçonnique, sous son nom grec d'Agapè[871]. Comme s'il appartenait au plus ancien maçon reçu en terre anglaise de donner son diapason à l'avenir maçonnique.

Obligation du franc-maçon à l'égard de Dieu et de la religion

Alors que Jeremy Taylor réfléchit sur la ''Friendship'', un autre contemporain anglais de Robert Moray mais séjournant à Paris, réfléchis à d'autres relations interpersonnelles. Thomas Hobbes concentre les efforts de sa réflexion sur le thème des incessants conflits civils et religieux qui déchirent les Îles Britanniques. Tenant, ainsi, compte des réalités de son temps[872], il développe les conceptions de philosophie politique, qui font de lui un classique. Affirmant que notre compréhension s'arrête à ce que nous créons[873], il utilise la distinction entre « état de nature » et « état civil », pour explorer les origines théoriques d'une société politique à laquelle, il tient l'homme pour n'être pas porté par nature.

Engagement du Franc-maçon, directement issu de la réaction du mouvement maçonnique à la fin des guerres civiles et religieuses, « l'Obligation du franc-maçon à l'égard de Dieu et de la religion [874]», exprime la nature profonde du mouvement maçonnique du XVIII° siècle. Toutefois, la formulation de cette importante obligation a subi des modifications successives, de 1723 à 1813. Ces changements dans la rédaction, montrent les hésitations sur l'idée que la Franc-maçonnerie se fait d'elle-même, au cours des XVIII° et XIX° siècle. Témoin de l'ouverture de la succession de la maçonnerie des Hommes qui ont le « Mot », cette manière de définir la première des Obligations du Franc-maçon, montre la profondeur du changement qui se prépare au début du XVIII° siècle et dont la Franc-maçonnerie d'Angleterre sera le berceau et l'instrument.

- *James Anderson, Laurence Dermott et la "Friendship"*

La formulation de « l'Obligation à l'égard de Dieu et de la Religion », si elle connaît plusieurs variantes, les organise autour de la mention présente ou absente de la "Friendship". Chacun des groupes témoigne à ce sujet d'une conception particulière, de cette « Obligation ».

En 1723, James Anderson[875] écrit dans le texte fondateur de la Maçonnerie, qui sera bientôt dite des Moderns :

> « Ainsi, la Maçonnerie devient le centre de l'union et le moyen de fonder une *proximité véritable de l'âme*[876] entre des personnes qui auraient dû rester dans une perpétuelle discorde »[877].

En 1738, le même James Anderson [878] et, en 1756, Laurence Dermott, dans sa profession de foi de la maçonnerie des Antients intitulée *Ahiman Rezon ou une aide pour ceux qui sont (ou voudraient être) des maçons francs et acceptés* [879], reprennent la phrase mais la "Friendship" a disparu :

> « Aussi, la Maçonnerie est le centre de leur Union et l'heureux moyen de réconcilier[880] des personnes qui seraient, autrement, restées dans une perpétuelle discorde ».

En 1813, la "Friendship" réapparaît dans l'Acte d'Union[881] qui réunit les tenants du texte d'Anderson et ceux du texte de Dermott.

> « Aussi, la Maçonnerie est le centre de l'union entre des hommes loyaux et sincères, et l'heureux moyen de fonder *proximité véritable de l'âme* entre ceux qui seraient, autrement, restés dans une perpétuelle discorde ».

Explicitement mentionnée dans les deux versions fondatrices de 1723 et 1813, la ''Friendship'' est passée sous silence pendant la période d'hésitations et de luttes que l'histoire du mouvement maçonnique appelle « Querelle des Antients et des Moderns ». Spontanément nous comprenons que, les deux mentions de la ''Friendship'', mettent entre parenthèses la Querelle qui déchira la franc-maçonnerie anglaise du XVIII° siècle[882].

- *Choix confessionnels et politiques au XVIII° siècle*

En 1723, l'Angleterre vient de quitter un conflit politique et religieux de presque deux siècles. Ce contexte oblige à remarquer les débats portant sur des questions religieuses qui entourent les débuts de la Grande Loge de Londres et de Westminster. A ce moment deux groupes chrétiens ne peuvent librement pratiquer leurs conceptions de la religion. D'un côté les catholiques qui voient dans la nature du Christ une divinité égale à celle du Père et, d'un autre côté, les protestants nonconformistes qui contestent la nature divine de Jésus, jusqu'à la refuser avec les Sociniens et les Ariens. Le ''Papists Act'' de 1778 puis le ''Roman Catholic Relief Act'' de 1791, permettent aux catholiques romains de pratiquer leur culte dans des conditions strictes et dans l'intimité de leurs demeures. Ces deux lois suppriment aussi les ''Tests Acts'', qui obligent à un serment Anglican impossible à prêter pour un Catholique. Dans le domaine économique, les emplois ne leur sont pas ouverts, pour autant.

La tolérance officielle de la pratique intime est cependant plus longue à venir pour ceux qui, comme Isaac Newton, ne sont pas de l'avis d'Athanase sur le chapitre de la Trinité. Ces ''Nonconformists'' attendront le XIX° siècle et ''l'Unitarians Relief Act'', dit aussi ''Doctrine of the Trinity Act'' de 1813[883]. James Anderson ou Jean Théophile Desaguliers, qui appartiennent à ce dernier groupe, ne connaîtront donc jamais la libre expression de leurs convictions intimes. En 1733 le Pasteur James Anderson est amené à disserter sur l'accusation de véhiculer une opinion unitarienne[884] et donc nonconformiste et illicite, portée contre les Francs-maçons qui, bientôt, seront dits Moderns. En 1756, le catholique irlandais Laurence Dermott revendiquera, au nom des Antients, l'appartenance des Francs-maçons à la « très ancienne religion Catholique » et affirmera sa croyance en la Trinité[885], tout à rebours de James Anderson. Cette opposition, entre Moderns et Antients, qui relève de la christologie, sous-tendra les conflits internes au mouvement maçonnique à partir du XVIII° siècle et fera écho aux débats constitutionnels[886] qui préoccupent le royaume et sur lesquels Jean Théophile Desaguliers donne l'opinion convenue des Francs-maçons par une adresse au comte de Ilay [887] déjà citée :

> « La forme la plus parfaite de gouvernement n'est-elle pas celle qui se rapproche le plus du gouvernement de notre système solaire, et qui suit les lois établies par le Grand Architecte de l'Univers dans toute sa Sagesse et sa Puissance infinie. (...) La *monarchie limitée*, qui garantit nos libertés, nos droits et nos privilèges avec autant de bonheur, en telle sorte que toutes les Nations nous envient, semble être à l'image même du système solaire (...).

Cependant, avant cette déclaration laudative, il a déterminé la portée de son point de vue :

> « Bien que je ne me sois jamais consacré à l'étude de la Politique, et que j'aie toujours préféré obéir par sens du devoir que disséquer la gestion de mes supérieurs, cependant, mes études philosophiques m'ont conduit à traiter le *gouvernement* comme un *phénomène.* »

Deux conceptions de la Franc-maçonnerie

Dans la version adoptée dans les deux textes intermédiaires d'Anderson de 1738 et *Ahiman Rezon* de Dermott en 1756, le rôle de la Franc-maçonnerie est de rapprocher des personnes et son action est directe sur ces personnes. Elle n'a aucune action sur le Monde même. Mais il en va différemment de la conception exprimée en 1723 et 1813 qui n'oublient pas la "Friendship".

- *Rapprocher des personnes*

La Franc-maçonnerie est « l'heureux moyen de réconcilier des personnes qui seraient, autrement, restées dans une perpétuelle discorde » est la formulation oublieuse de la "Friendship". Ainsi présentée, L'action de cet « heureux moyen » qu'est la Franc-maçonnerie, se fait à univers constant. Toutes choses restent égales par ailleurs. Car pour rapprocher des personnes, il n'est pas besoin de changer d'univers mental, politique ou religieux. Il n'est pas besoin, d'aborder avec Thomas Hobbes sur le continent découvert par Nicolas Machiavel. Le *statu quo* suffit et il n'est ni ambitionné ni nécessaire de changer l'humanité ou la Nature qui peut rester ordonnée. Il s'agit seulement d'organiser la société des Hommes par le moyen de la Franc-maçonnerie. La Franc-maçonnerie peut, à monde constant, rapprocher les points de vue et se donner pour mission le soutien au Souverain qui, selon Thomas Hobbes, détient le monopole de la violence légitime. Plus elle soutiendra le Souverain, plus le monopole de la violence légitime sera assuré et les oppositions neutralisées.

Moyen d'organiser la société des Hommes, la Franc-maçonnerie est, en fin de compte, une réflexion sur le régime politique et sur la pratique de l'organisation du pouvoir réduite à un abandon entre les mains du souverain. En Angleterre, au XVIII° siècle et aussi plus récemment, elle partage avec Thomas Hobbes la conviction que ce souverain[888] ne vaut que s'il est instruit et instruisant. Tous deux s'inscrivent ainsi dans le périmètre du débat déjà évoqué des relations entre analphabétisme[889], pratiques religieuses et conceptions politiques. La Franc-maçonnerie est alors conservatrice et éducatrice.

Le débat sur les opinions politiques ou religieuses est exclu mais la porte est ouverte à toutes les séditions et au retour des guerres civiles. La Franc-maçonnerie affronte directement la discorde et se limite à rapprocher les points de vue et exclure du débat ce qui est propre à diviser l'humanité. Mais elle ne fait pas disparaître les oppositions les plus violentes. Au mieux elle les tient sous le boisseau d'un idéal à définir. Ne pas discuter en Loge de politique ou de religion relève de la décence et donc du comportement social propre à éviter les fâcheries. La Franc-maçonnerie est alors une forme de sociabilité. Mais n'est qu'une forme de sociabilité.

- *Découvrir un continent nouveau*

Dans les versions des *Constitutions* d'Anderson de 1723 et de l'Acte d'Union et de ses suites après 1813 la "Friendship" réapparaît. Elle est « l'heureux moyen de fonder une *proximité véritable de l'âme* (agapè) entre ceux qui seraient, autrement, restés dans une perpétuelle discorde ».

Ainsi définie, la Franc-maçonnerie a affaire à la "Friendship" et pas directement aux personnes. Elle est le moyen de fonder la "Friendship" ou « Agapè ». Cette production permet de définir l'espace sur lequel sera fondée la société politique. Ce point de vue, qui donne à la Franc-maçonnerie la raison et pas le sentiment du raisonnable, est bien plus ambitieux et préfère John Locke sans renier Thomas Hobbes. Par son action la Franc-maçonnerie offre aux Hommes la possibilité de fonder une société politique, qui recevra l'écho de la "Friendship" en même temps que celui de la « perpétuelle discorde » que la puissance du Souverain jugule et contient. « L'état civil » est ce qui résulte non de la sortie de « l'état de nature » mais des conditions de l'impossibilité d'une discorde. La "Friendship", résultat de l'effort maçonnique, contient la discorde dont elle empêche l'épanouissement. La Franc-maçonnerie est alors « l'heureux moyen de fonder une *proximité véritable de l'âme* (agapè) entre ceux qui seraient, autrement, restés dans une perpétuelle discorde ». Pour le dire à la manière des philosophes contractualistes : la situation, consécutive à l'action de la "Friendship" sur « l'état de nature », est « l'état civil ». Notable particularité : « l'état de nature » n'est pas nécessairement éliminé seul la « perpétuelle discorde », qui le caractérise, est neutralisée, pour laisser un espace à « l'état civil ».

Franc-maçonnerie et philosophie politique

Une fois « l'état civil » assuré dans son existence, interviennent les discussions sur les régimes politiques ou les débats sur et entre les Eglises et leurs fidèles. A ces discussions et débats, la "Charity" : écho de la "Friendship" dans la société des hommes, donne à tort l'impression que la Franc-maçonnerie participe. Ce pourquoi le Maçon lutte une fois « l'état civil » en place, sont les conditions de l'impossibilité de l'envahissement de « l'état de nature » par les soubresauts de « l'état civil ». Car sur cet espace les débats entre les hommes peuvent prendre une tournure violente. La "Friendship, qui a assuré la transformation d'une partie de « l'état de nature » en « état civil », agit maintenant pour cantonner cet « état civil » dans lequel les passions humaines continuent à mener le jeu. La Franc-maçonnerie : préserve le territoire sur lequel les conditions d'existences de la société des hommes ont pu être définies et assure la pérennité de ces conditions. La "Friendship a donc une double fonction. Assurer l'espace de « l'état civil ». Préserver « l'état de nature » dans sa partie qui n'est pas la « perpétuelle discorde ». Cette partie, nous le verrons, est consacrée. Elle est l'espace du lien entre l'homme et Dieu indépendamment de toute question confessionnelle. Ce terrain naturel protégé, est l'objet des préoccupations de John Locke. Celui-ci affirme d'une part que « Ceux qui nient l'existence de Dieu ne peuvent en aucune façon être tolérés. Les promesses, les alliances et les serments, qui sont les liens de la société humaine, ne peuvent avoir de prise sur un athée. Le fait de se retirer de Dieu, même en pensée, dissout tout[890] ». D'autre part, il développe une conception de la tolérance qui le conduit à affirmer, d'une voix tout aussi forte : « Un homme ne viole pas le droit d'autrui, par ses opinions erronées et sa manière indue de rendre grâce et s'il fait la perte de son salut, ce n'est pas un préjudice aux affaires d'autrui ; donc le soin du salut de chaque homme n'appartient qu'à lui-même [891]». Si la seconde de ses affirmations vaut surtout pour « l'état civil », la première décrit avant tout des éléments de « l'état de nature » mais s'impose à « l'état civil » s'il veut être pérenne.

Discuter en Loge de politique ou de religion, qui sont des questions relevant de « l'état civil », revient à un changement de registre inapproprié. Le débat des opinions n'appartient ni à l'engagement maçonnique ni à la réflexion maçonnique. Tous deux relèvent de « l'état de nature » et veulent le préserver, non de l'homme mais des hommes et de leurs créations une fois qu'ils vivent en société.

Cette question est abordée par James Anderson dans la Deuxième Obligation du Franc-maçon qui traite « Du magistrat civil, suprême et subordonné » et dans le premier paragraphe de la Cinquième Obligation « De la gestion du métier au travail ». Leur lecture nous apprend que le travail est soumis à « la loi et la coutume du pays », alors que nous savions déjà par la Première Obligation que le maçon dans son activité est soumis à la « loi morale ». Nous sommes alors conduits à faire deux observations. Domaine du « magistrat civil », « l'état civil » apparaît régit par la « loi et la coutume du pays » ; alors que le domaine du Maçon régi par « la loi morale » est « l'état de nature ». En second lieu, la "Friendship" apparaît comme le seul contenu à préserver. Ni la vie, avec Hobbes, ni la propriété, avec Locke, ne sont ici à prendre en compte. Pour le Franc-maçon la vie à considérer ne peut être que celle de l'âme éternelle et la propriété est reléguée dans les préoccupations de « l'état civil ». C'est là, dire que pour le Franc-maçon « Ceux qui nient l'existence de Dieu ne peuvent en aucune façon être tolérés ». James Anderson, d'ailleurs, le précise dans l'obligation du Franc-maçon « à l'égard de Dieu et de la Religion[892] » le « Maçon, s'il comprend bien l'Art ne sera jamais un Athée stupide ni un Libertin irréligieux. » L'Athée stupide, qui nie l'existence même de Dieu, relève évidemment des conceptions de « l'état de nature » qui se pérennisent dans « l'état civil ». Cette contestation le rend inapte à participer à l'état civil. John Locke voudra qu'on le poursuive « tel une bête sauvage »[893]. A cet « état civil » appartient la conception du « Libertin irréligieux », qui sans contester l'existence de Dieu n'est pas attaché aux pratiques de la religion et fait ainsi preuve, non d'athéisme, mais d'impiété. Il s'agit alors de l'empêcher de troubler « l'état de nature » par les qualités qui le rendent apte à participer à la fondation de « l'état civil ». Ce « Libertin irréligieux » parce qu'érudit, pense « le monde et la place de l'homme dans le monde, sans référence à l'autorité et à l'orthodoxie religieuse ». Toutefois, parce qu'il n'est pas un athée, ne peut aller jusqu'à rejeter toute manière de rendre grâce. Car, si Dieu existe par nécessité, lui rendre grâce n'est pas en soi critiquable. C'est la contrainte de l'honorer d'une certaine manière qui le sera. Contester par principe toute manière d'honorer Dieu revient à contester l'existence même de Dieu et donc faire preuve d'athéisme entraînant le sort des bêtes sauvages. En fin de compte : c'est violer le droit d'autrui que lui refuser d'honorer Dieu, s'il le souhaite. N'être pas Athée par stupidité ne suffit pas. Il ne faut pas non plus être irréligieux par raison, pour ne pas affirmer autrement les convictions d'un athée.

- *Le constat d'échec de la philosophie politique classique*

Productrice du concept de "Friendship", la Franc-maçonnerie, à l'instar de Nicholas Machiavel, constate l'échec en pratique de la philosophie politique classique et de sa manière d'envisager les questions morales et politiques sous l'angle de la perfection humaine[894] et d'une nature bien ordonnée. La loi ne peut être parfaite comme le montrent le caractère changeant de « La loi et la coutume du pays ». James Anderson constate cette diversité lorsqu'il note « bien qu'autrefois les Maçons fussent tenus, dans chaque pays, d'être de la religion, quelle qu'elle fut de ce pays ou de cette nation ». Si Machiavel en déduit l'impossibilité de compter sur des principes de justice permanents [895]», James Anderson, comme Thomas Hobbes, sont à la recherche d'un principe permanent. Ce sera le droit à la préservation de la vie pour Hobbes et l'élément fondateur de la « Loi morale » pour les Maçons.

Machiavel, Hobbes et Anderson tombent, toutefois, d'accord pour réfléchir à partir de la question posée par Machiavel « Comment les hommes vivent-ils en fait » et non à partir de celle de la philosophie politique classique « comment l'homme doit-il vivre ». Pour le Franc-maçon, des XVII° et XVIII° siècles, « la manière dont les hommes vivent en fait » est celle décrite dans une Bible emplie de bruit et de fureur, cependant que l'identification du peuple protestant au peuple de Juda et à son histoire[896], n'est pas de nature à lui suggérer une opinion différente. Pas davantage, du moins, que ne l'est l'exemple des Guerres civiles du XVII° siècle dans les Îles britanniques. Outre ces mêmes guerres civiles, Hobbes prend dans l'édition de 1651 en anglais de son *Leviathan*, les exemples des sauvages d'Amérique et des relations entre États souverains. Dans l'édition en latin datant de 1668, il ajoutera, l'exemple du meurtre de Abel par Caïn[897]. Sans doute parce que si Romulus est le fondateur de la Rome admirée par Machiavel, Caïn fut celui de la première cité et donc de l'idée même de société politique.

Pour tenter de répondre à la question sur la manière dont les hommes vivent, la Franc-maçonnerie comme Thomas Hobbes, se tourne, alors, vers l'origine de l'homme et non vers sa fin[898]. Ni l'une ni l'autre ne supposent que la société préexiste à l'Homme. Avec Thomas Hobbes et l'Écriture, la Franc-maçonnerie affirme que l'homme est l'auteur de la société. Toutefois, éclairant sa lanterne à la lumière de l'opinion de John Locke, la Franc-maçonnerie affirme que le Maçon « par sa tenure doit obéir à la loi morale » et accepte que « Les promesses, les alliances et les serments, qui sont les liens de la société humaine, ne peuvent avoir de prise sur un athée[899] ». Si « s'éloigner de Dieu même en pensée, dissout tout », c'est l'Écriture : le « Mot de Dieu », que la Franc-maçonnerie appelle pour toute réponse[900] et non le droit à préserver sa vie comme le fera Thomas Hobbes. Pour le Maçon qui comprend bien l'Art, la seule vie qui mérite protection est celle de l'âme.

- *Loi morale et droit à la désobéissance*

Pour fonder le droit de chacun à la préservation de sa vie, Hobbes considère que la plus fondamentale des aspirations naturelles est le désir de sa propre conservation. Du point de vue de l'homme, ce désir devient la source de toute justice et de toute moralité et, puisque c'est ainsi que les hommes vivent en fait, il s'ensuit que ce désir de sa propre conservation est la source unique de toute moralité et de toute justice. Il devient donc un droit et son respect peut être exigé dans l'exécution de tous les devoirs de l'homme.

La franc-maçonnerie raisonne de même mais ne tire pas la « loi morale » du droit à la préservation de la vie. Le caractère essentiel de cette « loi morale » est de se distinguer des « lois et coutumes du pays » qu'appliquera le « magistrat civil ». Mais cette « loi morale » est en lien avec la « tenure » du Maçon qui est tout à la fois d'être créé à l'image de Dieu[901] et d'être selon l'opinion de Yhwh : méchant dès sa naissance[902]. Cette méchanceté peut, à l'exemple de Noé, être dominée. La peur, du souverain plus puissant que tous, est remplacée par ce qui permet de dominer la méchanceté des hommes. De Noé nous savons par la collection biblique qu'à la différence d'Adam, il respecta les commandements de Dieu[903] et « trouva grâce aux yeux du Seigneur[904]» parce qu'il se montra capable de résister à la méchanceté que pourtant il porte en lui[905]. James Anderson fera de Noé et de ses fils les premiers des Maçons véritables (masons true[906]). Il nous donne ainsi l'exemple vivant de la « tenure » du Maçon. Idée noachique que reprendra le manuscrit *Graham* en 1726[907].

Parce qu'Adam porte en lui la plus urgente des passions qui, à la différence de Noé, lui fit désobéir au commandement divin, nous tenons de Thomas Hobbes que cette plus puissante des passions est le fondement de toute moralité et de toute justice et vient fonder la « Loi morale » qui régit « l'état de nature ». Il y aurait donc en fin de compte un « droit à être méchant », comme il y a un droit à la préservation de la vie. Mais nous savons aussi, par la comparaison des exemples de Noé, ce maçon véritable, et d'Adam qui est notre premier père, qu'être méchant, c'est ne pas obéir au commandement divin. Autre face de la même pièce. S'il y a un droit à être méchant, il y a du même mouvement un droit à la désobéissance dont la fonction est la même que celle du droit à la préservation de la vie. Ce désir d'Adam dont nous sommes titulaires par droit d'héritage, devient la source de toute justice et de toute moralité et, puisque c'est ainsi que les hommes vivent en fait, il s'ensuit que ce désir de désobéissance est la source unique de toute moralité et de toute justice.

Dans le texte décrivant la Deuxième Obligation du Maçon, James Anderson indique les conditions dans lesquelles s'exerce ce droit à la désobéissance. « Si un Frère se montrait rebelle à l'Etat, il ne devrait pas être soutenu dans sa rébellion ; il faudrait, plutôt, le prendre en pitié tel un malheureux et s'il n'est l'auteur d'aucun autre crime que la rébellion et bien que la loyale fraternité dût nécessairement désapprouver sa rébellion pour ne donner au gouvernement aucun motif de prendre ombrage de son attitude ou de nourrir un ressentiment politique à son endroit, il ne pourrait cependant être exclu de la Loge et, les rapports qu'il a avec elle restent des liens qui ne peuvent être annulés [908]» Ainsi, sauf pour le maçon à manquer aux « lois et coutumes du pays » le droit à la désobéissance doit être respecté par la Loge contre l'avis du « magistrat civil » car ce dernier, en un tel cas, manque au respect d'un droit inaliénable ou de nature.

Thomas Hobbes, comme John Locke, ont remarqué la difficulté soulevée par un « magistrat civil » qui porte ce genre d'atteinte. Logiquement et parce que pour eux « l'état civil » est fondé par une convention, la violation du pacte par le souverain entraîne la réinstauration de « l'état de nature ». James Anderson développe un raisonnement différent ; parce que « l'état de nature » a une fonction différente. Nous retrouvons ici la mission du maçon qui protège « l'état de nature » des soubresauts de « l'état civil ». Cette action est nécessaire car nous savons que dans l'espace subsistant de « l'état de nature » ainsi sanctuarisé, la Franc-maçonnerie est le moyen de produire la "Friendship" qui neutralise la « perpétuelle discorde » et créer les conditions d'existence de « l'état civil ».

Dans la conception de l'histoire de l'homme qu'inspire la collection biblique, la question n'est pas de savoir si l'homme est naturellement porté à former une société. Créé à l'image de Dieu et méchant dès sa naissance, l'homme est de fait dans une situation de fraternité consubstantielle à sa création. La fraternité des hommes est un caractère atavique que met en évidence la succession des générations mais dont le fondement est la paternité de Dieu[909]. Si l'homme est naturellement porté ce n'est pas à vivre en société c'est à la fraternité. L'homme n'est pas un animal social car dans le récit biblique, il n'est pas un animal. Du moins pas plus que la nature n'est le ciel et la terre. La société d'ailleurs est à la situation fraternelle ce que la nature est au ciel et à la terre.

La Franc-maçonnerie un Déluge refondateur

Même si cela nous paraît étrange aujourd'hui, l'identification du peuple protestant au peuple de Juda joue à plein dans la mentalité collective au début du XVIII° siècle. Elle s'étend plus généralement à tous les personnages de l'histoire, racontée par la collection biblique et fait partie des débats du Parlement anglais sur le modèle politique à mettre en œuvre dans la réorganisation du pouvoir[910]. La Franc-maçonnerie naissante de l'Angleterre du XVIII° siècle n'échappe pas à cette tendance malgré les efforts de Spinoza et des « libertins[911] ». En témoigne, la forte inspiration biblique qui, en 1723, imprègne le récit historique du *Livre des Constitutions*[912], rédigé par James Anderson. Peu après, l'auteur du manuscrit *Graham*[913] de 1726, met en scène les personnages de Noé et de ses fils, illustrant cette tendance persistante à l'identification. Cette présence de Noé nous dirige maintenant vers le terrain des relations que la Franc-maçonnerie entretient avec le Déluge, événement à la foi salvateur et refondateur.

Le « Déluge » est le remède trouvé par Dieu contre la méchanceté de l'homme et ses conséquences[914]. A son exemple mais dans une démarche typiquement moderne, la Franc-maçonnerie prendra en charge l'action rendue nécessaire par le comportement des hommes ici et maintenant. « Noé trouva grâce aux yeux du Seigneur [915]» parce qu'il se montra capable de résister à la méchanceté que pourtant il porte en lui [916]. En choisissant Noé comme référence du « maçon véritable », le Révérend James Anderson choisit comme figure tutélaire celui dont l'attitude amena Dieu à dire « Je ferai alliance avec toi[917] », alors que descendant d'Adam, il a la même origine que Caïn et porte le même mal.

James Anderson fait alors comme Yhwh le constat que les guerres civiles et religieuses ont montré « que la méchanceté de l'homme se multipliait sur la terre, à longueur de journée [918]». Mais, avec Richard Hooker[919] et John Locke[920], il choisit d'affirmer l'indifférence de Dieu à l'organisation de l'Eglise et à l'organisation politique. C'est une tentative au succès incertain qu'entreprend le Révérend James

Anderson, pour apporter une solution au problème que Yhwh laisse à l'homme quand, après le Déluge, il dit en son cœur : « Je ne maudirai plus jamais le sol à cause de l'homme. Certes, le cœur de l'homme est porté au mal dès sa jeunesse, mais plus jamais je ne frapperai tous les vivants comme je l'ai fait[921] ».

Le succès est incertain mais la tentative n'est pas sans ambition. Si, la guerre de tous contre tous de « l'état de nature », est une conséquence de « la méchanceté de l'homme », la tentative des maçons du XVIII° siècle s'inscrit bel et bien dans la tradition de la philosophie contractualiste et veut trouver une solution au problème le plus gênant. Comment exclure la possibilité d'un retour de « l'état civil » à la « guerre de tous contre tous » et préserver, en même temps, le libre choix des hommes à vivre de la manière dont ils sont d'opinion qu'elle est la meilleure ? Comment, en fin de compte, s'assurer que l'homme soit un noachique ? Le manuscrit Graham donne à cette question la réponse trouvée par les fils de Noé après la mort de leur père : « La foi et la prière[922] ».

James Anderson ne nous propose pas tout à fait cela. Sa proposition est double et négative. Ne pas être un « Athée stupide » ne pas être un libertin irréligieux. En pur calviniste, il sait que la « foi » est une grâce que Dieu n'accorde qu'à certains. Avec Calvin, il distingue la « Grâce spéciale [923]» qui suscite la foi et permet le salut de la « Grâce générale [924]» qui accorde les biens du monde mais pas la foi. D'accord avec John Locke et Richard Hooker, il considère que Dieu est indifférent à l'organisation politique et à l'organisation religieuse. Car rien ne dit que la modalité cultuelle de la prière soit la manière convenable de s'adresser à Dieu. Sans nous obliger à prendre parti sur cette question dont Dieu seul détient la réponse, il nous rappelle avec John Locke, ce que Voltaire résume « Un Anglais, comme homme libre, va au ciel par le chemin qui lui plaît[925] ».

Robert Moray et la "Friendship"

Pour les hommes des XVII° et XVIII° siècle, la "Friendship" est quelque chose comme de l'amour divin dont Robert Moray, reçu maçon en 1641, a tenté de faire la règle de sa vie. Il appartenait, sans doute, au premier des maçons reçu en terre anglaise d'être l'incarnation de l'esprit du mouvement, qui allait se développer au siècle suivant. Selon son biographe Alexander Robertson[926], Robert Moray « Plaçait très haut ses idéaux en relation avec la Friendship[927] et sa vie mit en œuvre ces idéaux. Il considérait la Friendship comme de plus de valeur que le profit personnel ou la gloire ». Le même biographe ajoute : « Selon Moray, l'humilité devrait être l'idéal poursuivi particulièrement par les hommes de science »[928].

Pour autant que les archives le révèlent, Robert Moray ne parut que deux fois en Loge au cours de sa vie. Lors de sa réception en 1641 puis en 1647 à l'occasion de la réception de William Maxwell[929]. Mais, qu'il est rarement pris part à des « tenues », ne nous dit rien de la fréquence de ses relations avec d'autres francs-maçons, en dehors de l'enceinte sacrée. Nous savons, par exemple, qu'il exécuta une mission en Ecosse pour Charles II et le Duc de Maitland, à l'occasion de laquelle la qualité de maçon de Moray et Maitland sont l'objet de mentions explicites[930].

L'historien David Stevenson tient pour peu probable que Robert Moray ait exercé une influence importante sur la Franc-maçonnerie de son époque[931]. D'autres informations montrent, toutefois, que sa conception de l'idée de "Friendship" influença sans aucun doute ce qui allait s'organiser au début du XVIII° siècle en Angleterre. En ce sens, nous pouvons nous souvenir que ce contemporain de Thomas Hobbes se choisit pour marque maçonnique un pentacle. Ce qui est directement lié aux préoccupations de James Anderson car Robert Moray considère le pentacle comme le symbole de l'Agapè (ἀγάπη) grecque[932]. Entendre : de la "Friendship".

- *Amour divin, amour humain*

Montaigne et la Boétie ne sont pas les seuls à partager une *proximité véritable de l'âme* qui nous surprend aujourd'hui. Au XVII° siècle en Angleterre, l'idée est à la mode. Des discours sont écrits et des livres publiés. Pour Jeremy Taylor, nous le savons déjà, la "Friendship" est, dans le registre des relations interpersonnelles, l'équivalent de l'Agapè (ἀγάπη) grecque et étendue à la société, c'est le concept de « Charity » qui lui correspond[933]. Un autre auteur, il y a longtemps déjà, a fait appel à cette idée et à ce mot. Dans le texte de l'Évangile selon Jean, l'Agapè (ἀγάπη) est 'amour de Dieu envers les hommes, tel qu'il est décrit dans la Bible. On trouve ainsi un passage de cet Évangile, évoquant la demande faite par Jésus à son disciple Pierre sur l'amour qu'il lui porte (Jean : 21-15 à17). Dans sa question Jésus emploie par deux fois le verbe agapao. « M'aimes-tu (ἀγαπᾷς με) ?», demande-t-il à Pierre. Pierre dans sa réponse utilisera le verbe phileo : « tu sais que je t'aime (ὅτι φιλῶ σε) » et Jésus l'interrogera une troisième fois usant du verbe phileo. Amour divin, amour humain, c'est cette différence : cette distance, que la notion de « Friendship » explore. Jésus interroge « m'aimes-tu (ἀγαπᾷς με) ?», Pierre répond : « tu sais que je t'aime (ὅτι φιλῶ σε) ». Sous la plume de l'apôtre, la différence tient évidemment à la double qualité du locuteur. Agapè (ἀγάπη) tient du divin et c'est bien vers cela que tente d'aller la ''Friendship'', qui veut élever le Franc-maçon aux limites de l'humain[934].

- *La Friendship ; une tension vers l'Agapè*

Dans son exploration du sens de ''Friendship'', Jeremy Taylor nous dit qu'il s'agit du « plus intense commerce dont les hommes sont entre eux capables ». Ou encore : « la proximité la plus grande dont deux âmes sont capables »[935]. Ainsi nous ne sommes pas dans l'Eros : amour physique. Mais nous ne sommes pas davantage dans la philae, dans le lien social. Nous sommes tendus vers l'Agapè (ἀγάπη) et pour cette raison le Franc-maçon promet d'aimer ses Frères au sens de cette tension vers l'Agapè (ἀγάπη) et non au sens du lien social (philae). L'amour qu'il leur porte exprime la ''Friendship'' constructrice des conditions de l'existence de la société politique dont la mission du Maçon est la préservation. Il n'y a pas ici de lien social d'affection qui organiserait la société des hommes.

Peu importent alors les organisations humaines et ce qui unit les hommes dans l'état civil. Peu importent les constructions politiques et les confessions. Tant qu'elles ne remettent pas en cause la '''Friendship'', elles restent cantonnées dans « l'état civil » et appartiennent aux relations entre les hommes qu'elles soient paisibles ou faites de bruits et de fureur. Le Franc-maçon quant à lui tend vers « l'Agapè » pour faire exister la ''Friendship'' et offrir aux hommes la possibilité de réaliser ici-bas tant la paix que la justice.

Le cœur emblème du maçon

La religion est peu présente dans l'abondante correspondance de Moray car il s'agit d'une affaire intime, ce que ne critiquera pas James Anderson. Pour Moray, réputé à la Cour n'avoir jamais médit de quiconque, la conviction religieuse s'exprime publiquement par un comportement empreint de moralité bienveillante. Cette expression publique joue dans deux registres : la ''Friendship'' dans les rapports individuels et la « Charity » à l'égard de tous pris en leur ensemble. Nous reconnaissons ici les idées de Jeremy Taylor, comme la double tendance de la Franc-maçonnerie dans son action dans le monde ici et maintenant.

L'historien David Stevenson qui n'est pas Franc-maçon, remarque que le fait d'avoir le sein gauche dénudé, lors de la réception au premier grade, n'est pas une tentative de prouver que le candidat n'aurait pas une poitrine féminine. La preuve est au contraire positive. Celle de la présence de la ''Friendship''. Le candidat montre symboliquement sa disposition à établir des relations fondées sur le cœur symbole de l'élan de l'âme. Car le « pouls -- nous dit Moray -- n'est pas un indice sûr des mouvements du cœur, les règles de cette science ont pour substance la Friendship »[936]. Pour ceux qui, à la différence de David Stevenson, ont été reçus par une Assemblée, le cœur, docile aux mouvements de la ''Friendship'', peut aussi être arraché et même réduit en cendre et les cendres jetées au vent. Et, s'il est le siège et l'emblème de la ''Friendship'', retirer symboliquement le cœur avant de le renvoyer à la poussière, n'est pas un châtiment mais une incarnation. Incarnation de l'homme sans cœur qui ne peut accueillir la ''Friendship'' et satisfaire la mission du Franc-maçon. En l'absence de ''Friendship'', le Maçon est doublement indigne. Indigne d'être de ceux qui vivent dans l'univers fondé par la ''Friendship'', il sera en bute aux vengeurs de la Franc-maçonnerie. Indigne, aussi, parce qu'il devient un ennemi qu'il convient de poursuivre, « tel une bête sauvage »[937], comme le recommande John Locke, pour lequel nous savons l'importance de la tolérance[938]. Il devient un homme sans cœur. Symboliquement incapable d'accueillir la ''Friendship'', seul indice sûr des mouvements du cœur.

Apparue en 1723. Laissée un temps dans l'ombre. La ''Friendship'', réapparaît en pleine lumière avec l'acte d'Union de 1813. C'est tant mieux. Car, prenant comme le statut d'une théorie de la connaissance, elle nous mène aux fondements de l'Univers maçonnique et au Cœur de ce qui fait et unit l'humain. Elle permet de tendre péniblement, certes ; mais de tendre tout de même vers le divin. Par la ''Friendship'' nous ambitionnons de trouver le moyen de répondre agapao à la question de Jésus et non phileo comme le fit Pierre. Même et surtout, si ce n'est pas Jésus qui nous interroge.

Figure 13 Marque maçonnique de Sir Robert Moray

Labourers Ordinance (1349)

Edward by the grace of God etc. to the reverend father in Christ William, by the same grace archbishop of Canterbury, Primate of all England, greeting. Because a great part of the people and especially of the, workmen and servants has now died in that pestilence, some, seeing the straights of the masters and the scarcity of servants, are not willing to serve unless they receive excessive wages, and others, rather than through labour to gain their living, prefer to beg in idleness: We, considering the grave inconveniences which might come from the lack especially of ploughmen and such labourers, have held deliberation and treaty concerning this with the prelates and nobles and other learned men sitting by us; by whose consentient counsel we have seen fit to ordain: that every man and woman of our kingdom of England, of whatever condition, whether bond or free, who is able bodied and below the age of sixty years, not living from trade nor carrying on a fixed craft, nor having of his own the means of living, or land of his own with regard to the cultivation of which he might occupy himself, and not serving another,if he, considering his station, be sought after to serve in a suitable service, he shall be bound to serve him who has seen fit so to seek after him; and he shall take only the wages liveries, meed or salary which, in the places where he sought to serve, were accustomed to be paid in the twentieth year of our reign of England, or the five or six common years next preceding. Provided, that in thus retaining their service, the lords are preferred before others of their bondsmen or their land tenants: so, nevertheless that such lords thus retain as many as shall be necessary and not more; and if any man or woman, being thus sought after in service, will not do this, the fact being proven by two faithful men before the sheriffs or the bailiffs of our lord the king, or the constables of the town where this happens to be done,-straightway through them, or some one of them, he shall be taken and sent to the next jail, and there he shall remain in strict custody until he shall find surety for serving in the aforesaid form.

And if a reaper or mower, or other workman or servant, of whatever standing or condition he be, who is retained in the service of any one, do depart from the said service before the end of the term agreed, without permission or reasonable cause, he shall undergo the penalty of imprisonment, and let no one, under the same penalty, presume to receive or retain such a one in his service. Let no one, moreover, pay or permit to be paid to any one more wages, livery, meed or salary than was customary as has been said; nor let any one in any other manner exact or receive them, under penalty of paying to him who feels himself aggrieved from this, double the sum that has thus been paid or promised, exacted or received and if such person be not willing to prosecute, then it (the sum) is to be given to any one of the people who shall prosecute in this matter; and such prosecution shall take place in the court of the lord of the place where such case shall happen. And if the lords of the towns or manors presume of themselves or through their servants in any way to act contrary to this our present ordinance, then in the Counties, Wapentakes and Trithings suit shall be brought against them in the aforesaid form for the triple penalty (of the sum) thus promised or paid by them or the servants; and if

perchance, prior to the present ordinance any one shall have covenanted with any one thus to serve for more wages, he shall not be bound by reason of the said covenant to pay more than at another time was wont to be paid to such person; nay, under the aforesaid penalty he shall not presume to pay more.
Likewise saddlers, skinners, white-tawers, cordwainers, tailors, smiths, carpenters, masons, tilers, shipwrights, carters and all other artisans and labourers shall not take for their labour and handiwork more than what, in the places where they happen to labour, was customarily paid to such persons in the said twentieth year and in the other common years preceding, as has been said; and if any man take more, he shall be committed to the nearest jail in the manner aforesaid.
Likewise let butchers, fishmongers, hostlers, brewers, bakers, pullers and all other vendors of any victuals, be bound to sell such victuals for a reasonable price, having regard for the price at which such victuals are sold in the adjoining places: so that such vendors may have moderate gains, not excessive, according as the distance of the places from which such victuals are carried may seem reasonably to require; and if any one sell such victuals in another manner, and be convicted of it in the aforesaid way, he shall pay the double of that which he received to the party injured, or in default of him, to another who shall be willing to prosecute in this behalf; and the mayor and bailiffs of the cities and Burroughs, merchant towns and others, and of the maritime ports and places shall have power to enquire concerning each and every one who shall in any way err against this, and to levy the aforesaid penalty for the benefit of those at whose suit such delinquents shall have been convicted; and in case that the same mayor and bailiffs shall neglect to carry out the aforesaid, and shall be convicted of this before justices to be assigned by us, then the same mayor and bailiffs shall be compelled through the same justices, to pay to such wronged person or to another prosecuting in his place, the treble of the thing thus sold, and nevertheless, on our part too, they shall be grievously punished.
And because many sound beggars do refuse to labour so long as they can live from begging alms, giving themselves up to idleness and sins, and, at times, to robbery and other crimes-let no one, under the aforesaid pain of imprisonment presume, under colour of piety or alms to give anything to such as can very well labour, or to cherish them in their sloth, so that thus they may be compelled to labour for the necessaries of life.

Ordonnance des Travailleurs (1349)

Edward, par la grâce de Dieu, etc. au révérend père en Christ William, par la même grâce, archevêque de Canterbury, primat de toute l'Angleterre, saluant.
Parce qu'une grande partie de la population, et en particulier des ouvriers et des serviteurs, est décédée des suites de cette peste, certains, voyant l'honnêteté des maîtres et la pénurie de serviteurs, ne sont disposés à servir que s'ils reçoivent un salaire excessif et, d'autres, préférant mendier dans l'oisiveté plutôt que travailler pour gagner leur vie. Nous, considérant les graves inconvénients qui pourraient résulter particulièrement de l'absence de laboureurs et de tels ouvriers, avons délibéré et conféré à ce sujet avec les prélats, les nobles et d'autres savants assis à nos côtés qui nous ont conseillers,

Nous avons jugé bon d'ordonner: que chaque homme et chaque femme de notre royaume d'Angleterre, quelle que soit leur condition, libre ou serve, en état de travailler et âgé de moins de soixante ans, ne vivant ni dans le commerce, et n'étant pas engagé dans une activité fixe, et n'ayant ni ses moyens de subsistance, ni sa propre terre par la culture de laquelle il serait occupé, et ne servant pas un autre, si, considérant son rang, il est sollicité pour servir dans un emploi y correspondant, il sera obligé de servir celui qui aura jugé bon de le solliciter et il ne prendra que les salaires, indemnités ou traitement habituellement payés la vingtième année de notre règne en Angleterre, ou les cinq ou six années ordinaires qui ont suivi, dans les lieux où il a cherché à servir. A condition que les seigneurs soient préférés aux autres de leurs affidés ou de leurs locataires terriens, pour bénéficier de ces services et, néanmoins, que ces seigneurs en bénéficient ainsi autant qu'il le faudra mais pas davantage. Et si un homme ou une femme, ainsi sollicité pour un emploi, ne l'occupe pas et ce fait étant prouvé par le témoignage de deux hommes loyaux devant les shérifs ou les huissiers de justice de notre seigneur le roi, ou les agents de police de la ville où fait est constaté, soit directement par eux, soit par l'un d'entre eux, il ou elle sera emmené et incarcéré dans la prison la plus proche où il ou elle restera en garde à vue jusqu'à ce qu'il verse la caution pour avoir purgé l'ordonnance de garde à vue susmentionnée.
Et si un moissonneur ou un tondeur, ou un autre ouvrier ou employé, quel que soit son statut ou son état, qui est engagé au service de quiconque, quitte sans autorisation ni motif raisonnable, ledit service avant la fin du terme convenu, il sera passible d'emprisonnement et sous la même peine, personne ne pourra prétendre le recevoir ou le garder à son service. En outre, personne ne payera ou ne permettra à quiconque de payer plus de rémunération, traitement, subsides ou salaire qu'il n'était d'usage, comme il a été dit ; ni permettre à quiconque, de quelque manière que ce soit, de les exiger ou de les recevoir, sous peine de payer à celui au détriment duquel cela se produit, le double de la somme ainsi versée ou promise, imposée ou reçue et si cette personne ne veut pas poursuivre en justice, alors, la somme doit être remise à l'une des personnes qui engagera des poursuites dans cette affaire ; et cette poursuite doit avoir lieu devant le tribunal du seigneur du lieu où cette affaire doit se produire. Et si les seigneurs des villes ou des manoirs prétendent d'eux-mêmes ou par l'intermédiaire de leurs serviteurs agir de manière contraire à la présente ordonnance, alors, dans les comtés, les actions Wapentakes et Trithings seront intentées sous la forme susmentionnée sous la peine du triple de la somme ainsi promise ou payée par eux ou par les domestiques; et si par hasard, avant la présente ordonnance, quelqu'un s'est engagé avec une personne à servir ainsi un plus fort salaire, il ne sera pas obligé, en raison de ladite convention, de payer plus que ce qui lui était demandé à un autre moment ; de plus, au risque de la pénalité susmentionnée, il ne prétendra pas payer davantage.
De même, les selliers, les tanneurs, les tawers blancs, les cordonniers, les tailleurs, les forgerons, les charpentiers, les maçons, les carreleurs, les charpentiers, les charretiers et tous les autres artisans et ouvriers ne doivent pas prendre pour leur travail et leur travail plus que dans les lieux où ils travaillent , d'avantage qu'il leur était habituellement versé au cours de ladite

vingtième année et des autres années comme il a été dit; et si un homme en prend davantage, il sera incarcéré dans la prison la plus proche comme précédemment dit.
De même, les bouchers, les poissonniers, les palefreniers, les brasseurs, les boulangers, les écorcheurs et tous les autres marchands de victuailles sont tenus de les vendre à un prix raisonnable, compte tenu du prix auquel ils sont vendus dans les localités voisines ; ces vendeurs peuvent avoir des gains modérés et non excessifs, au regard de l'éloignement des lieux d'où proviennent ces achats. Et s'il est prouvé, de la manière susmentionnée, que quelqu'un vend ces vivres à un prix excessif, il doit payer le double de ce qu'il a reçu à la personne lésée ou à défaut de celui-ci à une autre qui sera disposée à engager des poursuites au nom de celle-ci. Et le maire et les huissiers de justice des villes et des villages, des villes marchandes et des autres, et des ports et lieux maritimes auront le pouvoir d'enquêter sur tous ceux qui commettront une infraction quelconque et de leur appliquer la peine susmentionnée au profit de ceux à la demande desquels ces délinquants auront été condamnés Et, au cas où le même maire et les mêmes huissiers de justice négligeraient de procéder aux actes susmentionnés et en seraient déclarés coupables avant que les juges ne soient nommés par nous, le même maire et les mêmes huissiers de justice seront obligés, par les mêmes juges, de payer à chaque personne lésée ou une autre poursuivant à sa place, le triple du prix de la chose ainsi vendue, nonobstant qu'ils seront également, sévèrement punis par Nous.
Et parce que de nombreux mendiants sains tant qu'ils peuvent vivre de mendicité, refusent de travailler s'abandonnant à l'oisiveté et aux péchés et parfois au vol et à d'autres crimes, il ne sera laissé quiconque sous la sanction de la peine d'emprisonnement susmentionnée de, au prétexte de la piété ou de l'aumône, donner quoi que cela soit, à ceux qui peuvent très bien travailler, ou de les chérir dans leur paresse, afin qu'ils puissent ainsi être contraints de travailler pour les nécessités de la vie.

Statute of Laborers (1351)

Whereas late against the malice of servants, which were idle, and not willing to serve after the pestilence, without taking excessive wages, it was ordained by our lord the king, and by the assent of the prelates, nobles, and other of his council, that such manner of servants, as well men as women, should be bound to serve, receiving salary and wages, accustomed in places where they ought to serve in the twentieth year of the reign of the king that now is, or five or six years before; and that the same servants refusing to serve in such manner should be punished by imprisonment of their bodies, as in the said statute is more plainly contained: whereupon commissions were made to divers people in every county to inquire and punish all them which offend against the same: and now forasmuch as it is given the king to understand in this present parliament, by the petition of the commonalty, that the said servants having no regard to the said ordinance, but to their ease and singular covetise, do withdraw themselves to serve great men and other, unless they have livery and wages to the double or treble of that they were wont to take the said twentieth year, and before, to the great damage of the great men, and impoverishing of all the said commonalty, whereof the said commonalty prayeth remedy: wherefore in the said parliament, by the assent of the said prelates, earls, barons, and other great men, and of the same commonalty there assembled, to refrain the malice of the said servants, be ordained and established the things underwritten:

First, that carters, ploughmen, drivers of the plough, shepherds, swineherds, deies [dairy maids], and all other servants, shall take liveries and wages, accustomed the said twentieth year, or four years before; so that in the country where wheat was wont to be given, they shall take for the bushel ten pence, or wheat at the will of the giver, till it be otherwise ordained. And that they be allowed tos erve by a whole year, or by other usual terms, and not by the day; and that none pay in the time of sarcling [hoeing] or hay-making but a penny the day; and a mower of meadows for the acre five pence, or by the day five pence; and reapers of corn in the first week of August two pence, and the second three pence, and so till the end of August, and less in the country where less was wont to be given, without meat or drink, or other courtesy to be demanded, given, or taken; and that such workmen bring openly in their hands to the merchant-towns their instruments, and there shall be hired in a common place and not privy.

Item, that none take for the threshing of a quarter of wheat or rye over 2 d. ob. [2 1/2 d.] and the quarter of barley, beans, pease, and oats, 1 d. ob. if so much were wont to be given; and in the country where it is used to reap tby certain sheaves, and to thresh by certain bushels, they shall take no more nor in other manner than was wont the said twentieth year and before; and that the same servants be sworn two times in the year before lords, stewards, bailiffs, and constables of every town, to hold and do these ordinances; and that none of them go out of the town, where he dwelleth in the winter, to serve the summer, if he may serve in the same town, taking as before is said. Saving that the people of the counties of Stafford, Lancaster and Derby, and people of Craven, and of the marches of Wales and Scotland, and other places, may come in time of August, and labor in other counties, and safely return, as they were wont to do before this time: and that those, which refuse to take such oath or to perform that that they be sworn to, or have taken upon them, shall be put in the stocks by the said lords, stewards, bailiffs, and constables of the towns by three days or more, or sent to the next gaol, there to remain, till they will justify themselves. And that stocks be made in every town for such occasion betwixt this and the feast of Pentecost.

Item, that carpenters, masons, and tilers, and other workmen of houses, shall not take by teh dayu for their work, but in manner as they were wont, that is to say: a master carpenter 3 d. and another 2 d.; and master free-stone mason 4 d. and other masons 3 d. and their servants 1 d. ob.; tilers 3 d. and their knaves 1 d. ob.; and other coverers of fern and straw 3 d. and their knaves 1 d. ob.; plasterers and other workers of mudwalls, and their knaves, by the same manner, without meat or drink, 1 s. from Easter to Saint Michael; and from

that time less, according to the rate and discretion of the justices, which should be thereto assigned: and that they that make carriage by land or by water, shall take no more for such carriage to be made, than they were wont the said twentieth year, and four years before.
Item, that cordwainers and shoemakers shall not sell boots nor shoes, nor none other thing touching their mystery, in any other manner than they were wont the said twentieth year: item, that goldsmiths, saddlers, horsemsiths, spurriers, tanners, curriers, tawers of leather, tailors, and other workmen, artificers, and laborers, and all other servants here not specified, shall be sworn before the justices, to do and use their crafts and offices in the manner they were wont to do the said twentieth year, and in time before, without refusing the same because of this ordinance; and if any of the said servants, laborers, workmen, or artificers, after such oath made, come against this ordinance, he shall be punished by fine and ransom, and imprisonment after the discretion of the justices.
Item, that the said stewards, bailiffs, and constables of the said towns, be sworn before the same justices, to inquire diligently by all the good ways they may, of all them that come against this ordinance, and to certify the same justices of their names at all times, when they shall come into the country to make their sessions; so that the same justices on certificate of the same stewards, bailiffs, and constables, of the names of the rebels, shall do them to be attached by their body, to be before the said justices, to answer of such contempts, so that they make fine and ransom to the king, in case they be attainted; and moreover to be commanded to prison, there to remain till they have found surety, to serve, and take, and do tehir work, and to sell things vendible in the manner aforesaid; and in case that any of them come against his oath, and be thereof attainted, he shall have imprisonment of forty days; and if he be another time convict, he shall have imprisonment of a quarter of a year, so that at every time that he offendeth and is convict, he shall have double pain: and that the same justices, at every time that they come [into the country], shall inquire of the said stewards, bailiffs, and constables, if they have made a good and lawful certificate, or any conceal for gift, procurement, or affinity, and punish them by fine and ransom, if they be found guilty: and that the same justices have power to inquire and make due punishment of the said ministers, laborers, workmen, and other servants; and also of hostelers, harbergers [those who provide lodging], and of those that sell victual by retail, or other things here not specified, as well at the suit of the party, as by presentment, and to hear and determine, and put the things in execution by the exigend after the first capias, if need be, and to depute other under them, as many and such as they shall see best for the keeping of the same ordinance; and that they which will sue against such servants, workmen, laborers, [and artificers], for excess taken of them and they be thereof attainted at their suit, they shall have again such excess. And in case that none will sue, to have again such excess, then it shall be levied of the said servants, laborers, workmen, and artificers, and delivered to the collectors of the Quintzime [the tax known as the "Fifteenth"], in alleviation of the towns where such excesses were taken.

Statut des travailleurs (1351)

Bien qu'intervenant tardivement après la peste, contre la malice des serviteurs qui réclamaient un salaire excessif ou restaient oisifs et ne voulaient pas servir, il a été ordonné par notre seigneur le roi avec l'assentiment des prélats, des nobles et autres de son conseil , que de tels serviteurs, hommes et femmes, soient obligés de servir, et recevront le traitement et le salaire, habituels dans les lieux où ils servaient la vingtième année du règne du roi, ou cinq ou six années auparavant ; et que les mêmes qui refusent de servir ainsi seront punis de la contrainte par corps, comme il est dit plus clairement dans ledit statut. Dans chaque comté, mandat a été donné à diverses personnes pour enquêter et punir tous ceux qui offensent ledit statut. Et maintenant, à l'occasion du présent parlement et dans la mesure où, par la pétition de la communauté, il est donné au roi de comprendre, que lesdits serviteurs n'ayant aucune considération pour ladite ordonnance, mais par leur singulière convoitise n'en ont que pour leur propre aisance et, se refusent à servir les Grands et quiconque à moins qu'ils obtiennent le salaire au double ou au triple de ce qu'ils avaient coutume de demander ladite vingtième année et auparavant, au grand dommage des Grands et au détriment de la fortune de tout le dit peuple, ce à quoi ladite communauté a décidé de remédier. C'est pourquoi, lors dudit parlement, avec l'assentiment desdits prélats, comtes, barons et autres Grands, et de la communauté qui y est réunie, pour contenir la malice desdits serviteurs, il sera ordonné et établi les choses suivantes :
Premièrement, que les charretiers, les laboureurs, les conducteurs de charrue, les bergers, les éleveurs de porcs, les laitiers et tous les autres domestiques, prennent des livraisons et des salaires, habituels à ladite vingtième année ou quatre ans auparavant ; de sorte que, dans le pays où paiement était fait en blé, ils prendront dix pences par boisseau, ou du blé à la volonté de l'acheteur, jusqu'à ce qu'il en soit autrement ordonné et qu'il s'y engage pour une année entière, ou par d'autres termes habituels, et non par jour. Que personne ne paie pour le binage ou faire les foins plus d'un cent par jour ; et que la tonte des prairies soit à cinq pences l'acre, ou cinq pences la journée ; et les moissonneurs de maïs dans la première semaine d'août, deux pences et la deuxième trois pences, et ainsi jusqu'à la fin du mois d'août, et pour moins dans le pays où l'on en donnait moins, sans viande ni boisson, ni aucun autre avantage demandé, donné ou pris; et que ces ouvriers apportent gratuitement leurs outils aux villes marchandes, et qu'ils offrent leurs services dans un lieu public et non privé.
De même que, si c'était l'habitude, personne ne prenne 2 jours ou au plus 2 et demi, pour le battage d'un quart de blé ou de seigle et 1 jour pour le quart d'orge, de haricots, de pois et d'avoine. Et dans le pays où pour récolter il est mesuré en certaines gerbes et pour battre en certains boisseaux, ils ne prendront ni plus ni autrement que ce qui était habituel au cours de la vingtième année et auparavant. Et que les mêmes serviteurs, deux fois par an, prêteront serment de respecter et exécuter ces ordonnances, devant les seigneurs, les régisseurs, les huissiers de justice et les constables de toutes les villes. Et qu'aucun d'eux ne quittera la ville où il habite l'hiver s'il peut, l'été, servir dans cette même ville, pour la rémunération dite ci-dessus, compte étant tenu que les habitants des comtés de Stafford, de Lancaster et de Derby,

ainsi que les habitants de Craven et des défilés du pays de Galles et d'Ecosse, et d'autres lieux, peuvent venir en août, travailler dans d'autres comtés et s'en retourner sans préjudice, mais que ceux qui refusent de prêter serment ou de faire qu'ils soient assermentés soient mis en rétention par les dits maîtres, stewards, huissiers de justice, et gendarmes des villes pour trois jours ou davantage, ou soient envoyés à la prison la plus proche pour y rester jusqu'à ce qu'ils se justifient. Et que des lieux de rétention soient faits dans chaque ville pour une telle circonstance entre cette date et la fête de la Pentecôte.

De même que les charpentiers, les maçons, les carreleurs et les autres ouvriers des maisons ne doivent pas prendre leur travail par jour mais comme habituellement, c'est-à-dire: un maître charpentier 3 jours et un autre 2 jours ; et maître maçon tailleur de freestone 4 jours et autres maçons 3 jours et leurs serviteurs 1 jour ; les carreleurs 3 jours et leurs arpettes 1 jour ; et les autres couvreurs de fougère et de paille 3 jours et leurs arpettes un jour ; les plâtriers et autres ouvriers de murs de terre, et leurs arpettes feront de même, sans viande ni boisson, de Pâques à la saint Michel ; et à partir de ce moment-là, moins, selon le taux et à l'appréciation des juges, qui devront leur être attribués. Et que ceux qui font le transport par terre ou par eau ne prennent pas plus pour que ce transport qu'ils ne coûtait ladite vingtième année et quatre ans auparavant.

De même, que les bottiers et cordonniers ne doivent vendre ni bottes, ni chaussures, ni rien qui touche à leur mystère, autrement que ce n'était la coutume de ladite vingtième année; des cuirs, tailleurs et autres ouvriers, artificiers et ouvriers, ainsi que tous ceux qui ne sont pas ici explicitement désignés, seront assermentés devant les juges, pour qu'ils exercent leurs métiers et leurs offices de la manière qu'ils avaient coutume de faire pendant ladite vingtième année et auparavant, sans refuser la même chose à cause de cette ordonnance; et si l'un quelconque de ses serviteurs, ouvriers, ouvriers ou artisans, après avoir prêté ce serment, s'oppose à cette ordonnance, il sera puni d'amende, et d' indemnité et d'emprisonnement à la discrétion des juges.

De même, que lesdits intendants, huissiers de justice et agents de police desdites villes seront assermentés devant les mêmes juges, afin qu'ils enquêtent diligemment de toutes les manières possibles, sur tous ceux qui s'opposent à cette ordonnance, et qu'ils puissent justifier à tout moment devant les mêmes juges, quand ils entreront en session en ces lieux ; de sorte que les mêmes juges sur la certification des noms des rebelles par les mêmes intendants, huissiers de justice et constables, les soumettront à la contrainte par corps, pour au cas où ils seraient poursuivis, répondre devant lesdits juges de leurs délits, pour qu'ils paient amende et indemnité au roi et, en outre, soient incarcérés pour y rester jusqu'à ce qu'ils aient trouvé la garantie, pour servir, prendre et faire leur travail, et pour vendre des choses vendables de la manière précitée; et si l'un d'entre eux manquait à son serment et était de ce chef poursuivi, il sera condamné à quarante jours d'emprisonnement ; et s'il est condamné une autre fois, il sera condamné à un emprisonnement du quart d'une année, de sorte que chaque fois qu'il récidive et sera condamné, il aura une peine double ; et que les mêmes juges, à chaque fois qu'ils siégeront, demanderont auxdits intendants, huissiers de justice et agents de police s'ils ont établi un bon et légitime procès-verbal, et auront le pouvoir d'enquêter sur lesdits ministres, ouvriers et autres domestiques et de les punir d'une amende et d'une indemnité s'ils sont reconnus coupables de corruption par cadeaux, argent ou affinité ; ainsi des hôteliers, des logeurs et de ceux qui vendent de la nourriture au détail, ou d'autres choses ici non spécifiées. Que ce soit à la demande d'une partie ou par présentation et pour entendre et s'assurer et mettre les choses en œuvre après le premier mandat d'arrêt et si besoin en les remplaçant par leurs subordonnés, autant qu'il sera nécessaire pour la préservation de ladite ordonnance ; et que ceux qui poursuivront en justice ces serviteurs, journaliers, ouvriers, pour leurs excès et qu'ils en soient poursuivi et condamnés, ils auront encore ces excès. Et au cas où aucun ne sera poursuivi en justice pour avoir eu de nouveau de tels excès, il sera perçu desdits serviteurs, ouvriers, ouvriers et artificiers, et remis aux collecteurs l'impôt du Quinzième, pour le soulagement des villes où de tels excès ont été pris.

MS York Minster -The York Ordinances (1370)

It is ordered by the Chapter of the Church of Saint Peter of York that all Masons that shall work in the works of the same Church of Saint Peter shall, from Michaelmas day [September 29] to the first Sunday of Lent, be each day in the morning at their work in the lodge , which is provided for the Masons at work within the area at the side of the aforesaid church, at as early an hour as they can clearly see by daylight to work.

And they shall stand there faithfully working at their work all day after that, as long as they can clearly see to work, if it is a full day of work; otherwise until high noon is struck by the clock, when a holiday falls at noon, except within the aforesaid time between Michaelmas and Lent; and at all other times of the year they may dine before noon if they wish, and also eat at noon where they like, so long as they shall not remain away from their work in the aforesaid lodge, at any time of the year, at dinner time, more than such a short time that no reasonable man shall find fault with their remaining away.

And in the time of eating at noon they shall, at no time of the year, be absent from the lodges, nor from their aforesaid work, over the space of an hour; and after noon they may drink in the lodge, and for their drinking time, between Michaelmas and Lent, they shall not cease nor leave their work beyond the space of time that one can walk half a mile .

And from the first Sunday of Lent until Michaelmas they shall be in the aforesaid lodge at their work at sunrise and remain there truly and carefully working upon the aforesaid work of the church, all day, until there shall be no longer than the time that one can walk a mile before sunset, if it be a work day, otherwise until the time of noon, as was said before; except that they

shall, between the first Sunday of Lent and Michaelmas, dine and eat as beforesaid, after noon in the aforesaid lodge.
And they shall not cease nor leave their work in sleeping time exceeding the time in which one can walk a mile, nor in drinking time after noon beyond the same time.
And they shall not sleep after noon at any time except between Saint Elemnes [probably May 3] and Lammas [August 1] ; and if any man remain away from the lodge and from the work aforesaid, or commit offense at any time of the year against this aforesaid ordinance , he shall be punished by an abatement of his wages, upon the inspection and judgment of the Master Mason. And all their times and hours shall be governed by a decree established therefore.
It is also ordered that no Mason shall be received at work on the work of the aforesaid church unless he is first tested for a week or more as to his good work; and if after this he is found competent for the work, he may be received by the common assent of the Master and the keepers of the work and of the Master Mason, and he must swear upon the book that he will truly and carefully, according to his power, without any kind of guile, treachery, or deceit; maintain and keep holy all the points of this aforesaid ordinance in all things that affect or may affect him, from the time that he is received in the aforesaid work, as long as he shall remain a hired Mason at the work on the aforesaid work of the church of Saint Peter and that he will not go away from that aforesaid work unless the Masters give him permission to depart from the aforesaid work.
And let whoever goes against this ordinance and breaks it against the will of the aforesaid chapter have God's curse and Saint Pete

MS York Minster -Les Ordonnances d'York (1370)

Il est ordonné par le chapitre de l'église de Saint-Pierre d'York que, depuis la Saint Michel [29 septembre] au premier dimanche de Carême, dès le matin de chaque jour et dès l'heure à laquelle le jour leur permettra d'y voir suffisamment pour travailler, tous les maçons qui seront employés sur le chantier de cette même église de Saint-Pierre seront à leur ouvrage dans la loge qui est prévue pour le travail des maçons dans la zone située à côté de ladite église.
Et, à condition qu'ils puissent y voir suffisamment pour travailler, ils doivent rester assidus tout le long du jour, s'il s'agit d'une journée complète de travail ; sinon jusqu'à l'heure de midi sonnante à l'horloge, lorsqu'un jour férié tombe à midi, sauf dans la période susmentionnée entre Saint Michel et Carême ;
Et, à tout autre moment de l'année, ils pourront s'ils le souhaitent, dîner avant midi, et aussi manger à midi où ils le veulent, tant qu'à tout moment de l'année, pour la pause à l'heure du dîner, ils n'interrompront pas leur travail dans ladite loge, plus de temps qu'un homme raisonnable trouverait à redire à cette absence.

Et, à aucun moment de l'année, à l'heure de midi, ils ne seront plus d'une heure, absents pour manger, des loges et du chantier précité ; et l'après-midi ils pourront boire dans la loge ; mais, entre Saint Michel et Carême, pour ce

temps consacré à boire, ils ne cesseront ni ne quitteront le chantier au-delà du temps nécessaire pour une marche d'un demi-mile.
Et dès le premier dimanche du Carême jusqu'à la Saint Michel, ils s'acquitteront, consciencieusement des travaux dans ladite loge pour l'église susdite, dès le lever du soleil et toute la journée jusqu'à, si c'est un jour de travail, qu'il n'y ait plus davantage de temps que celui nécessaire à une marche d'un mile avant le coucher du soleil et sinon jusqu'à midi, comme il a été dit précédemment ; sauf qu'entre le premier dimanche de Carême et la Saint Michel, ils devront, dans ladite loge, dîner et manger comme il se doit l'après-midi,

Et ils ne cesseront leur travail ni ne quitteront le chantier pour dormir plus que le temps pendant lequel on peut marcher un mile, ni ne boiront l'après-midi au-delà de la même durée.
Et sauf entre Saint Elemnes [probablement le 3 mai] et Lammas [1 août], ils ne dormiront à aucun moment de l'après-midi ; et si un homme reste à l'écart de la loge et du susdit chantier, ou, commet, à quelque moment de l'année, une infraction contre cette ordonnance, il sera puni d'une réduction de salaire, après examen et jugement par le maître maçon. Ainsi, la totalité de leurs temps et heures sont régis par un décret pris à cet effet.

Il est également ordonné qu'aucun maçon n'obtienne du travail sur le chantier de ladite église à moins d'avoir fait la preuve de l'excellence de son travail pendant une semaine ou davantage ; et si après cela il est trouvé compétent pour le travail, il peut être accepté par l'assentiment commun du Maître et des surveillants des travaux et du Maître Maçon, et il doit jurer sur le livre que, sincèrement et sans réserve, ni aucune sorte de ruse, de trahison ou de tromperie, qu'il se soumettra et tiendra pour sacré tous les points de la présente ordonnance dans tout ce qui le concerne ou peut le concerner, à partir du moment où il est accepté pour le travail susmentionné, aussi longtemps qu'il restera un maçon engagé sur le travail du chantier susmentionné de l'église de Saint-Pierre et qu'il ne partira pas de ce chantier, à moins que les Maîtres ne lui donnent la permission de quitter ledit chantier.
Et que quiconque contrevient à cette ordonnance et l'enfreint contre la volonté de ce chapitre, soit maudit devant Dieu et saint Pierre

---

Covenant - (1557)

WE perceiving how Satan in his members, the Antichrists of our time, cruelly do rage, seeking to overthrow and destroy the Gospel of Christ, and his Congregation, ought, according to our bounden duty, to strive in our Master's Cause, even unto the death, being certain of the Victory in him: The which our duty being well considered, We do promise before the Majesty of God, and his Congregation, That we (by his grace) shall with all diligence continually apply our whole power, substance, and our very lives, to maintain, set forward, and

establish the most blessed Word of God, and his Congregation: And shall labour according to our power, to have faithful Ministers, truly and purely to minister Christ's Gospel and Sacraments to his people. We shall maintain them, nourish them, and defend them; the whole Congregation of Christ, and every Member thereof according to our whole powers, and waging of our lives, against Satan and all wicked power that doth intend Tyranny or trouble against the foresaid Congregation. Unto the which holy Word, and Congregation, we do join us; and so do forsake and renounce the Congregation of Satan, with all the superstitious abomination and idolatry thereof. And moreover, [we] shall declare ourselves manifestly enemies thereto, By this our faithful Promise before God, testified to this Congregation by our Subscription at these Presents.
At Edinburgh, the third of December, anno 1557. God called to witness.
Sic subscribitur." *(*Pratique écossaise -mention précédant immédiatement la signature d'un acte)
Archibald Campbell, Earl of Argyll ; le Earl of Glencairn ; Earl of Morton ; Archibald Campbell, Lord de Lorne ; John Erskine de Dun.

Covenant - (1557) (traduction)

NOUS enrageons cruellement de voir comment Satan par ses suppôts, les Antéchrists de notre temps, cherche à renverser l'Évangile du Christ et à détruire sa Congrégation, c'est notre impérieux devoir, étant certains de sa gloire, de lutter pour la cause de notre Maître, jusqu'à la mort même. Nous promettons, devant Dieu tout-puissant et sa congrégation, que, notre devoir étant bien compris, nous (par sa grâce) consacrerons avec diligence toute notre autorité, notre fortune et nos vies mêmes, à maintenir, promouvoir et faire régner l'infiniment bénie Parole de Dieu comme sa Congrégation et ferons tous nos efforts pour avoir des ministres fidèles, pour transmettre sincèrement et exclusivement l'Évangile et les sacrements du Christ à son peuple. Nous ferons tous nos efforts et dédierons nos vies à conserver, soutenir et défendre l'ensemble de la Congrégation du Christ et chacun de ses membres, contre Satan et toute puissance méchante dont le but est la tyrannie ou de nuire à la congrégation susmentionnée. À la sainte Parole et la Congrégation, nous nous joignons ; nous abandonnons et renonçons à la Congrégation de Satan, comme à toute l'abomination et l'idolâtrie superstitieuse qui l'accompagnent. Et, bien plus, nous nous en déclarons les ennemis résolus, et apportons à cette congrégation, en preuve de notre loyal engagement devant Dieu, notre signature de la présente.

Fait à Édinbourg, le 3 décembre de l'année 1557. Que Dieu en soit témoin.

Signé pour valoir ce que de droit.
Archibald Campbell, comte d'Argyll ; le comte de Glencairn ; le comte de Morton ; Archibald Campbell, Lord de Lorne ; John Erskine de Dun.

The King's Confession – Covenant - (1581)

WE all and every one of us under-written, protest, That, after long and due examination of our own consciences in matters of true and false religion, we are now thoroughly resolved in the truth by the word and Spirit of God: and therefore we believe with our hearts, confess with our mouths, subscribe with our hands, and constantly affirm, before God and the whole world, that this only is the true Christian faith and religion, pleasing God, and bringing salvation to man, which now is, by the mercy of God, revealed to the world by the preaching of the blessed evangel; and is received, believed, and defended by many and sundry notable kirks and realms, but chiefly by the kirk of Scotland, the King's Majesty, and three estates of this realm, as God's eternal truth, and only ground of our salvation; as more particularly is expressed in the Confession of our Faith, established and publickly confirmed by sundry acts of Parliaments, and now of a long time hath been openly professed by the King's Majesty, and whole body of this realm both in burgh and land. To the which Confession and Form of Religion we willingly agree in our conscience in all points, as unto God's undoubted truth and verity, grounded only upon his written word. And therefore we abhor and detest all contrary religion and doctrine; but chiefly all kind of Papistry in general and particular heads, even as they are now damned and confuted by the word of God and Kirk of Scotland. But, in special, we detest and refuse the usurped authority of that Roman Antichrist upon the scriptures of God, upon the kirk, the civil magistrate, and consciences of men; all his tyrannous laws made upon indifferent things against our Christian liberty; his erroneous doctrine against the sufficiency of the written word, the perfection of the law, the office of Christ, and his blessed evangel; his corrupted doctrine concerning original sin, our natural inability and rebellion to God's law, our justification by faith only, our imperfect sanctification and obedience to the law; the nature, number, and use of the holy sacraments; his five bastard sacraments, with all his rites, ceremonies, and false doctrine, added to the ministration of the true sacraments without the word of God; his cruel judgment against infants departing without the sacrament; his absolute necessity of baptism; his blasphemous opinion of transubstantiation, or real presence of Christ's body in the elements, and receiving of the same by the wicked, or bodies of men; his dispensations with solemn oaths, perjuries, and degrees of marriage forbidden in the word; his cruelty against the innocent divorced; his devilish mass; his blasphemous priesthood; his profane sacrifice for sins of the dead and the quick; his canonization of men; calling upon angels or saints departed, worshipping of imagery, relicks, and crosses; dedicating of kirks, altars, days; vows to creatures; his purgatory, prayers for the dead; praying or speaking in a strange language, with his processions, and blasphemous litany, and multitude of advocates or mediators; his manifold orders, auricular confession; his desperate and uncertain repentance; his general and doubtsome faith; his satisfaction of men for their sins; his justification by works, *opus operatum*, works of supererogation, merits, pardons, peregrinations, and stations; his holy water, baptizing of bells, conjuring of spirits, crossing, sayning, anointing, conjuring, hallowing of God's good creatures, with the superstitious opinion joined therewith; his worldly monarchy, and wicked hierarchy; his three solemn vows, with all his shavelings of sundry sorts; his erroneous and bloody decrees made at Trent, with all the subscribers or approvers of that cruel and bloody band, conjured against the kirk of God. And finally, we detest all his vain allegories, rites, signs, and traditions brought in the kirk, without or against the word of God, and doctrine of this true reformed kirk; to the which we join ourselves willingly, in doctrine, faith, religion, discipline, and use of the holy sacraments, as lively members of the same in Christ our head: promising and swearing, by the great name of the LORD our GOD, that we shall continue in the obedience of the doctrine and discipline of this kirk, and shall defend the same, according to our vocation and power, all the days of our lives; under the pains contained in the law, and danger both of body and soul in the day of God's fearful judgment. And seeing that many are stirred up by Satan, and that Roman Antichrist, to promise, swear, subscribe, and for a time use the holy sacraments in the kirk deceitfully, against their own conscience; minding hereby, first, under the external cloak of religion, to corrupt and subvert secretly God's true religion within the kirk; and afterward, when time may serve, to become open enemies and persecutors of the same, under vain hope of the Pope's dispensation, devised against the word of God, to his greater confusion, and their double condemnation in the day of the Lord Jesus: we therefore, willing to take away all suspicion of hypocrisy, and of such double dealing with God, and his kirk, protest, and call the Searcher of all hearts for witness, that our minds and hearts do fully agree with this our Confession, promise, oath, and subscription: so that we are not moved with any worldly respect, but are persuaded only in our conscience, through the knowledge and love of God's true religion imprinted in our hearts by the Holy Spirit, as we shall answer to him in the day when the secrets of all hearts shall be disclosed.

And because we perceive, that the quietness and stability of our religion and kirk doth depend upon the safety and good behaviour of the King's Majesty, as upon a comfortable instrument of God's mercy granted to this country, for the maintaining of his kirk, and ministration of justice amongst us; we protest and promise with our hearts, under the same oath, hand-writ, and pains, that we shall defend his person and authority with our goods, bodies, and lives, in the defence of Christ, his evangel, liberties of our country, ministration of justice, and punishment of iniquity, against all enemies within this realm or without, as we desire our God to be a strong and merciful defender to us in the day of our death, and coming of our Lord Jesus Christ; to whom, with the Father, and the Holy Spirit, be all honour and glory eternally. *Amen*

The King's Confession - Covenant (1581) (traduction)

NOUS tous et chacun d'entre nous soussigné, proclamons, qu'après un examen long et approfondi de nos propres consciences en matière de vraie et fausse religion, nous sommes maintenant irréductiblement résolus à la vérité de la parole et l'Esprit de Dieu : et donc nous croyons en nos cœurs, confessons par nos bouches, souscrivons par nos mains et affirmons absolument, devant Dieu et le monde entier que, telle est la vraie foi chrétienne et sa religion, plaisant à Dieu et apportant le salut à l'homme, laquelle, par la miséricorde de Dieu, est maintenant, révélée au monde par la prédication du bienheureux Évangile, reçue, crue et défendue par de nombreux notables, royaumes et églises mais principalement par l'Église d'Écosse, par sa Majesté le roi et par les trois états composant ce royaume, en tant que vérité éternelle de Dieu et seul fondement de notre salut ; comme cela est plus particulièrement exprimé dans notre Profession de Foi, établie et confirmée publiquement par divers actes des parlements, et maintenant de longue date professée ouvertement par sa Majesté le Roi et par le corps de ce royaume tout entier, en ses villes comme en ses campagnes. Laquelle Profession de foi et forme de religion qu'en tout point nous professons en notre âme et conscience, concernant l'indiscutable vérité et justice de Dieu, fondées uniquement sur l'écriture de sa parole. Et par conséquent, même si elles sont maintenant condamnées et confondues par la Bible (word of God) et par l'Église d'Ecosse, nous abhorrons et détestons toutes les religions et doctrines contraires mais principalement toutes les sortes de papisme en général et en particulier ; et de l'antéchrist de Rome en particulier, nous détestons et refusons l'autorité qu'il usurpe sur les Saintes Écritures de Dieu, l'église, les magistrats civils et la conscience des hommes, ses lois scélérates faites en toute matière contre notre liberté de chrétien ; sa fausse doctrine contestant le caractère suffisant des écritures , la perfection de la loi, la mission de Christ et son évangile béni ; sa doctrine cauteleuse du péché originel, de notre incapacité naturelle et de notre rébellion à la loi de Dieu et, concernant notre justification par la seule foi, notre sanctification imparfaite et notre obéissance à la loi ; la nature, le nombre et l'utilisation des saints sacrements : ses cinq sacrements illégitimes, avec tous ses rites, ses cérémonies et sa fausse doctrine, ajoutés au ministère des vrais sacrements mais sans la parole de Dieu; son jugement cruel contre les enfants morts sans sacrement ; l'absolue nécessité du baptême, son opinion blasphématoire sur la transsubstantiation ou sur la présence réelle du corps du Christ dans le pain et le vin, sa réception par l'injuste ou son ingestion par le corps des hommes ; les indulgences et leurs serments solennels, les parjures et les degrés de parentés prohibés par la Bible (word) ; sa cruauté envers d'innocents divorcés; sa messe diabolique ; son sacerdoce blasphématoire ; ses sacrifices profanes pour les péchés des morts et des vivants ; la canonisation d'hommes ; sa dévotion aux anges ou aux saints défunts, son adoration des images, des reliques et des croix ; la consécration des églises , des autels, des jours ; ses vœux aux créatures ; son purgatoire, ses prières pour les morts ; sa façon de prier et de discourir dans un langage étrange, ses processions, et litanies blasphématoires et la multitude d'avocats ou intermédiaires ; ses Ordres multiples, sa confession auriculaire ; son repentir prêt à tout et incertain; sa foi indifférenciée et douteuse ; le pardon des péchés capitaux des hommes ; la justification par les œuvres, *opus operatum*, les œuvres de surérogation, mérites, pardons, pérégrinations et stations ; son eau bénite, son baptême des cloches, sa conjuration des esprits, sa sanctification des bonnes créatures de Dieu et l'opinion superstitieuse qui accompagne cela ; le geste de se signer, de bénir, d'oindre, de conjurer ; sa monarchie mondaine et sa stricte hiérarchie ; ses trois vœux solennels et ses tonsurés de toutes sortes ; ses décrets erronés et sanglants faits à Trent, avec tous les participants ou approbateurs de cet engagement cruel et sanglant, ligués contre l'Église de Dieu. Et enfin, nous abhorrons toutes les vaines allégories, rites, signes et traditions introduits dans l'église, sans ou contre la Bible (word of God), et la doctrine de la véritable Église réformée ; à laquelle par notre propre volonté nous nous joignons en Christ notre guide, dans la doctrine, la foi, la religion, la discipline et l'usage fait des saints sacrements, promettant et jurant, par le très saint nom de l'ÉTERNEL notre DIEU, que nous continuerons à obéir à la doctrine et à la discipline de cette Église et à la défendre, tous les jours de notre vie, conformément à notre vocation et à nos possibilités ; sous les peines contenues dans la loi, et au risque de notre corps et de notre âme au jour du Jugement. Et voyant que beaucoup sont, contre leur propre conscience, tentés, de promettre, jurer, souscrire et utiliser quelque temps les saints sacrements de l'église, par Satan et cet Antéchrist de Rome qui tout d'abord, en ayant soin, sous le voile de l'apparence de la religion, de corrompre et subvertir secrètement la vraie religion de Dieu au sein de son Église ; pour ensuite, le temps ayant fait son œuvre, faire des ennemis déclarés et des persécuteurs, dans le vain espoir d'indulgences papales, conçues contre la Bible (word of God), pour leur plus grande confusion et leur double condamnation au jour de notre Seigneur Jésus : Nous sommes donc prêts à dissiper tout soupçon d'hypocrisie et de double langage à l'égard de Dieu et de son Église, à appeler à témoigner Celui qui pénètre tous les cœurs et proclamer que nos esprits et nos cœurs sont en plein accord avec notre Confession, notre promesse, notre serment et notre signature, que, par la connaissance et l'amour de la vraie religion de Dieu imprimée dans nos cœurs par le Saint-Esprit, nous sommes indifférents à toute influence mondaine et sommes persuadés en notre âme et conscience et en répondrons au jour où les secrets de tous les cœurs seront révélés.

Et parce que nous percevons que la tranquillité et la stabilité de notre religion et de notre Église dépendent de la sécurité et du bon vouloir de sa Majesté le roi, juste instrument de la miséricorde de Dieu accordée à ce pays, pour le maintien de son Église et l'administration de sa justice parmi nous ; nous proclamons et promettons de tout notre cœur, par le même serment et signature et sous les mêmes peines, que nous défendrons, contre tous les ennemis dans ce royaume ou ailleurs, sa personne et son autorité par nos biens, nos corps et nos vies, dans la défense du Christ, de son Évangile et des libertés de notre pays, de sa justice et du châtiment de l'iniquité, comme nous prions notre Dieu d'être un défenseur puissant et miséricordieux envers nous au jour de notre mort et de notre comparution devant notre Seigneur Jésus-Christ ; à qui, avec le Père et le Saint-Esprit, appartient éternellement toute gloire. *Amen*

First Statut Schaw of (1598)

At Edinburgh the XXVIII day of December, The zeir of God I' V' four scoir awchtene zeiris.

The statutis ordinance is to be obseruit be all the maister maissounis within this realme, Sett doun be Williame Schaw, Maister of Wark, to his maiestie And generall Wardene of the said craft, with the consent of the maisteris efter specifeit.

Item, first that they obserue and keip all the gude ordinanceis sett doun ofbefoir concemyng the priviligeis of thair Craft be thair predicesso' of gude memorie, And specialie That thay be trew ane to ane vther and leve cheritablie togidder as becumis sworne brether and companzeounis of craft.

Item, that thay be obedient to thair wardenis, dekynis, andmaisteris in alithingis concernyng thair craft.

Item, that thay be honest, faithfull, and diligent in thair calling, and deill uprichtlie w'the maisteris or awnaris of the warkis that they sall tak vpoun hand, be it in task, meit, & fie, or owlkiie wage.

Item, that name tak vpoun hand ony wark gritt or small quhilk he is no'abill to performe qualifeitlie vnder the pane of fourtie pundis money or ellis the fourt pairt of the worth and valo'of the said wark, and that by and atto' ane condigne amendis and satisfactioun to be maid to the awnaris of the wark at the sycht and discretioun of the generall Wardene, or in his absence at the sycht of the wardeneis, dekynis, and maisteris of the shrefdome quhair the said wark is interprisit and wrocht.

Item, that na maister sali tak anevther maisteris wark over his heid, efter that the first maister hes aggreit w'the awnar of the wark ather be contract, arlis, or verball conditioun, vnder the paine of fourtie punds.

Item, that na maister sall tak the wirking of ony wark that vther maisteris hes wrocht at of befoir, vnto the tyme that the first wirkaris be satisfeit for the wark quhilk thay haif wrocht, vnder the pane foirsaid.

Item, that thair be ane wardene chosin and electit Ilk zeir to haif the charge over everie ludge, as thay are devidit particularlie, and that be the voitis of the maisteris of the saids ludgeis, and consent of thair Wardene generall gif he happynis to be pn', And vtherwyis that he be aduerteist that sic ane wardene is chosin for sic ane zeir, to the effect that the Wardene generall may send sic directionis to that wardene electit, as effeiris.

Item, that na maister sall tak ony ma prenteissis nor thre during his lyfetyme w'out ane speciall consent of the haill wardeneis, dekynis, and maisteris of the schirefdome quhair the said prenteiss that is to be ressauit dwellis and remanis.

Item, that na maister ressaue ony prenteiss bund for fewar zeiris nor sevin at the leist, and siclyke it sall no'be lesum to mak the said prenteiss brother and fallow in craft vnto the tyme thathe haif seruit the space of vther sevin zeiris efter the ische of his said prenteischip w'out ane speciall licenc granttit be the wardeneis, dekynis, and maisteris assemblit for the caus, and that sufficient tryall be tane of thair worthynes, qualificatioun, and skill of the persone that desyirs to be maid fallow in craft, and that vnder the pane of fourtie punds to be upliftit as ane pecuniall penaltie fra the persone that is maid fallow in craft

aganis this ord', besyde the penalteis to be set doun aganis his persone, accordyng to the ord'of the ludge quhair he remanis.
Item, it sall no' be lesum to na maister to sell his prenteiss to ony vther maister nor zit to dispens w'the zeiris of his prenteischip be selling y'of to the prenteisses self, vnder the pane of fourtie punds.
Item, that na maister ressaue ony prenteiss w'out he signifie the samyn to the wardene of the ludge quhair he dwellis, to the effect that the said prenteissis name and the day of his ressauyng may be ord'lie buikit.
Item, that na prenteiss be enterit bot be the samyn ord', that the day of thair enteres may be buikit.
Item, that na maister or fallow of craft be ressauit nor admittit w'out the numer of sex maisteris and twa enterit prenteissis, the wardene of that ludge being ane of the said sex, and that the day of the ressauyng of the said fallow of craft or maister be ord'lie buikit and his name and mark insert in the said buik w' the names of his sex admitteris and enterit prenteissis, and the names of the intendaris that salbe chosin to everie persone to be alsua insert in thair buik. Providing alwayis that na man be admittit w'out ane assay and sufficient tryall of his skill and worthynes in his vocatioun and craft.
Item, that na maister wirk ony maissoun wark vnder charge or command of ony vther craftisman that takis vpoun hand or vpoun him the wirking of ony maissoun wark.
Item, that na maister or farow of craft ressaue ony cowanis to wirk in his societie or cumpanye, nor send nane of his servands to wirk w'cowanis, under the pane of twentie punds sa oft as ony persone offendis heirintill.
Item, it sall no'be lesum to na enterit prenteiss to tak ony gritter task or wark vpon hand fra a awnar nor will extend to the soume of ten punds vnder the pane foirsaid, to wit xx libs, and that task being done they sall Interpryiss na mair w'out licence of the maisteris or warden q'thay dwell.
Item, gif ony questioun, stryfe, or varianc sall fall out amang ony of the maisteris, servands, or entert prenteissis, that the parteis that fallis in questioun or debait, sall signifie the causis of thair querrell to he perticular wardeneis or dekynis of thair ludge w'in the space of xxiiij ho" vnder the pane of ten pnds, to the effect that thay may be reconcilit and aggreit and their variance removit be thair said wardeneis, dekynis, and maisteris; and gif ony of the saids parteis salhappin to remane wilfull or obstinat that they salbe deprivit of the privilege of thair ludge and no'permittit to wirk y'at vnto the tyme that thay submit thame selffis to ressoun at the sycht ofthair wardenis, dekynis, and maisteris, as said is.
Item, that all maisteris, Inte priseris of warkis, be verray cairfull to sie thair skaffellis and futegangis surelie sett and placeit, to the effect that throw thair negligence and siewth na hurt or skaith cum vnto ony personis that wirkis at the said wark, vnder pain of dischargeing of thaim y efter to wirk as maisteris havand charge of ane wark, bot sall ever be subiect all the rest of thair dayis to wirk vnder or w ane other principall maister havand charge of the wark.
Item, that na maister ressaue or ressett ane vther maisteris prenteiss or servand that salhappin to ryn away fra his maisteris seruice, nor interteine him in his cumpanye efter that he hes gottin knawledge y'of, vnder the paine of fourtie punds.

Item, that all personis of the maissoun craft conuene in tyme and place being lawchfullie warnit, vnder the pane of ten punds.
Item, that all the maisteris that salhappin to be send for to ony assemblie or meitting sall be sworne be thair grit aith that thay sall hyde nor coneill na fawltis nor wrangis done be ane to ane vther, nor zit the faultis or wrangis that ony man hes done to the awnaris of the warkis that they haif had in hand sa fer as they knaw, and that vnder the pane of ten punds to be takin vp frae the conceillairs of the saidis faultis.
Item, it is ordanit that all thir foirsaids penalteis salbe liftit and tane vp fra the offendaris and brekaris of thir ordinances be the wardeneis, dekynis, and maisteris of the ludgeis quhair the offendaris dwellis, and to be distributit ad pios vsus according to gud conscience be the advyis of the foirsaidis.
And for fulfilling and observing of thir ordinances, sett doun as said is, The haill maisteris conuenit the foirsaid day binds and oblisses thaim heirto faithfullie. And thairfore hes requeistit thair said Wardene generall to subscriue thir presentis wt his awn hand, to the effect that ane autentik copy heirof may be send to euerie particular ludge w'in this realme. WILLIAM SCHAW, Maistir of Wark.

Premier Statut Schaw (1598) (traduction)

« A Edinburgh, le 27e jour de décembre, l'année de Dieu 1598.
Les Statuts et ordonnances devant être observés par tous les maîtres maçons dans le Royaume, établis par William Schaw, Maître des travaux de Sa Majesté´ et Surveillant Général dudit métier, avec le consentement des maîtres soussignés.
Item, premièrement qu'ils observent et respectent toutes les bonnes ordonnances précédemment établies par leurs prédécesseurs de bonne réputation concernant les privilèges de leur métier, et spécialement qu'ils soient loyaux les uns envers les autres, et vivent charitablement ensemble comme il convient à des frères assermentés et compagnons de métiers.
Item, qu'ils obéissent à leurs surveillants, diacres et maîtres en toute chose concernant le métier.
Item qu'ils soient honnêtes, sincères et diligents dans leurs entretiens et droits dans leurs accords avec le maître ou le propriétaire dont ils accepteront le travail, que ce soit à` la tâche, en nature, ou contre salaire hebdomadaire.
Item, qu'ils ne prennent pas de travail, petit ou grand, qu'ils ne soient capables de mener à bonne fin, sous peine de quarante livres monnaie, ou du quart de la valeur de l'ouvrage entrepris, à titre d'amende, et satisfaction donnée au propriétaire du travail, au choix et à la discrétion du Surveillant Général, ou en son absence au choix des surveillants, diacres et maîtres du comté ou ledit travail est entrepris et réalisé.
Item, qu'aucun maître ne prenne le travail d'un autre par-dessus sa tête, après que celui-ci a convenu d'un travail, que ce soit par contrat, par acompte ou verbalement, sous peine amende de quarante livres.
Item, qu'aucun maître ne reprenne le travail qu'un autre maître a commencé´, avant que le premier ne soit satisfait du travail qu'il a réalisé´, sous la même peine.

Item, qu'un surveillant soit choisi et élu chaque année pour avoir la charge de chaque loge, telles qu'elles sont particulièrement définies, et que ce soit par le vote des maîtres desdites loges, et l'accord du Surveillant Général s'il a le bonheur d'être présent, ou autrement qu'il soit informé de l'élection de chaque surveillant chaque année, afin que le Surveillant Général puisse envoyer des instructions au surveillant élu, si nécessaire.
Item, qu'aucun maître ne prenne plus de trois apprentis au cours de sa vie, sans un accord spécial des surveillants, diacres et maîtres du comte ou l'apprenti habite et réside.
Item, qu'aucun maître ne reçoive d'apprenti pour un engagement de moins de sept ans, et de même il ne sera pas légal de faire cet apprenti frère et compagnon de métier avant le moment où il aura servi l'espace de sept autres années après l'issue dudit apprentissage, sans une autorisation spéciale accordée par les surveillants, diacres et maîtres assembles pour cette raison, et qu'un contrôle suffisant ait été effectué sur la qualité, la qualification et l'habileté´ de la personne qui désire être faite compagnon de métier, et cela sous peine d'une amende de quarante livres prélevée à titre de pénalité´ pour notre ordre, en sus de la pénalité´ établie par la loge à laquelle appartient cette personne.
Item, qu'aucun maître ne soit autorisé à revendre son apprenti à un autre maître ni à le dispenser d'années d'apprentissage en lui vendant ces années, sous une peine de quarante livres.
Item, qu'aucun maître ne reçoive aucun apprenti sans le signifier au surveillant de la loge où il habite, de façon que le nom dudit apprenti et sa date d'engagement soient inscrits correctement ans le livre.
Item, si une question, dispute ou divergence intervient parmi les maîtres, les servants, ou les apprentis entrés, les parties qui tomberont en question ou en débat signifieront les causes de leur querelle au surveillant ou au diacre de cette loge particulière avant vingt-quatre heures sous une peine de dix livres, de façon qu'ils puissent être accordés et réconciliés, et leurs divergences supprimées par leur dit surveillant ou diacre, ou maître ; si une des parties devait rester exigeante et obstinée qu'elle soit privée du privilège de sa loge et interdite de travail jusqu'au moment où` elle acceptera de soumettre sa volonté´ à la raison exprimée par les surveillant, diacre et maître.
Item, que tout maître, entrepreneur de travaux, fasse très attention à` ce que ses échafaudages et passerelles soient sûrement placés et fixés, de façon à éviter que par sa négligence et son incurie il n'inflige de dommages ou de blessures à ceux qui travaillent sur ce chantier, sous peine d'être interdit de toute responsabilité de Maître ayant en charge un travail, et d'avoir à travailler toute sa vie sous les ordres d'un maître, ou avec un maître principal ayant charge du chantier.
Item, aucun maître ne recevra ou ne rétablira l'apprenti ou le servant d'un autre maître qui aurait fui le service de son maître, ni ne le gardera en sa compagnie après avoir appris les faits ci-dessus, sous peine de quarante livres.
Item, que toute personne du métier de maçon se rassemble en lieu et place légalement convenus, sous peine de dix livres.
Item, que tous les maîtres qui pourraient être convoqués pour une assemblée ou un rassemblement jurent de leur grand serment de ne cacher ou celer ni

faute ni méfait accompli les uns contre les autres, ni les fautes ou méfaits que quiconque aurait accompli à l'encontre d'un propriétaire de travaux, pour autant qu'ils en aient connaissance, et cela sous la peine de dix livres à prélever sur tous ceux qui auraient caché´ lesdites fautes.
Item, il est ordonné´ que toutes les pénalités ci-dessus soient prises sur les offenseurs ou transgresseurs de ces ordonnances par les surveillants, diacres et maîtres de loges de leur lieu de résidence, et distribuées ad pios usus en bonne conscience selon l'avis des susdits. Et pour remplir et observer ces ordonnances, ainsi définies, tous les maîtres assemblés ce jour s'engagent et s'obligent ici en toute conscience, et demandent donc que ledit Surveillant Général signe les présentes de sa propre main, afin qu'une copie authentique puisse être envoyée à` chaque loge particulière du Royaume.

William Schaw
Maître des Travaux »

Second Schaw Statut (1599)

XXVIII Decembris, 1599.
I/ First It is ordanit that the warden witin the bounds of Kilwynning and vther placeis subject to thair ludge salbe chosin and electit zeirlie be monyest of the Mrs voitis of the said ludge vpoun the twentie day of December and that wn the kirk of Kilwynning as the heid and secund ludge of Scotland and yrefter that the generall warden be advertysit zeirlie quha is chosin warden of the ludge, immediatlie efter his electioun.

II/ Item it is thocht neidfull & expedient be my lord warden generall that everie ludge wtin Scotland sall have in tyme cuming ye awld and antient liberties yrof vse and wont of befoir & in speciall, yt ye ludge ol Kilwynning secund ludge of Scotland sail haif thair warden pnt at the election of ye wardenis wtin ye bounds of ye Nether Waird of Cliddsdail, Glasgow Air & bounds of Carrik; wt powar to ye said wairden & dekyn of Kilwynning to convene ye remanent wardenis and dekynis wtin ye bounds foirsaid quhan thay haif ony neid of importance ado, and yai to bejudgit be ye warden and dekyn of Kilwynning quhen it sall pleis thame to qvene for ye tyme ather in Kilwynning or wtin ony vther pt of the west of Scotland and bounds foirsaid.

III/ Item it is thocht neidfull & expedient be my lord warden generall, that Edr salbe in all tyme cuming as of befoir the first and principall ludge in Scotland, and yt Kilwynning be the secund ludge as of befoir is notourlie manifest in our awld antient writts and that Stirueling salbe the third ludge, conforme to the auld privileges thairof.

IV/ Item it is thocht expedient yt ye wardenis of everie ilk ludge salbe answerabel to ye presbyteryes wtin thair schirefdomes for the maissonis subject to ye ludgeis anent all offensis ony of thame sall committ, and the thrid pt of ye vnlawis salbe employit to ye godlie vsis of ye ludge quhair ony offens salhappin to be committit.

V/ Item yt yr be tryall takin zeirlie be ye wardenis & maist antient maisteris of everie ludge extending to sex personis quha sall tak tryall of ye offenss, yt punishment may be execut conforme to equitie & iustice & guid conscience & ye antient ordor.

VI/ Item it is ordanit be my lord warden generall that the warden of Kilwynning as secund in Scotland, elect and chuis sex of the maist perfyt and worthiest of memorie within (thair boundis,) to tak tryall of the qualificatioun of the haill masonis within the boundis foirsaid of thair airt, craft, scyance and antient memorie; To the effect the warden deakin may be answerable heiraftir for sic p(er)sonis as Js qmittit to him & wthin his bounds and jurisdictioun.

VII/ Item conunissioun in gewin to ye warden and deakon of Kilwynning as secund luge, to secluid and away put ftirthe of yr societe and cumpanie all psonis disobedient to fulfil & obey ye haill acts and antient statutts sett doun of befoir of guid memorie, and all psonis disobedient eyr to kirk craft counsall and uyris statutts and acts to be mayd heireftir for ane guid ordour.

VIII/ Item it is ordainit be my lord warden generall that the warden and deakyn to be pnt of his quarter maisteris elect cheis and constitut ane famous notar as ordinar clark and scryb, and yat ye said notar to be chosinge sall occupye the office, and that all indentouris discharges and vtheris wrytis quhatsumevir, perteining to ye craft salbe onlie wrytin be ye clark and that na maner of wryt neyther tityll nor other evident to be admit be ye said warden and deakin befoir yame, except it be maid be ye said clark and subscryuit wt his hand.

IX/ Item It is ordanit be my lord generall that ye hale auld antient actis and statutis maid of befoir be ye predicessrs of ye masonis ofkilwynning be observit faithftillie and kepit be ye craftis in all tymes cuminge, and that na prenteis nor craftis man, in ony tymes heireftir be admittit nor enterit Bot onlie wthin the kirk of Kilwynning as his paroche and secund ludge, and that all bankatts for entrie of prenteis or fallow of crafts to be maid wthin ye said lug of Kilwynning.

X/ Itemltis ordanit that all fallows of craft at his entrie pay to ye commoun bokis of ye luge the soume of ten punds monie, wt x s. worthe of gluiffis or euire he be admitit and that for the bankatt, And that he be not adrrtitit wthout ane sufficient essay and pruife of memorie and art of craft be the warden deacon and quarter mrs of ye lug, conforme to ye foirmer and qrthrow yai may be ye mair answerable to ye generall warden.

XI/ Item that all prentessis to be admitit be not admittit qll first pay to ye commoun bankat foiresaid the sowme of sex punds monie, utherwyes to pay the bankat for ye haill members of craft wthin the said ludge and prentessis yrof.

XII/ Item It is ordanit that the warden and deakis of ye secund luge of Scotland pnt of Kilwynning, sall tak the aythe, fidelitie and trewthe of all mrs and fallowis of craft wthin ye haill bounds commitit to yr charge, zeirlie that thai sall not accumpanie wth cowans nor work with diame, nor any ofyr servands or prenteisses wndir ye paine of ye penaltie contenit in ye foirmer actis and peying yrof.

XIII/ Item It is ordanit be ye generall warden, That ye warden of ye lug of Kilwynning, being the secund lug in Scotland, tak tryall of ye airt of memorie and science yrof, of everie fellowe of craft and everie prenteiss according to ayr of yr vocations; and in cais yat yai haue lost ony point yrof dvied to thame To pay the penaltie as followis for yr slewthfulness, viz., Ilk fallow of craft, xx s., Ilk prentess, x s., and that to be payit to ye box for ane commoun weill zeirlie & yat conforme to the commoun vs and pratik of the commoun lugs of this realm.

XIV/ And for the fulfilling, observiiige and keping of thir statutis and all oyr actis and statuttis maid of befoir and to be maid be ye warden deaconis and quarter mrs of ye lugis foirsads for guid ordor keping confonn to equitie justice & antient ordor to ye makinge and setting doun qrof ye generall warden hes gevin his power and conunissionto the said warden and yrs abouevrtn to sett doun & mak actis conforme as accords to ye office law. And in signe and taking yrof I the generall warden of Scotland hes sett doun and causit pen yir actis & statutis And hes sybscryuit ye smyis wt my hand eftr ye testimoniale on this syd and on the uther syd.

XV/ Be it Kend to the warden dekyn and to the mrs of the ludge of Kilwynning That Archibald Barklay being directit commissioner fra the said ludge comperit in Edr the twentie sevin & twentie awcht of December Instant quhair the said Archibald in pns of the warden generall & the mrs of the ludge of Edr, producit his commissioun, and behaifit himself verie honestlie and cairfullie for the discharge of sik thingis as was committit into him; bot be ressone of the absence of his Maitie out of the toun and yt thair was na mrs bot the ludge of Edr convenit at this tyme, We culd not get ane satlat order (as the privileges of the craft requyris) tane at this tyme, bot heirefter quhan occasioun sal be offerit we sall get his Maities warrand baith for the authorizing of the ludgeis privilegeis, and ane penaltie set down for the dissobedient personis and perturberis of all guid ordor.

XVI/ Thus far I thocht guid to sgnifievn to the haill brether of the ludge, vnto the neist commoditie In witnes heirof, I haif subscriuit this pnt wt my hand at Halyrudhous the twentie awcht day of December The zeir of God ImV' fourscoir nynetene zeirs.
WILLIAM SCHAW, Maistir of Wark, Wairden of ye Maisons

Second Statut Schaw (1599) (traduction)

Le 28 décembre 1599.

I/ Premièrement, il est ordonné que le surveillant dans la juridiction de Kilwinning et autres lieux dépendant de cette loge soit élu chaque année par la majorité des votes des maîtres de cette loge, le 20 décembre, et cela dans la congrégation de Kilwinning, principale et seconde loge d'Ecosse et, qu'après, le Surveillant général soit averti chaque année, immédiatement après l'élection, de celui qui a été élu surveillant de la loge.

II. Item, il est jugé nécessaire par Monseigneur le Surveillant général que chaque loge d'Ecosse jouisse à l'avenir des très anciennes libertés jadis en usage et, en particulier, que le surveillant de la loge de Kilwinning, seconde loge d'Ecosse, soit présent à l'élection des surveillants des loges situées dans la juridiction du sous-district de Clydesdale, de Glasgow, de Ayr et dans la juridiction de Carrick, avec pouvoir auxdits surveillant et président de Kilwinning de réunir, pour un sujet d'importance, les surveillants et les présidents des territoires et des juridictions susdits, à Kilwinning ou en un autre lieu de l'ouest de l'Ecosse et au moment qui leur conviendra, sous la juridiction du surveillant et du président de Kilwinning,.

III/ Item, il a été jugé nécessaire et expédient, par Monseigneur le Surveillant général, que Edinburgh soit, pour toujours, comme elle l'était auparavant, la première et plus haute loge d'Ecosse, que Kilwinning soit la seconde comme elle l'était auparavant, ce qui est absolument clair dans nos très anciens écrits, et que Stirling soit la troisième loge, conformément à ses anciennes prérogatives.

IV/ Item, il a été jugé expédient que les surveillants de chaque loge sont responsables, devant l'assemblée presbytérienne de leurs circonscriptions, pour les maçons sous la juridiction de la loge opérative et toutes les fautes que l'un d'eux pourra commettre. Le tiers des amendes sera employé à des œuvres charitables par la loge où une faute sera commise.

V/ Item, Les surveillants et les maîtres les plus anciens de chaque loge, mais pas plus de six, tiendront un tribunal chaque année pour examiner les délits, afin que la peine soit exécutée avec impartialité et mesure en toute conscience, suivant l'ancienne manière.

VI/ Item, il est ordonné, par Monseigneur le Surveillant général, au surveillant de Kilwinning second en Ecosse de faire élire au nombre de six, parmi les plus parfaits et les plus dignes de rester dans la mémoire de la juridiction, pour examiner les qualifications de tous les maçons de ladite juridiction, sur leur aptitude à concevoir, leurs connaissances, leur intelligence des choses et leur maîtrise du savoir traditionnel. En conséquence, surveillant et président devront répondre de ces membres de leur juridiction qui seront sous leur responsabilité.

VII. Item, il est enjoint en outre au surveillant et au président de Kilwinning, seconde loge, d'exclure de leur communauté et assemblée toute personne qui refusera d'exécuter et observer les excellents actes et antiques statuts de glorieuse et ancienne mémoire et toute personne qui ne prêterait pas une oreille attentive aux avis de la congrégation et du métier et auxdits actes et statuts qui seront faits ci-après, afin que le bon ordre règne.

VIII/ Item, il est ordonné par Monseigneur le Surveillant général, que le surveillant et le président, en présence du quart des maîtres, choisissent et appointe un notaire expérimenté pour servir comme clerc et scribe ordinaire et en occupe la fonction afin que soient enregistrés tous les contrats d'apprentissage et autres écrits quels qu'ils soient, en rapport avec le métier, par la seule main de ce clerc et qu'en aucune manière un autre titre ou preuve ne soit admis par ledit surveillant et président qui n'ait été rédigé par ledit clerc et signé de sa main.

IX/ Item, il est ordonné, par Monseigneur le Surveillant général, que tous les antiques règlements et décisions, établis par les prédécesseurs des maçons de Kilwinning, soient fidèlement observés et conserve force de droit à l'avenir et qu'aucun apprenti ou homme de métier en aucun temps ne soit admis ou reçu si ce n'est dans la congrégation de Kilwinning en tant que sa paroisse et seconde loge opérative et que tout banquet de la réception d'un apprenti ou d'un frère dans l'art soit fait dans la loge opérative de Kilwinning.

X/ Item, il est ordonné que lors de sa réception tout frère dans l'art doive payer, à la caisse commune de la loge opérative, la somme de dix livres plus dix shillings pour le prix des gants à ceux qui l'ont admis et pour le banquet. Il ne devra pas être admis sans essais satisfaisant et avoir démontré son savoir et savoir-faire devant le surveillant, le président et un quart des maîtres de la loge opérative conformément aux anciens usages. Ce dont ils répondront devant le surveillant général.

XI/ Item, tout apprenti devant être reçu ne le sera que s'il paye d'abord pour ledit banquet communautaire la somme de six livres ou bien paie le banquet pour tous les hommes de métier membre de ladite loge opérative y compris les apprentis.

XII/ Item, il est ordonné que le surveillant et les présidents de la seconde loge opérative d'Ecosse située à Kilwinning reçoivent le serment, de foi et loyauté de tous les maîtres et frères dans l'art de toutes les juridictions placées sous leur responsabilité une fois par an, qu'ils ne seront pas en affaire avec des cowans et qu'ils ne travailleront ni avec eux ni avec leurs commis ni avec leurs apprentis, sous les peines prévues et réprimée par les anciens règlements pour cette faute.

XIII/ Item, il a été ordonné par le Surveillant général que le surveillant de la loge opérative de Kilwinning, qui est la seconde loge d'Ecosse, éprouve chaque frère dans l'art et chaque apprenti dans l'art de mémoire et l'intelligence des choses, selon leur état, et, s'ils en ont oublié quelque élément, de leur faire payer, pour leur négligence, les pénalités qui suivent : les frères dans l'art 20 sh., les apprentis 10 sh qui seront versés à la caisse pendant la durée d'un an courant, selon les us et pratiques des loges opératives ordinaires de ce royaume.

XIV. et pour les parfaits respect et maintien de leurs statuts et de tous les autres règlements et décisions déjà établis et à établir par le surveillant, le président et le quart des maîtres de la loge opérative susdite, pour que le bon ordre l'impartialité, la mesure et l'ancienne manière soient institués et établis le surveillant général donne pouvoir et mandat audit surveillant et aux précités d'instituer et faire les actes conformes aux lois de leur office. Et en souscription et accord le surveillant général d'Ecosse a institué et mis par écrit les décisions et statuts et a signé de sa main en témoignage de cela et de ce qui a été dit.

XV. Qu'il soit porté à la connaissance du surveillant, du président et des maîtres de la loge de Kilwinning qu'Archibald Barklay, désigné comme représentant de cette loge, a comparu à Edinburgh les 27 et 28 décembre. Ledit Archibald, en présence du Surveillant général et des maîtres de la loge d'Edinburgh, y a produit son mandat et a agi en toute honnêteté et prudence dans l'exécution de celui-ci pour les affaires qui lui ont été confiées. Mais en raison de l'absence de sa Majesté qui est éloignée de la ville, et en présence d'aucun autre maître si ce n'est ceux de la loge opérative de Edinburgh réunis en cet instant, nous n'avons pu réunir un quorum (comme les prérogatives du métier l'exigent) mais, plus tard, quand l'occasion se présentera, nous obtiendrons de sa Majesté pouvoir pour instituer à la fois les prérogatives des loges et les pénalités à l'encontre des auteurs des infractions et de ceux qui troublent le bon ordre.

XVI/ Cela dit, je pense qu'il est bon de faire savoir à tous les frères de la loge opérative que, jusqu'à une prochaine session, j'ai en preuve de ces éléments ; signé de ma main, au palais d'Hollywood, le 28 décembre de l'an de grâce 1599.

WILLIAM SCHAW,
Maître des Travaux, Surveillant des Maçons

The National Covenant (1638)

Le texte de la Kings confession de 1581 ci-dessus est repris par les auteurs du National Covenant et en constitue la première partie – voir supra ce texte

LIKEAS many Acts of Parliament, not only in general do abrogate, annul, and rescind all laws, statutes, acts, constitutions, canons civil or municipal, with all other ordinances, and practique penalties whatsoever, made in prejudice of the true religion, and professors thereof; or of the true kirk, discipline, jurisdiction, and freedom thereof; or in favours of idolatry and superstition, or of the Papistical kirk: As Act 3. Act 31. Parl. 1. Act 23. Parl. 11. Act 114. Parl. 12 of King James VI. That Papistry and superstition may be utterly suppressed, according to the intention of the Acts of Parliament, repeated in the fifth Act, Parl. 20, King James VI. And to that end they ordain all Papists and Priests to be punished with manifold civil and ecclesiastical pains, as adversaries to God's true religion, preached, and by law established, within this realm, Act 24. Parl. 11. King James VI.; as common enemies to all Christian government, Act 18. Parl. 16. King James VI.; as rebellers and gainstanders of our Sovereign Lord's authority, Act 47. Parl. 3. King James VI.; and as idolaters, Act 104, Parl. 7. King James VI. But also in particular, by and attour the Confession of Faith, do abolish and condemn the Pope's authority and jurisdiction out of this land, and ordains the maintainers thereof to be punished, Act 2. Parl. 1. Act 51. Parl. 3. Act 106. Parl. 7. Act 114. Parl. 12. King James VI. do condemn the Pope's erroneous doctrine, or any other erroneous doctrine repugnant to any of the articles of the true and Christian religion, publickly preached and by law established in this realm; and ordains the spreaders and makers of books or libels, or letters or writs of that nature, to be punished, Act 46. Parl. 3. Act 106. Parl. 7. Act 24, Parl. 11, King James VI. do condemn all baptism conform to the Pope's kirk, and the idolatry of the mass; and ordains all sayers, wilful hearers, and concealers of the mass, the maintainers and resetters of the priests, Jesuits, trafficking Papists, to be punished without any exception or restriction, Act 5. Parl. 1. Act 120. Parl. 12. Act 164. Parl. 13. Act 193. Parl. 14. Act 1. Parl. 19. Act 5. Parl. 20. King James VI. do condemn all erroneous books and writs containing erroneous doctrine against the religion presently professed, or containing superstitious rites and ceremonies Papistical, whereby the people are greatly abused; and ordains the home-bringers of them to be punished, Act 25. Parl. 11. King James VI. do condemn the monuments and dregs of bygone idolatry, as going to crosses, observing the festival days of saints, and such other superstitious and Papistical rites, to the dishonour of God, contempt of true religion, and fostering of great error among the people; and ordains the users of them to be punished for the second fault, as idolaters, Act 104. Parl. 7. King James VI.

Likeas many Acts of Parliament are conceived for maintenance of God's true and Christian religion, and the purity thereof, in doctrine and sacraments of the true church of God, the liberty and freedom thereof, in her national, synodal assemblies, presbyteries, sessions, policy, discipline, and jurisdiction thereof; as that purity of religion, and liberty of the church was used, professed, exercised, preached, and confessed, according to the reformation of religion in this realm: As for instance, the 99th Act, Parl. 7. Act 25. Parl. 11. Act 114. Parl. 12. Act 160. Parl. 13. of King James VI. ratified by the 4th Act of King Charles. So that the 6th Act, Parl. 1, and 68th Act, Parl. 6. of King James VI. in the year of God 1579, declare the ministers of the blessed evangel, whom God of his mercy had raised up, or hereafter should raise, agreeing with them that then lived, in doctrine and administration of the sacraments; and the people that professed Christ, as he was then offered in the evangel, and doth communicate with the holy sacraments (as in the reformed kirks of this realm they were presently adminstrate) according to the Confession of Faith, to be the true and holy kirk of Christ Jesus within this realm. And decerns and declares all and sundry, who either gainsay the word of the evangel received and approved as the heads of the Confession of Faith, professed in Parliament in the year of God 1560, specified also in the first Parliament of King James VI. and ratified in this present Parliament, more particularly do express; or that refuse the administration of the holy sacraments, as they were then ministrated; to be no members of the said kirk within this realm, and true religion presently professed, so long as they keep themselves so divided from the society of Christ's body. And the subsequent Act 69. Parl. 6. of King James VI. declares, that there is no other face of kirk, nor other face of religion, than was presently at that time, by the favour of God, established within this realm: Which therefore is ever styled "God's true religion, Christ's true religion, the true and Christian religion, and a perfect religion;" which, by manifold Acts of Parliament, all within this realm are bound to profess, to subscribe the articles thereof, the Confession of Faith, to recant all doctrine and errors repugnant to any of the said articles, Act 4. and 9. Parl. 1. Acts 45, 46, 47. Parl. 3. Act 71. Parl. 6. Act 106. Parl. 7. Act 24. Parl. 11. Act 123. Parl. 12. Act 194. and 197. Parl. 14. of King James VI. And all magistrates, sheriffs, &c. on the one part, are ordained to search, apprehend, and punish all contraveners: For instance, Act 5. Parl. 1. Act 104. Parl. 7. Act 25. Parl. 11. King James VI.; and that notwithstanding of the King's Majesty's licences on the contrary, which are discharged, and declared to be of no force, in so far as they tend in any wise to the prejudice and hinder of the execution of the Acts of Parliament against Papists and adversaries of true religion, Act 106. Parl. 7. King James VI. On the other part, in the 47th Act, Parl. 3. King James VI. it is declared and ordained, Seeing the cause of God's true religion and his Highness's authority are so joined, as the hurt of the one is common to both; that none shall be reputed as loyal and faithful subjects to our sovereign Lord, or his authority, but be punishable as rebellers and gainstanders of the same, who shall not give their confession, and make their profession of the said true religion: and that they who, after defection, shall give the confession of their faith of new, they shall promise to continue therein in time coming, to maintain our sovereign Lord's authority, and at the uttermost of their power to fortify, assist, and maintain the true preachers and professors of Christ's religion, against whatsoever enemies and gainstanders of the same; and namely, against all such, of whatsoever nation, estate, or degree they be of, that have joined or bound themselves, or have assisted, or assist, to set forward and execute the cruel decrees of the council of Trent, contrary to the true preachers and professors of the word of God; which is repeated, word by word, in the articles of pacification at Perth, the 23d of February 1572, approved by Parliament the last of April 1573, ratified in Parliament 1587, and related Act 123. Parl. 12 of King James VI.; with this addition, "That they are bound to resist all treasonable uproars and hostilities raised against the true religion, the King's Majesty, and the true professors."

Likeas, all lieges are bound to maintain the King's Majesty's royal person and authority, the authority of Parliaments, without the which neither any laws or lawful judicatories can be established, Act 130. and 131. Parl. 8. King James VI. and the subjects' liberties, who ought only to live and be governed by the King's laws, the common laws of this realm allenarly, Act 48. Parl. 3. King James I. Act 79. Parl. 6. King James IV.; repeated in the Act 131. Parl. 8. King James VI.; which if they be innovated and prejudged, "the commission anent the union of the two kingdoms of Scotland and England, which is the sole act of the 17th Parl. of King James VI. declares," such confusion would ensue as this realm could be no more a free monarchy: because, by the fundamental laws, ancient privileges, offices, and liberties of this kingdom, not only the princely authority of his Majesty's royal descent hath been these many ages maintained, but also the people's security of their lands, livings, rights, offices, liberties, and dignities preserved. And therefore, for the preservation of the said true religion, laws, and liberties of this kingdom, it is statute by the 8th Act, Parl. 1, repeated in the 99th Act, Parl. 7. ratified in the 23d Act, Parl. 11, and 114th Act, Parl. 12. of King James VI. and 4th Act, Parl. 1. of King Charles I. "That all Kings and Princes at their coronation, and reception of their princely authority, shall make their faithful promise by their solemn oath, in the presence of the eternal God, that, enduring the whole time of their lives, they shall serve the same eternal God, to the uttermost of their power, according as he hath required in his most holy word, contained in the Old and New Testament; and according to the same word, shall maintain the true religion of Christ Jesus, the preaching of his holy word, the due and right ministration of the sacraments now received and preached within this realm, (according to the Confession of Faith immediately preceding,) and shall abolish and gainstand all false religion contrary to the same; and shall rule the people committed to their charge, according to the will and command of God revealed in his foresaid word, and according to the laudable laws and constitutions received in this realm, nowise repugnant to the said will of the eternal God; and shall procure, to the uttermost of their power, to the kirk of God, and whole Christian people, true and perfect peace in all time coming: and that they shall be careful to root out of their empire all hereticks and enemies to the true worship of God, who shall be convicted by the true kirk of God of the foresaid crimes." Which was also observed by his Majesty, at his coronation in Edinburgh 1633, as may be seen in the order of the coronation. In obedience to the commandment of God, conform to the practice of the godly in former times, and according to the laudable example of our worthy and religious progenitors, and of many yet living amongst us, which was warranted also by act of council, commanding a general band to be made and subscribed by his Majesty's subjects of all ranks; for two causes: one was, For defending the true religion, as it was then reformed, and is expressed in the Confession of Faith above written, and a former large Confession established by sundry acts of lawful General Assemblies and of Parliaments, unto which it hath relation, set down in publick Catechisms; and which hath been for many years, with a blessing from Heaven, preached and professed in this kirk and kingdom, as God's undoubted truth, grounded only upon his written word. The other cause was, For maintaining the King's Majesty, his person and estate; the true worship of God and the King's authority being so straitly joined, as that they had the same friends and common enemies and did stand and fall together. And finally, being convinced in our minds, and confessing with our mouths, that the present and succeeding generations in this land are bound to keep the foresaid national oath and subscription inviolable.

We Noblemen, Barons, Gentlemen, Burgesses, Ministers, and Commons under-subscribing, considering divers times before, and especially at this time, the danger of the true reformed religion, of the King's honour, and of the publick peace of the kingdom, by the manifold innovations and evils, generally contained, and particularly mentioned in our late supplications, complaints, and protestations; do hereby profess, and before God, his angels, and the world, solemnly declare, That with our whole heart we agree, and resolve all the days of our life constantly to adhere unto and to defend the foresaid true religion, and (forbearing the practice of all innovations already introduced in the matters of the worship of God, or approbation of the corruptions of the publick government of the kirk, or civil places and power of kirkmen, till they be tried and allowed in free Assemblies and in Parliament) to labour, by all means lawful, to recover the purity and liberty of the Gospel, as it was established and professed before the foresaid novations. And because, after due examination, we plainly perceive, and undoubtedly believe, that the innovations and evils contained in our supplications, complaints, and protestations, have no warrant of the word of God, are contrary to the articles of the foresaid Confession, to the intention and meaning of the blessed reformers of religion in this land, to the above-written acts of Parliament; and do sensibly tend to the re-establishing of the Popish religion and tyranny, and to the subversion and ruin of the true reformed religion, and of our liberties, laws, and estates; we also declare, That the foresaid Confessions are to be interpreted, and ought to be understood of the foresaid novations and evils, no less than if every one of them had been expressed in the foresaid Confessions; and that we are obliged to detest and abhor them, amongst other particular heads of Papistry abjured therein. And therefore, from the knowledge and conscience of our duty to God, to our King and country, without any worldly respect or inducement, so far as human infirmity will suffer, wishing a further measure of the grace of God for this effect; we promise and swear, by the GREAT NAME OF THE LORD OUR GOD, to continue in the profession and obedience of the foresaid religion; and that we shall defend the same, and resist all these contrary errors and corruptions, according to our vocation, and to the uttermost of that power that God hath put in our hands, all the days of our life.

And in like manner, with the same heart, we declare before God and men, That we have no intention nor desire to attempt anything that may turn to the dishonour of God, or to the diminution of the King's greatness and authority; but, on the contrary, we promise and swear, That we shall, to the uttermost of our power, with our means and lives, stand to the defence of our dread sovereign the King's Majesty, his person and authority, in the defence and preservation of the foresaid true religion, liberties, and laws of the kingdom; as also to the mutual defence and assistance every one of us of another, in the same cause of maintaining the true religion, and his Majesty's authority, with our best counsel, our bodies, means, and whole power, against all sorts of persons whatsoever; so that whatsoever shall be done to the least of us for that cause, shall be taken as done to us all in general, and to every one of us in particular. And that we shall neither directly nor indirectly suffer ourselves to be divided or withdrawn, by whatsoever suggestion, combination, allurement, or terror, from this blessed and loyal conjunction; nor shall cast in any let or impediment that may stay or hinder any such resolution as by common consent shall be found to conduce for so good ends; but, on the contrary, shall by all lawful means labour to further and promote the same: and if any such dangerous and divisive motion be made to us by word or writ, we, and every one of us, shall either suppress it, or, if need be, shall incontinent make the same known, that it may be timeously obviated. Neither do we fear the foul aspersions of rebellion, combination, or what else our adversaries, from their craft and malice, would put upon us; seeing what we do is so well warranted, and ariseth from an unfeigned desire to maintain the true worship of God, the majesty of our King, and the peace of the kingdom, for the common happiness of ourselves and our posterity.

And because we cannot look for a blessing from God upon our proceedings, except with our profession and subscription we join such a life and conversation as beseemeth Christians who have renewed their covenant with God; we therefore faithfully promise for ourselves, our followers, and all others under us, both in publick, and in our particular families, and personal carriage, to endeavour to keep ourselves within the bounds of Christian liberty, and to be good examples to others of all godliness, soberness, and righteousness, and of every duty we owe to God and man.

And, that this our union and conjunction may be observed without violation, we call the LIVING GOD, THE SEARCHER OF OUR HEARTS, to witness, who knoweth this to be our sincere desire and unfeigned resolution, as we shall answer to JESUS CHRIST in the great day, and under the pain of God's everlasting wrath, and of infamy and loss of all honour and respect in this world: most humbly beseeching the LORD to strengthen us by his HOLY SPIRIT for this end, and to bless our desires and proceedings with a happy success; that religion and righteousness may flourish in the land, to the glory of GOD, the honour of our King, and peace and comfort of us all. In witness whereof, we have subscribed with our hands all the premises

The National Covenant (1638) (traduction)

Le texte de la Kings confession de 1581 ci-dessus est repris par les auteurs du National Covenant et en constitue la première partie – voir supra ce texte

De même, tels : Acte 3. Acte 31. Parl. 1. Acte 23. Parl. 11. Acte 114. Parl. 12 du roi Jacques VI, de nombreuses lois, pas seulement générales, abrogent, annulent et révoquent toutes les lois, statuts, actes, constitutions, édits civils ou municipaux, avec toutes les autres ordonnances, les usages[939] portant des sanctions quelconques, infligées au détriment de la vraie religion, et de ceux qui l'enseignent ou de la véritable église, de sa discipline, de sa juridiction et de sa liberté ou en faveur de l'idolâtrie et de la superstition ou de l'église papiste. Ces papaucraties et superstition doivent être totalement supprimées, conformément à l'intention des lois du Parlement, répétée dans la cinquième loi, Parl. 20, du roi Jacques VI ; à cette fin, est ordonné que tous les papistes et tous les prêtres, soient punis de multiples peines civiles et ecclésiastiques, en tant qu'adversaires de la véritable religion de Dieu, prêchés et légalement établis dans ce royaume par l'Acte 24. Parl. 11 du roi Jacques VI., en tant qu'ennemis communs à tout gouvernement chrétien, Acte 18. Parl. 16. du roi Jacques VI., en tant que rebelles et se dressant contre l'autorité de notre Souverain Seigneur, Act 47. Parl. 3. du roi Jacques VI. et en tant qu'idolâtres, Loi 104, Parl. 7. du roi Jacques VI. ; mais, en adhérant à la Profession de foi, abolissent, condamnent et expulsent, tout spécialement, l'autorité et la juridiction hors de ce pays, et condamnent ses défenseurs à être punis, Acte 2. Parl. 1. Loi 51. Parl. 3. Loi 106. Parl. 7. Acte 114. Parl. 12. du roi Jacques VI, condamnent la doctrine erronée du pape ou toute autre doctrine erronée contraire à l'un des articles de la vraie religion chrétienne, prêchés publiquement et régis par la loi de ce royaume et ordonne que les dispensateurs et les fabricants de livres ou de libelles, de lettres ou d'écrits de cette nature, soient punis par la loi 46. Parl. 3. Loi 106. Parl. 7. Acte 24, Parl. 11, du roi Jacques VI, condamnent tous les baptêmes conformes à l'église du pape et à l'idolâtrie de la messe et ordonnent que tous les gens qui disent, écoutent volontiers et célèbrent la messe en secret, maintiennent et réinstallent les prêtres, les jésuites et les papistes fraudeurs soient punis sans exception ni restriction Acte 5. Parl. 1. Loi 120. Parl. 12. Acte 164. Parl. 13. Loi 193. Parl. 14. Acte 1. Parl. 19. Acte 5. Parl. 20. du roi Jacques VI, condamnent tous les livres et écrits contre la religion professée à l'heure actuelle qui contiennent une doctrine erronée ou contenant des rites et cérémonies superstitieuses, ainsi que des cérémonies papistes qui trompent grandement le peuple et punit ceux qui les apportent et les introduisent, Acte 25. Parl. 11. du roi Jacques VI, condamnent les institutions et les vestiges de l'idolâtrie révolue, comme se signer, observer les jours de fête des saints et autres rites superstitieux et papistes, qui déshonorent Dieu, au mépris de la vraie religion et au risque de provoquer de grandes erreurs parmi le peuple ; et punissent dès le deuxième acte fautif d'idolâtries ceux qui s'y adonnent Loi 104. Parl. 7 du roi Jacques VI.

De même, nombreux sont les actes du Parlement conçus pour maintenir la véritable religion de Dieu et sa pureté, dans la doctrine et les sacrements de la véritable Église de Dieu, sa libre pratique et la liberté dans ses assemblées nationales et synodales, ses consistoires, ses séances, sa politique sa discipline et la juridiction sur celle-ci comme étaient utilisées, professées, exercées, prêchées et confessées, la pureté de la religion et la liberté de l'église conformément à la réforme de la religion dans ce domaine: tels, par exemple, la 99e loi, Parl. 7. Acte 25. Parl. 11. Acte 114. Parl. 12. Acte 160. Parl. 13. du roi Jacques VI, ratifiés par le 4ème Acte du roi Charles. Alors que la 6ème loi, Parl. 1 et 68ème loi, Parl. 6. du roi Jacques VI, en l'année de Dieu 1579, déclarent, les ministres du bienheureux évangile suscités par Dieu en sa miséricorde, ou qu'il devrait susciter à l'avenir, en accord avec ceux qui vivaient alors dans la doctrine et l'administration des sacrements ; et les gens qui professaient Christ, comme il était alors présenté dans l'évangile, et par les saints sacrements (comme dans les églises réformées de ce royaume où ils étaient immédiatement administrés) selon la Profession de foi, pour être la vraie et sainte église de Jésus Christ en ce royaume. Et stigmatisent et déclarent tous et chacun, qui contredisent la parole de l'évangile, reçue et approuvée en tant que principe de la Profession de foi, professée au Parlement en l'année de Dieu 1560, précisée lors du premier Parlement du roi Jacques VI et ratifiée par le présent Parlement, plus particulièrement et expressément, ou, qui refusent l'administration des saints sacrements, tels qu'ils étaient alors administrés, de n'être pas membres en ce royaume de ladite église et de la vraie religion actuellement professée ; et ce, tant qu'ils resteront ainsi séparés de la société du corps du Christ. Et s'ensuivant l'acte 69. Parl. 6. du roi Jacques VI. déclare qu'il n'y a pas d'autre visage de l'église, ni d'autre visage de la religion par la faveur de Dieu que celui, établi en ce royaume en ce moment et qui est donc toujours appelé "la vraie religion de Dieu, la vraie religion du Christ, la vraie religion chrétienne, et dite religion parfaite" qui, en application de divers actes du Parlement, doit être prêchée et qu'il doit être souscrit aux articles de la Profession de foi et renoncé à la doctrine et aux erreurs qui dérogent à l'un quelconque de ces articles, Actes 4 et 9. Parl. 1. Actes 45, 46, 47. Parl. 3. Loi 71. Parl. 6. Acte 106. Parl. 7. Acte 24. Parl. 11. Loi 123. Parl. 12. Loi 194 et 197. Parl. 14. du roi Jacques VI. Et, d'une part, tous les magistrats, shérifs, etc. sont mandés pour rechercher, appréhender et punir tous les contrevenants : Par exemple, Act 5. Parl. 1. Acte 104. Parl. 7. Acte 25. Parl. 11. Du roi Jacques VI ; nonobstant les autorisations royales, qui sont révoquées et déclarées caduques, dans la mesure où elles tendent, de quelque manière, à nuire à l'exécution des Actes du Parlement contre les papistes et les adversaires de vraie religion, Loi 106. Parl. 7. Le roi Jacques VI. D'autre part, dans la 47ème loi, Parl. 3. du roi Jacques VI. il est déclaré et ordonné, voyant la cause de la vraie religion de Dieu et l'autorité de Son Altesse, qui lui est si liée que la blessure de l'un est commune aux deux, que nul ne sera réputé être un sujet loyal et fidèle envers notre souverain Seigneur ou son autorité mais sera punissable en tant que rebelle et qualifié du même titre, qui ne confessera pas et ne professera pas ladite vraie religion et que, confessant la foi nouvelle après avoir abandonné l'erreur, promettra de continuer, dans les temps à venir, afin de maintenir l'autorité de notre souverain Seigneur et, dans toute la mesure de ses possibilités, de fortifier, assister et maintenir les vrais prédicateurs et professeurs de la religion du Christ contre tous leurs ennemis et rivaux ; et, en particulier, contre ceux, de quelque nation, condition ou rang que ce soit, qui se sont unis ou qui se sont engagés, ou qui ont aidé ou contribué à faire avancer et exécuter les cruels décrets du concile de Trente, en violation des vrais prédications et enseignements de la parole de Dieu repris, mot pour mot, dans les articles de pacification de Perth, le 23 février 1572, approuvés par le Parlement le dernier jour d'avril 1573, ratifiés par le Parlement en 1587 et par la loi n ° 123. Parl. 12 du roi Jacques VI ; avec cet ajout, « qu'ils sont obligés de résister à toute agitation et hostilité opposées à la vraie religion, à la Majesté du roi et aux vrais professeurs. »

De même, tous les hommes liges sont tenus de préserver la personne et l'autorité royales de sa Majesté le roi, l'autorité des parlements, sans laquelle aucune loi ni aucun jugement ne peuvent être établis, lois 130 et 131. Parl. 8 du roi Jacques VI et les libertés des sujets, qui doivent voir leurs vies régies par les seules lois du roi, et la common law de ce royaume, Act 48. Parl. 3. Du Roi Jacques I. Acte 79. Parl. 6. du roi Jacques IV ; réitéré dans la loi 131. Parl. 8 du roi Jacques VI lesquels innovent et anticipent, la commission à propos de l'union des deux royaumes d'Ecosse et d'Angleterre, qui constitue l'unique acte du 17e Parlement du roi Jacques VI, déclare que "d'une telle confusion s'ensuivrait que ce royaume ne serait plus une monarchie libre et indépendante : parce que, selon les lois fondamentales, les privilèges, fonctions et libertés antiques de ce royaume, non seulement l'autorité princière de la filiation royale de Sa Majesté a été maintenue, mais également la sécurité des terres, les vies, les droits, les offices, les libertés et les dignités sont préservés. Et donc, pour la sauvegarde de la vraie religion, des lois et des libertés de ce royaume, il est disposé par la 8ème loi, Parl. 1, repris dans la 99ème loi, Parl. 7. ratifié dans la 23e loi, Parl. 11 et 114ème loi, Parl. 12. du roi Jacques VI. et 4ème Acte, Parl. 1. du roi Charles I : « Que tous les rois et princes, lors de leur couronnement et de l'investiture de leur autorité royale, feront fidèle promesse par leur serment solennel, en présence du Dieu éternel, que, durant tout le temps de leur vie, ils serviront le même Dieu éternel, dans toute la mesure de leurs possibilités, selon ce qu'il a demandé dans sa très sainte parole, contenue dans l'Ancien et le Nouveau Testament, et que suivant la même parole, ils maintiendront la véritable religion de Jésus Christ, la prédication de sa sainte parole, la véritable et juste administration des sacrements aujourd'hui reçus et prêchés dans ce royaume (selon la Profession de foi qui précède immédiatement), aboliront et se dresseront contre toute religion factice contraire à celle-ci, qu'ils gouverneront ceux qui leur sont confiés, conformément à la volonté et aux commandements de Dieu, révélés par sa parole, aux bonnes et justes lois et aux constitutions reçues en ce royaume, faisant, sans réserve, ladite volonté du Dieu éternel et procureront, dans les limites de leurs possibilités, à l'église de Dieu et au peuple chrétien tout entier, une paix véritable et parfaite dans tous les temps à venir, qu'ils veilleront à éradiquer de leur empire tous les hérétiques et ennemis du véritable culte de Dieu condamnés par la véritable église de Dieu, pour les crimes susmentionnés. » Tout cela fut également observé par Sa Majesté lors de son couronnement à Édimbourg en 1633, comme on peut le voir dans l'Acte du couronnement.

Suivant le commandement de Dieu, et conformément à la pratique des temps anciens et au remarquable exemple de nos dignes devanciers dans la foi comme de ceux qui vivent encore parmi nous, fut autorisés, par un acte du conseil, la formation d'une alliance entre les sujets de Sa Majesté quel que soit leur rangs, pour deux motifs : l'un était la défense de la vraie religion telle qu'elle fut alors reformée et exprimée dans la Profession de foi ci-dessus transcrite, avec laquelle elle est en lien comme il est établi dans les prêches et aussi dans une plus ancienne et forte Profession de foi, établie par divers actes d'Assemblées générales régulièrement réunies et de Parlements[940], qui a été pendant de nombreuses années, avec la bénédiction du ciel, prêché et professé en cette église et ce royaume en tant que vérité indubitable de Dieu, fondée sur sa seule parole écrite. L'autre motif était, le maintien de la majesté royale, de la personne du roi et de ses biens, le vrai culte de Dieu et l'autorité du roi étant si étroitement unis, qu'ils avaient les mêmes partisans et les mêmes ennemis, et qu'ils se tenaient et tombaient ensemble. Et finalement, nous convenons et confessons de notre propre aveu que les générations présentes et futures de ce pays sont tenues de garder inviolé le serment national et son engagement sous-jacents.

Nous, soussignés : nobles, barons, gentlemen, bourgeois, ministres du culte et commun du peuple, comme plusieurs fois déjà et particulièrement aujourd'hui, considérant la mise en danger de la vraie religion réformée, de l'honneur du roi et de la paix publique du royaume, par les multiples innovations et maux qu'elles contiennent en général et spécialement mentionnés dans nos dernières suppliques, plaintes et protestations, promettons par la présente et, devant Dieu, ses anges et le monde, déclarons solennellement que, de tout notre cœur, nous sommes d'accord et résolus tous les jours de notre vie à adhérer et à défendre sans cesse la vraie religion précitée (à s'abstenir de pratiquer toutes les innovations déjà introduites dans les affaires du culte de Dieu, ou les corruptions du gouvernement public de l'église, ou des questions séculières et du pouvoir des hommes d'églises, jusqu'à ce qu'elles soient jugées et autorisées dans les assemblées libres et au Parlement) à travailler, par tous les moyens légaux, pour recouvrer la pureté et la liberté de l'Évangile, tel qu'il a été établi et professé avant les innovations précitées. Parce que, de plus, après un examen approfondi, nous reconnaissons clairement, et croyons sans aucun doute, que les innovations et les maux dénoncés dans nos supplications, plaintes et protestations, n'ont aucune garantie de la parole de Dieu, sont contraires aux articles de la Profession de foi susmentionnée, à savoir : l'intention et la volonté des bienheureux réformateurs de la religion dans ce pays comme aux actes susmentionnés du Parlement[941] et visent d'évidence à rétablir la religion et la tyrannie des Papistes ainsi que la subversion et la ruine de la vraie religion réformée, de nos libertés, lois et domaines, nous déclarons, également, que lesdites Professions de foi[942] doivent être interprétées et comprises comme si et pas moins que si les innovations et les maux mentionnés ci-dessus avaient été stigmatisés dans lesdites Professions de foi ; et que nous sommes obligés de les détester et de les abhorrer, parmi d'autres éléments de la papauté qui y ont été expressément abjurés. Et par conséquent, en connaissance et conscience de notre devoir envers Dieu, envers notre Roi et notre pays, sans égard pour les choses de ce monde, dans la mesure où l'imperfection humaine le permet et souhaitant à nouveau que Dieu nous soit en aide ; nous promettons et jurons, par le GRAND NOM DU SEIGNEUR, NOTRE DIEU, de continuer à suivre la Profession de foi et à obéir à la religion susmentionnée, la défendre de même tous les jours de notre vie et résister à toutes les erreurs et corruptions contraires conformément à notre vocation et à l'extrême puissance de ce pouvoir que Dieu a mis entre nos mains.

Et de la même manière, avec le même cœur, nous déclarons devant Dieu et les hommes, que nous n'avons aucune intention ni désir de tenter quoi que ce soit qui puisse offenser Dieu ou diminuer la grandeur et l'autorité du roi mais, au contraire, nous promettons et jurons que, dans toute la mesure de nos possibilités, avec nos moyens et nos vies, nous agirons pour défendre notre redouté souverain, sa majesté royale, sa personne et son autorité, le respect et la préservation de la religion, des libertés et des lois précitées du royaume ainsi que pour la défense et l'assistance mutuelles de chacun de nous, dans le même but de maintenir la vraie religion, et l'autorité de Sa Majesté, par le meilleur de nos intelligences, notre corps, nos ressources et tout notre pouvoir contre toute personne, de sorte que tout ce qui sera fait au moindre d'entre nous pour cette cause sera réputé être fait à nous tous en général et à chacun de nous en particulier ; que nous ne nous laisserons ni directement ni indirectement diviser ou soustraire, par quelque suggestion que ce soit, combinaison, séduction ou terreur, à cette conjuration bénie et loyale, ni empêchés, entravés ou gênés dans l'exécution de la résolution par laquelle, de notre commun consentement, nous jugeons utile de parvenir à de si bonnes fins mais, au contraire, nous nous efforcerons par tous les moyens légitimes de les promouvoir et, si une motion dangereuse et de division nous est faite verbalement ou par écrit, nous, ou chacun d'entre nous, la supprimerons ou le cas échéant, cette faiblesse sera signalée à ladite conjuration, afin qu'elle soit évitée à temps. Nous ne craignons pas non plus les méfaits de la rébellion, de la combinaison ou de ce que nos adversaires, par leur art et leur malice, voudraient encore nous faire subir ; vu que ce que nous faisons est parfaitement bien justifié et découle d'un désir sincère de maintenir le véritable culte de Dieu, la majesté de notre roi et la paix du royaume, pour le bonheur commun de nous-mêmes et de notre postérité.

Et parce que nous ne pouvons rechercher une bénédiction de Dieu sur nos œuvres, sauf pour ce qu'il en est de notre Profession de foi et de notre signature, nous nous enjoignons d'avoir une vie et une conduite telles que souhaitables pour des chrétiens qui ont renouvelé leur alliance avec Dieu ; nous promettons donc fidèlement, pour nous, nos disciples et tous ceux que nous représentons, à la fois en public et dans nos propres familles, et pour nos gens, de nous efforcer à rester nous-mêmes dans les limites de la liberté chrétienne et d'être pour les autres de bons exemples de piété, sobriété, justice et de tout devoir que nous avons envers Dieu et les hommes.

Et, afin que notre union et notre conjuration puissent être observées sans manquement, nous prenons à témoin le DIEU VIVANT, QUI PENETTRE NOS CŒURS, qui sait que ceci est notre désir sincère et notre loyale résolution, comme nous en répondrons à JÉSUS CHRIST au jour du jugement, et sous la menace de la colère éternelle de Dieu, de l'infamie et de la perte de tout honneur et de tout respect en ce monde, implorant humblement le Seigneur de nous fortifier à cette fin par son SAINT ESPRIT et de bénir nos souhaits et nos entreprises pour un heureux succès, la prospérité en ce pays de la religion et la justice, la gloire de DIEU, l'honneur de notre roi, la paix et le réconfort de nous tous. En foi de quoi, nous, ici présents, avons signé de nos mains.

Edinburgh Register House MS -1696 943

SOME QUESTIONES THAT MASONS USE TO PUT TO THOSE WHO HAVE YE WORD BEFORE THEY WILL ACKNOWLEDGE THEM

Quest.1 Are you a mason. Answer yes

Q: 2. How shall I know it ? Ans: you shall know it in time and place convenient.

Remark the forsd answer is only to be made when there is company present who are not rnasons But if there be no such company by, you should answer by signes tokens and other points of my entrie

Q: 3- What is the first point ? Ans: Tell me the first point ile tell you the second, The first is to heill and conceall, second, under no less pain, which is then cutting of your throat, For you most make that sign, when you say that

Q:4 Where wes you entered ? An: At the honourable lodge.

Q:5 What makes a true and perfect lodge ? An: seven masters, five entered apprentices, A dayes Journey from a burroughs town without bark of dog or crow of cock

Q:6 Does no less make a truc and perfect lodge, An: yes five masons and three entered apprentices &c.

Q:7 Does no less. An: The more the merrier the fewer the better chear

Q:8 What is the name of your lodge An: Kilwinning.

Q:9 How stands your lodge An east and west as the temple of jeru- salem.

Q: 10 Where wes the first lodge. An: in the porch of Solomons Temple

Q: 11 Are there any lights in your lodgc An yes three the north east. s w, and eastern passage The one denotes the master mason, the other the warden The third the setter croft.

Q: 12 Are there any jewells in your lodge An Yes three, Perpend Esler a Square pavement and a broad aval

Q: 13 where shall I find the key of your lodge, yes [? Ans] Three foot and an half from the lodge door under a perpend esler, and a green divot. But under the lap of my liver where all my secrets of my heart lie.
Q: 14 Which is the key of your lodge. An: a wcel hung tongue.

Q: 15 where lies the key. Ans: In the bone box.

After the masons have examined you by all or some of these Questions and that you have answered them exactly and mad the signes, they will acknowledge you, but not a master mason or fellow croft but only as [? = an] apprentice, soe they will say I see you have been in the Kitchine but I know not if you have been in the hall, Ans I have been in the hall as weel as in the kitchine.

Quest 1 Are you a fellow craft Ans yes.

Quest 2 How many points of the fellowship are ther Ans fyve viz foot to foot Knee to Kn[ee] Heart to Heart, Hand to Hand and ear to ear. Then make the sign of fellowship and shake hand and you will be acknowledged a true mason. The words are in the I of the Kings Ch 7, v, 21, and in 2 chr: ch 3 verse last.

THE FORME OF GIVEING THE MASON WORD
Imprimis you are to take the person to take the word upon his knees and after a great mar y ceremonies to frighten him you make him take up the bible and laying his right hand on it you are to conjure him, to sec[r]ecie, By threatning that if [he] shall break his oath the sun in the firmament will be a witness agst him and ail the company then present, which will be an occasion of his damnation and that likewise the ma- sons will be sure to murder him, Then after he hes promised secrecie They give him the oath a[s] follows
By god himself and you shall answer to god when you shall stand nakd before him, at the great day, you shall not reveal any, pairt of what you shall hear or see at this time whither by word nor write nor put it in wryte at any time nor draw it with the point of a sword, or any other instrument upon the show or sand, nor shall you speak of it but with an entered mason, so help you god.
After he hes taken the oath he is removed out of the company, with the youngest mason, where after he is sufficiently frighted with 1000 ridicolous postures and grimmaces, He is to learn from the sd mason the manner of makeing his due guard whis [? = which] is the signe and the postures and words of his entrie which are as follows ffirst when he enters again into the company he must make a ridiculous bow, then the signe and say God bless the honourable company. Then putting off his hat after a very foolish manner only to be demon- strated then (as the rest of the signes are likewise) he sayes the words of his entrie which are as follows
Here come I the youngest and last entered apprentice As I am sworn by God and St Jhon by the Square and compass, and common judge to attend my masters service at the honourable lodge, from munday in the morning till saturday at night and to keep the Keyes therof, under no less pain then haveing my tongue cut out under my chin and of being buried, within the flood

mark where no man shall know, then he makes the sign again with drawing his hand under his chin alongst his throat which denotes that it be cut out in caise he break his word.

Then all the mason present whisper amongst themselves the word beginning at the youngest till it come to the master mason who gives the word to the entered apprentice.
Now it is to be remarked that all the signes and words as yet spoken of are only what belong to the entered apprentice, But to be a master mason or fellow craft there is more to be done which after follows. ffirst all the prentices are to be removed out of the company and none suffered to stay but masters.

Then lie who is to be admitted a member of fellowship is putt again to his knees, and gets the oat[h] administrated to him of new afterwards he must go out of the company with the youngest mason to learn the postures and signes of fellowship, then comeing in again, He makes the masters sign, and sayes the same words of entrie as the app[rent]ice did only leaving out the com[m]on Judge then the masons whisper the word among themselves begginning at the youngest as formerly afterwards the youngest mason must advance and put himself into the posture he is to receive the word and sayes to the eldest mason in whispering.The worthy masters and honourable company greet you weel, greet you weel, greet 1 you weel. Then the master gives him the word and gripes his hand after the masons way, which is all that is to be done to make him a perfect mason
[Endorsement]

Edinburgh Register House MS 1696 [944] *(traduction)*

QUELQUES QUESTIONS D'USAGE POSÉES PAR LES MAÇONS POUR RECONNAITRE POUR TELS CEUX QUI ONT LE MOT.

Q. 1 : Êtes-vous maçon ? R. : Oui.

Q. 2 : Comment le saurai-je ? R. : Vous le saurez en temps et lieu appropriés. Remarque : Cette dernière réponse ne doit être faite qu'en présence de non-maçons ; mais en l'absence de ceux-ci vous devriez répondre : par les gestes, signes et autres éléments de la réception.

Q. 3 : Quel est le premier élément ? R. : Dites-moi le premier élément, je vous dirai le second. Le premier est de sauver et garder secret, le second, n'est pas sous moindre sanction qu'avoir la gorge tranchée. Par surcroît faire ce geste quand vous dites cela.

Q. 4 : Où avez-vous été reçu ? R. : Dans une respectable Loge.

Q. 5 : Qu'est-ce qui fait une Loge juste et parfaite ? R. : Sept maîtres, cinq apprentis reçus. A un jour de marche du lieu d'une corporation sans aboiement de chien ni chant du coq.

Q. 6 : Ne peut-on faire à moins une Loge juste et parfaite R. : Si, cinq maçons et trois apprentis reçus &c.

Q. 7 : Peut-on faire à moins R. : Plus on est de fou, plus on rit ; moins on est, meilleur est l'esprit

Q. 8 : Comment s'appelle votre Loge R. : Kilwinning.

Q. 9 : Comment s'assemble votre Loge R. : D'Est en Ouest, comme le temple de Jérusalem.

Q. 10 : Où était la première Loge R. : Dans le porche du temple de Salomon.

Q. 11 : Y a-t-il des lumières dans votre Loge R. : Oui, trois : le nord-est, le S O, et la passe de l'est La première désigne le maître maçon, la seconde le surveillant, la troisième le récipiendaire

Q. 12 : Y a-t-il des bijoux dans votre Loge R. : Oui, trois : moellon de plat, un pavement carré et un large ovale.

Q. 13 : Où trouverai-je la clé´ de votre Loge (? =R.) : A trois pieds et demi de la porte de la Loge, sous un moellon de plat et une motte verte. Sinon, sous le repli de mon foie, là où gisent tous les secrets de mon cœur.
Q. 14 : Quelle est la clé´ de votre Loge R. : Une langue bien pendue.

Q. 15 : Où se trouve la clé´ R. : Dans la boîte à os.

« Après que les maçons vous ont examinés par quelques-unes ou toutes ces questions et que vous y avez répondu correctement et fait les gestes, ils vous reconnaîtront, non pour maître maçon ou frère dans l'art, mais seulement apprenti, c'est pourquoi ils diront : Je vois que vous avez été dans l'office mais je ne sais pas si vous avez été dans la salle. R. : J'ai été dans la salle aussi bien que dans l'office.

Q. 1 : Êtes-vous frère dans l'art ? R. : Oui.

Q. 2 : Combien la fraternité a-t-elle d'éléments ? R. : Cinq, à savoir : pied à pied, genou à genou, cœur à cœur, main à main et oreille à oreille. Faites alors le geste de fraternité et donnez une poignée de main, alors vous serez reconnu pour un maçon véritable. Les mots sont dans le premier livre des Rois, ch. 7, v.21 et dans le deuxième livre des Chroniques, ch. 3, dernier verset ».

LA MANIERE DE TRANSMETTRE LE MOT DE MAÇON
Tout d'abord vous devez faire agenouiller celui qui va recevoir le mot, et après force cérémonies destinées à l'effrayer, vous lui faites prendre la Bible et, plaçant sa main droite dessus, vous devez l'exhorter au secret, en le menaçant de ce que, s'il vient à violer son serment, le soleil dans le firmament et toute l'assemblée témoigneront contre lui, ce qui sera cause de sa damnation, et

qu'aussi bien les maçons ne manqueront pas de le tuer. Puis, après qu'il a promis le secret, ils lui font prêter serment comme suit :

Par Dieu lui-même et vous aurez à répondre à Dieu quand vous vous tiendrez nu devant lui au jour suprême, vous ne révélerez aucune partie de ce que vous allez entendre ou voir à présent, ni oralement, ni par écrit ; vous ne le mettrez jamais par écrit, ni ne le tracerez avec la pointe d'une épée, ni avec aucun autre instrument, sur la neige ou le sable, et vous n'en parlerez pas, si ce n'est avec un maçon déjà reçu ; ainsi que dieu vous soit en aide.

Après qu'il a prêté le serment, on l'emmène hors de l'assemblée, avec le plus jeune maçon, et quand il est suffisamment effrayé par mille postures et grimaces ridicules, il doit apprendre dudit maçon la manière d'exprimer « Dieu vous garde »[945], qui est le geste, et les postures et paroles de son entrée, qui sont comme suit :

Quand il rentre parmi l'assemblée, il doit d'abord faire une courbette ridicule, puis le geste, et dire : Dieu bénisse l'honorable assemblée. Puis, retirant son chapeau d'une manière très extravagante qui ne doit être exécutée que dans ces circonstances (comme le reste des gestes), il dit les paroles de sa réception, qui s'énoncent comme suivant
Me voici, moi le plus jeune et le dernier apprenti reçu, qui viens de jurer par Dieu et saint Jean, par l'Equerre et compas et le juge commun, d'entrer au service de mon maître à l'honorable loge, du lundi matin au samedi soir, et d'en garder les clés, sous une peine qui ne saurait être moindre que d'avoir la langue coupée sous le menton et d'être enseveli sous la limite des hautes marées, ce que nul ne saura. Alors, il fait à nouveau le geste, retirant la main sous le menton devant la gorge, ce qui signifie qu'on la lui coupe s'il manque à sa parole.
Ensuite, tous les maçons présents se murmurent l'un à l'autre le mot, en commençant par le plus jeune, jusqu'à ce qu'il arrive au maître maçon, qui donne le mot à l'apprenti reçu.
Maintenant, il faut remarquer que tous les gestes et mots dont on a parlé jusqu'ici appartiennent à l'apprenti reçu. Mais pour être un maître maçon ou frère dans l'art il y a davantage à faire, et c'est ce qui suit.
Tout d'abord, tous les apprentis doivent être conduits hors de l'assemblée, et il ne doit rester que des maîtres.
Alors, on fait de nouveau agenouiller celui qui doit être reçu membre de la fraternité, et il prête le serment qui lui est présenté de nouveau. Ensuite, il doit sortir de l'assemblée avec le plus jeune maçon pour apprendre les postures et gestes de la fraternité, puis, en rentrant, il fait le geste des maîtres et dit les mêmes paroles de réception que l'apprenti, en omettant seulement juge commun. Alors, les maçons se murmurent l'un à l'autre le mot en commençant par le plus jeune comme précédemment, après quoi le nouveau maçon doit avancer et prendre la posture dans laquelle il doit recevoir le mot, et il murmure au plus ancien maçon : les dignes maîtres et l'honorable assemblée vous pleurent infiniment, vous pleurent infiniment, vous pleurent infiniment.

Alors le maître lui donne le mot et lui serre la main à la manière des maçons, et c'est tout ce qui est à faire pour faire de lui un parfait maçon.
(Approbation)

Index des principaux textes normatifs

TABLE DETAILLEE DES MATIERES

Notes

1 Önnerfors A. "Note de lecture sur "Robert Peter, Révauger C., Jan Snoek et Robert Peter Robert Peter (ed.), British Freemasonry 1717–1813", 5 vols, Routledge, London, 2016) 2,396 pp", in, Oxford Brooks University, Journal of Religious History, Literature and Culture, Vol 5-1, 2019, University of Wales Press, pp. 145 et suivantes

2 Les Universitaires et chercheurs en France s'intéressent plus particulièrement aux XVIII et au XIX° par exemple Ran Halevi Les loges maçonniques dans la France d´Ancien Régime -Aux origines de la sociabilité démocratique, Cahier des annales n° 40, Librairie Armand Colin, Paris, 2007 ; ou Pierre-Yves Beaurepaire, « Le temple maçonnique », [En ligne], N°17-18 | 2006, mis en ligne le 16 janvier 2007, http://socio-anthropologie.revues.org /index466.html Consulté le 01 mai 2009 Socio-anthropologie, Sociabilité, Franc-maçonnerie et réseaux relationnels. Contributions pour une histoire sociale et culturelle de l'espace européen des Lumières. Histoire. Université´ Paris- Sorbonne - Paris IV, 2002 ; ou encore Marie-Cécile Révauger. — « Le Fait maçonnique au XVIIIe siècle en Grande-Bretagne et aux États-Unis ». In : Revue Française d'Etudes Américaines, N°51, février 1992. Fêtes et célébrations des groupes ethniques. p. 98, « De la maçonnerie "opérative" à la franc-maçonnerie : ruptures, continuité´, évolutions en Angleterre et en Ecosse ». In : XVII-XVIII. Bulletin de la société´ d'Etudes Anglo-Américaines des XVIIe et XVIIIe siècles. N°52, 2001. pp. 21-34

3 Peter R., (ed.), British Freemasonry 1717-1813, 5 volumes, Routledge, London, 2016, Vol. 5 : Introduction

4 Ce principe, parfois, n'est pas respecté. Il arrive qu'une obédience reconnue par la Grande Loge unie d'Angleterre choisisse dans un autre pays de reconnaître une structure qui sera différente de celle reconnue par la Grande Loge Unie d'Angleterre ; il en va ainsi en Italie, la Grande Loge Nationale Française reconnue par la Grande Loge Unie d'Angleterre, reconnaît le Grand Orient d'Italie alors que la Grande Loge Unie d'Angleterre reconnaît pour sa part la Grande Loge d'Italie.

5 Eigeldinger M., La philosophie de l'art chez Balzac, (1957), Zlatkine reprint, Genève, 1998, p. 101

6 On doit saluer l'effort de Robert Peter, Cécile Révauger et Jan Snoek British Freemasonry 1717–1813, 5 volumes, Robert Peter (Ed.), Routledge, London, 2016), 2396 pp

7 Stevenson D., The origins of freemasonry, Cambridge University press,1988, p. xi et s

8 Couloubaritsis L., La complexité de la franc-maçonnerie. Approche historique et philosophique, Ousia, 2018, 583 p.

9 Fichte J. G., Philosophie de la maçonnerie et autres textes, trad. Tobgui F., Vrin, Paris, 1995, 240 p.

10 Baillon J-F., « Les manuscrits religieux de Newton et leur occultation. » In : Dix-huitième Siècle, n°28, 1996. L'Orient. pp. 337-351

11 http://www.ugle.org.uk/ consulté le 25 janvier 2019

12 Dachez R., « Les origines de la maçonnerie spéculative : État des théories actuelles ». Renaissance traditionnelle n° 118-119, avril-juillet 1999, p. 79 et s et Bauer A. et Dachez R. Nouvelle histoire des Francs-maçons en France – Des origines à nos jours, pp. 21 à 104, Taillandier, Paris, 2018 et Texto 2020 pour la référence.

13 Ward E., (for 1978) "The birth of free-masonry : The creation of a myth" pp. 77-100 Ars Quatuor Coronatorum vol. 91 et dans sa ligne Robert Peter, Révauger C., Jan Snoek et Robert Peter Robert Peter (ed.), British Freemasonry 1717–1813, 5 volumes, Routledge, London, 2016) 2,396 pp, notamment Vol 1 Révauger C. Introduction.

14 "Edinburgh Register House MS - 1696", Voir en Annexe

15 Ward E., « The crisp english word Freemason », Ars Quatuor Coronatorum vol.68, pour 1955 pp. 58-66

16 Baudouin-Matuszek M.-N., Henri II et les expéditions françaises en Ecosse. In: Bibliothèque de Ecole des chartes. 1987, tome 145, livraison 2. p. 341

17 Ryrie A., The origins of the Scottish reformation, Manchester university press, Manchester & New York, 1988, p.196

18 Rémi Brague, La loi de Dieu, Histoire philosophique d'une alliance, Paris, Gallimard, 2008, p.24

19 Knox J. History of the reformation in Scotland (1559-1566), Blackie Fullarton & CO, Glasgow,1831, p. 221

20 Pour Luthériens et réformés « S'il est vrai que nous sommes tous également prêtres, nous ne pouvons cependant pas tous être chargés du service et de l'enseignement publics 20». Les ministres spécialisés ne sont pas nécessaires pour des motifs théologiques fondamentaux, mais pour des raisons pratiques au premier rang desquelles l'acquisition des connaissances et de la formation nécessaire pour expliquer pertinemment la Bible ou de célébrer comme il convient une cérémonie. Luther M., Traité de la Liberté chrétienne, Œuvres, vol.2, p.251, 286.

21 "that to their judgement ther is neither sinne nor scandale in that word because in the purest tymes of this Kirk maisons having that word have been ministers that maisons and men having that word have been and daylie are

elders in our session, and many professors having that word are daylie admitted to the ordinances" cité par David Stevenson, The origins of freemasonry, Cambridge University press,1988, p.127

22 David Stevenson The first freemasons – Scotland early lodges and their members, Aberdeen university press, 1988, trad Sautrot, Ivoire clair, Bagnolet 2000 p.23

23 Wallace-James R.E., « The book of the Aitchison Haven lodge1598-1764 », 1911, Ars Quatuor Coronatorum XXIV, W.J. Parett Ltd, Margate, 1911, pp. 30 à 46, p 34 le premier procès-verbal de la loge d'Aitchison Haven daté du 9 janvier 1598 relatant les cas de Robert Widderspone qui fut fait ''fellow of craft'' et le 11 janvier de Alexander Cubie qui fut fait ''entereit prenteis''

24 Freke Gould R. The concise history of freemasonry, revised by Frederick J.W. CROWE, Gale & Polen Ltd réed 1951 p.1 qui fait part de l'indigence des sources entre le XIV° et le XVII° siècle. A noter que l'édition de CROWE prend en compte l'état de la science maçonnique à sa date ; c'est à dire : 1920, voir sa Preface to the revisited edition.

25 Knoop, D; Jones, G P; Hamer, The Early Masonic Catechisms, "Edinburgh Register House MS - 1696", Manchester University Press, 1963, Second Edition, pp 31-34

26 Eric Ward ; « The Birth of Freemasonry – The creation of a myth», Ars Quatuor Coronatorum 91 (1978), pp. 77-100 ; ici p. 82 ; et aussi Harry Carr An examination of the early masonic catechism Leicester, 1946, p.4

27 Eric Ward ; « The Birth of Freemasonry – The creation of a myth», Ars Quatuor Coronatorum 91 (1978), p. 77

28 Stevenson D. The first freemasons – Scotland early lodges and their members, Aberdeen university press, 1988, trad Sautrot, Ivoire clair, Bagnolet 2000 p. 61

29 Stevenson D. The first freemasons – Scotland early lodges and their members, Aberdeen university press, 1988, trad Sautrot, Ivoire clair, Bagnolet 2000 p. 61

30 Josten C.H., Elias Ashmole (1617–1692).His Autobiographical and Historical Notes, his Correspondence, and Other Contemporary Sources Relating to his Life and Work. 5 vols., Clarendon Press. oxford 1966, Vol1 pp. 355-357 ; Stevenson D., The origins of freemasonry, Cambridge University press,1988, p.219

31 Stevenson D., The origins of freemasonry, Cambridge University press,1988, p.219-220

32 Meisner M., Rituel et Symbolisme de la Franc-Maçonnerie des Premiers temps, Êphaestos, Londres, (à paraître)

33 Dictionnaire de l'académie française V° compagnonnage

34 Voir le texte en Annexe et pour un commentaire détaillé Meisner M., Rituel et Symbolisme de la Franc-

Maçonnerie des Premiers temps, Êphaestos, Londres, (à paraître)

35 Voir Poème Regius in Négrier P. Textes fondateurs de la tradition maçonnique 1390-1760, Grasset et Fasquelles, Paris, 1995, pp 24 et suivantes

36 Voir Manuscrit Cooke in Négrier P. Textes fondateurs de la tradition maçonnique 1390-1760, Grasset et Fasquelles, Paris, 1995, pp. 49 et suivantes

37 Stevenson D., The origins of freemasonry, Cambridge University press, 1988, p. 13 qui parle de "Town craft guild"

38 Stevenson D., The origins of freemasonry, Cambridge University press, 1988, p. 14

39 A Dictionary of the Older Scottish Tongue (DOST) Older Scots, 12th century – 1700 ; Dictionary of scots language- Dictionary of the Scots leid, Burgh, Borough, Burrow(e),
Burrough, Borrow(e), Boro' n.1 A town possessing special privileges conferred by royal charter and having a municipal corporation. Also, a town which sends representatives to parliament. See also Broch, n.1, 2.
"Burrough became the prevalent spelling in E.M.E. but was subsequently displaced by borough in Eng. and Ir., while the form established in Scotland was burgh" (N.E.D. s.v. borough) Merriam-Webster Dictionary V° Burrough : Obsolete variant of BOROUGH a medieval fortified group of houses forming a town with special duties and privileges - an incorporated town in Scotland having local jurisdiction of certain services ; et donc le "lieu d'une corporation

40 Allen A., Building Early Modern Edinburgh A Social History of Craftwork and Incorporation, Edinburgh University Press, 2018, p.1 ; Stevenson D., The origins of freemasonry, Cambridge University press, 1988, p. 14

41 Allen A., Building Early Modern Edinburgh A Social History of Craftwork and Incorporation, Edinburgh University Press, 2018, p.53

42 Allen A., Building Early Modern Edinburgh A Social History of Craftwork and Incorporation, Edinburgh University Press, 2018, p.1 ; Stevenson D., The first freemasons – Scotland early lodges and their members, Aberdeen university press, 1988, trad Sautrot, Ivoire clair, Bagnolet 2000 p.38

43 Q. 5: What makes a true and perfect lodge? An: seven masters, five entered apprentices, A dayes Journey from a burroughs town without bark of dog or crow of cock Voir Meisner M., Rituel et Symbolisme de la Franc-Maçonnerie des Premiers temps, Êphaestos, Londres, (à paraître)

44 Stevenson D. The first freemasons – Scotland early lodges and their members, Aberdeen university press, 1988, trad Sautrot, Ivoire clair, Bagnolet 2000 p.61

45 Stevenson D. The first freemasons – Scotland early lodges and their members, Aberdeen university

press, 1988, trad Sautrot, Ivoire clair, Bagnolet 2000 p.61

46 Ordonnance des travailleurs Voir en Annexe

47 Statut des travailleurs Voir en Annexe

48 Douglas Knoop & G. P. Jones, An Account of the Rise and Development of Freemasonry In Its Operative, Accepted, and Early Speculative Phases, Manchester University press, 1947 p. 81

49 Stevenson D., The first freemasons – Scotland early lodges and their members Aberdeen university press, 1988, trad sautrot, Ivoire clair, Bagnolet 2000 p. 44

50 MS York Minster Voir en ANNEXE

51 Voir le texte en Annexe

52 Cnrtl – DMF – https://www.cnrtl.fr/definition/dmf/opératif et ibid spéculatif consulté 22/04/2021

53 Stevenson D., The first freemasons – Scotland early lodges and their members Aberdeen university press, 1988, trad Sautrot, Ivoire clair, Bagnolet, 2000 p.43

54 Ward E., "The birth of free-masonry : The creation of a myth" Ars Quatuor Coronatorum vol. 91 (for 1978) pp. 77-100

55 Ce sont de ces sculpteurs dont il est question dans R. Willis et J. Willis Clark The architectural history of the University of Cambridge, University press, Cambridge, 1886 vol.2, p. 453

56 On parle aussi de sculptores lapidum liberorum (traduit en anglais par : sculptors of freestone) cf Andrew Prescott, A History of British Freemasonry 1425-2000, Farewell lecture, 20 February 2006, Centre for Research into Freemasonry p.4

57 Voir le texte en Annexe

58 Willis R.et Willis Clark J., The architectural history of the University of Cambridge, University press, Cambridge, 1886 vol.2 par exemple p. 452 qui en donne un exemple pour Cambridge et precisent " a masons' lodge, as usual, was built", "une loge de maçons fut, comme à l'habitude, construite", il s'agit évidemment d'une "loge de chantier" et non d'une Loge maçonnique.

59 Stevenson D., The origins of freemasonry, Cambridge University press, 1988, p.15

60 Stevenson D., The origins of freemasonry, Cambridge University press, 1988, p.37

61 Dictionary of the Scots Language., Scottish Language Dictionaries Ltd. 2004.v° Lodge

62 Dictionary of the Scots Language., Scottish Language Dictionaries Ltd. 2004.v° Lodge

63 Meisner M., Rituel et Symbolisme de la Franc-Maçonnerie des Premiers temps, Êphaestos, Londres, (à paraître)

64 Pour d'autres exemples de ce vocabulaire spécialisé qui distingue en Ecosse l'ouvrier du bâtiment du Franc-maçon voir Meisner M., Rituel et Symbolisme de la Franc-Maçonnerie des Premiers temps, Êphaestos, Londres, (à paraître)

65 Voir Manuscrit Cooke in Négrier P. Textes fondateurs de la tradition maçonnique 1390-1760, Grasset et Fasquelles, Paris, 1995, p 72

66 Voir Poème Regius in Négrier P. Textes fondateurs de la tradition maçonnique 1390-1760, Grasset et Fasquelles, Paris, 1995, pp 39-41

67 Stevenson D., The origins of freemasonry, Cambridge University press, 1988, p.22s

68 Voir Poème Regius in Négrier P. Textes fondateurs de la tradition maçonnique 1390-1760, Grasset et Fasquelles, Paris, 1995, p 38

69 Voir Manuscrit Cooke in Négrier P. Textes fondateurs de la tradition maçonnique 1390-1760, Grasset et Fasquelles, Paris, 1995, p 64

70 Dictionary of the Scots Language., Scottish Language Dictionaries Ltd. 2004.v° Statut

71 Allen A., Building Early Modern Edinburgh A Social History of Craftwork and Incorporation, Edinburgh University Press, 2018, p.53

72 Allen A., Building Early Modern Edinburgh A Social History of Craftwork and Incorporation, Edinburgh University Press, 2018, p.114 et suivantes

73 Edinburgh Register House 1696 MS in Knoop, D; Jones, G P; Hamer, The Early Masonic Catechisms, Manchester University Press, 1963, Second Edition, pp 31-34

74 Stevenson D., The origins of freemasonry, Cambridge University press, 1988, p.18-19

75. Sur le secret dans le Edinburgh Register House 1696 MS, voir Meisner M., Rituel et Symbolisme de la Franc-Maçonnerie des Premiers temps, Êphaestos, Londres, (à paraître)

76 Findel J.G. Freemasonry From its rise down to the resent day, Asher & Co., London, 1866, p.42 et s ; Murray Lyon D., History of the Lodge of Edinburgh, William Blackwood and son, Edinburgh & Londres, 1873, p.23

77 Knoop D. & Jones G. P., An Account of the Rise and Development of Freemasonry In Its Operative, Accepted, and Early Speculative Phases, Manchester University press, 1947 p. 56.

78 Jones B. The Freemason's Guide and compendium, G. Harrap & Co, London 2° éd 1956, p.109

79 David Murray Lyon, History of the Lodge of Edinburgh, William Blackwood and son, Edinburgh & Londres, 1873, p.23 qui renvoie, sans plus de précisions, à J.G. Findel History of freemasonry, traduit de l'allemand (publié en 1861) par C. van Dalen, Londres 1866, reprint Firts cornerstone edition, 2018.

80. Findel J.G, Freemasonry From its rise down to the resent day, Asher & Co., London, 1866, p.53 qui cite Winzer, The german brotherhood of the middle ages, Giessen, 1859, p. 29s et Note 19

81 Janner F. Die Bauhutten des deutschen Mittelalter, Leipsig, 1876, p. 54, 61 et 251,266, 272

82 Janner F. Die Bauhutten des deutschen Mittelalter, Leipsig, 1876, p. 149-150

83 MS York Minster Voir en Annexe

84 Ordonnance des Travailleurs Voir en Annexe

85 Statuts Schaw Voir en Annexe

86 McIlwain C.H., Ed The Political Works of James I: Reprinted From the Edition of 1616; Forgotten books, Paperback – 2017 ; Vinatier-Nadaud A-M., Basilikon Doron de Jacques VI d'Ecosse (1599) : traduction et étude critique, Thèse Paris III, 2007 ; Meisner M., Aurore et Lumières maçonniques, Êphaestos, Londres, (à paraître)

87 Berton H. & Imbert C. Les enfants de Salomon Approches historiques et rituelles sur les compagnonnages et la franc-maçonnerie, Edition Dervy, Paris, 2015, p105 et la note 104

88 Voir Negrier P., Textes fondateurs de la tradition maçonnique, 1390-1760, Grasset & Fasqelle, Paris, 19951

89 Ordinance of Labourers Voir en Annexe

90 Statut of Labourers Voir en Annexe

91 Voir sur les conséquences de la peste noire pour la réglementation et l'économie du travail Contamine P., Bompaire M., Lebecq S., SarrazinJ-L, L'Économie médiévale, Armand Colin, Paris, 2003 p. 354 ; Prescott A., « A History of British Freemasonry 1425-2000 », Farewell lecture, 20 February 2006, Centre for Research into Freemasonry, p .4

92 Statut des Travailleurs 1351 Voir en Annexe"and that the same servants be sworn two times in the year before lords, stewards, bailiffs, and constables of every town, to hold and do these ordinances " ; « Et que les mêmes serviteurs, deux fois par an, prêteront serment de respecter et exécuter ces ordonnances, devant les seigneurs, les « régisseurs, les huissiers de justice et les constables de toutes les villes »

93 Lepetit B., « Le travail de l'histoire (note critique) ». In : Annales. Histoire, Sciences Sociales. 51e année, N. 3, 1996. pp. 525- 538, p.52

94 Allen A., Building Early Modern Edinburgh A Social History of Craftwork and Incorporation, Edinburgh University Press, 2018, p.53 ; Stevenson D., The origins of freemasonry, Cambridge University press, 1988, p. 14

95 Antoine M., Louis XV, Fayard, Paris 1989, p. 577 et suivantes

96 Allen A., Building Early Modern Edinburgh A Social History of Craftwork and Incorporation, Edinburgh University Press, 2018, p.1 et s

97 Stuart J. (Jacques VI d'Ecosse et 1er d'Angleterre) Basilikon Doron, Edinburgh, 1599 ; Londres, 1603 ; réed Wertheimer, Lea & Co., London, 1887 et Meisner M., Aurore et Lumières maçonniques, Êphaestos, Londres, (à paraître)

98 Colvin H. Biographical Dictionary of British Architects, 1600–1840. p. 1155

99 Register of the Privy Seal of Scotland, Scottish Record Office, Proceedings of the Society of Antiquaries of Scotland, Edinburgh, 1893, pp. 49 et suivantes, p. 51

100 Dictionary of National Biography, v° Schaw William

101 Dictionary of National Biography, v° Schaw William

102 Donaldson G., The Scottish Reformation, Cambridge university press, Cambridge, 1972 pp. 211 et suivantes

103http://www.legislation.gov.uk/aosp/1560/1 consulté le 1er juin 2020.

104http://www.legislation.gov.uk/aosp/1560/1 consulté le 1er juin 2020.

105 Knox J. History of the reformation in Scotland, (1559-1566), Blackie Fullarton & CO, Glasgow,1831, p. 221

106 Dictionary of National Biography, v° Schaw William

107 Stevenson D., The origins of freemasonry, Cambridge University press, 1988, p.67

108 Allen A., Building Early Modern Edinburgh A Social History of Craftwork and Incorporation, Edinburgh University Press, 2018, 2020, p.1 ;

109 Laurie W.A, History of freemasonry, Edimburgh, 1859, 445 à 452 ; Stevenson D., The origins of freemasonry, Cambridge University press, 1988, p.68, note 44.

110 "Early British freemasonry "mother Kilwinning lodge" - The Schaw Statutes -- Lodge of Edinburgh N°1 -- Other early lodges" p.4 in Collectif, A librairy of Freemasonry, Volume II, The John C. Yorston Publishing Cie, London, 1906, favorable à la thèse William James Hugan Early british freemasonry qui en tient pour l'application contre Lawrie qui la conteste

111 Stevenson D., The first freemasons – Scotland early lodges and their members, Aberdeen university press, 1988, trad sautrot, Ivoire clair, Bagnolet 2000 p. 38 ; Allen, A 'Finding the builders: Sources lost and extant for Edinburgh's incorporation of Mary's Chapel' Scottish Archives, vol 20, 2015, p.9

112 Stevenson D., The first freemasons – Scotland early lodges and their members, Aberdeen university press, 1988, trad sautrot, Ivoire clair, Bagnolet 2000 p.38 qui considère que dès 1599 avec les Statuts Schaw (1598 et1599) la Loge de Edinburgh dispose de deux structures l'une est une Corporation l'autre une Assemblée de maçons.

113 Mylne R.S. Rev. The master masons to the crown of Scotland and their works, Scott & fFergusson and Burness & cie, Edinburgh, 1893, p. 61

114 Stevenson D. The first freemasons – Scotland early lodges and their members, Aberdeen university press, 1988, trad Sautrot, Ivoire clair, Bagnolet 2000 p.61

---

115 Stevenson D., "Apprenticeship, Scottish stonemasons' indentures, 1573-1740", Scottish Archive 2011, volume 17 p. 56 à 72 p.70 note 38

116 Carr Harry, Minutes of the Lodge of Edinburgh, Quatuor Coronati Lodge 2076, London, 1962, p. 12

117 Stevenson D., The first freemasons – Scotland early lodges and their members, Aberdeen university press, 1988, trad Sautrot, Ivoire clair, Bagnolet 2000 p.38,61, 104 -

118 Stevenson D., The first freemasons – Scotland early lodges and their members, Aberdeen university press, 1988, trad Sautrot, Ivoire clair, Bagnolet 2000 p.46

119 Stevenson D., The first freemasons – Scotland early lodges and their members, Aberdeen university press, 1988, trad Sautrot, Ivoire clair, Bagnolet 2000 p.47-48

120 Bauer A. Dachez R. Nouvelle histoire des Francs-maçons en France, des origines à nos jours, Taillandier, 2018 et 2020, Paris, pp. 80 et suivantes lui emboîte le pas pensant ainsi se libérer de la théorie de la transition.

121 Ward E., "The birth of free-masonry : The creation of a myth" pp. 77-100 Ars Quatuor Coronatorum vol. 91 (for 1978) et dans sa ligne Robert Peter, Révauger C., Jan Snoek et Robert Peter Robert Peter (ed.), British Freemasonry 1717–1813, 5 vols, Routledge, London, 2016) 2, 396 pp, notamment Vol 1 Révauger C. Introduction.

122 Stevenson D., The first freemasons – Scotland early lodges and their members, Aberdeen university press, 1988, trad Sautrot, Ivoire clair, Bagnolet 2000 p.40, 47

123 Stevenson D., "Apprenticeship, scottish stonemasons' indentures, 1573-1740", Scottish Archive 2011, volume 17 p. 56 à 72 p.70 note 38

124 Allen A., Building Early Modern Edinburgh A Social History of Craftwork and Incorporation, Edinburgh University Press, 2018, 2020, p.1 et s qui note la domination jusqu'au XIX° siècle

125 Wallace-James R.E., ''The book of the Aitchison Haven lodge 1598-1764", Ars Quatuor Coronatorum vol.24 (for 1911), pp. 30 à 46, p 34 le premier procès-verbal de la loge d'Aitchison Haven daté du 9 janvier 1598 relatant les cas de Robert Widderspone qui fut constitué ''fellow of craft" et le 11 janvier de Alexander Cubie qui fut reçu ''entereit prenteis"

126 1598

The XI day of Januarie 1598 Upon quhilk day Alexander Cubie was entereit prenteis to Georg Aytone the quhilk day George Aytone ablishit himself to haif no mo prentissis withput the license of the brither of ye Ludg in presens of Johne Fender Warden for ye present Wilzarne Aytone elder deacone Johne Pedden Johne Crafurd Thomas Petticrief Wilzam Aytone younger Hendrie

Petticrief Georg Aytone clark for ye present Robert Widderspone entereit prentises Richard Petticrief Archibald Glene Ninian Gumerie James Petticrief of ye quhilk entereit prentiseis Alexander Cubie chois Archibald Glene and James Petticrief to be his instructoris also ye said Alexander Cubie hes payit xx sh and his gluifis.

127 "Edinburgh Register House MS - 1696", Voir en Annexe

128 Stevenson D., The origins of freemasonry, Cambridge University press, 1988, p.128

129 Gould R.F. Military lodges. The Apron and the Sword or Freemasonry under arms; Gale & Polden, ltd, London, 1899 p.13

130 Allen A., Building Early Modern Edinburgh A Social History of Craftwork and Incorporation, Edinburgh University Press, 2018, p.1 ; Stevenson D., The first freemasons – Scotland early lodges and their members, Aberdeen university press, 1988, trad Sautrot, Ivoire clair, Bagnolet 2000 p.38

131 Stevenson D., The origins of freemasonry, Cambridge University press, 1988, p.197

132 Murray Lyon D., History of the Lodge of Edinburgh, William Blackwood and son, Edinburgh & Londres, 1873, p.51-52 –Knoop D. & Jones G. P., An Account of the Rise and Development of Freemasonry In Its Operative, Accepted, and Early Speculative Phases, Manchester University press, 1947 p. 142

133 Stevenson D., The origins of freemasonry, Cambridge University press, 1988, p.198

134 Carr H. Minutes of the Lodge of Edinburgh, Quatuor Coronati Lodge 2076, London, 1962, pp. 49-51. - Washizu, Yoshio; "Critical Reading of Masonic Literature"; Ars Quatuor Coronatorum Vol. 114, (for 2001), Quatuor Coronati Lodge, No. 2076, London, pp. 200-210.

135 Carr H., Minutes of the Lodge of Edinburgh, Quatuor Coronati Lodge 2076, London, 1962, pp. 49-51

136 Statut Schaw 1599 §XVI qui mentionne la présence des maître de Edinburgh

137 Stevenson D. The first freemasons – Scotland early lodges and their members, Aberdeen university press, 1988, trad Sautrot, Ivoire clair, Bagnolet 2000 p.61

138 Il en va différemment lorsqu'il s'agit d'un membre de la Loge qui n'est pas son dirigeant comme à Aitchison Haven en 1599 et 1600 comme le rapporte Wallace-James R.E., « The book of the Aitchison Haven lodge1598-1764 », 1911, Ars Quatuor Coronatorum vol.24 (for 1911), pp. 30 à 46, p 33

139 Carr H., Minutes of the Lodge of Edinburgh, Quatuor Coronati Lodge 2076, London, 1962, pp. 49-51

140 Stevenson D., The origins of freemasonry, Cambridge University press, 1988, p198

141 Stevenson D., The origins of freemasonry, Cambridge

University press, 1988, pp 190 et suivantes

142 Stevenson D., The origins of freemasonry, Cambridge University press, 1988, p.128

143 Robert Freke Gould Military lodges. The Apron and the Sword or Freemasonry under arms; Gale & Polden, ltd, London, 1899 p.13

144 Stevenson D., The origins of freemasonry, Cambridge University press, 1988, p198

145 Stevenson D., The origins of freemasonry, Cambridge University press, 1988, p. 54

146 Stevenson D., The origins of freemasonry, Cambridge University press, 1988, p. 55

147 "Early British freemasonry ''mother Kilwinning lodge" - The Shaw Statutes -- Lodge of Edinburgh N°1 -- Other early lodges" p.4 in Collectif, A Library of Freemasonry, Volume II, The John C. Yorston Publishing Cie, London,1906

148 Stevenson D., The origins of freemasonry, Cambridge University press, 1988, p. 52

149 Stevenson D., The origins of freemasonry, Cambridge University press, 1988, pp. 52-53

150 Stevenson D., The origins of freemasonry, Cambridge University press, 1988, p. 53 et David Murray Lyon, History of the Lodge of Edinburgh, William Blackwood and son, Edinburgh & Londres, 1873, p.69

151 Stevenson D., The origins of freemasonry, Cambridge University press, 1988, p.56

152 Stevenson D., The first freemasons – Scotland early lodges and their members, Aberdeen university press, 1988, trad Sautrot, Ivoire clair, Bagnolet, 2000 p.30

153 Dictionary of National Biography, v° Schaw William

154 Stevenson D., The first freemasons – Scotland early lodges and their members, Aberdeen university press, 1988, trad Sautrot, Ivoire clair, Bagnolet, 2000 p.31

155 Stevenson D., The origins of freemasonry, Cambridge University press, 1988, p.55 et s

156 Stevenson D., The origins of freemasonry, Cambridge University press, 1988, p.57

157 F.A. Yates, The occult philosophy in the Elizabethan age, Toutledge & Kegan Paul, London, New York, 1979 et Routledge classics 2001, p. 109

158 « ... Prions maintenant Dieu tout-puissant et sa douce mère la rayonnante Marie, afin que nous puissions garder les présents articles ... » Négrier P. Textes fondateurs de la tradition maçonnique 1390-1760, Grasset et Fasquelles, Paris, 1995, p.39

159 Knox J. History of the reformation in Scotland, Blackie Fullarton & CO, Glasgow,1831, pp. 208 et suivantes

160 A Dictionary of the Older Scottish Tongue (DOST)
Older Scots - 12th century – 1700 and Dictionary of scots language - Dictionary of the Scots leid (DSL) v° Elder

161 Wallace-James R.E., "The book of the Aitchison Haven lodge1598-1764", 1911, Ars Quatuor

Coronatorum vol.24 (for 1911), pp. 30 à 46, p 34 ; Stevenson D., The origins of freemasonry, Cambridge University press,1988, p.127

162 Murray Lyon D., History of the lodge of Edinburgh, William Blackwood and son, Edinburgh & London, 1873, pp. 131, 134, 135

163 "that to their judgement ther is neither sinne nor scandale in that word because in the purest tymes of this Kirk maisons having that word have been ministers that maisons and men having that word have been and daylie are elders in our session, and many professors having that word are daylie admitted to the ordinances" cité par David Stevenson, The origins of freemasonry, Cambridge University press,1988, p.127

164http://www.legislation.gov.uk/aosp/1560/1 consulté le 1er juin 2020.

165 Luther, De l'autorité temporelle et des limites de l'obéissance qu'on lui doit (1523), Luther M., Œuvres, t. IV, Genève, Labor et Fides, 1958, p. 19 s. ; Calvin J. Institution de la religion chrétienne (1559), C. Meyrueis, Paris, 1859, Chapitre IV « Du gouvernement civil » 8 et s

166 Knox J. History of the reformation in Scotland, (1559-1566), Blackie Fullarton & CO, Glasgow,1831, p. 221

167 Meisner M., Aurore et Lumières maçonniques, Êphaestos, Londres, (à paraître)

168 Dudley J. M., A Student's Manual of English Constitutional History. Sixth Ed., Basil Blackwell, Oxford, 1925, p.650 & s.

169 Larsen,A. "John Wyclif 1331-1384", in Ian Christopher Levy, A Companion to John Wyclif. Late Medieval Theologian, Leiden : Brill, Leyde, 2006, pp. 1-61.

170 Lang, A, John Knox and the Reformation, Green and Co, Reprint 2021, p.

171 Wilbur M. A history of Unitarianism in Transylvania, England and America, Beacon Press, 1945, p. 169

172 Laing D, The Works of John Knox, Six volumes, Johnston & Hunter, Edinburgh, 1846-1864, V, pp. 226-227 et 461

173 F. Secret, Les kabbalistes chrétiens de la Renaissance, Arma Artis, Neuilly sur Seine, 1985, p. 229

174 F. Secret, Les kabbalistes chrétiens de la Renaissance, Arma Artis, Neuilly sur Seine, 1985, p. 229

175 F. Secret, Les kabbalistes chrétiens de la Renaissance, Arma Artis, Neuilly sur Seine, 1985, p. 236

176 F.A. Yates, The occult philosophy in the Elizabethan age, Toutledge & Kegan Paul, London, New York, 1979 et Routledge classics 2001, p. 109

177 Berns L. "Transcendence and Equivocation : Somme political, theological and philosophic themes in Shaspeare" in Shakespear as a political Thinker, Alvis J et West T. G.,(ed), Carolina Academic press, Durham, North Carolina, 1981,pp. 41 à 50, p. 43 et s

178 E. Spencer, The faerie queene, William Ponsonbie, Londron, 1590

179 Zweig S, Erasme – Grandeur et decadence d'une idée, trad, Grasset, Paris, 1935, réed LLP 1996, 2011p. 23

180 Lewis Bailey M. Milton and Jakob Boehme – A study of german mysticism in seventeenth-century England, Haskel House, New York, 1964 p.31-32

181 Le Edinburgh Register House 1696 Ms, est l'aboutissement tardif de ce « mot de maçon » : mais près d'un siècle après sa découverte, reste le plus ancien document maçonnique connu de caractère rituel cf par exemple Mazet E. : « Le manuscrit des archives d'Edinburgh 1696 » ; in Cahier de l'Herne n°62, l'Herne, Paris 2008, p.181

182 Pour l'utilisation au XVIII° siècle et dans un contexte maçonnique, de la réputation de Thomas Beckett et Thomas More par les Jacobites partisans des rois Stuarts et fondateurs de la première loge maçonnique à Paris le 12 juin 1726. Voir : Meisner M., Aurore et Lumières maçonniques, Êphaestos, Londres, (à paraître)

183 Foreville R., « Mort et survie de saint Thomas Becket », in : Cahiers de civilisation médiévale, 14e année (n°53), Janvier- mars 1971. p. 32 et la note 71 pour la citation.

184 E. G. Leonard Histoire générale du protestantisme, PUF, Paris, 1961, réed 1988, 3 volumes, II-p.51

185 Encyclopaedia britannica V° Thomas Cranmer par Geoffrey R. Elton, Encyclopaedia Britannica inc.

186 Wallace-James R.E., "The book of the Aitchison Haven lodge 1598-1764", Ars Quatuor Coronatorum vol.24 (for 1911), pp. 30 à 46, p 30

187 Voir aussi Meisner M., Rituel et Symbolisme de la Franc-Maçonnerie des Premiers temps, Êphaestos, Londres, (à paraître) ; Aurore et Lumières maçonniques, Êphaestos, Londres, (à paraître).

188 Wallace-James R.E., "The book of the Aitchison Haven lodge1598-1764", 1911, Ars Quatuor Coronatorum vol.24 (for 1911), pp. 30 à 46, p 34 ; Murray Lyon D., History of the lodge of Edinburgh, William Blackwood and son, Edinburgh & London, 1873, p. 11

189 Teulet A., Relations politiques de la France et de l'Espagne avec l'Écosse au seizième siècle, papier d'Etat, pièces et documents inédits ou peu connu tirés des Bibliothèques et Archives de France, Veuve Renouard, Paris, 1862, 5 volumes, Vo 1 in fine ; Poujol J. « Un épisode international à la veille des guerres de religion : la fuite du comte d'Arran ». In: Revue d'histoire moderne et contemporaine, tome 8 n°3, Juillet-septembre 1961. pp.199-200

190 « Covenant 1557 » 1

191 John Earl of Rothes, Relation of Proceedings concerning the Affairs of the Kirk of Scotland, from August 1637 to July 1638,

Bannatyne Club, Edinburgh. 1830, p. 30

192 Meisner M., Aurore et Lumières maçonniques, Êphaestos, Londres, (à paraître)

193 Ryrie A., The origins of the Scottish reformation, Manchester university press, Manchester & New York, 1988, p.196

194 E. G. Leonard Histoire générale du protestantisme, PUF, Paris, 1961, réed 1988, 3 volumes, II-p.66 et note2

195 Voir le texte en Annexe

196 Voir le texte en Annexe

197 Voir le texte en Annexe

198 Voir le texte en Annexe

199 A. Haynes, The Gunpowder Plot: Faith in Rebellion, Sparkford, Hayes and Sutton, 2005, p. 131

200 Stevenson D., The first freemasons – Scotland early lodges and their members, Aberdeen university press, 1988, trad Sautrot, Ivoire clair, Bagnolet, 2000 p.135

201 Stevenson D., The first freemasons – Scotland early lodges and their members, Aberdeen university press, 1988, trad Sautrot, Ivoire clair, Bagnolet, 2000 p.135

202 Henry Adamson, The Muses Threnodies– "Troisième Muses", King James College, Edinburgh, 1638 réed T.H. Marshall, History of Perth, Perth 1849, p.520

203 For what we do presage is not in grosse, For we be brethren of Rosie crosse ; We have the Mason word, and second sight,Things for to come we can foretell arig »

204 Nous aurons l'occasion de voir qu'en 1637 le Journal du comte de Rothe, John Leslie comporte lui aussi la mansion du "masone word"

205 Meisner M., Aurore et Lumières maçonniques, Êphaestos, Londres, (à paraître)

206 Révauger M-C., « Maçonnisme et anti-maçonnisme en Grande-Bretagne sous la Révolution française ». In : Dix-huitième Siècle, n°37, 2005. Politiques et cultures des Lumières. p. 309 ; Berman, R.A. The Architects of Eighteenth-Century English Free-masonry, 1720 – 1740, Th. Exeter, 15/12/2010. Dacty., in fine p.2 et pp. 17,101-102, 251 et s ; Meisner M., Aurore et Lumières maçonniques, Êphaestos, Londres, (à paraître)

207 Raynaud P., Trois Révolution de la Liberté, Angleterre, Amérique, France, PUF, Paris, 2009, pp. 19 et suivantes ; Meisner M., Aurore et Lumières maçonniques, Êphaestos, Londres, (à paraître)

208 Pour Luthériens et réformés « S'il est vrai que nous sommes tous également prêtres, nous ne pouvons cependant pas tous être chargés du service et de l'enseignement publics 208». Les ministres spécialisés ne sont pas nécessaires pour des motifs théologiques fondamentaux, mais pour des raisons pratiques au premier rang desquelles l'acquisition des connaissances et de la formation nécessaire pour expliquer pertinemment la Bible ou de célébrer comme il convient une cérémonie. Luther M., Traité de la Liberté chrétienne, Œuvres, vol.2, p.251, 286.

209 John Earl of Rothes, Relation of Proceedings concerning the Affairs of the Kirk of Scotland, from August 1637 to July 1638, Bannatyne Club, Edinburgh. 1830, p. 3

210 John Earl of Rothes, Relation of Proceedings concerning the Affairs of the Kirk of Scotland, from August 1637 to July 1638, Bannatyne Club, Edinburgh. 1830, p. 30 "On Monday 13, Rothes came to [the] Thesaurer at night to visit him, who did shew his fears that the frequent meiting of so many wold give his Majestie discontent; and that also he had bein taxed formerlie for keiping correspondance with some of the nobilitie, which he had alwayes done for the good of his Majesteis service, thogh his adversaries interpret the same as unfaithfullnes, and said he had the Masone word among the nobilitie".

211 Wallace-James R.E., "The book of the Aitchison Haven lodge 1598-1764", Ars Quatuor Coronatorum vol.24 (for 1911), pp. 30 à 46, p 34

212 Stevenson D., The origins of freemasonry, Cambridge University press, 1988,166 à 189

213 Lyon D.M., History of the Lodge of Edinburgh, William Blackwood and son, Edinburgh & Londres, 1873 p. 80

214 At Neucastell the 20 day off May 1641. The qwilk day ane serten nomber off Mester and others being lafule conveined, doeth admit Mr the Right Honerabell Mr Robert Moray, General quarter Mr to the Armie off Scotland, and the same bing aproven be the hell Mester off the Mesone of the Loge off Edenbroth, quherto they heaue set to ther handes or markes. A. Hamilton, R. Moray, Johne Mylln, James Hamilton.

215 Freke Gould R. Military Lodges, Gale and Polden Ltd, London, 1899, p.16

216 Oxford Dictionary of National Biographie v° Moray, Sir Robert, Oxford University Press, 2021

217 John Earl of Rothes, Relation of Proceedings concerning the Affairs of the Kirk of Scotland, from August 1637 to July 1638, Bannatyne Club, Edinburgh. 1830, p. 30

218 Baillie R., The Letters and journal of Robert Baillie, T3, Edinburgh, 1842 Lettre au comte de Lauderdalel 11 mars 1651 p.139

219 Stevenson D., The origins of freemasonry, Cambridge University press, 1988, p.127

220 J.S. Wheeler, The Irish and British war, 1637-1654 : Triumph, Tragedy and failure, Taylor & Francis Ltd, London, 2002, p. 39

221 La tête de la reine Henriette Marie est à ce moment mise à prix par le Parlement anglais et elle a dû fuir le théâtre des opérations militaires, emmenant avec elle sa fille nouvellement née, le 16 juin 1644, des œuvres de Charles 1er.

222 Bruce J. éditeur, Charles I in 1646, Letters o King Charles the first to Queen Henrietta Maria, Camden Society, Londres 1846, p.11

223 Baillie R., The Letters and journal of Robert Baillie, T3, Edinburgh, 1842 Lettre au comte de Lauderdalel 11 mars 1651 p.139

224 Josten C.H., Elias Ashmole (1617–1692). His Autobiographical and Historical Notes, his Correspondence, and Other Contemporary Sources Relating to his Life and Work. 5 vols., Clarendon Press. oxford 1966, Vol1 pp. 355-357 ; Stevenson D., The origins of freemasonry, Cambridge University press,1988, p.219

225 Stevenson D., "Apprenticeship, Scottish stonemasons 'indentures, 1573-1740", Scottish Archive 2011, volume 17 p. 70

226 entered to the craft according to the oudour of prentiesses' within four years

227 Baillie R., The Letters and journal of Robert Baillie, T3, Edinburgh, 1842 Lettre au comte de Lauderdalle 11 mars 1651 p.139 : "you are ane old mason and may be one againe"

228 Stevenson D., The origins of freemasonry, Cambridge University press,1988, p.170 et la note 13

229 Stevenson D., The origins of freemasonry, Cambridge University press,1988, p.127

230 Duchein M., Les derniers Stuart 1660-1807, Librairie Arthème Fayard, Paris, 2006, p.128

231 J. Coffey, "Bunyan's England, The trials and Triumph of Restoration Dissent", pp 36-52, in M. Davies & W.R. Owens, The Oxford handbook of John Bunyan, Oxford University press, Oxford, 2018, p.48

232 Stevenson D., "Apprenticeship, Scottish stonemasons 'indentures, 1573-1740", Scottish Archive 2011, volume 17 p70-71

233 His master, John Johnston, undertook to purchaise procure and give to the saide James Temple his prenteise the masone word which he heath himselfe

234 Harry Carr, Minutes of the Lodge of Edinburgh, Quatuor Coronati Lodge 2076, London, 1962, p. 152 et 161 ; bien que lui aussi du clan Mac farlane il ne s'agit pas de Robert Moray reçu à Newcastle en 1641.

235 Wallace-James R.E., The book of the Aitchison Haven lodge 1598-1764, Ars Quatuor Coronatorum vol.24 (for 1911), pp. 30 à 46, p 33 et 41

236 Frazer A., Charles II, Weidenfeld and Nicolson, Londres, 1979, pp. 53 et suivantes

237 Hutton R. Charles II : King of England, Scotland and Ireland, Oxford, Clarendon Press, 1989, pp.74 et suivantes

238 John Earl of Rothes Relation of Proceedings concerning the Affairs of the Kirk of Scotland, from August 1637 to July 1638, Bannatyne Club, Edinburgh. 1830, p. 30

239 Stevenson D., The first freemasons – Scotland early lodges and their members, Aberdeen university press, 1988, trad Sautrot, Ivoire clair, Bagnolet 2000 p.53

240 Josten C.H., Elias Ashmole (1617–1692). His

Autobiographical and Historical Notes, his Correspondence, and Other Contemporary Sources Relating to his Life and Work. 5 vols., Clarendon Press. oxford 1966, Vol1 pp. 355-357 ; Stevenson D., The origins of freemasonry, Cambridge University press,1988, p.219

241 Stevenson D. The first freemasons – Scotland early lodges and their members, Aberdeen university press, 1988, trad Sautrot, Ivoire clair, Bagnolet 2000 p.56

242 Baillie R., The Letters and journal of Robert Baillie, T3, Edinburgh, 1842 Lettre au comte de Lauderdalel 11 mars 1651 p.139

243 Stevenson D., The origins of freemasonry, Cambridge University press,1988, p.170 et la note 13

244 Chevallier P. Les Duc sous l'acacia, Slatkine, Genève, 1990, pp.221 et suivantes

245 Bauer A. Dachez R. Nouvelle histoire des Francs-maçons en France, des origines à nos jours, Taillandier, 2018 et 2020, Paris, pp. 120 et suivantes.

246 Bauer A. Dachez R. Nouvelle histoire des Francs-maçons en France, des origines à nos jours, Taillandier, 2018 et 2020, Paris, pp. 20 et suivantes et pp.79 et suivantes au sujet du "mason word"

247 Stevenson D., The origins of freemasonry, Cambridge University press,1988, p.219-220

248 Miller J., James II, Yale univ. press, 3°ed., Yale, 2000, p. 58-59

249 Miller J., James II, Yale univ. press, 3° ed., Yale, 2000, p.69-71

250 Miller J., James II, Yale univ. press, 3° ed., Yale, 2000, p.121

251 Cottret B. La Glorieuse Révolution d'Angleterre (1688), 1988, réed Gallimard, Paris, 2013 p. 28, 114 et s, 127 et s ; Meisner M., Aurore et Lumières maçonniques, Êphaestos, Londres, (à paraître)

252 Ashley M., James II, Littlehampton book service Ltd, Worthing, 1978 p. 186

253 Duchein M., Les derniers Stuarts 1660-1807, Librairie Arthème Fayard, Paris, 2006, pp.242 et s

254 Cottret B., Terre d'exil : L'Angleterre et ses réfugiées XVI°-XVII° siècles, Aubier, Paris, 1992, p. 227

255 Harris T., Revolution: The Great Crisis of the British Monarchy, 1685-1720, Penguin Books, Ltd., London, 2007, p. 478-479

256 Stevenson D., "Apprenticeship, Scottish stonemasons 'indentures, 1573-1740", Scottish Archive 2011, volume 17 p.71

257 Miller J., James II, Yale University press, New Haven-London, 3e éd. 2000, pp.186-187; Waller M., Ungrateful Daughters: The Stuart Princesses who Stole Their Father's Crown, Londres, Hodder & Stoughton, London, 2002, pp.43-46

258 Harris T., Restoration: Charles II and his Kingdom 1660-1685, Penguin Books, Ltd., London, 2006, p. 9

259 Harris T., Restoration: Charles II and his Kingdom 1660-1685,

Penguin Books, Ltd., London, 2006, p. 11-12

260 Harris T., Restoration: Charles II and his Kingdom 1660-1685, Penguin Books, Ltd., London, 2006, p. 478-479

261 Meisner M., Aurore et Lumières maçonniques, Êphaestos, Londres, (à paraître)

262 Meisner M., Aurore et Lumières maçonniques, Êphaestos, Londres, (à paraître)

263 Révauger M-C., « Maçonnisme et anti-maçonnisme en Grande-Bretagne sous la Révolution française ». In : Dix-huitième Siècle, n°37, 2005. Politiques et cultures des Lumières. p. 309 ; Berman. R.A. The Architects of Eighteenth-Century English Freemasonry, 1720 – 1740, Th. Exeter, 15/12/2010. Dacty., in fine p.2 et pp. 17,101-102, 251 et s

264 Voltaire « Sur les sociniens, ou ariens, ou antitrinitaires » Œuvres complètes, Tome 33 Mélanges de littérature d'histoire et de philosophie vol1, Cranmer et Bardin, Genève, 1775, pp.90-91. Pour l'arianisme si le Christ à nature divine il est une créature distincte subordonné au Père qui l'a généré à un moment donné. Alors que le père lui-même est increé. C'est la conception vétérotestamentaire de Yhwh qui fonde cette doctrine comme le montre la capacité de Yhw à se soumettre lui-même à une malédiction lors de son alliance avec Abram. Sur ce dernier aspect, voir Meisner M., Rituel et Symbolisme de la Franc-Maçonnerie des Premiers temps, Êphaestos, Londres, (à paraître) ; Sur l'ensemble des questions touchant à Abraham voir Römer T. La construction d'un Ancêtre : la formation du cycle d'Abraham (2008-2009) Le cycle d'Abraham (suite) : Alliance guerres et sacrifices scandaleux, Cours au Collège de France, 209-2010 – en ligne https : //www.college-de-france.fr / site / thomas-romer/_course.htm ; Römer T Abraham : nouvelle jeunesse d'un ancêtre, Labor et Fides, Genève 1997

265 Lewis Bayley M., Milton and Jakob Boehme – A study of German mysticism in seventeenth-century England, Haskel House, New York, 1964 p. 66

266 Né à Édimbourg vers 1599-1600 et mort à Cassel, le 26 septembre1680, est un théologien, bibliothécaire et pasteur d'origine écossaise. Un temps ami de Grotius et en contact avec Descartes et Baxter, il fut avec Samuel Hartlib et Comenius l'un des membres du cercle d'intellectuels anglais à l'origine de la Royal Society dont son beau-fils, Henry Oldenburg, ami de Spinoza, fut le premier secrétaire. Dury rencontre en Ecosse en 1628 Samuel Hartlib en compagnie duquel il se réfugie un court moment en Angleterre à la suite de la prise d'Elbing par les Catholiques lors de la Guerre de Trente Ans qui fait rage sur le continent. Avec Samuel Hartlib, il cosigne Considerations tending to

the happy Accomplishment of Englands Reformation in Church and State (1647) ; Minton Batten J., John Dury, Advocate of Christian Reunion, Chicago, Chicago University Press, 1944.

267 Trevor-Roper H. R., Religion, the Reformation, and Social Change, Mac Millan, London, 1967, p. 256

268 Greengrass M., « Philippe Duplessis-Mornay, Jacques VI et Ier, et la réunion du christianisme 1603-1619 », In- Albineana, Cahiers d'Aubigné, 18, 2006. Philippe Duplessis-Mornay. pp. 431 et s.

269 Ward E., "The birth of free-masonry : The creation of a myth" Ars Quatuor Coronatorum vol. 91 (for 1978) pp. 77-100 et dans sa ligne Robert Peter, Révauger C., Jan Snoek et Robert Peter Robert Peter (ed.), British Freemasonry 1717–1813, 5 vols, Routledge, London, 2016) 2,396 pages, notamment Vol 1 Révauger C. Introduction.

270 Stevenson D., The first freemasons – Scotland early lodges and their members, Aberdeen university press, 1988, trad Sautrot, Ivoire clair, Bagnolet 2000 ; The origins of freemasonry, Cambridge University press,1988

271 Stevenson D., "Apprenticeship, Scottish stonemasons 'indentures, 1573-1740", Scottish Archive 2011, volume 17 p.7

272 to enter the said John Lyall [his apprentice] free of all expenses at the masson Loudge of Dunfermlin

273 Stevenson D., « Apprenticeship, scottish stonemasons' indentures, (1573-1740 », Scottish Archive 2011, volume 17 p.71.

274 he promised to 'teach, learn and instruct his said apprentice in the haill heads parts [and] points of the Mason Arts' as far as he knew them – the Mason Word only excepted

275 Knoop D; Jones, G P; Hamer, The Early Masonic Catechisms, "Edinburgh Register House MS - 1696", Manchester University Press, 1963, Second Edition, pp 31-34 et Meisner M., Rituel et Symbolisme de la Franc-Maçonnerie des Premiers temps, Êphaestos, Londres, (à paraître).

276 Wallace-James R.E., The book of the Aitchison Haven lodge 1598-1764, Ars Quatuor Coronatorum vol.24 (for 1911), pp. 30 à 46; Meisner M., Rituel et Symbolisme de la Franc-Maçonnerie des Premiers temps, Êphaestos, Londres, (à paraître).

277 Meisner M. La Franc-maçonnerie des premiers temps, Volume 2, Rite et Symbolisme, Êphaestos, Londres, (à paraître)

278 Wallace-James R.E., The book of the Aitchison Haven lodge 1598-1764, Ars Quatuor Coronatorum vol.24 (for 1911), pp. 30 à 46, p. 34

279 Stevenson D., The first freemasons – Scotland early lodges and their members, Aberdeen university press, 1988, trad sautrot, Ivoire clair, Bagnolet 2000 p.30

280 John Earl of Rothes, Relation of Proceedings concerning the Affairs of the Kirk of Scotland, from August 1637 to July 1638,

Bannatyne Club, Edinburgh. 1830, p. 30

281 Knoop D. & Jones G. P., An Account of the Rise and Development of Freemasonry In Its Operative, Accepted, and Early Speculative Phases, Manchester University press, 1947 p. 88

282 Knoop, D., Jones, G P., Hamer, The Early Masonic Catechisms, "Edinburgh Register House MS - 1696", Manchester University Press, 1963, Second Edition, pp 31-34

283 Knoop, D., Jones, G P., Hamer, The Early Masonic Catechisms, "Edinburgh Register House MS - 1696", Manchester University Press, 1963, Second Edition, p.31 et s ; Carr H. An examination of the early masonic catechism Leicester, 1946, in fine

284 Pour une étude détaillée du MS Edinburgh Register House 1696 et des procès-verbaux de Aitchison Haven de 1598 voir Meisner M., Rituel et Symbolisme de la Franc-Maçonnerie des Premiers temps, Êphaestos, Londres, (à paraître)

285 Henry Adamson (1581-1639) « We have the Mason word, and second sight, -- Things for to come we can foretell arigh" qui peut se traduire par : « Nous avons mot de maçon et seconde vue -- chose à venir nous pouvons exactement prédire » Henry Adamson The Muses Threnodies– Trosième Muses, King James College, Edinburgh, 1638 réed T.H. Marshall , History of Perth, Perth 1849, p.520

286 Stevenson D., The first freemasons – Scotland early lodges and their members, Aberdeen university press, 1988, trad Sautrot, Ivoire clair, Bagnolet 2000 p.135 et The origins of freemasonry, Cambridge University press, 1988, p.125

287 Cant J., "Introduction" à Henry Adamson The Muses Threnodies, George Johnston, Robert Morison, Perth, 1774, p. ix

288 Stevenson D., The first freemasons – Scotland early lodges and their members, Aberdeen university press, 1988, trad Sautrot, Ivoire clair, Bagnolet 2000 p.135

289 John Earl of Rothes, Relation of Proceedings concerning the Affairs of the Kirk of Scotland, from August 1637 to July 1638, Bannatyne Club, Edinburgh. 1830, p. 30

290 Ibid p. 127 note 5 "On Monday 13, Rothes came to [the] Thesaurer at night to visit him, who did shew his fears that the frequent meiting of so many wold give his Majestie discontent; and that also he had bein taxed formerlie for keiping correspondance with some of the nobilitie, which he had alwayes done for the good of his Majesteis service, thogh his adversaries interpret the same as unfaithfullnes, and said he had the Masone word among the nobilitie"

291 Stevenson D., The origins of freemasonry, Cambridge University press, 1988, p.127 qui donne la transcription de la question du presbytère de Jedburgh

---

292Meisner M., Rituel et Symbolisme de la Franc-Maçonnerie des Premiers temps, Êphaestos, Londres, (à paraître)

293 Voir supra page 22

294 Douglas Knoop & G. P. Jones, An Account of the Rise and Development of Freemasonry In Its Operative, Accepted, and Early Speculative Phases, Manchester University press, 1947 p. 93 ; Stevenson D., The origins of freemasonry, Cambridge University press, 1988, p.126 s

295 Douglas Knoop & G. P. Jones, An Account of the Rise and Development of Freemasonry In Its Operative, Accepted, and Early Speculative Phases, Manchester University press, 1947 p. 93 et p.94

296 Weber M. L'éthique protestante et l'esprit du capitalisme, (1904-1905) trad. Plon, Paris, 1964

297 Knox J. « An admonition or warning that the faithful christian in London, Newcastle, Barwycke and others may avoide Gods vengeance » ed Laing D, The Works of John Knox, Six volumes, Johnston & Hunter, Edinburgh, 1846-1864, III, p.194

298 Leonard E. G. Histoire générale du protestantisme, PUF, Paris, 1961, réed 1988, 3 volumes, II-pp 62 et s

299 Dickens A.G. The English Reformation, B.T. Batsford ltd, London, 1964, 3°ed 1966, in fine et Préface p.v

300 Knox J. History of the reformation in Scotland, (1559-1566), Blackie Fullarton & CO, Glasgow,1831, p. 3

301 Kirk J., Dictionary of Scottish Church History and Theology Wright D.F., Edinburgh, 1993 p. 694

302 Leonard E. G. Histoire générale du protestantisme, PUF, Paris, 1961, réed 1988, 3 volumes, II-pp 247et s

303 Wilbur E.M., A history of Unitarianism, in Transylvania, England and America, Beacon press, Boston, 1945, pp ;166 et suivantes ; A history of unitarianism, socinianism and its antecedents, Beacon press, Boston, 1945, pp 12 et suivantes

304 Leonard E. G. Histoire générale du protestantisme, PUF, Paris, 1961, réed 1988, 3 volumes, I-p.89

305 Dudley J. M., A Student's Manual of English Constitutional History. Sixth Edition Basil Blackwell, Oxford, 1925, p. 650 et s. A propos du Unitarians Relief Act dit aussi Doctrine of the Trinity Act 1813 qui met fin à l'exclusivité légale de la conception trinitaire.

306 Negrier P., Textes fondateurs de la tradition maçonnique, 1390-1760, Grasset & Fasqelle, Paris, 1995, p.38

307 Wilbur E.M., A history of unitarianism, socinianism and its antecedents, Beacon press, Boston, 1945, p 3

308 Voltaire Œuvres complètes, Tome 25, Questions sur l'Encyclopédie vol1 v° « Arianisme », Cranmer et Bardin, Genève, 1775, pp.398 et suivantes

309 Pomeau R. La religion de Voltaire, Nizet, Paris 1969 in fine

310 Wilbur E.M., A history of unitarianism, socinianism and its antecedents, Beacon press, Boston, 1945, p 5

311 Il n'est pas insensé de trouver là le principe d'organisation du rite de l'Arche Royale

312 Kinney A.F. & Swain D.W., The Routledge Encyclopedia of Tudor England, Garland, New-York, London, 2001, v° Hamilton, Patrick (c. 1504-1528)

313 Dotterweich M.H., Oxford dictionary of national Biography, v° Wishart, George, Oxford University Press, 2004

314 B. Hébert, "Erasmianism, Idea and Reality Proceedings of the colloquium, Amsterdam, 19-21 September 1996". In : Bulletin de l'Association d'étude sur l'humanisme, la réforme et la renaissance, n°47, 1998. pp. 105-109 ; Contribution de Siegfried Wollgast, p. 108

315 Knox J. History of the reformation in Scotland, (1559-1566), Blackie Fullarton & CO, Glasgow,1831, pp.208 et suivantes

316 Knox J. « An admonition or warning that the faithful christian in London, Newcastle, Barwycke and others may avoide Gods vengeance » ed Laing D, The Works of John Knox, Six volumes, Johnston & Hunter, Edinburgh, 1846-1864, III, p.194

317 Voir infra page 144

318 Leonard E. G. Histoire générale du protestantisme, PUF, Paris, 1961, réed 1988, 3 volumes, I-p.44 et s

319http://www.legislation.gov.uk/aosp/1560/1 consulté le 1er juin 2020.

320 Négrier P. La Tulip – Histoire du rite du mot de maçon de 1637 à 1730, Éditions Ivoire clair, Paris, 2005, p. 79 à 86

321 Yates F.A., The Art of memory, Routledge & Kegan Paul, London, New York, 1966 et réed 2010, Chapitre 3 et 4 in fine

322 "that to their judgement ther is neither sinne nor scandale in that word because in the purest tymes of this Kirk maisons having that word have been ministers that maisons and men having that word have been and daylie are elders in our session, and many professors having that word are daylie admitted to the ordinances" cite par Stevenson D., The origins of freemasonry, Cambridge University press,1988, p.127

323 Kellar C. Scotland, England, and the reformation 1534-1561, Clarendon press, Oxford, 2003, p.78 s.

324 Kirk J. Dictionary of Scottish Church History and Theology Wright D.F., Edinburgh, 1993 p. 694

325 Kinney A.F. & Swain D.W., The Routledge Encyclopedia of Tudor England, Garland, New-York, London, 2001, v° Hamilton, Patrick (c. 1504-1528)

326 Dotterweich M.H., Oxford dictionary of national Biography, v° Wishart, George, Oxford University Press, 2004

327 Dictionary of National Biography, v° Schaw William

328 Negrier P., Textes fondateurs de la tradition maçonnique, 1390-1760, Grasset & Fasqelle, Paris, 1995, p.64

329 Negrier P., Textes fondateurs de la tradition maçonnique, 1390-1760, Grasset & Fasqelle, Paris, 1995, p.41

330 Negrier P., Textes fondateurs de la tradition maçonnique, 1390-1760, Grasset & Fasqelle, Paris, 1995, p.38

331 Le Bras G. « Les indulgences ». In : Revue des Sciences Religieuses, tome 5, fascicule 3, 1925. pp. 525-537 ; p.531

332 En ce sens Boyer Ch., Calvin et Luther. Accords et différences, PUG, Rome 1973, p 73 ; La différence des théologies sur cette question n'est pas indifférente à la réflexion que développera la Franc-maçonnerie du XVIII° siècle autour de la personnalité de Noé. Si l'origine de la faute irréparable est une délibération humaine, elle est simplement une conséquence de la Raison mise à l'épreuve du désir. Cependant que, si elle est inhérente à la nature de l'homme, elle relève de l'instinct et pas de la raison, qui sera alors correctrice sur le territoire de l'homme, comme le montre l'exemple de Noé.

333 Le Bras G. » Les indulgences ». In : Revue des Sciences Religieuses, tome 5, fascicule 3, 1925. pp. 525-537 ; p.531

334 Le Bras G. » Les indulgences ». In : Revue des Sciences Religieuses, tome 5, fascicule 3, 1925. pp. 525-537 ; p.534 et note 2

335 Weber M. L'éthique protestante et l'esprit du capitalisme, (1904-1905) trad. Plon, Paris, 1964

336 En France on peut, toutefois, citer l'exemple de l'architecte Pierre de Levesville qui s'est vu confier divers travaux dans la ville de Montauban pendant la période protestante bien qu'ayant travaillé à la construction de cathédrales ; cf. : Guicharnaud H., Montauban au XVII° siècle, 1550-1685. Urbanisme et architecture, Paris, Picard, 1991 p. 165

337 Negrier P., Textes fondateurs de la tradition maçonnique, 1390-1760, Grasset & Fasqelle, Paris, 1995, p.41

338 Cooper, RL.D., Rosslyn Hoax, Lewis Masonic, 2006 ; trad J-C Genoud-Prachex, La Hutte, Paris, 2011

339 Cottin J. « Iconoclasme » Réforme n°2967 ; Dupreux C, Jezler, Wirth J. Iconoclasme, vie et mort de l'image médiévale, Somogy Editions d'Art, Strasbourg, 2001

340 Knoop D. & Jones G.P., An Account of the Rise and Development of Freemasonry In Its Operative, Accepted, and Early Speculative Phases, Manchester University press,1947 p.93

341 Douglas Knoop & G. P. Jones, An Account of the Rise and Development of Freemasonry In Its Operative, Accepted, and Early Speculative Phases, Manchester University press, 1947 p. 93

342 Locke J. A letter concerning toleration,(1689) , Huddersfield, 1796, p. 49 « one man does not

violate the right of another, by his erroneous opinions, and undue manner of worship nor is his perdition any prejudice to another man's affairs ; therefore, the care of each man's salvation belongs only o himself .»

343 Hooker R. Of the Lawes of Ecclesiasticall Politie, William Stansbye, Londres, 1622, réed Scolar press, Menston, 1969 ; 270 pages ; A learned discourse of Justification, réed Christian Classics Ethereal Library, Grand Rapids, 51 pages ; Lewis C.S., English Literature In The Sixteenth Century Excluding Drama ; Oxford University Press, Oxford, 1944, p. 441 et s

344 Pour une analyse du rite et de son symbolism : Meisner M., Rituel et Symbolisme de la Franc-Maçonnerie des Premiers temps, Êphaestos, Londres, (à paraître)

345 Carr H., The mason and the burgh. An examination of the Edinburgh register of apprentices and the burgess rolls, London, 1954

346 Stevenson D., "Apprenticeship, scottish stonemasons' indentures, 1573-1740", Scottish Archive 2011, volume 17 p. 56 à 72

347 entered to the craft according to the oudour of prentiesses' within four years

348 to enter his said prentise at Mary's Chappell within three years

349 to enter the said John Lyall [his apprentice] free of all expenses at the masson Loudge of Dunfermline

350 L'expression « recevoir comme apprenti » qui s'oppose à « initier » est conservée dans les rituels contemporain pour les rites directement issu de la tradition du MS Edinburgh Register House de 1696 tel le Rite français.

351 Meisner M., Aurore et Lumières maçonniques, Êphaestos, Londres, (à paraître)

352 to enter his said prentise at Mary's Chappell within three years

353 Voir supra pp. 23 et 70 et Meisner M., Rituel et Symbolisme de la Franc-Maçonnerie des Premiers temps, Êphaestos, Londres, (à paraître)

354 Les textes établissent ainsi un lien entre « réception » et « mason word » et ne font allusion à aucune espèce d'initiation car l'anglais distingue les verbes "enter" et "initiate". Le Dictionary of Old Scots Language qui doit être suivi pour un texte écossais du XVI° siècle, indique que "enter" est le terme qui décrit la réception par un feudataire de son vassal et cette idée de « foi et hommage » imprègne la realtion tisssée par le "Mason comme le montre l'offrande des gants mentionnées aux plus anciens procès-verbaux relatant des réceptions en 1598 ; Voir à ce sujet : Meisner M., Aurore et Lumières maçonniques, Êphaestos, Londres, (à paraître)

355 Sur le Mot unique et son sens lié à la réception, voir Meisner M., Rituel et Symbolisme de la Franc-Maçonnerie des Premiers temps,

Êphaestos, Londres, (à paraître) ; et en Annexe le texte du Edinburgh Register House 1696 MS

356 His master, John Johnston, undertook to purchaise procure and give to the saide James Temple his prenteise the masone word which he heath himself

357 Le contrat de William Herriss permet de remarquer la survivance du rite du "Mot de Maçon", une année après la date convenue pour la création de la Grande Loge de Londres et de Westminster en 1717. Cependant en 1718, si la reconnaissance du critère confessionnel reste un enjeu, il n'est plus le seul. Après la « Glorieuse Révolution » et la création de la Grande Loge de Londres et de Westminster en 1717 à Londres, la situation confessionnelle reste discriminante mais l'enjeu n'est plus de vivre ou mourir. Voir sur cette période Meisner M., Aurore et Lumières maçonniques, Êphaestos, Londres, (à paraître)

358 Stevenson D., « Apprenticeship : scottish stonemasons' indentures, (1573-1740 », Scottish Archive 2011, volume 17 pp.70-71 pour l'ensemble des citations de ce paragraphe.

359 he promised to 'teach, learn and instruct his said apprentice in the haill heads parts [and] points of the Mason Arts' as far as he knew them – the Mason Word only excepted

360 entered to the craft according to the oudour of prentiesses' within four years

361 to enter his said prentise at Mary's Chappell within three years

362 Stevenson D. The first freemasons – Scotland early lodges and their members, Aberdeen university press, 1988, trad Sautrot, Ivoire clair, Bagnolet 2000 p.61

363 (Stevenson D., 2011)

364 Stevenson D., The first freemasons – Scotland early lodges and their members, Aberdeen university press, 1988, trad Sautrot, Ivoire clair, Bagnolet, 2000 pp.144 et s

365 Stevenson D., The origins of freemasonry, Cambridge University press, 1988, p.127 qui donne la transcription de la question du presbytère de Jedburgh

366 Stevenson D. The first freemasons – Scotland early lodges and their members, Aberdeen university press, 1988, trad Sautrot, Ivoire clair, Bagnolet 2000 p.61

367 Meisner M., Rituel et Symbolisme de la Franc-Maçonnerie des Premiers temps, Êphaestos, Londres, (à paraître)

368 Voltaire « Sur les sociniens, ou ariens, ou antitrinitaires » Œuvres complètes, Tome 33 Mélanges de littérature d'histoire et de philosophie vol1, Cranmer et Bardin, Genève, 1775, pp.90-91 ; Sur cette période en lien avec nos thèmes voir Meisner M., Aurore et Lumières maçonniques, Êphaestos, Londres, (à paraître).

369 Stevenson D., The first freemasons – Scotland early

lodges and their member, Aberdeen university press, 1988, trad sautrot, Ivoire clair, Bagnolet 2000 p.91

370 Stevenson D., The first freemasons – Scotland early lodges and their members Aberdeen university press, 1988, trad sautrot, Ivoire clair, Bagnolet 2000 p.91p. 92

371 Voir en Annexe Second Statut Schaw

372 Strohl Henri. « Le droit à la résistance d'après les conceptions protestantes ». In: Revue d'histoire et de philosophie religieuses, 10e année n°2, Mars-avril 1930. pp. 126-144; page 126

373 Meisner M., Aurore et Lumières maçonniques, Êphaestos, Londres, (à paraître)

374 Voir le texte en Annexe

375 Dictionary of National Biography, v° Schaw William et supra p. 30 et s. et infra p. 94

376 Stevenson D., The first freemasons – Scotland early lodges and their members, Aberdeen university press, 1988, trad Sautrot, Ivoire clair, Bagnolet 2000 p.61

377 Stevenson D., The first freemasons – Scotland early lodges and their members, Aberdeen university press, 1988, trad Sautrot, Ivoire clair, Bagnolet 2000 p.97

378 Stevenson D., The first freemasons – Scotland early lodges and their members, Aberdeen university press, 1988, trad sautrot, Ivoire clair, Bagnolet 2000 p.56

379 Stevenson D., The first freemasons – Scotland early lodges and their members, Aberdeen university press, 1988, trad Sautrot, Ivoire clair, Bagnolet 2000 p.98 et 102

380 Oxford Dictionary of National Biography v° Maitland, John, duke of Lauderdale (1616–1682), Oxford University Press, Oxford

381 Stevenson D., The first freemasons – Scotland early lodges and their members, Aberdeen university press, 1988, trad Sautrot, Ivoire clair, Bagnolet 2000 p.98

382 The Complete Peerage of England, Scotland, Ireland, Great Britain and the United Kingdom, Extant, Extinct or Dormant, new ed., 6 volumes, Alan Sutton, Gloucester, 2000, volume III, page 77

383 Charles II, 1670, "An Act to prevent and suppresse Seditious Conventicles", in Statutes of the Realm: Volume 5, 1628-80, ed. John Raithby (s.l, 1819), pp. 648-651 ; Stevenson D., The first freemasons – Scotland early lodges and their members, Aberdeen university press, 1988, trad sautrot, Ivoire clair, Bagnolet 2000 p.98 et la note 19

384 Stevenson D., The first freemasons – Scotland early lodges and their members, Aberdeen university press, 1988, trad sautrot, Ivoire clair, Bagnolet 2000 p.223 note 1.5 et 1.2 pour sa participation à la loge de Edinburgh

385 Gould R.F., Military Lodges, Gale and Polden Ltd, London, 1899, p.22

386 Stevenson D., The first freemasons – Scotland early lodges and their members, Aberdeen university press, 1988, trad sautrot, Ivoire clair, Bagnolet 2000 p.99

387 Nous savons qu'à Mary's Chapel tous les membres de la Corporation et notamment des Maîtres n'étaient pas membre de l'Assemblée des maçons. Stevenson D., The first freemasons – Scotland early lodges and their members, Aberdeen university press, 1988, trad sautrot, Ivoire clair, Bagnolet 2000 p.61

388 Nous savons qu'à Mary's Chapel tous les membres de la Corporation et notamment des Maîtres n'étaient pas membre de l'Assemblée des maçons. Stevenson D., The first freemasons – Scotland early lodges and their members, Aberdeen university press, 1988, trad sautrot, Ivoire clair, Bagnolet 2000 p.61

389 Ward E., "The birth of free-masonry : The creation of a myth" Ars Quatuor Coronatorum vol. 91 (for 1978) pp. 77-100

390 Douglas Knoop & G. P. Jones, An Account of the Rise and Development of Freemasonry In Its Operative, Accepted, and Early Speculative Phases, Manchester University press, 1947 p. 93 et p.94

391 Dermott L. Ahiman rezon : or, A help to all that are 'or would be) Free and Accepted Masons , Black, Londres printed 1764 (1ére edition James Bedford, Londres, 1756), pp.30, 44

392 Voir le manuscrit in

393 Stevenson D., The first freemasons – Scotland early lodges and their members, Aberdeen university press, 1988, trad Sautrot, Ivoire clair, Bagnolet 2000 p.100-101

394 Knox J. « An admonition or warning that the faithful christian in London, Newcastle, Barwycke and others may avoide Gods vengeance » ed Laing D, The Works of John Knox, Six volumes, Johnston & Hunter, Edinburgh, 1846-1864, III, p.194

395 Pour l'étude de cette Assemblée voir : Stevenson D., The first freemasons – Scotland early lodges and their members, Aberdeen university press, 1988, trad sautrot, Ivoire clair, Bagnolet 2000 p.62 et suivantes

396 Stevenson D., "Apprenticeship, scottish stonemasons' indentures, 1573-1740", Scottish Archive 2011, volume 17 p. 56 à 72 p.70 et s et Stevenson D., The first freemasons – Scotland early lodges and their members, Aberdeen university press, 1988, trad sautrot, Ivoire clair, Bagnolet 2000 p.64

397 Stevenson D., The first freemasons – Scotland early lodges and their members, Aberdeen university press, 1988, trad sautrot, Ivoire clair, Bagnolet 2000 p.63

398 Dictionary of National Biography, v° Schaw William

399 Stevenson D., The first freemasons – Scotland early lodges and their members, Aberdeen university press, 1988, trad sautrot, Ivoire clair, Bagnolet 2000 p.93

400 Stevenson D., The first freemasons – Scotland early lodges and their members, Aberdeen university press, 1988, trad Sautrot, Ivoire Clair, Bagnolet 2000 p. 93 et p.202 note 4

401 Harry Carr Lodge mother kilwinning, N°0. A study of the earliest minute books, 1642 to 1842, Quatuor Coronati Lodge, No. 2076, Londres, 1961, p. 271

402 Stevenson D., The first freemasons – Scotland early lodges and their members, Aberdeen university press, 1988, trad Sautrot, Ivoire Clair, Bagnolet 2000 p.202 note 4

403 Stevenson D., The first freemasons – Scotland early lodges and their members, Aberdeen university press, 1988, trad Sautrot, Ivoire Clair, Bagnolet 2000 p.202 note 4

404 Genèse 32.28-29

405 Elle ne sera restituée à l'Ecosse qu'en 1996.

406 Genèse 28.15

407 Evangile selon Jean, 14-8,9

408 B. Hébert, "Erasmianism, Idea and Reality Proceedings of the colloquium, Amsterdam, 19-21 September 1996". In: Bulletin de l'Association d'étude sur l'humanisme, la réforme et la renaissance, n°47, 1998. pp. 105-109 ; Contribution de Siegfried Wollgast, p. 108

409 Jean Calvin Sur le nouveau Testament, Tome II, Sur l'Évangile selon S. Jehan, et le second livre de S. Luc dict les Actes des Apostres, Libraire de CH. Meyrueis et compagnie, Paris 1854, p.1

410 Negrier P., Textes fondateurs de la tradition maçonnique, 1390-1760, Grasset & Fasqelle, Paris, 1995, p.38

411 Voltaire « Sur les sociniens, ou ariens, ou antitrinitaires » Œuvres complètes, Tome 33 Mélanges de littérature d'histoire et de philosophie vol1, Cranmer et Bardin, Genève, 1775, pp.90-91

412 Voir le texte en Annexe

413 Matt. : 3.9. « Jean-Baptiste - Appel de Jean à la conversion » TOB

414 Dumas A. « De la grâce à la vertu ». In : Autres Temps. Les cahiers du christianisme social. N°22, 1989. pp. 50 à 53 ; p. 51

415 Ryrie A., The origins of the Scottish reformation, Manchester university press, Manchester & New York, 1988, p.196

416 2 Rois ; 23-25 et LXX וְכָמֹהוּ לֹא־הָיָה לְפָנָיו מֶלֶךְ אֲשֶׁר־שָׁב אֶל־יְהוָה בְּכָל־לְבָבוֹ וּבְכָל־נַפְשׁוֹ וּבְכָל־מְאֹדוֹ כְּכֹל תּוֹרַת מֹשֶׁה וְאַחֲרָיו לֹא־קָם כָּמֹהוּ׃ « Il n'y eut pas, avant Josias, de roi qui, comme lui, se tourna vers Yhwh de tout son cœur, de toute son âme et de toute sa force, selon toute la loi de Moïse ; et après lui, il n'en a point paru de semblable ».

417 Finkelstein I., Silberman N.A. La Bible dévoilée, trad., Bayard, Paris, 2002 ; les Rois sacrés de la Bible, A la recherche de David et

Salomon, trad., Bayard, Paris, 2006

418 1 Chroniques 23 ;25-26

419 1 Chroniques 22 ;10

420 1 Roi 7

421 Aristote Métaphysique 981b27-29, 982 b 18

422 Herrmann Frédéric. Israël, un modèle pour l'Angleterre du XVIIe siècle ? In : XVII-XVIII. Revue de la société d'études anglo-américaines des XVIIe et XVIIIe siècles. N°64, 2007. La Bible dans le monde anglo-américain des XVIIe et XVIIIe siècles, Colloque tenu en Sorbonne les 25 et 26 novembre 2006, pp. 135-159 ; p.136, 139

423 Spinoza B. Œuvres complètes, trad Gallimard, Paris, 1954, p. 872

424 Hooker R. Of the Lawes of Ecclesiasticall Politie, William Stansbye, Londres, 1622, réed Scolar press, Menston, 1969 ; 270 pages; A learned discourse of Justification, réed Christian Classics Ethereal Library, Grand Rapids, 51 pages ; Lewis C.S., English Literature In The Sixteenth Century Excluding Drama ; Oxford University Press, Oxford, 1944, p. 441 et s ; Locke J. A letter concerning toleration, (1689), Huddersfield, 1796, p. 49

425 Kerr J., The Covenant and the covenanters, Edinburgh, 1895 p.11 "In the character of Israel as a covenanted people, there shines out a special splendour. One of the most brilliant events in Judah's chequered history is that in which, in the days of the good king Asa, "they gathered themselves together to Jerusalem and entered into a covenant to seek the Lord God of their fathers with all their heart and with all their soul; and all Judah rejoiced at the oath. More than any other nation of modern times, the people of the British Isles resemble in their covenant actings the people of Israel; and Scotland is the likest to Judah. Certainly, Scotland's covenants with God were coronets on Scotland's brow. "

426 Genèse 32.28-29

427 Exode 3 ; 15, (TOB) Traduction Œcuménique de la Bible

428 Louis A. « Le calvinisme et le droit de résistance à l'État. » In: Annales. Economies, sociétés, civilisations. 22e année, N. 2, 1967. pp. 350-369

429 Stevenson D., The first freemasons – Scotland early lodges and their members, Aberdeen university press, 1988, trad sautrot, Ivoire clair, Bagnolet 2000 p.91p. 92

430 Leonard E. G. Histoire générale du protestantisme, PUF, Paris, 1961, réed 1988, 3 volumes, I-p.89

431 Wilbur E.M. « The Meaning and Lessons of Unitarian History » in Transactions of Unitarian Historical Society (London), iii, , 1926, pp. 350-360 ; Wilbur E.M., A history of unitarianism, socinianism and its antecedents, Beacon press, Boston, 1945, pp 19 et suivantes

432 Crahay R. Friedman J. Servetus. M. "A case study in total heresy". In: Revue belge de philologie et d'histoire, tome 58, fasc. 1, 1980. Antiquité - Oudheid. pp. 116-118 ; p.117

433 Strohl Henri. « Le droit à la résistance d'après les conceptions protestantes ». In: Revue d'histoire et de philosophie religieuses, 10e année n°2, Mars-avril 1930. pp. 126-144; page 126

434 Chassaigne P. Histoire de l'Angleterre des origines à nos jours, Aubier, 1996 réed Flammarion, Paris, 2001, 2015, p.148

435 Muller F. Images polémiques, images dissidentes. Art et R2forme à Strasbourg (1520-vers 1550, Verlag Valentin Koerner, Baden-Baden, Booxwiller, 2017 ; Artistes dissidents dans l'Allemagne du seizième siècle : Lautensack – Vogtherr – Weiditz, Baden-Baden, Booxwiller, 2001 ; « Les. Premières apparitions du tétragramme dans l'art allemand et néerlandais des débuts de la Réforme », Bibliothèque d'Humanisme et Renaissance T,56, n°2, Droz, Paris 1994 ; Baron, M. Les unitariens, L'Harmattan, Paris, 2004

436 Cité par E. G. Leonard Histoire générale du protestantisme, PUF, Paris, 1961, réed 1988, 3 volumes, I-p.97.

437 Hébert B., "Erasmianism" : Idea and Reality Proceedings of the colloquium, Amsterdam, 19-21 September 1996". In : Bulletin de l'Association d'étude sur l'humanisme, la réforme et la renaissance, n°47, 1998. pp. 105-109 ; Contribution de Siegfried Wollgast, p. 108

438 Cité par E. G. Leonard Histoire générale du protestantisme, PUF, Paris, 1961, réed 1988, 3 volumes, I-p.92.

439 Leonard E. G Histoire générale du protestantisme, PUF, Paris, 1961, réed 1988, 3 volumes, I-p.91.

440 C'est là une pierre à laquelle en pays protestant, le Rite de Mark Mason ne devrait pas rester indifférent.

441 Cité par E. G. Leonard Histoire générale du protestantisme, PUF, Paris, 1961, réed 1988, 3 volumes, I-p.92.

442. Engels F La Guerre des paysans en Allemagne, (1850), Réed., Ampelos, Paris, 2017, 184 pages

443 Le Moal F. « Les dimensions du Socinianisme ». In : Revue d'histoire moderne et contemporaine, tome 15 N°4, Octobre- décembre 1968. pp. 557-596, Belin, Paris

444 Leonard E. G Histoire générale du protestantisme, PUF, Paris, 1961, réed 1988, 3 volumes, II-p.46-47

445 Conformément à Genèse 8.21 « le cœur de l'homme est enclin au mal dès sa jeunesse »

446 Leonard E. G Histoire générale du protestantisme, PUF, Paris, 1961, réed 1988, 3 volumes, II-p.48

447 Séguy J., « Stella (Aldo). Dall'anabattismo veneto al "Sozialevangelismus" dei Fratelli Hutteriti e all'illuminismo religioso sociniano ». In : Archives de sciences sociales des religions, n°100, 1997. pp. 129-130 ; p. 130

448 Leonard E. G Histoire générale du protestantisme, PUF, Paris, 1961, réed 1988, 3 volumes, I-p.180

449 Leonard E. G Histoire générale du protestantisme, PUF, Paris, 1961, réed 1988, 3 volumes, I-p.180 et s

450 Laing D, The Works of John Knox, Six volumes, Johnston & Hunter, Edinburgh, 1846-1864, V, pp. 226-227 et 461

451 Leonard E. G Histoire générale du protestantisme, PUF, Paris, 1961, réed 1988, 3 volumes, II-p.21

452 Kot St. « Le mouvement antitrinitaire au XVI° et au XVII° siècle », in Humanisme et Renaissance, IV (1937), Droz, Paris, pp. 16-105, p. 26-28

453 Le Moal F.. « Les dimensions du Socinianisme ». In: Revue d'histoire moderne et contemporaine, tome 15 N°4, Octobre- décembre 1968. pp. 557-596, Belin, Paris, note 2, pp. 557-558

454 Newton I., Écrits sur la religion, Gallimard, Paris, 1996, Présentation et traduction Jean-François Baillon, p. 18

455 Newton I., Écrits sur la religion, Gallimard, Paris, 1996, Présentation et traduction Jean-François Baillon, p. 21

456 Baillon J-F., « Les manuscrits religieux de Newton et leur occultation » In : Dix-huitième Siècle,n°28, 1996.L'Orient pp.337-351

457 Couloubaritsis L., La complexité de la franc-maçonnerie. Approche historique et philosophique, Ousia, 2018, 583 p.

458 d'Hondt J. Hegel secret, recherches sur les sources cachées de lapensée de Hegel,2° ed, PUF, Paris, 1986

459 Jean Calvin Sur le nouveau Testament, Tome II, Sur l'Évangile selon S. Jehan, et le second livre de S. Luc dict les Actes des Apostres, Libraire de CH. Meyrueis et compagnie, Paris 1854, p.1

460 Hébert B., "Erasmianism: Idea and Reality Proceedings of the colloquium, Amsterdam, 19-21 September 1996". In: Bulletin de l'Association d'étude sur l'humanisme, la réforme et la renaissance, n°47, 1998. pp. 105-109 ; Contribution de Siegfried Wollgast, p. 108 qui rappelle qu'Erasme ouvra la voie aux unitariens.

461 Sur le fait que le socinianisme est de type secte comme l'anabaptisme : J. Séguy, « Stella (Aldo). Dall'anabattismo veneto al "Sozialevangelismus" dei Fratelli Hutteriti e all'illuminismo religioso sociniano ». In: Archives de sciences sociales des religions, n°100, 1997. pp. 129-130 ; p.130

462 Voltaire « Sur les sociniens, ou ariens, ou antitrinitaires » Œuvres complètes, Tome 33 Mélanges de littérature d'histoire et de philosophie vol1, Cranmer et Bardin, Genève, 1775, pp.90-91

463 Anderson J. Unity in Trinity and Trinity in unity a Dissertation, Richard Ford, London, 1733, 100 pages

464 Dudley J. M., A Student's Manual of English Constitutional History. Sixth Edition Basil Blackwell, Oxford, 1925, p.650 et suivantes

465 Meisner M., Aurore et Lumières maçonniques, Êphaestos, Londres, (à paraître)

466 I. Newton, Écrits sur la religion, Gallimard, Paris, 1996, I Présentation et traduction Jean-François Baillon p.16

467 John Locke, Lettre sur la tolérance, trad Jean Leclerc (1710), 1686, in fine ; Vienne Jean-Michel. « Bible et règle de foi ».

In : La Bible dans le monde anglo-américain aux XVIIe et XVIIIe siècles. Actes du Colloque - Société d'études anglo-américaines des 17e et 18e siècles, 1984, p. 78

468 Leonard E. G. Histoire générale du protestantisme, PUF, Paris, 1961, réed 1988, 3 volumes, II-p.277 ; Le Moal F., « Les dimensions du Socinianisme ». In : Revue d'histoire moderne et contemporaine, tome 15 N°4, Octobre- décembre 1968. pp. 557-596, Belin, Paris, note 1, p. 557

469 Leonard E. G. Histoire générale du protestantisme, PUF, Paris, 1961, réed 1988, 3 volumes, II-pp.270-272

470 Leonard E. G. Histoire générale du protestantisme, PUF, Paris, 1961, réed 1988, 3 volumes, II-p.282

471 Le Moal F., « Les dimensions du Socinianisme ». In : Revue d'histoire moderne et contemporaine, tome 15 N°4, Octobre- décembre 1968. pp. 557-596, Belin, Paris, note 2, p. 588

472 Leonard E. G. Histoire générale du protestantisme, PUF, Paris, 1961, réed 1988, 3 volumes, II-p.40

473 Leonard E. G. Histoire générale du protestantisme, PUF, Paris, 1961, réed 1988, 3 volumes, II-p.50

474 Encyclopaedia britannica V° Thomas Cranmer par Geoffrey R. Elton, Encyclopaedia Britannica inc.

475 Leonard E. G. Histoire générale du protestantisme, PUF, Paris, 1961, réed 1988, 3 volumes, II-p.51 ; Le Moal F., « Les dimensions du Socinianisme ». In : Revue d'histoire moderne et contemporaine, tome 15 N°4, Octobre- décembre 1968. pp. 557-596, Belin, Paris, note 2, p. 562

476. Leonard E. G Histoire générale du protestantisme, PUF, Paris, 1961, réed 1988, 3 volumes, II-p.32, et note 3 p. 50

477 Meihdi R. « La position des puritains face aux familistes à la lumière de l'orthodoxie protestante au XVIe et au XVIIe siècle ». RSÉAA XVII-XVIII 71 (2014) : pp251-268, p. 252

478 Meihdi R. « La position des puritains face aux familistes à la lumière de l'orthodoxie protestante au XVIe et au XVIIe siècle ». RSÉAA XVII-XVIII 71 (2014) : pp251-268, p. 255

479 Leonard E. G. Histoire générale du protestantisme, PUF, Paris, 1961, réed 1988, 3 volumes, II-p.53

480 On peut tout de même remarquer que Martin Bucer défendait des idées qu'il partageait avec les anabaptistes par exemple sur

l'égalité homme femme cf Catherine Dejeumont, « La réforme du mariage dans la communauté anabaptiste de Münster : quelle utopie ? », Clio. Histoire, femmes et sociétés, 1er novembre 2016, pp 27 à 57 ; p.32 et la note 76

481 Cottret B., Histoire de l'Angleterre, XVI) XVII° siècle, PUF, Paris, 1996 p. 80

482 Kelley M. "Milton and the Trinity" The Huntington Library Quarterly, Vol. 33, No. 4 (Aug. 1970), pp. 315–320

483 Bouveresse R. « Une lettre de Spinoza », In : Revue Philosophique de Louvain. Quatrième série, tome 76, n°32, 1978. pp. 427-446 ; p. 432 et p. 433

484 Baillon J-F., « Les manuscrits religieux de Newton et leur occultation » In : Dix-huitième Siècle n°28, 1996.L'Orient, pp337-351

485 Locke J. A letter concerning toleration, (1689), Huddersfield, 1796, p. 49 « one man does not violate the right of another, by his erroneous opinions, and undue manner of worship nor is his perdition any prejudice to another man's affairs ; therefore, the care of each man's salvation belongs only o himself .»

486 Révauger M-C., « Maçonnisme et anti-maçonnisme en Grande-Bretagne sous la Révolution française ». In : Dix-huitième Siècle, n°37, 2005. Politiques et cultures des Lumières. p. 309 ; Berman. R.A. The Architects of Eighteenth-Century English Freemasonry, 1720 – 1740, Th. Exeter, 15/12/2010. Dacty., in fine p.2 et pp. 17,101-102, 251 et s ; Voltaire Œuvres complètes, Tome 33 Mélanges de littérature d'histoire et de philosophie vol1, Cranmer et Bardin, Genève, 1775, pp.90-91

487. Leonard E. G Histoire générale du protestantisme, PUF, Paris, 1961, réed 1988, 3 volumes, II-p.56

488 Le Moal F. « Les dimensions du Socinianisme ». In : Revue d'histoire moderne et contemporaine, tome 15 N°4, Octobre- décembre 1968. pp. 557-596, Belin, Paris, note 2, p. 557

489 Le Moal F. « Les dimensions du Socinianisme ». In : Revue d'histoire moderne et contemporaine, tome 15 N°4, Octobre- décembre 1968. pp. 557-596, Belin, Paris, note 2, p. 565, 584

490 Le Moal F. « Les dimensions du Socinianisme ». In : Revue d'histoire moderne et contemporaine, tome 15 N°4, Octobre- Décembre 1968. pp. 557-596, Belin, Paris, note 2, p. 572

491 Le Moal F. « Les dimensions du Socinianisme ». In : Revue d'histoire moderne et contemporaine, tome 15 N°4, Octobre- décembre 1968. pp. 557-596, Belin, Paris, note 2, p. 579,586,587

492. Donaldson G., The Scottish Reformation, Cambridge university press, Cambridge, 1972 pp. 211 et suivantes

493 Selon Le Moal F. « Les dimensions du Socinianisme ». In

: Revue d'histoire moderne et contemporaine, tome 15 N°4, Octobre- décembre 1968. pp. 572 : Rakov est le « centre de l'Ecclesia Minor, que l'on appelle souvent la « Jérusalem Sarmate » ou l'« Athènes Sarmate » ou encore la « capitale internationale de l'Antitrinitarisme » . S'y tiennent des controverses doctrinales publiques entre Calvinistes et Sociniens et les synodes annuels des Frères. En 1602 une école est fondée où viennent des étudiants de confessions et de nationalités différentes, dont beaucoup d'Allemands. Les ouvrages sortis de l'imprimerie de Rakow se répandent en Europe. Des « missionnaires » sociniens gagnent les Provinces Unies, l'Allemagne, la France, l'Angleterre. Émissaires discrets dans cette Europe Occidentale peu tolérante, mais efficaces, grâce à leur préparation au ministère, leur érudition, les ouvrages rakoviens qu'ils font lire autour d'eux dans le milieux universitaire où ils étudient eux-mêmes, à Leyde, Strasbourg, Heidelberg, Altdorf, Bâle, Orléans et Paris. »

494 Stuart J. (Jacques 1er) Basilikon Doron, Edinburgh, 1599 ; Londres, 1603 ; réed Wertheimer, Lea & Co., London, 1887 et sur les textes de cet auteur, voir Meisner M., Aurore et Lumières maçonniques, Êphaestos, Londres, (à paraître)

495 Leonard E. G. Histoire générale du protestantisme, PUF, Paris, 1961, réed 1988, 3 volumes, II-p.176

496 Kelley M. "Milton and the Trinity" The Huntington Library Quarterly, Vol. 33, No. 4 (Aug. 1970), pp. 315–320

497 Handford J.H., "The date of Milton's De doctrina christiana" Studies in Philology, Vol. 17, No. 3 (Jul. 1920), pp. 309-319 ; 317-318

498 Beaurepaire P.-Y., « Le temple maçonnique », Socio-anthropologie [En ligne], N°17-18 | 2006, mis en ligne le 16 janvier 2007, Consulté le 01 mai 2009. URL : http://socio-anthropologie.revues.org /index466.html, p.2

499 Meisner M., Aurore et Lumières maçonniques, Êphaestos, Londres, (à paraître)

500 Charles -Daubert F. Les libertins érudits en France au XVII° siècle, PUF, Paris, 1997, p. 24 note 9

501 Le Moal F., « Les dimensions du Socinianisme ». In : Revue d'histoire moderne et contemporaine, tome 15 N°4, Octobre- décembre 1968. pp. 557-596, Belin, Paris, note 2, p. 588

502 Dickens A.G. The English Reformation, B.T. Batsford ltd, London, 1964, 3°ed 1966, in fine et Préface p.v

503 Robertson G., The Levellers, Verso, Londres, 2007, p. IX

504 Meisner M., Aurore et Lumières maçonniques, Êphaestos, Londres, (à paraître)

505 Edmond Mazet : « Le manuscrit des archives d'Edinburgh 1696 » ; in Cahier de l'Herne n°62, l'Herne, Paris 2008, p.185 et la

note 13 qui choisit « jauge commune » et Négrier P., La Tulip – Histoire du rite du mot de maçon de 1637 à 1730, Editions Ivoire clair, Paris, 2005 p. 92 qui choisit « juge universel »

506 Meisner M., Rituel et Symbolisme de la Franc-Maçonnerie des Premiers temps, Êphaestos, Londres, (à paraître)

507 Dermott L. Ahiman rezon : or, A help to all that are 'or would be) Free and Accepted Masons , Black, Londres printed 1764 (1ére edition James Bedford, Londres, 1756), pp.30, 44

508 John Earl of Rothes, Relation of Proceedings concerning the Affairs of the Kirk of Scotland, from August 1637 to July 1638, Bannatyne Club, Edinburgh. 1830, p. 30

509 Baillie R., The Letters and journal of Robert Baillie, T3, Edinburgh, 1842 Lettre au comte de Lauderdall 11 mars 1651 "you are ane old mason and may be one againe" p.139

510 Stevenson D., The first freemasons – Scotland early lodges and their members, Aberdeen university press, 1988, trad sautrot, Ivoire clair, Bagnolet 2000 p.55 Explique que Moray aurit eu pour jumeau Alexander Hamilton initié le même 20 mai de l'année précédente ; la mention de date différente serait une erreur de plume lors de l'enregistrement de la réception d'Hamilton par la loge de Edinburgh.

511 Par exemple et entre autres : Genèse 6 :18 ; Genèse 9 :9,11,12,13,15à18 ; Exode 2 :24 ; Exode 24 :8 ; Lévitique 2 :13 ; Lévitique 26 :15 ; Deutéronome 4 :13 ; Deutéronome 4 : 23 ; Josué 24 : 25 ; 2 Chroniques 15: 12 ; 2 Chroniques 34:30,31,32 ; 2 rois 11:17; 2 Rois 23: 2,3, 21; Néhémie 9:8,32 ; évidemment à lire dans la version anglaise pour l'utilisation du mot "covenant" ; en français on trouvera alliance.

512 Baillie R., The Letters and journal of Robert Baillie, T1, Edinburgh, 1842, p. 52

513 Merriam-Webster Dictionary, V° Band : something that binds or restrains legally, morally, or spiritually

514 Merriam-Webster Dictionary V° Covenant : a usually formal, solemn, and binding agreement ; en anglais "solemn" a une connotation d'invocation d'une sanction religieuse

515 Delinger A. C., – collectif sous la direction de, Reformed orthodoxy in scotland, Essays on Scottish theology 1560-1775, T&T Clark reprint, 2016, p. 107 et la note 19

516 D'autres Covenants sont intervenus mais de moindre importance et de périmètre limité.

517 Voir le texte in 1

518 Voir le texte in 1

519 Voir le texte in 1

520 Après le Covenant de 1557 et en dehors des Covenants de 1581

et 1638, plusieurs autres seront signés au XVI° siècle, traduisant la volonté des Covenantaires de 1557 d'instaurer le calvinisme et de contrecarrer l'influence catholique soutenue par les troupes françaises. Le 13 juillet

1559 à Edinburgh, un deuxième Covenant est juré : pour la défense mutuelle et l'abolition de la propriété par les lords et les barons. Le 1er Août 1559 est juré à Stirling, un troisième Covenant : pour travailler et négocier ensemble et se tenir informé. Le quatrième est celui de 1560 cité au texte.

521 Voir le texte du Covenant de 1581 en Annexe

522 Succédant à Élisabeth 1ère sur les trônes d'Angleterre et d'Irlande il sera couronné sou le nom de Jacques 1er d'Angleterre en 1603, son successeur coiffant comme lui les couronnes des trois royaumes est Charles 1er en 1626

523. Donaldson G., The Scottish Reformation, Cambridge university press, Cambridge, 1972 pp. 211 et suivantes

524 Kerr J. The Covenant and the covenanters, Edinburgh, 1895 p.11

525 Archibald Campbell, comte d'Argyll ; le comte de Glencairn ; le comte de Morton ; Archibald Campbell, Lord de Lorne ; et John Erskine de Dun.

526 Voir 1

527 Römer Th. L'invention de Dieu, Edition du Seuil, Paris, 2014-2017, pp. 253 et s.

528 2 Rois ; 23-25 et LXX וְכָמֹהוּ לֹא־הָיָה לְפָנָיו מֶלֶךְ אֲשֶׁר־שָׁב אֶל־יְהוָה בְּכָל־לְבָבוֹ וּבְכָל־נַפְשׁוֹ וּבְכָל־מְאֹדוֹ כְּכֹל תּוֹרַת מֹשֶׁה וְאַחֲרָיו לֹא־קָם כָּמֹהוּ׃ « Il n'y eut pas, avant Josias, de roi qui, comme lui, se tourna vers Yhwh de tout son cœur, de toute son âme et de toute sa force, selon toute la loi de Moïse ; et après lui, il n'en a point paru de semblable ».

529 Deut. 6 ; 4-5

530 Herrmann F. « Israël, un modèle pour l'Angleterre du XVIIe siècle ? », In : XVII-XVIII. Revue de la société d'études anglo-américaines des XVIIe et XVIIIe siècles. N°64, 2007. La Bible dans le monde anglo-américain des XVIIe et XVIIIe siècles [Colloque tenu en Sorbonne les 25 et 26 novembre 2006] pp. 135-159 dont c'est la thèse centrale.

531 Genèse 11 ;1 et suivants

532 Cette relégation au second plan de la fonction véhiculaire sera remarquée par James Anderson dans son texte des Constitutions il note à propos de la confusion des langues « ...cette circonstance dut contribuer à faire naître chez les Maçons, la faculté et l'ancienne coutume universelle de converser sans parler et de se reconnaître à distance... » Anderson J., Livre des constitutions maçonniques ; bilingue, traduction, E. Jouin, Emile Paul frères, Paris 1930, p.16

533 Römer Th. L'invention de Dieu, 2eme ed, Le Seuil, Paris, 2017, pp. 255-256 et 268 ; Naville É., « La découverte de la loi sous le roi Josias. Une interprétation Égyptienne d'un texte biblique ». In : Mémoires de l'Institut national de France, tome 38, 2e partie, 1911. pp. 137-170

534 Nicolson A. God's secretaries : the making of the King James Bible, HarperCollins, 2003 ; Barett M. "The Geneva Bible and its influence on the King James

Bible," in The Founders Journal, n° 86 Fall, 2011, pp.16 et s

535 Jean Calvin Sur le nouveau Testament, Tome II, Sur l'Évangile selon S. Jehan, et le second livre de S. Luc dict les Actes des Apostres, Libraire de CH. Meyrueis et compagnie, Paris, 1854, p.2 (Edition retenue par la Faculté de Théologie de l'Université de Genève) p.3

536 John Earl of Rothes, Relation of Proceedings concerning the Affairs of the Kirk of Scotland, from August 1637 to July 1638, Bannatyne Club, Edinburgh.1830, pp.51,89,100, 128

537 John Earl of Rothes, Relation of Proceedings concerning the Affairs of the Kirk of Scotland, from August 1637 to July 1638, Bannatyne Club, Edinburgh. 1830, pp.51 ;89;100;128

538 John 1 ;1 l'anglais utilise le mot "verb" pour verbe et "word" pour parole.

539 Sur le « Mot » objet de la transmission dans le Edinburgh Register House MS 1696 Voir : Meisner M., Rituel et Symbolisme de la Franc-Maçonnerie des Premiers temps, Êphaestos, Londres, (à paraître)

540 Baillie R., The Letters and journal of Robert Baillie, T1, Edinburgh, 1842, p. 52

541 Kirk J. Dictionary of Scottish Church History and Theology Wright D.F., Edinburgh, 1993 p. 694

542 La réponse viendra au siècle suivant avec « l'Act of classes » qui désigne l'acte du 23 janvier 1649 par lequel le parlement d'Ecosse, sous l'emprise du "Kirk party" (parti Covenantaire radical qui soutient et représente l'Église presbytérienne d'Ecosse), exclut, de tous les offices et postes administratifs et militaires, les partisans du Roi et les "Engagers'.

543 Kinney A.F. &. Swain D.W, The Routledge Encyclopedia of Tudor England, Garland, New-York, London, 2001, v° Hamilton, Patrick (c. 1504-1528)

544. Dotterweich M.H, Oxford dictionary of national Biography, v° Wishart, George, Oxford University Press, 2004

545 Genèse 11 ;1 et suivants

546 Heywood Th. The dramatics work of Thomas Heywood, 2 Vol ; vol 2 "If you know not me, you know nobody"(1605), The Shakespeare Society, London 1850, p. 55 ; pour une interpretation différente de ce passage Jones B. L'Arche royale des Francs-maçons, Trad Lamoine G. La Hutte, Paris, 2010, p.283

547 Marion est un hérétique chrétien du 1er siècle de notre ère. Il interprète les textes de Paul comme l'affirmation d'un Dieu de l'Ancien Testament différent du Père du Christ présenté par les Evangiles. Le rejet de sa doctrine permettra à l'Eglise de conforter sa position de successeur évinçant le judaïsme. Campenhausen H. von et Benoît F. « Marcion et les origines du Canon néotestamentaire » In: Revue d'histoire et de philosophie religieuses, 46e année n°3,1966, p.216 et suivantes

548 Antoine A., Michon C. (sous la direction de) Les sociétés au XVIII° siècle, Presse universitaire de Rennes, PUF, Rennes, 2006 ; Chap. XV Isabelle Robin-Romero Éducation et accès au savoir des enfants, p.367 et suivantes

549 Dumas A. « De la grâce à la vertu. » In : Autres Temps. Les cahiers du christianisme social. N°22, 1989. pp. 50-53 ; p.51

550 Antoine A., Michon C. (sous la direction de) Les sociétés au XVIII° siècle, Presse universitaire de Rennes, PUF, Rennes, 2006 ; Chapitre XV Isabelle Robin-Romero Éducation et accès au savoir des enfantsp.371

551 C. Prunier « L'éducation et le Livre : controverses religieuses en Ecosse au XVIIIe » in XVI-XVIII Bulletin de la société d'études anglo-américaines des XVIIe et XVIIIe siècles, Livraison 50, 2000, p.72-73

552 Directoire public "Of the singin of psalms"

553 C'est le cas dès la plus ancienne version du rituel d'Arche Royale que nous connaissons et dans le rituel actuel – pour le rituel Antient sans doute des années 1770 voir le texte dans : Clarke J. R., Early Sheffield Rituals of the Royal Arch and the Knights Templar, Menston : Scolar, 1973. Original détenu par la "Library of Hallamshire College", SRIA at Tapton Masonic Hall, Sheffield".

554 Genèse 6;14 "Make thee an ark of gopher wood; rooms shalt thou make in the ark, and shalt pitch it within and without with pitch". King James Bible

555 Exode 25 ;10 "And they shall make an ark of shittim wood: two cubits and a half shall be the length thereof, and a cubit and a half the breadth thereof, and a cubit and a half the height thereof." King James Bible

556 Anderson J., Livre des constitutions maçonniques ; bilingue, traduction, E. Jouin, Emile Paul frères, Paris 1930, p.14

557 Voir le texte en Annexe et son commentaire in,

558 Penrose, T.C. « On the orientation of certain Greek Temples and the dates of their foundation derived from astronomical considerations; being a supplement to a paper on the same subject published in the Transactions of the Royal Society, in 1893 ; Philosophical Transactions of the Royal Society of London. Series A, Containing Papers of a Mathematical or Physical Character, 1897, vol 190 pp 43-65 ici p 43

559 Voir le texte en Annexe et son commentaire in

560 H. Vigier - présenté par- Cahier de l'association Les amis de René Girard n°2, Le Rite français du premier grade au cinquième ordre, Télètes, Paris, 2003, p.9 ; et on n'oubliera pas que le Maître de la Loge lors de son installation par la cérémonie définie par Roëttiers de Montaleau qui n'est plus pratiquée aujourd'hui prend son obligation dans les termes qui s'énoncent comme suivant : « Je promets au Dieu tout Puissant, G:. Arch:.e de L'univers, d'observer toute ma vie ses Saints

Commandements, de le servir avec zèle à la défense de la foi, lorsque j'en serai requis par mes Supérieurs, d'exercer les Œuvres de charité envers les Pauvres Maçons selon qu'il sera en mon pouvoir et garder à mon Souverain et à mon très V:.ble Grand M:.e une fidélité inviolable, de lui rendre une obéissance parfaite, de garder une inviolable discrétion sur les mystères et sur tous les Grades de l'art Royal, ainsi Dieu me soit en aide »

561 Voir le texte en Annexe et son commentaire in Meisner M., Rituel et Symbolisme de la Franc-Maçonnerie des Premiers temps, Êphaestos, Londres, (à paraître)

562 Campbell A.D., The life and word of Robert Baillie (1602-1662) : Politicis, Religion and Record-keeping in the British Civil Wars, The Boydell Press, Woodbridge,2017, 272 pages, p. 57 et suivantes ; Stevenson D. "Robert Baillie", Oxford Dictionary of National Biography., Oxford University Press, 2020

563 Négrier P. La Tulip – Histoire du rite du mot de maçon de 1637 à 1730, Éditions Ivoire clair, Paris, 2005, p.20-21

564 Robert Baillie ne figure pas à l'inventaire des détenteurs du mot fait par David Stevenson à partir des matricules des Loges, The first freemasons – Scotland early lodges and their member, Aberdeen university press, 1988, trad sautrot, Ivoire clair, Bagnolet 2000 pp.241ets

565 Il ne figure pas à l'inventaire fait par Stevenson D., The first freemasons – Scotland early lodges and their members, Aberdeen university press, 1988, trad sautrot, Ivoire clair, Bagnolet 2000 pp.241ets

566 Wallace-James R.E., The book of the Aitchison Haven lodge 1598-1764, Ars Quatuor Coronatorum vol.24 (for 1911), pp. 30 à 46, p. 33

567 Henry Adamson The muses' threnodies, or, mirthfull mournings, on the death of Master Gall. Containing varietie of pleasant poëticall descriptions, morall instructions, historiall narrations, and divine observations, with the most remarkable antiquities of Scotland, especially at Perth, King James College, Edinburgh, 1638

568 John Earl of Rothes, Relation of Proceedings concerning the Affairs of the Kirk of Scotland, from August 1637 to July 1638, Bannatyne Club, Edinburgh. 1830, p. 30 "On Monday 13, Rothes came to [the] Thesaurer at night to visit him, who did shew his fears that the frequent meiting of so many wold give his Majestie discontent ; and that also he had bein taxed formerlie for keiping correspondance with some of the nobilitie, which he had alwayes done for the good of his Majesteis service, thogh his adversaries interpret the same as unfaithfullnes, and said he had the Masone word among the nobilitie

569 Wallace-James R.E., "The book of the Aitchison Haven lodge1598-1764", Ars Quatuor Coronatorum vol.24 (for 1911), pp. 30 à 46, p 30

570 Stevenson D., The first freemasons – Scotland early lodges and their members, Aberdeen university press, 1988, trad sautrot, Ivoire clair, Bagnolet 2000 p.53

571 Sabrina Juillet-Garzon, « Le rôle de la Kirk dans la réforme de l'Église d'Angleterre de 1639 à 1647 », Études écossaises 14 | 2011 Ellug / Éditions littéraires et linguistiques de l'université de Grenoble, Grenoble, 2011, p. 244 et p.245 note 5

572 Campbell A.D., The life and word of Robert Baillie (1602-1662) : Politicis, Religion and Record-keeping in the British Civil Wars, The Boydell Press, Woodbridge,2017, p.24

573 Stevenson D., "Baillie Robert" in Dictionnary of national biographie,Oxford University press, Oxford 2004-13

574 Baillie R., The Life of William Laud, Now Lord Archbishop of Canterbury examined. Wherein His Principal Actions, or Deviations in Matters of Doctrine and Discipline, Londres, 1643, p. 248 note 14

575 Baillie R., The Life of William Laud, Now Lord Archbishop of Canterbury examined. Wherein His Principal Actions, or Deviations in Matters of Doctrine and Discipline, Londres, 1643

576 Baillie R., The Letters and journal of Robert Baillie, T3, Edinburgh, 1842 Lettre au comte de Lauderdale, 11 mars 1651 p.139

577 Il ne figure pas comme maçon à l'inventaire fait par Stevenson D., The first freemasons – Scotland early lodges and their members, Aberdeen university press, 1988, trad sautrot, Ivoire clair, Bagnolet 2000 pp.241 et s

578 Stevenson D., The first freemasons – Scotland early lodges and their members, Aberdeen university press, 1988, trad sautrot, Ivoire clair, Bagnolet 2000 p.58-59

579 Stevenson D., The origins of freemasonry, Cambridge University press,1988, p.170 et la note 13

580 "you are ane old mason and may be one againe" Baillie R., The Letters and journal of Robert Baillie, T3, Edinburgh, 1842 Lettre au comte de Lauderdalel 11 mars 1651 p.139

581 Encyclopedia Britannica, vol XVI, University press, Cambridge, new-york, 1911, v° LAUDERDALE, JOHN MAITLAND p. 279

582 Knoop D & G. P. Jones, An Account of the Rise and Development of Freemasonry In Its Operative, Accepted, and Early Speculative Phases, Manchester University press, 1947 p. 94

583 "I shall say yow are a good fellow, worthy to be advanced one classe were it per saltum" Baillie R., The Letters and journal of Robert Baillie, T3, Edinburgh, 1842 Lettre au comte de Lauderdalel 11 mars 1651 p.139

Aberdeen university press, 1988, trad sautrot, Ivoire clair, Bagnolet 2000 p.55

584 Littré Dictionnaire v° "per saltum"

585 Baillie R., The Letters and journal of Robert Baillie, T3, Edinburgh, 1842 Lettre au comte de Lauderdalel 11 mars 1651 p.139è

586 Stevenson D., The first freemasons – Scotland early lodges and their members, Aberdeen university press, 1988, trad sautrot, Ivoire clair, Bagnolet 2000 p.95 à propos des membres de la Loge de Kilwinning

587 Stevenson D., The origins of freemasonry, Cambridge University press, 1988,166 à 189

588 At Neucastell the 20 day off May 1641. The qwilk day ane serten nomber off Mester and others being lafule conveined, doeth admit Mr the Right Honerabell Mr Robert Moray, General quarter Mr to the Armie off Scotlan, and the same bing aproven be the hell Mester off the Mesone of the Log off Edenbroth, quherto they heaue set to ther handes or markes. A. Hamilton, R. Moray, Johne Mylln, James Hamilton.

589 Lyon D.M., History of the Lodge of Edinburgh, William Blackwood and son, Edinburgh & Londres, 1873 p. 80

590 Sur la question des Assemblées réunies ad hoc Voir : Meisner M., Aurore et Lumières maçonniques, Êphaestos, Londres, (à paraître)

591 Freke Gould R., Military Lodges, Gale and Polden Ltd, London, 1899, p.16

592 Stevenson D., The first freemasons – Scotland early lodges and their members,

593 Stevenson D., The first freemasons – Scotland early lodges and their members, Aberdeen university press, 1988, trad sautrot, Ivoire clair, Bagnolet 2000 p.56

594 Freke Gould R., Military Lodges, Gale and Polden Ltd, London, 1899, p.16 et Stevenson D., The first freemasons –Scotland early lodges and their members, Aberdeen university press, 1988, trad sautrot, Ivoire clair, Bagnolet 2000 pp.55-56 et la note 68

595 The 20 day off May 1640. The quhilk day, James Hamiltone bing deken off the Craft and Johne Meyenes warden, and the rest off M'rs off meson off edenbr. conuened, doeth admit in amoght them the right honerabell Alexander Hamiltone, generall of the artelerie of thes kindom, to be felow and Mr off the forsed Craft ; and therto wie heaue set to our hands or markes. - A. Hamilton, James Hamilton, John Mylln.

596 The Complete Peerage of England, Scotland, Ireland, Great Britain and the United Kingdom, Extant, Extinct or Dormant, new ed., 6 volumes, Alan Sutton, Gloucester, 2000, volume III, page 77

597 Charles II, 1670, "An Act to prevent and suppresse Seditious Conventicles", in Statutes of the Realm: Volume 5, 1628-80, ed. John Raithby (s.l, 1819), pp. 648-651 ; Stevenson D., The first freemasons – Scotland early

lodges and their members, Aberdeen university press, 1988, trad sautrot, Ivoire clair, Bagnolet 2000 p.98 et la note 19

598 Gould R.F., Military Lodges, Gale and Polden Ltd, London, 1899, p.22

599 Stevenson D., The first freemasons – Scotland early lodges and their members, Aberdeen university press, 1988, trad sautrot, Ivoire clair, Bagnolet 2000 p.98

600 Gould R.F., Military Lodges, Gale and Polden Ltd, London, 1899, p.22

601 Stevenson D., The first freemasons – Scotland early lodges and their members, Aberdeen university press, 1988, trad sautrot, Ivoire clair, Bagnolet 2000 p.223 note 1.5 et 1.2 pour sa participation à la loge de Edinburgh

602 Stevenson D., The first freemasons – Scotland early lodges and their members, Aberdeen university press, 1988, trad sautrot, Ivoire clair, Bagnolet 2000 p.99

603 John Earl of Rothes, Relation of Proceedings concerning the Affairs of the Kirk of Scotland, from August 1637 to July 1638, Bannatyne Club, Edinburgh. 1830, p. 30

604 Josten C. H. Elias Ashmole (1617–1692). His Autobiographical and Historical Notes, his Correspondence, and Other Contemporary Sources Relating to his Life and Work. 5 vols., Clarendon Press. oxford 1966, Vol1 pp. 355-357 ; Gould R.F., Collected essays and papers related to Freemasonry, William Tait, Belfast, 1913, p.101

605 La tête de la reine Henriette Marie est à ce moment mise à prix par le Parlement anglais et elle a dû fuir le théâtre des opérations militaires, emmenant avec elle sa fille nouvellement née, le 16 juin 1644, des œuvres de Charles 1er.

606 Bruce J. éditeur, Charles I in 1646, Letters o King Charles the first to Queen Henrietta Maria, Camden Society, Londres 1846, p.11

607 Stevenson D., The origins of freemasonry, Cambridge University press,1988, p.219 et la note 10 pour la tolerance maçonnique

608 Stevenson D., The first freemasons – Scotland early lodges and their members, Aberdeen university press, 1988, trad Sautrot, Ivoire clair, Bagnolet 2000 p.53

609 The Poetical Works of Sir William Alexander, Earl of Stirling, Manchester University Press, 1929

610 Sur le détachement de la fonction royale de la personne du roi, voir : Meisner M., Aurore et Lumières maçonniques, Êphaestos, Londres, (à paraître)

611 Stevenson D., The first freemasons – Scotland early lodges and their members, Aberdeen university press, 1988, trad sautrot, Ivoire clair, Bagnolet 2000 p.48

612 Stevenson D., The first freemasons – Scotland early lodges and their members,

Aberdeen university press, 1988, trad Sautrot, Ivoire clair, Bagnolet 2000 p.61

613 Stevenson D., The first freemasons – Scotland early lodges and their members, Aberdeen university press, 1988, trad Sautrot, Ivoire clair, Bagnolet 2000 p.56

614 Stevenson D., The origins of freemasonry, Cambridge University press,1988, p.217

615 Stevenson D., The first freemasons – Scotland early lodges and their members, Aberdeen university press, 1988, trad Sautrot, Ivoire clair, Bagnolet 2000 p.53

616 Stevenson D., The first freemasons – Scotland early lodges and their members, Aberdeen university press, 1988, trad Sautrot, Ivoire clair, Bagnolet 2000 p.48

617 Carr H. Minutes of the Lodge of Edinburgh, Quatuor Coronati Lodge 2076, London,1962, pp.3,4

618 Cant J., "Introduction" à Henry Adamson The Muses Threnodies George Johnston, Robert Morison, Perth, 1774, p. ix

619 Henry Adamson The muses' threnodies, or, mirthfull mournings, on the death of Master Gall. Containing varietie of pleasant poëticall descriptions, morall instructions, historiall narrations, and divine observations, with the most remarkable antiquities of Scotland, especially at Perth, King James College, Edinburgh, 1638

620 Baillie R., "Lettre à William Spang, 4 octobre 1637", The Letters and journal of Robert Baillie T1, Edinburgh, 1842, p.23

621 Stevenson D., The origins of freemasonry, Cambridge University press,1988, p.170 et la note 13

622 Stevenson D., The first freemasons – Scotland early lodges and their member, Aberdeen university press, 1988, trad. Sautrot, Ivoire clair, Bagnolet 2000 p.58 ; Carr H. Minutes of the Lodge of Edinburgh, Quatuor Coronati Lodge 2076, London, 1962, p.160

623 Stevenson D., The first freemasons – Scotland early lodges and their members, Aberdeen university press, 1988, trad sautrot, Ivoire clair, Bagnolet 2000 p.58-59

624 Stevenson D., The first freemasons – Scotland early lodges and their members, Aberdeen university press, 1988, trad Sautrot, Ivoire clair, Bagnolet 2000 p.98 et 102

625 Harris T., Restoration: Charles II and his Kingdom 1660-1685, Penguin Books, Ltd., London, 2006, p. 9

626 Harris T., Revolution : Restauration Charles II and his Kingdoms, 1660-1685, Penguin Books, Ltd., London, 2005, p.6

627 Meisner M., Aurore et Lumières maçonniques, Êphaestos, Londres, (à paraître)

628 Stevenson D., The first freemasons – Scotland early lodges and their members, Aberdeen university press, 1988, trad Sautrot, Ivoire clair, Bagnolet 2000 p.61

629 "Edinburgh Register House 1696MS -", Voir en Annexe Réponse à la Question 5
630 Stevenson D., The first freemasons – Scotland early lodges and their members, Aberdeen university press, 1988, trad Sautrot, Ivoire clair, Bagnolet 2000 p.61
631 Stevenson D., The first freemasons – Scotland early lodges and their members, Aberdeen university press, 1988, trad Sautrot, Ivoire clair, Bagnolet 2000 p.98 et 102
632 Hegel W.G. Principes de la philosophie du droit, 1821 ; trad Kaan A., Gallimard, Paris, 1940, p.45
633 Knoop, D; Jones, G P; Hamer, The Early Masonic Catechisms, Manchester University Press, Manchester,1963, Second Edition, p.171
634 Stevenson D. « James Anderson (1679-1739) Man and mason » in Free masonry on both sides of the atlantic : essays concerning the Craft in the British Isle, Europe, the United States and Mexico, ed. R. W. Weisberg, New york, 2002pp.267-310 trad. 400 ans de Maçonnerie en Ecosse suivi de James Anderson (1679-1739) L'homme et le maçon, PF éditions 2014, p. 51 et sur ces différents points, voir : Meisner M., Aurore et Lumières maçonniques, Êphaestos, Londres, (à paraître)
635 Sur cette période qui suit la Glorieuse Révolution voir : Meisner M., Aurore et Lumières maçonniques, Êphaestos, Londres, (à paraître)
636 Boutin P. Jean-Théophile Desaguliers. Un Huguenot, philosophe et juriste en politique – Traduction et commentaire de The Newtonian System of the World. The Best leel of Government» ; Honoré Champion, Paris, 1999 , 253 pages ; Ducheyne S. "The Times and Life of John Th. Desaguliers (1683-1744) : Newtonian and Freemason ». In : Revue belge de philologie et d'histoire, tome 87, fasc. 2, 2009. Pp. 349-363
637 Stevenson D., The first freemasons – Scotland early lodges and their members, Aberdeen university press, 1988, trad Sautrot, Ivoire clair, Bagnolet 2000 p.61-62
638 Meisner M., Rituel et Symbolisme de la Franc-Maçonnerie des Premiers temps, Êphaestos, Londres, (à paraître)
639 Carr H. Minutes of the Lodge of Edinburgh, Quatuor Coronati Lodge 2076, London,1962, pp.3,4
640 Sur cette rédaction voir Meisner M., *Rituel et Symbolisme de la Franc-Maçonnerie des Premiers temps*, Êphaestos, Londres, (à paraître)
641 Voir le texte en Annexe
642 Stevenson D., The first freemasons – Scotland early lodges and their members, Aberdeen university press, 1988, trad Sautrot, Ivoire clair, Bagnolet 2000 p.40, 47
643 Voir le texte en Annexe et pour une étude détaillée du *Edinburgh Register House MS 1696* voir Meisner M., *Rituel et Symbolisme de la Franc-Maçonnerie des*

Premiers temps*, Êphaestos, Londres, (à paraître)

644 "Due guard" variante de "dueguard" et "dewguard" manière de saluer signifiant « Dieu vous garde » Dictionary of the Scots Language. 2004. Scottish Language Dictionaries Ltd. V° dueguard et dewguard

645 Voir le texte en Annexe

646 Stevenson D., The first freemasons – Scotland early lodges and their members, Aberdeen university press, 1988, trad sautrot, Ivoire clair, Bagnolet 2000 p.53

647 Murray Lyon D., History of the lodge of Edinburgh, William Blackwood and son, Edinburgh & london, 1873, p.79

648 Meisner M., Rituel et Symbolisme de la Franc-Maçonnerie des Premiers temps, Êphaestos, Londres, (à paraître)

649 The 3 day off Joulay 1634. The quhilk day the Right honirabell my Lord Alexander is admitet folowe off the craft be Hewe Forest diken, and Alexander Nesbet warden ; and the hell rest off the mesteres off mesones off Edenbroch ; and therto eurie mester heath supscriuet with ther hands or set to ther markes. [Deacon and Warden's marks], Jn. Watt, Thomas Patersone, Alexander, John Mylln.

650 At Edinburghe, the 3 of July 1634. The quhilk day Sr. Alexander Strachan of Thorntoun is admitted fellow craft be Hew Forrest deaken, and Alexr. Nisbet warden, and the haile rest of the Masters measons of Edinburghe ; and in token thereoff the mesters underscryband haue sett to there hands and marks to thir prsnts. [Deacon and Warden's marks] Jon. Watt, Robert Gray, Thomas Ainslie, Thomas Patersoh, Johne Mylln, Alexander, An. Alexander, A. Strachan.

651 Murray Lyon D., History of the Lodge of Edinburgh, William Blackwood and son, Edinburgh & Londres, 1873 p. 80

652 The 20 day off May 1640. The quhilk day, James Hamiltone bing deken off the Craft and Johne Meyenes warden, and the rest off M'rs off meson off edenbr. conuened, doeth admit in amoght them the right honerabell Alexander Hamiltone, generall of the artelerie of thes kindom, to be felow and Mr off the forsed Craft ; and therto wie heaue set to our hands or markes. - Hamilton, James Hamilton, John Mylln.

653 Murray Lyon D., History of the Lodge of Edinburgh, William Blackwood and son, Edinburgh & Londres, 1873 p. 80

654 At Neucastell the 20 day off May 1641. The qwilk day ane serten nomber off Mester and others being lafule conveined, doeth admit Mr the Right Honerabell Mr Robert Moray, General quarter Mr to the Armie off Scotlan, and the same bing aproven be the hell Mester off the Mesone of the Log off Edenbroth, quherto they heaue set to ther handes or markes. -- A. Hamilton, R. Moray, Johne Mylln, James Hamilton.

655 The 3 day of Joulie 1634. The quhilk day Antonie Alexander, Right honirabell Mester off Work to hes Magestie be admisione off Hewe Forest deken, and Alexander Nesbet warden, and the hell rest off the Mesteres off mesones off Edenbroch ; and therto euerie mester heath supscriuet withther handes or eles pet to ther markes. Thomes Ainslie, Thomas Patersone, Robert Gray [Deacon and Warden's marks], Jn. Watt, Alexander, An. Alexander, Johne Mylln

656 Voir le texte en Annexe

657 Wallace-James R.E., The book of the Aitchison Haven lodge 1598-1764, Ars Quatuor Coronatorum vol.24 (for 1911), pp. 30 à 46

658 Stevenson D., The first freemasons – Scotland early lodges and their members, Aberdeen university press, 1988, trad Sautrot, Ivoire clair, Bagnolet 2000 pp. 51-52

659 Josten C. H. Elias Ashmole (1617–1692). His Autobiographical and Historical Notes, his Correspondence, and Other Contemporary Sources Relating to his Life and Work. 5 vols., Clarendon Press. oxford 1966, Vol1 pp. 355-357 - Gould R.F., Collected essays and papers related to Freemasonry, William Tait, Belfast, 1913, p.101

660 "1646—Oct. 16, 4.30 p.m.—I was made a Free Mason at Warrington, in Lancashire, with Coll. Henry Main- waring, of Karincham in Cheshire."

661 Wallace-James R.E., "The book of the Aitchison Haven lodge1598-1764", Ars Quatuor Coronatorum vol.24 (for 1911), pp. 30 à 46,

1598 - The IX day of Januerie the Zeir of God upon ye quhilk day Robert Widderspone was maid fellow of craft in ye presens of Wilzam Aytone Elder, Johne Fender being Warden, Johne Pedden Thomas Pettencrief John Crafurd George Aytone Wilzame Aytone younger Hendrie Petticrief ief all fellowis of Craft upon ye quhilk day he chois George Aytone Johne Pedden to be his intenders and instructouris and also ye said Robert hes payit his xx sh. and his gluffiis to everie Maister as efferis.

1598 - The XI day of Januarie 1598 Upon quhilk day Alexander Cubie was entereit prenteis to Georg Aytone the quhilk day George Aytone ablishit himself to haif no mo prentissis withput the license of the brither of ye Ludg in presens of Johne Fender Warden for ye present Wilzarne Aytone elder deacone Johne Pedden Johne Crafurd Thomas Petticrief Wilzam Aytone younger Hendrie Petticrief Georg Aytone clark for ye present Robert
Widderspone entereit prentises Richard Petticrief Archibald Glene Ninian Gumerie James Petticrief of ye quhilk entereit prentiseis Alexander Cubie chois Archibald Glene and James Petticrief to be his instructoris also ye said Alexander Cubie hes payit xx sh and his gluifis

new et Voir le texte intégral en annexe p. 291

662 Meisner M., Rituel et Symbolisme de la Franc-Maçonnerie des Premiers temps, Êphaestos, Londres, (à paraître)

663 Stevenson D., The origins of freemasonry, Cambridge University press, 1988, p.218

664 L'expression est ''Wise Mr of the Masons Company this present yeare'', Le titre de ''Wise Master'' n'est pas répertorié à ma connaissance et, peut-être, est-il une expression propre à Ashmole.

665 "March, 1682.

"10.—^About 5 p.m. I rec": a sumons to app' at a Lodge to be held the next day, at Masons Hall, London. "11.—Accordingly I went, & about Noone were admitted into the Fellowship of Free Masons,"Sr Wiliam Wilson Knight, Capt. Rich : Borthwick, Mr- Will: Woodman, Mr Wm Grey, Mr SamueU Taylour, & Mr William Wise.

"I was the Senior Fellow among them (it being 35 yeares since I was admitted). There were present beside my selfe the Fellowes after named.

" Mr Tho: Wise Mr of the Masons Company this present yeare, Mr Thomas Shorthose, M'r Thomas Shadbolt . . . Wainsford, Esqr, Mr Nich: Young, Mr John Shorthose, Mr William Hamon, Mr John Thompson, & Mr Will: Stanton.

"Wee all dyned at the halfe Moone Tavern in Cheapside, at a Noble dinner prepaired at the charge of the Newaccepted Masons."

666 Then lie who is to be admitted a member of fellowship is putt again to his knees, and gets the oat[h] administrated to him of

667 Stevenson D., The first freemasons – Scotland early lodges and their members, Aberdeen university press, 1988, trad sautrot, Ivoire clair, Bagnolet 2000 p.52

668 Carr H. Minutes of the Lodge of Edinburgh, Quatuor Coronati Lodge 2076, London,1962, pp.3,4

669 Wallace-James R.E., The book of the Aitchison Haven lodge 1598-1764, Ars Quatuor Coronatorum vol.24 (for 1911), pp. 30 à 46, p 33

670 Stevenson D., The first freemasons – Scotland early lodges and their members, Aberdeen university press, 1988, trad sautrot, Ivoire clair, Bagnolet 2000 p.99

671 Wallace-James R.E., "The book of the Aitchison Haven lodge1598-1764", Ars Quatuor Coronatorum vol.24 (for 1911), pp. 30 à 46, p 33

672 Stevenson D., The first freemasons – Scotland early lodges and their members, Aberdeen university press, 1988, trad Sautrot, Ivoire clair , Bagnolet 2000 pp. 53 s

673 Wallace-James R.E., The book of the Aitchison Haven lodge1598-1764, Ars Quatuor Coronatorum vol.24 (for 1911), pp. 30 à 46, p 33

674 Stevenson D., The first freemasons – Scotland early lodges and their members, Aberdeen university press, 1988, trad sautrot, Ivoire clair, Bagnolet 2000 p.99

675 Stevenson D., The first freemasons – Scotland early lodges and their members, Aberdeen university press, 1988, trad Sautrot, Ivoire clair, Bagnolet 2000 pp. 53 s

676 Stevenson D., The first freemasons – Scotland early lodges and their members, Aberdeen university press, 1988, trad sautrot, Ivoire clair, Bagnolet 2000 p.52

677 Sur l'ensemble des passages qui suivent voir Meisner M., Rituel et Symbolisme de la Franc-Maçonnerie des Premiers temps, Êphaestos, Londres, (à paraître)

678 Voir en annexe le Edinburgh register house 1696 MS, qui désigne "l'entered apprentice" comme un "not mason" et pour le commentaire détaillé de ce manuscript Meisner M., Rituel et Symbolisme de la Franc-Maçonnerie des Premiers temps, Êphaestos, Londres, (à paraître)

679 Voir infra le texte en Annexe

680 Meisner M., Rituel et Symbolisme de la Franc-Maçonnerie des Premiers temps, Êphaestos, Londres, (à paraître)

681 Meisner M., Rituel et Symbolisme de la Franc-Maçonnerie des Premiers temps, Êphaestos, Londres, (à paraître)

682 Murray Lyon D., History of the lodge of Edinburgh, William Blackwood and son, Edinburgh & London, 1873, pp. 131, 134, 135

683 Benedict P. « Calvinisme as a culture ? Prelimnary Remarks on Calvinism and Visual Arts », in Corby Finney P. (ed) Seeing Beyond the World, Visual Arts and the Calvinist Tradition, William G. Eerdmans Publishing Company, Grand Rapids Michigan, Cambridge, U.K. pp.19 et suivantes

684 Calvin J. Selected Works of John Calvin, Tracts and Letters, edited by Henry Beveridge and Jules Bonnet, vol. 7, Letters, Part 4, 1559-1564, Baker Book House, Grand Rapids, 1983 ; Monter W., Calvin's Geneva, New York : John Wiley and Sons, 1967, 2012, pp. 125et suivantes ; Delorme E. « Le Méreau dans Les Eglises Réformées de France », Bulletin de la Société de L'Histoire du Protestantisme Français 37, n°4, Droz Paris,1888, pp. 204 et suivantes

685 Roussel B. «"Faire la Cène" dans les églises réformées du royaume de France au XVIe siècle » / « Taking Communion » in the Reformed Churches of the French Kingdom in the XVIth Century. In : Archives de sciences sociales des religions, n°85, 1994. p. 103 et la note 36

686 Sur la question de la communion, de l'accès à la Table du seigneur et des tokens voir : Reymond B. « Du sacrifice de la messe à la convivialité de la Cène, ou la Réforme vue sous l'angle des rituels », ETR 2001, pp. 357-370 ; McWhorterTenney M Communion Tokens : Their History and Use, With a Treatise on the Relation of the Sacrament to the Vitality and Revivals of the Church , Grand Rapids, Michigan, Zondervan Publishing House, 1936, pp 11-16 ; Schmidt, Leigh

Eric. Holy Fairs : Scottish Communions and American Revivals in tile Early Modern Period. Princeton, N.J. : Princeton University Press, 1989.

687 Dickens A.G. The English Reformation, B.T. Batsford ltd, London, 1964, 3°ed 1966, in fine et Préface p.v ; Leonard E. G. Histoire générale du protestantisme, PUF, Paris, 1961, réed 1988, 3 vol., II-pp 62 et s

688 Knox J. History of the reformation in Scotland (1559-1566), Blackie Fullarton & CO, Glasgow,1831, p.3

689 Ryrie A., The origins of the Scottish reformation, Manchester university press, Manchester & New York, 1988, p.196

690 "that to their judgement ther is neither sinne nor scandale in that word because in the purest tymes of this Kirk maisons having that word have been ministers that maisons and men having that word have been and daylie are elders in our session, and many professors having that word are daylie admitted to the ordinances" cité par David Stevenson, The origins of freemasonry, Cambridge University press,1988, p.127

691 Salles A. La « Tradition apostolique » est-elle un témoin de la liturgie romaine ? In : Revue de l'histoire des religions, tome 148, n°2, 1955. pp. 191-192

692 Voir infra le texte en Annexe

693 « 1598 -Le 11 janvier, de l'An du Seigneur le jour où Alexander Cubie est reçu apprenti pour Gcorg Aytone ledit jour George Aytone établit, lui-même, n'avoir pas d'autre apprenti qui ait le statut de frère de la loge opérative en présence de Johne Fender Surveillant pour Wilzame Aytone ancien (et) président (de l'assemblée) Johne Peclden Johne Crafurd Thomas Petticrief Wil-zame Aytone junior Hendrie Petticrief Georg Aytone Clark étant présent Robert Widderspone apprentis reçus Richard Petticrief Archi-bald Glene Ninian Gumerie James Petticrief et aussi ledit apprenti reçu Alexander Cubie choisit Archibald Glene et James Perricrief pour être ses instructeurs ledit Alexander Cubie a payé xx shillings et les gants. »

"1598-The XI day of Januarie 1598 Upon quhilk day Alexander Cubie was entereit prenteis to Georg Aytone the quhilk day George Aytone ablishit himself to haif no mo prentissis withput the license of the brither of ye Ludg in presens of Johne Fender Warden for ye present Wilzarne Aytone elder deacone Johne Pedden Johne Crafurd Thomas Petticrief Wilzam Aytone younger Hendrie Petticrief Georg Aytone clark for ye present Robert Widderspone entereit prentises Richard Petticrief Archibald Glene Ninian Gumerie James Petticrief of ye quhilk entereit prentiseis Alexander Cubie chois Archibald Glene and James Petticrief to be his instructoris also ye said Alexander Cubie hes payit xx sh and his gluifis". Cité par Wallace-James R.E., "The book of the

Aitchison Haven lodge1598-1764", 1911, A.Q.C. XXIV, W.J. Parett Ltd, Margate, 1911, pp. 30 à 46, p 39

694 Daiches, S., "The Jew in Scotland", Scottish church history society, European Librairies, 1929, p. 196

695 Dictionary of National Biography, v° Schaw William

696 Dictionary of National Biography, v° Schaw William

697 Stevenson D., The origins of freemasonry, Cambridge University press, 1988, p.55 et s

698 Knox J. « An admonition or warning that the faithful christian in London, Newcastle, Barwycke and others may avoide Gods vengeance » ed Laing D, The Works of John Knox, Six volumes, Johnston & Hunter, Edinburgh, 1846-1864, III, p.194

699 Herrmann F., « Israël, un modèle pour l'Angleterre du XVIIe siècle ? ». In : XVII-XVIII. Revue de la société d'études anglo-américaines des XVIIe et XVIIIe siècles. N°64, 2007. La Bible dans le monde anglo-américain des XVIIe et XVIIIe siècles [Colloque tenu en Sorbonne les 25 et 26 novembre 2006] pp. 135-159 ; Kerr J., The Covenant and the covenanters, Edinburgh, 1895 p.11 "In the character of Israel as a covenanted people, there shines out a special splendour. One of the most brilliant events in Judah's chequered history is that in which, in the days of the good king Asa, "they gathered themselves together to Jerusalem and entered into a covenant to seek the Lord God of their fathers with all their heart and with all their soul; and all Judah rejoiced at the oath. More than any other nation of modern times, the people of the British Isles resemble in their covenant actings the people of Israel; and Scotland is the likest to Judah. Certainly, Scotland's covenants with God were coronets on Scotland's brow. "

700 Römer Th. L'invention de Dieu, Edition du Seuil, Paris, 2014-2017, pp. 253 et s.

701 Douglas Knoop & G. P. Jones, An Account of the Rise and Development of Freemasonry In Its Operative, Accepted, and Early Speculative Phases, Manchester University press, 1947 p. 93 ; Stevenson D., The origins of freemasonry, Cambridge University press, 1988, p.126 s

702 Douglas Knoop & G. P. Jones, An Account of the Rise and Development of Freemasonry In Its Operative, Accepted, and Early Speculative Phases, Manchester University press, 1947 p. 93 et p.94

703 Mimouni C.S., Introduction à l'histoire des origines du christianisme, Bayard, Paris, 2019, pp. 637 et s., Marcel S., Verus Israël. Étude sur les relations entre chrétiens et juifs dans l'Empire romain (135-425), (Bibliothèque des Écoles françaises d'Athènes et de Rome, fasc. 166). E. de Boccard Paris, 1948 réed 1964, 476 p.

704 2 Samuel 7 ; 2 Samuel 24,19 ; 1 Roi 6,13 ; 1 Chroniques, 21,19 ; 2 Chroniques 3,1

705 Sur le détail de l'étude du « Mot » et les différentes hypothèses de son contenu voire Meisner M., Rituel et Symbolisme de la Franc-Maçonnerie des Premiers temps, Êphaestos, Londres, (à paraître)
706 Stevenson D., The first freemasons – Scotland early lodges and their members, Aberdeen university press, 1988, trad sautrot, Ivoire clair, Bagnolet 2000 p.53
707 Murray Lyon D., History of the Lodge of Edinburgh, William Blackwood and son, Edinburgh & Londres, 1873 p. 80
708 Murray Lyon D., History of the Lodge of Edinburgh, William Blackwood and son, Edinburgh & Londres, 1873 p. 80
709 "1646—Oct. 16, 4.30 p.m.—I was made a Free Mason at Warrington, in Lancashire, with Coll. Henry Main- waring, of Karincham in Cheshire."
710 "March, 1682.
"10.—^About 5 p.m. I rec": a sumons to app' at a Lodge to be held the next day, at Masons Hall, London. "11. —Accordingly I went, & about Noone were admitted into the Fellowship of Free Masons,"Sr Wiliam Wilson Knight, Capt. Rich : Borthwick, Mr- Will : Woodman, Mr Wm Grey, Mr SamueU Taylour, & Mr William Wise.
"I was the Senior Fellow among them (it being 35 yeares since I was admitted). There were present beside my selfe the Fellowes after named.
" Mr Tho : Wise Mr of the Masons Company this present yeare, Mr Thomas Shorthose, M'r Thomas Shadbolt . . . Wainsford, Esqr, Mr Nich : Young, Mr John Shorthose, Mr William Hamon, Mr John Thompson, & Mr Will : Stanton.
"Wee all dyned at the halfe Moone Tavern in Cheapside, at a Noble dinner prepaired at the charge of the Newaccepted Masons."
711 Meisner M., Rituel et Symbolisme de la Franc-Maçonnerie des Premiers temps, Êphaestos, Londres, (à paraître)
712 Dudley J. M., A Student's Manual of English Constitutional History. 6°Edition Basil Blackwell, Oxford, 1925, p.650 et s.
713 John Earl of Rothes, Relation of Proceedings concerning the Affairs of the Kirk of Scotland, from August 1637 to July 1638, Bannatyne Club, Edinburgh. 1830, p. 30
714 Henry Adamson, The Muses Threnodies– Troisième Muses, King James College, Edinburgh, 1638 réed T.H. Marshall, History of Perth, Perth 1849, p.520
715 Baillie R., The Letters and journal of Robert Baillie, T1, Edinburgh, 1842, p. 52
716 Willson, D.H. King James VI & I. 2 ed, Jonathan Cape Ltd. London: 1963 p. 198, "If bishops were put out of power, "I know what would become of my supremacy,"
717 Meisner M., Aurore et Lumières maçonniques, Êphaestos, Londres, (A paraitre)
718 Willson, D.H. King James VI & I. 2 ed, Jonathan Cape Ltd. London: 1963 p. 207, "No bishop, no King. When I mean to live

under a presbytery, I will go to Scotland again."

719 Baillie R., The Letters and journal of Robert Baillie, T1, Edinburgh, 1842, p. 52

720 Pour un inventaire voir Stevenson D., The first freemasons – Scotland early lodges and their members, Aberdeen university press, 1988, trad Sautrot Ivoire clair, Bagnolet 2000 et Carr H., Minutes of the Lodge of Edinburgh, Quatuor Coronati Lodge 2076, London,1962,

721 Baillie R., "Lettre à William Spang, 4 octobre 1637", The Letters and journal of Robert Baillie T1, Edinburgh, 1842, p.23

722 Rémi Brague, La loi de Dieu, Histoire philosophique d'une alliance, Paris, Gallimard, 2008, p.24

723 Voir sur ces différents points Meisner M., Aurore et Lumières maçonniques, Êphaestos, Londres, (à paraître)

724 Meisner M., Aurore et Lumières maçonniques, Êphaestos, Londres, (à paraître)

725 Stevenson D., The first freemasons – Scotland early lodges and their members, Aberdeen university press, 1988, trad Sautrot, Ivoire clair, Bagnolet 2000 p.98

726 The Complete Peerage of England, Scotland, Ireland, Great Britain and the United Kingdom, Extant, Extinct or Dormant, new ed., 6 volumes, Alan Sutton, Gloucester, 2000, volume III, page 77

727 Charles II, 1670, "An Act to prevent and suppresse Seditious Conventicles", in Statutes of the Realm: Volume 5, 1628-80, ed. John Raithby (s.l, 1819), pp. 648-651 ; Stevenson D., The first freemasons – Scotland early lodges and their members, Aberdeen university press, 1988, trad sautrot, Ivoire clair, Bagnolet 2000 p.98 et la note 19

728 Gould R.F., Military Lodges, Gale and Polden Ltd, London, 1899, p.22

729 Stevenson D., The first freemasons – Scotland early lodges and their members, Aberdeen university press, 1988, trad sautrot, Ivoire clair, Bagnolet 2000 p.99

730 Stevenson D., The first freemasons – Scotland early lodges and their members, Aberdeen university press, 1988, trad sautrot, Ivoire clair, Bagnolet 2000 p.223 note 1.5 et 1.2 pour sa participation à la loge de Edinburgh

731 Stevenson D., The first freemasons – Scotland early lodges and their members, Aberdeen university press, 1988, trad Sautrot, Ivoire clair, Bagnolet 2000 p.98 et 102

732 Stevenson D., The first freemasons – Scotland early lodges and their members, Aberdeen university press, 1988, trad. Sautrot, Ivoire clair, Bagnolet 2000 p.58 ; Carr H. Minutes of the Lodge of Edinburgh, Quatuor Coronati Lodge 2076, London, 1962, p.160

733 Stevenson D., The first freemasons – Scotland early lodges and their members, Aberdeen university press, 1988, trad sautrot, Ivoire clair, Bagnolet 2000 p.58-59

734 Révauger M-C., « Maçonnisme et anti-maçonnisme en Grande-Bretagne sous la Révolution française ». In : Dix-huitième Siècle, n°37, 2005. Politiques et cultures des Lumières. p. 309 ; Berman. R.A. The Architects of Eighteenth-Century English Freemasonry, 1720 – 1740, Th. Exeter, 15/12/2010. Dacty., in fine p.2 et pp. 17,101-102, 251 et s

735 Desaguliers, J.T., The newtonian system of the world, the best model of government, an allegoricall poem, A. Campbell, Westminster, 1728, p. iii, les mots soulignés le sont par Desaguliers

736 Stevenson D., The first freemasons – Scotland early lodges and their members, Aberdeen university press, 1988, trad Sautrot, Ivoire clair, Bagnolet 2000 p.97

737 Stevenson D., The origins of freemasonry, Cambridge University press,1988, pp. 26 et s, p. 50 et pp.213 et s

738 Ward E., « The Birth of Freemasonry – The creation of a myth Ars Quatuor Coronatorum vol.91 (for 978), p. 77

739 Stevenson D., The origins of freemasonry, Cambridge University press,1988, p.214

740 Carr H. Minutes of the Lodge of Edinburgh, Quatuor Coronati Lodge 2076, London, 1962, pp.3-4

741 Stevenson D., The first freemasons – Scotland early lodges and their members, Aberdeen university press, 1988, trad Sautrot, Ivoire clair, Bagnolet 2000 p.98

742 Stevenson D., The origins of freemasonry, Cambridge University press,1988, p.219-220

743 Stevenson D., The first freemasons – Scotland early lodges and their members, Aberdeen university press, 1988, trad Sautrot, Ivoire clair, Bagnolet 2000 p.98 et 100-101

744 Carr H. Minutes of the Lodge of Edinburgh, Quatuor Coronati Lodge 2076, London, 1962, pp.3-4

745 Stevenson D., The Scottish Revolution 1637 - 44: The Triumph of the Covenanters, David and Charles, 1973, 416 pages réed 1974, 2003, 2011

746 Stevenson D., The first freemasons – Scotland early lodges and their members, Aberdeen university press, 1988, trad Sautrot, Ivoire clair, Bagnolet 2000 p.56 Stevenson D. The Scottish Revolution 1637 - 44: The Triumph of the Covenanters, David and Charles, 1973

747 Stevenson D., The first freemasons – Scotland early lodges and their members, Aberdeen university press, 1988, trad Sautrot, Ivoire clair , Bagnolet 2000 p.97

748 David Stevenson, The origins of freemasonry, Cambridge University press,1988, p.127

749 Stevenson D., The origins of freemasonry, Cambridge University press,1988, p.219-220

750 Murray Lyon D., History of the lodge of Edinburgh, William Blackwood and son, Edinburgh & London, 1873, p. 386

751 Stevenson D., The origins of freemasonry, Cambridge University press,1988, p.219-220

752 At Neucastell the 20 day off May 1641. The qwilk day ane serten nomber off Mester and others being lafule conveined, doeth admit Mr the Right Honerabell Mr Robert Moray, General quarter Mr to the Armie off Scotlan, and the same bing aproven be the hell Mester off the Mesone of the Log off Edenbroth, quherto they heaue set to ther handes or markes. -- A. Hamilton, R. Moray, Johne Mylln, James Hamilton.

753 the same bing aproven be the hell Mester off the Mesone of the Log off Edenbroth

754 Freke Gould R., The concise History of free masonry, 1903, réed Gale & Polden, 1951, Londres, p.116 pour la transcription du journal d'Elias Ashmole : "I was the Senior Fellow among them (it being 35 yeares since I was admitted). There were present beside my selfe the Fellowes after named."

755 Voir le texte en Annexe

756 Anderson J. Livre des constitutions maçonniques ; traduction, E. Jouin, Emile Paul frères, Paris 1930, p 87

757 Anderson J., The history and constitutions of the Most ancient and honourable Fraternity of Free and accepted masons. Containing &c. 1738; dit The new book of constitutions..., J.Robinson, Londres , printed 1746, p. 143-144

758 Dermott L. Ahiman rezon : or, A help to all that are 'or would be) Free and Accepted Masons , Black, Londres printed 1764 (première edition James Bedford, Londres, 1756), p. 24-25

759 Hugan W.J. Memorial of the Masonic Union, Johnson, Wyke & Pain, Leicester 1913, p.38

760 Hugan W.J. Memorial of the Masonic Union, Johnson, Wyke & Pain, Leicester 1913, p.63

761 Newton I.. Philosophiae naturalis principia mathematica, 3e éd., p. 530 « Je n'ai pu encore donner de cause à la gravité »

762 Adamson H., The muses Threnodies, or, mirthfull mournings, on the death of Master Gall. Containing varietie of pleasant poëticall descriptions, morall instructions, historiall narrations, and divine observations, with the most remarkable antiquities of Scotland, especially at Perth, King James College, Edinburgh, 1638

763 « For what we do presage is not in grosse, -- For we be brethren of Rosie crosse ; -- We have the Mason word, and second sight, -- Things for to come we can foretell arigh » Adamson H., The muses Threnodies, or mirthfull mournings, on the death of

Master Gall. Containing varietie of pleasant poëticall descriptions, morall instructions, historiall narrations, and divine observations, with the most remarkable antiquities of Scotland, especially at Perth, King James College, Edinburgh, 1638

764 V° AdamsonHenry, in Dictionnary of national biographie, volume 1, Macmillan & Co, Londres, 1885

765 Stevenson D., The first freemasons – Scotland early lodges and their members, Aberdeen university press, 1988, trad sautrot, Ivoire clair, Bagnolet 2000 p.135 qui voit dans le poème la première référence connue du "mot de maçon" mais ne mentionne pas la situation de James Adamson comme doyen de la guilde à Perth.

766 Stevenson D., The first freemasons – Scotland early lodges and their members, Aberdeen university press, 1988, trad sautrot, Ivoire clair, Bagnolet 2000 p.135

767 Dalberg-Acton J.E.E (Lord Acton) The history of freedom and other essays, Mac Millan and Co. ltd London, 1907, p.62

768 Stevenson D., The origins of freemasonry, Cambridge University press, 1988, p.126

769 Martin, M., A Des cription of the Western Islands of Scotland, Charles W. J. Withers ed. (1703), Birlinn, Edinburgh, 1999, p. 41 pour l'hostilité aux superstitions et p.180-199 le chapitre qu'il consacre à la Seconde vue dont le ton n'est pas celui de la critique.

770 Meisner M., Aurore et Lumières maçonniques, Êphaestos, Londres, (à paraître)

771 Duchein M., Les derniers Stuarts 1660-1807, Librairie Arthème Fayard, Paris, 2006, p.305

772 Gorceix B. La bible des Rose-Croix : traduction et commentaire des trois premiers écrits rosicruciens (1614-1615-1616), PUF, Paris, 1970 in fine

773 Sur la Fama fraternitatis Antoine Faivre a pu écrire : « Ce texte, aussi poétique par son style que peu original par les idées exprimées, fait de traductions et de compilations, se présente surtout comme une satire de la situation spirituelle, morale et sociale du luthéranisme. L'auteur, bien que protestant, proclame que la rédemption ne se fait pas du dehors, mais de l'intérieur, par la voie du cœur ou l'élan mystique." Encyclopedia universalis V° Rose-croix

774 Yates F.A., The Rosicrucian Enlightenment, Taylor & Francis e-Library, London New York, 1972, 2002, p. 39

775 Yates F.A., The Rosicrucian enlightenment, Routledge, London, New York, 1972, 2002, p.263

776 Voir supra

777 En ce sens : Jonrd B. The Freemason's Guide and compendium, G. Harrap & Co, London 2° éd 1956, p.109 ; Findel J.G. Freemasonry From its rise down to the resent day, Asher & Co., London, 1866, p.42 qui y voit la preuve indiscutable d'un lien entre maçonnerie operative et

speculative.p.42. Mais les points communs qu'il relève pour établir cette ascendance, vont bien au-delà d'un simple système de reconnaissance et paraissent suspects car tardifs et postérieurs à l'organisation de la maçonnerie spéculative écossaise.

778 Kebbell P. The changing face of English Freemasonry, 1640-1740 Dissertation PhD – Historical Studies, University of Bristol, Juillet 2009, p. 94 et suivantes

779 Andréa J.V. Les noces chimiques de Christian Rozencreutz, trad Auriger, Chacornac Frères, Paris, 1928

780 Yates F.A., The occult philosophy in the Elizabethan age, Toutledge & Kegan Paul, London, New York, 1979 et Routledge classics 2001, p. 105

781 Lewis Bayley M., Milton et Jakob Boehme – A study of german mysticism in seventeenth-century England, Haskel House, New York, 1964 p.23

782 Turnbull G.H., Hartlib, Dury and Comenius, Gleaning from Hartlib's Papers, Liverpool-London, Liverpool University Press, 1947; Samuel Hartlib (1600 – 1662) était un esprit universel germano-britannique. Il s'intéressait aux sciences, à la médecine, à l'agriculture, à la politique et à l'éducation. Il s'est installé en Angleterre où il s'est marié et vécut jusqu'à la fin de ses jours. Il était contemporain et proche de Robert Boyle. Hartlib rencontre en Ecosse en 1628 le pasteur John Dury en compagnie duquel il se réfugie un court moment en Angleterre à la suite de la prise d'Elbing_par les Catholiques lors de la Guerre de Trente Ans qui fait rage sur le continent. Avec john Dury, il cosigne le Considerations tending to the happy Accomplishment of Englands Reformation in Church and State (1647)

783 Minton Batten J., John Dury, Advocate of Christian Reunion, Chicago, Chicago University Press, 1944. Né à Édimbourg vers 1599-1600 et mort à Cassel le 26 septembre 1680, est un théologien, bibliothécaire et pasteur d'origine écossaise. Un temps ami de Grotius et en contact avec Descartes et Baxter, il fut avec Samuel Hartlib et Comenius l'un des membres du cercle d'intellectuels anglais à l'origine de la Royal Society dont son beau-fils, Henry Oldenburg, ami de Spinoza, fut le premier secrétaire. Dury rencontre en Ecosse en 1628 Samuel Hartlib en compagnie duquel il se réfugie un court moment en Angleterre à la suite de la prise d'Elbing_par les Catholiques lors de la Guerre de Trente Ans_qui fait rage sur le continent. Avec Samuel Hatlib, il cossigne Considerations tending to the happy Accomplishment of Englands Reformation in Church and State (1647)

784 Lewis Bayley M., Milton et Jakob Boehme – A study of german mysticism in seventeenth-century England, Haskel House, New York, 1964 p. 22

785 On doit à leurs idées et idéaux notamment la fondation, en 1660, de la Royal society dont certains pensent qu'elle est à l'origine de la franc-maçonnerie : Alain Bauer Dictionnaire Amoureux de la Franc-maçonnerie, Paris, Plon 2010, V° « Invisible Collège » ; Robert Lomas publie The Invisible College : The Royal Society, Freemasonry and the Birth of Modern Science, Headline Book Publishing, 2002 (trad. Virginie et Arnaud d'Apremont, L'Invisible Collège, la Royal Society, la Franc-maçonnerie et la Naissance de la science moderne Dervy, 2005) et le commentaire critique Trevor Anderson McKeown « The Invisible College : A Few Observations », dans Masonic Books Revue, Grand Lodge of British Columbia and Yukon, 26 mars 2004 ; Pour sa part France Yates remarque que Hartlib, Dury Haak sont proche de la Reine de Bohème Élisabeth fille, délaissée à son sort, par le Roi Jacques 1er F.A. Yates, The Rosicrucian enlightenment, Routledge, London, New York, 1972, 2002, p. 220 ; Élisabeth de Bohème qui apparaît comme la royale figure royale de l'opposition protestante en Europe selon H. R. Trevor-Roper, Religion, the Reformation, and Social Change, Mac Millan, London, 1967, p. 256 ; avec John Wallis, Frances Yates note que Haak participa en 1645 aux premières réunions avec John Wilkins chapelain à Londres du fils ainé d'Élisabeth de Bohème, F.A. Yates, The Rosicrucian enlightenment, Routledge, London, New York, 1972, 2002, p. 234

786 Yates F.A., The occult philosophy in the Elizabethan age, Toutledge & Kegan Paul, London, New York, 1979 et Routledge classics 2001, p.105

787 Yates F.A., The Rosicrucian Enlightenment, Taylor & Francis e-Library, London New York, 1972, 2002, p. XII

788 Yates F.A., The occult philosophy in the Elizabethan age, Toutledge & Kegan Paul, London, New York, 1979 et Routledge classics 2001, p. 109

789 Yates F.A., The Rosicrucian enlightenment, Routledge, London, New York, 1972, 2002, p. 248 ; Cassirer E., La philosophie des Lumières, (1932) ; trad. Pierre Quillet, Fayard, Paris, 1966, p.75

790 Ce franc-maçon, toutefois, prendra garde de ne pas oublier que cette poignée de main droite renvoie aussi à la poignée de main droite entre les Apôtres dans l'Épitre de Paul aux Galates (2-9). Comme déjà relevé, la version anglaise de la Bible King James, est suggestive et parle de "the right hands of fellowship ", alors que la traduction en français : « la main d'association » (Louis Second) ou « nous ont tendu la main, à moi et à Barnabé, en signe de communion » (Association Épiscopale Liturgique pour les pays Francophones - AEFL)

791 Yates F.A., The occult philosophy in the Elizabethan age, Toutledge & Kegan Paul, London, New York,

1979 et Routledge classics 2001, p. 105

792 Juillet-Garzon S., « Le rôle de la Kirk dans la réforme de l'Église d'Angleterre de 1639 à 1647 », Études écossaises 14 | 2011 Ellug / Éditions littéraires et linguistiques de l'université de Grenoble, Grenoble, 2011, p.243

793 Cant J., "Introduction" à Henry Adamson The Muses Threnodies George Johnston, Robert Morison, Perth, 1774, p. ix

794 John Earl of Rothes Relation of Proceedings concerning the Affairs of the Kirk of Scotland, from August 1637 to July 1638, Bannatyne Club, Edinburgh.1830, p.30 ; Baillie R.,The Letters and journal of Robert Baillie, T3, Edinburgh, 1842, p.52

795 Stevenson D., The first freemasons – Scotland early lodges and their members, Aberdeen university press, 1988, trad sautrot, Ivoire clair, Bagnolet 2000 p.53

796 Yates F.A., The Rosicrucian enlightenment, Routledge, London, New York, 1972, 2002, p.47-48

797 Sur ce sujet une lettre d'Henri IV à Elisabeth daté de l'année 1593 « Ce dernier de mai à Blois » ; Bulletin de la Société de l'Histoire du Protestantisme Français (1852-1865), 1858 sept Oct.., Vol. 7, No. 7/9, 1858 sept Oct.., pp. 260-264

798 Yates F.A., The Rosicrucian enlightenment, Routledge, London, New York, 1972, 2002, p.225

799 Baillie R., "Lettre à William Spang, 4 octobre 1637", The Letters and journal of Robert Baillie T1, Edinburgh, 1842, p.23

800 Yates F.A., The Rosicrucian enlightenment, Routledge, London, New York, 1972, 2002, p. 126 à 138

801 Faivre A. Encyclopédia Universalis V° Rose-croix

802 Yates F.A., The Rosicrucian enlightenment, Routledge, London, New York, 1972, 2002, p.263, 278

803 Yates F.A., The Rosicrucian enlightenment, Routledge, London, New York, 1972, 2002, p. XII

804 Freke Gould R., The concise history of freemasonry, revised by Frederick J.W. Crowe, Gale & Polen Ltd réed 1951 p.45 pour la citation

805 Ward E., « The Birth of Freemasonry – The creation of a myth», Ars Quatuor Coronatorum vol. 91 (for 1978), pp. 77-100 ; ici p. 82 ; Dans le même sens Harry Carr An examination of the early masonic catechism, Leicester, 1946, p. 4

806 Bodleian Library, Ashmole MSS., 1459; pp. 280–2 (Latin address headed 'Fratribus Rosae Crucis illuminatissimis'); pp. 284–31 (English translation of the Fama and the Confessio). See W. H. Black, Catalogue of the Ashmolean Manuscripts, 1845, no. 1459.

807 Yates F.A., The Rosicrucian enlightenment, Routledge, London, New York, 1972, 2002, p. 249

808 Yates F.A., The Rosicrucian enlightenment, Routledge, London, New York, 1972, 2002, p. 249

809 Lewis Bayley M. Milton and Jakob Boehme – A study of german mysticism in seventeenth-century England, Haskel House, New York, 1964, in fine

810 Waite A.E. The occult sciences, Kegan Paul, Trench, Trübner & Co, Ltd., London 1891, p. 201

811 F.A. Yates, The Rosicrucian enlightenment, Routledge, London, New York, 1972, 2002, p. 39

812 Waite A.E. The occult sciences, Kegan Paul, Trench, Trübner & Co, Ltd., London 1891p. 201 ; Real History of the Rosicrucians, George Redway, London, 1887 p. 7 et s ; The Brotherhood of the Rosy cross,1924 reprint Barnes& Noble Books, New York 1993 p. 35 et suivantes

813 F.A. Yates, The Rosicrucian Enlightenment, Taylor & Francis e-Library, London New York, 1972, 2002, p.47

814 A. E. Waite, The Brotherhood of the Rosy cross,1924 reprint Barnes& Noble Books, New York 1993 p.64 et F.A. Yates, The Rosicrucian Enlightenment, Taylor & Francis e-Library, London New York, 1972, 2002 p. 47 note 14

815 Ouvrage manuscrit cité par F.A. Yates, The Rosicrucian Enlightenment, Taylor & Francis e-Library, London New York, 1972, 2002 p. 46 et la localisation du texte et du microfilm en note 11

816 F.A. Yates, The Rosicrucian enlightenment, Routledge, London, New York, 1972, 2002, p.36, 220

817 Adams S., The Protestant Cause ; religious alliance with the West European Calvinist Communities as a political issue in England, 1585-1630'. D. Phil Thesis, University of Oxford, 1977, pp. 255 et s

818 Révauger M-C., « Maçonnisme et anti-maçonnisme en Grande-Bretagne sous la Révolution française ». In : Dix-huitième Siècle, n°37, 2005. Politiques et cultures des Lumières. p. 309 ; Berman. R.A. The Architects of Eighteenth-Century English Freemasonry, 1720 – 1740, Th. Exeter, 15/12/2010. Dacty., in fine p.2 et pp. 17,101-102, 251 et s

819 Stevenson D. « James Anderson (1679-1739) Man and mason » in Free masonry on both sides of the atlantic : essays concerning the Craft in the British Isle, Europe, the United States and Mexico, ed. R. W. Weisberg, New york, 2002pp.267-310 trad. 400 ans de Maçonnerie en Ecosse suivi de James Anderson (1679-1739) L'homme et le maçon, PF éditions 2014, pp. 46-4 ; Meisner M., Aurore et Lumières maçonniques, Êphaestos, Londres, (à paraître)

820 Yates F.A., The Rosicrucian enlightenment, Routledge, London, New York, 1972, 2002, p.42

821 Andréa J.V. Les noces chimiques de Christian Rozencreutz (1616),

trad Auriger, Chacornac Frères, Paris, 1928 ; que précède la Fama fraternitatis (1614) et la Confessio fraternitatis (1615) en annexe de Frances Yates, The Rosicrucian enlightenment, Routledge, London, New York, 1972, 2002, p. 297 et p. 311

822 Crossley J., The Diary and Correspondence of Dr. John Worthington, Chetham Society, Charles Simms and Cie, Manchester, 1847, p. 239

823 Freke Gould R. The concise History of Freemasonry, FJ.W. Crowe edition; Gale & Polden ltd, London, 1951, p.48

824 Gorceix B., La bible des Rose-Croix : traduction et commentaire des trois premiers écrits rosicruciens (1614-1615-1616), PUF, Paris, 1970 in fine

825 Voir Figure 8 ci-dessus

826 "Those who wish to be informed as to the origin and history of this secret society, which blended the doctrines of religion with the secrets of chemistry, and which ultimately became only another word for fraud and imposture from the impositions practised by the alchemists who claimed to be brethren of the order, may consult Mosheim vol ii p, 164, 1827 ; Bruckern vol iv p 735."

827 Cassirer E., La philosophie des Lumières, (1932) ; trad. Pierre Quillet, Fayard, Paris, 1966, p.72

828 Dee J. Monas Hieroglicfica, trad Grillot de Givry, Charconac, Paris, 1925.

829 Yates F.A., The Rosicrucian enlightenment, Routledge, London, New York, 1972, 2002, p.54

830 Carrive L. « Révolution anglaise et éthique protestante ». In : Autres Temps. Les cahiers du christianisme social. N°22, 1989. pp. 5-17, p.13

831 Strauss L., Natural right and history, The University of Chicago press, Chicago, 1953, trad Paris, Plon, 1954, pp.25 et 97

832 J. Crossley, The Diary and Correspondence of Dr. John Worthington, Chetham Society, Charles Simms and Cie, Manchester, 1847, par exemple Lettres des 30 janvier 1659 p. 177 ; 15 octobre 1660, p. 215

833 A description of the famous kingdom of Macaria, Francis Constable, London, 1641 attribué sans certitude soit à Gabriel Plates soit à Samuel Hartlib, soit à Francis Constable.

834 Perdue pendant trois siècles, la volumineuse correspondance de Samuel Hartlib a été mise en ligne par l'Université de Shefield à l'adresse suivante : https://www.dhi.ac.uk/hartlib/ qui utilise cet exergue.

835 « ... Nous tenons pour évidentes par elles-mêmes les vérités suivantes : tous les hommes sont créés égaux ; ils sont doués par le Créateur de certains droits inaliénables ; parmi ces droits se trouvent la vie, la liberté et la recherche du bonheur... », Déclaration d'indépendance des Etats-Unis d'Amérique, 4 juillet 1776, in Nous le peuple La Déclaration d'indépendance et la

constitution américaine, Gallmeister Editions, 2018

836 Crossley J., The Diary and Correspondence of Dr. John Worthington, Chetham Society, Charles Simms and Cie, Manchester, 1847, p. 239 à 241 "The cheats of the Fraternity of the Holy Cross (wch they call mysteries) have had infinite disguises and subterfuges. The internuntii of the Autilans have certainly the greater sin. But I dare not lay this fault upon the conscience of the heroick and candid soul of the chief inter-nuntius to me, who believed verily that there was such a thing, tho' I have blamed him often for his over credulity, as now it proves. We shall therefore take heed for the time to come, how to be catcht with the same chaff".

837 Yates F.A., The Rosicrucian enlightenment, Routledge, London, New York, 1972, 2002, p.198

838 Yates F.A., The Rosicrucian enlightenment, Routledge, London, New York, 1972, 2002, p.263

839 Yates F.A., The Rosicrucian enlightenment, Routledge, London, New York, 1972, 2002, Preface, p. XII

840 « For what we do presage is not in grosse, -- For we be brethren of Rosie crosse; -- We have the Mason word, and second sight, -- Things for to come we can foretell arigh"

841 Bedjaï M., « Franciscus van den Enden, maître spirituel de Spinoza ». In : Revue de l'histoire des religions, tome 207, n°3, 1990. pp. 289-311 ; Métaphysique, éthique et politique dans l'oeuvre du Docteur Franciscus van den Enden, 1602-1674 : contribution à l'étude des écrits de B. Spinoza (1632-1677), Thèse, Paris I, 1990, in fine

842 Charles -Daubert F. Les libertins érudits en France au XVII° siècle, PUF, Paris, 1997, p. 5

843 Stevenson D., The origins of freemasonry, Cambridge University press,1988, p.219 et la note 10

844 Bodleian Library, Ashmole MSS., 1459; pp. 280–2 (Latin address headed 'Fratribus Rosae Crucis illuminatissimis'); pp. 284–31 (English translation of the Fama and the Confessio). See W. H. Black, Catalogue of the Ashmolean Manuscripts, 1845, no. 1459.

845 Yates F.A., The Rosicrucian enlightenment, Routledge, London, New York, 1972, 2002, p. 249

846 Yates F.A., The Rosicrucian enlightenment, Routledge, London, New York, 1972, 2002, p. 249

847 Elias Ashmole (1617–1692). His Autobiographical and Historical Notes, his Correspondence, and Other Contemporary Sources Relating to his Life and Work Oxford: Josten, C. H. (editor) Clarendon Press, vol. 2, Oxford, 1966, p. 395-396 "I was made a Free Mason at Warrington in Lancashire",

Enlightenment, Taylor & Francis e-Library, London New York, 1972, 2002 p. 46 et la localisation du texte et du microfilm en note 11

848 Quincey T. de, «Historico-Critical Inquiry into the Origin of the Rosicrucians and the Freemasons", Confessions of an English Opium-eater, Walter Scott, London,1886, p. 207

849 John Dee développera sa propre bibliothèque au point d'en faire la plus riche d'Angleterre pour la mettre à disposition des savants et des érudits F.A. Yates, The occult philosophy in the Elizabethan age, Toutledge & Kegan Paul, London, New York, 1979 et Routledge classics 2001, p. 94

850 Il est certain que le « Mot » est sans lien avec les grades d'Apprenti Compagnon ou Maître et très vraisemblable que le « Mot » soit l'une des manières de désigner le Dieu de l'Ancien Testament. Voir sur cette question Meisner M., Rituel et Symbolisme de la Franc-Maçonnerie des Premiers temps, Êphaestos, Londres, (à paraître)

851 Knoop D. & Jones G. P., & Hamer D., The early masonic catechisms, by Harry Carr Quatuor Coronati Lodge, n° 2076, Londres, 1975 pp.31 et s ; Meisner M., Rituel et Symbolisme de la Franc-Maçonnerie des Premiers temps, Êphaestos, Londres, (à paraître)

852 Waite A. E., The Brotherhood of the Rosy cross,1924 reprint Barnes& Noble Books, New York 1993 p.64 et F.A. Yates, The Rosicrucian Enlightenment, Taylor & Francis e-Library, London New York, 1972, 2002 p. 47 note 14

853 Ouvrage manuscrit cité par Frances. Yates, The Rosicrucian

854 F.A. Yates, The Rosicrucian enlightenment, Routledge, London, New York, 1972, 2002, p.42

855 Wallace-James R.E., « The book of the Aitchison Haven lodge1598-1764 », Ars Quatuor Coronatorum, vol.24 (for 1911), pp. 30 à 46

856 Stevenson D., The origins of freemasonry, Cambridge University press,1988, p.219-220

857 Minois G., La cabale des dévots : société secrète et lobby intégriste au temps de Louis XIV, Champ Vallon, Paris, 2018

858 Schuh J. « L'émergence de la notion de société secrète dans la presse du XIXe siècle », Journée d'étude - L'Imaginaire des sociétés secrètes dans la littérature du XIXe siècle, BNF, Paris, 28 février 2020

859 M. Hunter, The Boyle papers, understanding the manuscrips of Robert Boyle, Rootledge, London, 2007, par exemple dans la Lettre d'ocotbre 1946 à Isaac Marcombes et de mai 1647 probablement à Samuel Hartlib

860 M. Purver, The Royal Society: Concept and Creation (1967), p. 205.

861 Charles W. Colby, ed., Selections from the Sources of English History, Longmans, Green & Co., London,1920, pp. 196-199.

862https://catalogues.royalsociety.org/CalmView/Record.aspx?src=Ca

lmView.Persons&id=NA8107&pos=1 (consulté 18octobre 2021)

863 Université de Shefield fond Samule Hartilb accessible à https : //www.dhi.ac.uk/hartlib/ (consulté le 1er janvier 2019)

864 Fell Smith Ch.: John Dee ; 1527 – 1608, Constable and Company Londres, 1909, p. 15

865 E. Cassirer, La philosophie des Lumières, (1932) ; trad. Pierre Quillet, Fayard, Paris, 1966, p. 76

866 E. Cassirer, La philosophie des Lumières, (1932) ; trad. Pierre Quillet, Fayard, Paris, 1966, p.74

867 Martin, M., A Des cription of the Western Islands of Scotland, Charles W. J. Withers ed. (1703), Birlinn, Edinburgh, 1999, p. 41.

868 Locke J., An essay concerning human understanding, (1689) Penguin Classics, Reprint, London, 1997, p. 606 (IV, xvii, 23,)

869 Ward E., « The Birth of Freemasonry – The creation of a myth», Ars Quatuor Coronatorum vol. 91 (for 1978), pp. 77-100, ici p. 82 ; dans le même sens Harry Carr, An examination of the early masonic catechism Leicester, 1946, p. 4 ; voir aussi Meisner M., Aurore et Lumières maçonniques, Êphaestos, Londres, (à paraître)

870 Taylor J., A discourse of the nature, offices, and measures of friendship with rules of conducting it ; written in answer to a letter from the most ingenious and vertuous M.K.P. ; Printed for R. Royston at the Angel in Ivie-lane, London, 1657; p.6 « Christian Charity is friendship to all the world »

871 Voir Figure 14

872 Hobbes, Th., Leviathan, With selected variants from the Latin edition of 1668, Underlined, Notations Edition Edwin Curley, Hackett Publishing Company inc., Indianapolis, Cambridge1994, Chap xiii, p. 77

873 Strauss L., Natural right and history, The University of Chicago press, Chicago, 1953, trad Paris, Plon, 1954, p.189

874 Anderson J. Livre des constitutions maçonniques traduction E. Jouin, Emile Paul frères, Paris 1930, p.86

875 "whereby Masonry becomes the Center of Union, and the Means of conciliating true Friendship among Persons that must have remain'd at a perpetual Distance" ; Anderson J. Livre des constitutions maçonniques traduction E. Jouin, Emile Paul frères, Paris 1930

876 Le texte étant du XVIII°, je traduis "conciliating true friendship" par « fonder une proximité véritable de l'âme » conformément au sens transitif ancien de "conciliate" : "to gain" : acquérir et donc dans ce contexte « fonder », et non dans le sens intransitif « to become friendly or agreable » et donc rapprocher, réconcilier Merriam Webster V° Conciliate En ce sens de "to Gain" Samuel Johnston A Dictionary of the English Language, 3ème edition, W.G. Jones, Dublin, 1755 v° Conciliate "Friendship" selon la définition de par Jeremy Taylor :

« but by friendships, I suppose you mean, the greatest love, and the greatest usefulness, and the most open communication, and the noblest suffelrings and the most exemplar faithfullness, and the severest truth, and the heartiest counsel, and the greatest Union of mindes, of which brave men and women are capable » In., Taylor J. A discourse of the nature, offices, and measures of friendship with rules of conducting it ; written in answer to a letter from the most ingenious and vertuous M.K.P. ; Printed for R. Royston at the Angel in Ivie-lane, London, 1657; p.5

877 Le texte étant du XVIII°, je traduis " remained at a perpetual distance" par « rester dans une perpétuelle discorde » conformément au sens ancien de "distance" « discorde » et non en son sens contemporain « d'éloignement », Merriam-Webster V° Distance qui site discord comme sens premier dès le XIV° siècle mais devenu obsolète de distance et Samuel Johnston A Dictionary of the English Language, 3ème edition, W.G. Jones, Dublin, 1755 v° distance qui relève ce sens dans Shakespeare et indique "contrariety", "opposition"

878 "Thus Masonry is the Center of their Union, and the happy Means of conciliating Persons that otherwise must have remain'd at a perpetual Distance" ; J. Anderson, The new book of constitutions of the ancient and honourable fraternity of free and accepted masons, 1738, Edward Bate, Dublin,1751

879 "Thus Masonry is the Center of their Union, and the happy Means of conciliating Persons that otherwise must have remain'd at a perpetual Distance"; L. Dermott Ahiman Rezon ou une aide pour ceux qui sont (ou voudraient être) des maçons francs et acceptés, James Bedford, London, 1756

880 Conformément au sens intransitif « to become friendly or agreable » et donc rapprocher, réconcilier Merriam Webster Dictionary V° Conciliate

881 "Thus masonry is the center of union between good men and true, and the happy means of conciliating friendship amongst those who must otherwise have remained at a perpetual dis-ance" Ars Quatuor Coronatorum vol.23 (for 1910, p.37 et s

882 Meisner M., Aurore et Lumières maçonniques, Êphaestos, Londres, (à paraître)

883 Dudley J. M., A Student's Manual of English Constitutional History. 6°Edition Basil Blackwell, Oxford, 1925, p.650 et s.

884 Anderson J., Unity in Trinity and Trinity in unity a Dissertation, Richard Ford, London, 1733, 100 pages

885 Dermott L. Ahiman Rezon: or, A help to all that are 'or would be) Free and Accepted Masons, Black, Londres printed 1764 (première edition James Bedford, Londres, 1756), pp.30,44

886 Voir à ce sujet : Meisner M., Aurore et Lumières maçonniques, Êphaestos, Londres, (à paraître)

887 Desaguliers, J.T., The newtonian system of the world, the best model of government, an allegoricall poem, A. Campbell, Westminster, 1728, p. iii, les mots soulignés le sont par Desaguliers

888 Hobbes Th. De Cive Ch X, xviii et xix qui opte évidemment pour la monarchie héréditaire.

889 Sur la critique de Plébisme fait par Filmer à Hobbes Filmer R., Patriarcha and Other Writings Observations Concerning the Originall of Government, upon M. Hobs' 'Leviathan', M. Milton against Salmasius, H. Grotius 'De Jure Belli, CUP, Cambridge, 1991, p. 132

890 Locke J. A letter concerning toleration,(1689) , Huddersfield, 1796, p. 49 « Those are not at all to be tolerated who deny the being of God. Promises, covenants, and oaths, which are the bonds of human society, can have no hold upon an atheist. Teh taking away of God, though but even in thought, dissolves all » et Soccard S., « L'exclusion des athées par Locke. L'envers théorique d'une convention politique ». In: XVII-XVIII. Revue de la société d'études anglo-américaines des XVIIe et XVIIIe siècles. N°65, 2008. Les Formes de la Séduction. pp. 311- 332

891 Locke J. A letter concerning toleration,(1689) , Huddersfield, 1796, p. 49 « one man does not violate the right of another, by his erroneous opinions, and undue manner of worship nor is his perdition any prejudice to another man's affairs ; therefore, the care of each man's salvation belongs only o himself .»

892 Anderson J., Livre des constitutions maçonniques ; bilingue, traduction, E. Jouin, Emile Paul frères, Paris 1930, p.86

893 John Locke Deux Traités du Gouvernent, Livre II, §16.

894 Strauss L., Natural right and history, The University of Chicago press, Chicago, 1953, trad Paris, Plon, 1954, p.149

895 Strauss L., Natural right and history, The University of Chicago press, Chicago, 1953, trad Paris, Plon, 1954, p.194

896 Herrmann F., « Israël, un modèle pour l'Angleterre du XVIIe siècle ? ». In : XVII-XVIII. Revue de la société d'études anglo-américaines des XVIIe et XVIIIe siècles. N°64, 2007. La Bible dans le monde anglo-américain des XVIIe et XVIIIe siècles [Colloque tenu en Sorbonne les 25 et 26 novembre 2006] pp. 135-159

897 Hobbes, Leviathan: With selected variants from the Latin edition of 1668, Underlined, Notations Edition Edwin Curley, Hackett Publishing Company inc., Indianapolis, Cambridge1994, Chap xiii, p. 77 et n.7

898 T. Hobbes, De cive I,1

899 Locke J. A letter concerning toleration,(1689) , Huddersfield, 1796, p. 49 « Those are not at all to be tolerated who deny the being of God. Promises, covenants, and oaths, which are the bonds of human society, can have no hold upon an atheist. Teh taking away of God, though but even in

thought, dissolves all » et Soccard S., « L'exclusion des athées par Locke. L'envers théorique d'une convention politique ». In: XVII-XVIII. Revue de la société d'études anglo-américaines des XVIIe et XVIIIe siècles. N°65, 2008. Les Formes de la Séduction. pp. 311- 332

900 Carrive L., « « Révolution anglaise et éthique protestante. In : Autres Temps. Les cahiers du christianisme social. N°22, 1989. pp. 5-17 ; p. 14

901 Genèse 1 ; 27

902 Genèse 8 ;21

903 Genèse 6 ; 8 et 22

904 Genèse 6 ; 8

905 Genèse 6 ; 5

906 Anderson J., Livre des constitutions maçonniques ; bilingue, traduction, E. Jouin, Emile Paul frères, Paris 1930, p.14

907 Knoop, D; Jones, G P; Hamer, The Early Masonic Catechisms, Manchester University Press, 1963, Second Edition, pp 92-93

908 Anderson J., Livre des constitutions maçonniques ; bilingue, traduction, E. Jouin, Emile Paul frères, Paris 1930, p.87-88 (Deuxième Obligations du maçon « Du Magistrat civil, suprême et subordonné »)

909 Newton J.F. The Builders: A Story and Study of Freemasonry The Torch Press, Cedar Rapids Iowa, 1914, p. 60 qui parle de "The fatherhood of God, the brotherhood of man, the moral law, the Golden Rule, and the hope of life everlasting."

910 Kerr J., The Covenant and the covenanters, Edinburgh, 1895 p.11 ; Herrmann Frédéric. Israël, un modèle pour l'Angleterre du XVIIe siècle ? In : XVII-XVIII. Revue de la société d'études anglo-américaines des XVIIe et XVIIIe siècles. N°64, 2007. La Bible dans le monde anglo-américain des XVIIe et XVIIIe siècles, Colloque tenu en Sorbonne les 25 et 26 novembre 2006, pp. 135-159 ; p.136, 139 ; Carrive Lucien. Révolution anglaise et éthique protestante. In : Autres Temps. Les cahiers du christianisme social. N°22, 1989. pp. 5-17 ; p.13

911 Charles -Daubert F. Les libertins érudits en France au XVII° siècle, PUF, Paris, 1997, p. 5

912 Anderson J., Livre des constitutions maçonniques ; traduction, E. Jouin, Emile Paul frères, Paris 1930

913 Knoop, D; Jones, G P; Hamer, The Early Masonic Catechisms, Manchester University Press, 1963, Second Edition, pp 91-92

914 Genèse 6 ;7 « J'effacerai de la surface du sol l'homme que j'ai créé, homme, bestiaux, petites bêtes et même les oiseaux du ciel, car je me repens de les avoir faits. »

915 Genèse 6 ; 8

916 Genèse 6 ; 5

917 Genèse 6 ;18

918 Genèse 6 ; 5

919 Hooker R. Of the Lawes of Ecclesiasticall Politie, William Stansbye, Londres, 1622, réed Scolar press, Menston, 1969 ; 270 pages; A learned discourse of Justification, réed Christian Classics Ethereal Library, Grand

Rapids, 51 pages ; Lewis C.S., English Literature In The Sixteenth Century Excluding Drama ; Oxford University Press, Oxford, 1944, p. 441 et s

920 Locke J. A letter concerning toleration, (1689), Huddersfield, 1796, p. 49

921 Genèse 8 ;21

922 Knoop, D; Jones, G P; Hamer, The Early Masonic Catechisms, Manchester University Press, 1963, Second Edition, pp 91-92 « ... pourtant il faut croire et aussi comprendre que la vertu ne procède pas de ce qu'ils ont trouvé ou comment elle a été appelée mais de la foi et de la prière pour que se continue la volonté de le faire ... » (...) yet it is to be believed and also understood that the vertue did not proceed from what they found or how it was called but from faith and prayer so that it, Continues the will pass for the deed (...)

923 Calvin J., Institution de la religion chrétienne. 2 vol., C. Meyrueis, Paris,1859, T2, 2, 19.

924 Calvin J., Institution de la Religion Chrétienne, 2 vol., C. Meyrueis, Paris,1859, T2, 2, 17.

925 Voltaire « De la religion anglicane », Œuvres complètes, Tome 33 Mélanges de littérature d'histoire et de philosophie vol1, Cranmer et Bardin, Genève, 1775, pp.85 et suivantes

926 Robertson A.; The life of Sir Robert Moray, soldier, statesman and man of science (1608-1673) ; Longmans, Green & co., London, 1922 ; p.175

927 Stevenson D., The Origins of Freemasonry: Scotland's Century, 1590-1710 ; Cambridge university press ; Cambridge ; 1988 ; p. 174

928 Robertson A.; The life of Sir Robert Moray, soldier, statesman and man of science (1608-1673) ; Longmans, Green & co., London, 1922 ; p.179

929 Stevenson D., The Origins of Freemasonry: Scotland's Century, 1590-1710 ; Cambridge university press ; Cambridge ; 1988 ; p. 168 et 198

930 Stevenson D., The origins of freemasonry, Cambridge University press,1988, p.170 et la note 13

931 Stevenson D., The Origins of Freemasonry: Scotland's Century, 1590-1710 ; Cambridge university press ; Cambridge ; 1988 ; p.175

932 Stevenson D., The Origins of Freemasonry: Scotland's Century, 1590-1710 ; Cambridge university press ; Cambridge ; 1988 p. 173

933 Taylor J., A discourse of the nature, offices, and measures of friendship with rules of conducting it ; written in answer to a letter from the most ingenious and vertuous M.K.P. ; Printed for R. Royston at the Angel in Ivie-lane, London, 1657; p.6 « Christian Charity is friendship to all the world »

934 Un Franc-maçon ne peut être insensible à ce rythme par deux et un dont témoigne le texte de Jean dont on se souvient que le rite du Mot de maçon nous dit que l'Entered Apprentice comme le Master Mason ou Fellow-craft

jure « Par Dieu, Saint Jean, l'équerre et le compas ».

935 Taylor J., A discourse of the nature, offices, and measures of friendship with rules of conducting it ; written in answer to a letter from the most ingenious and vertuous M.K.P. ; Printed for R. Royston at the Angel in Ivie-lane, London, 1657; p.5 « but by friendships, I suppose you mean, the greatest love, and the greatest usefulness, and the most open communication, and the noblest suffe|rings and the most exemplar faithful|ness, and the severest truth, and the heartiest counsel, and the greatest Union of mindes, of which brave men and women are capable »

936 Stevenson D., The Origins of Freemasonry: Scotland's Century, 1590-1710 ; Cambridge university press ; Cambridge ; 1988 p. 183

937 John Locke Deux Traités du Gouvernent, Livre II, §16.

938 John Locke, Lettre sur la tolérance, trad. Jean Leclerc (1710), 1686, p. 6

939 Practique : Variant of Practik ;The established usage or normal practice of a body of persons or an institution or in some form of activity. For the legal applications of this sense (Dictionary of the Scots language) ; Scots law : the ancient, reported decision of the Court of Session used to show the customary practices and law – usually used in plural (Merriam-Webster)

940 Allusion à la Confession of Faith Ratification Act, adoptée le 27 août 1560 par le parlement d'Ecosse dans l'Acte qui fonde la Kirk : l'église d'Écosse calviniste presby-térienne, ce texte est toujours en vigueur. http://www.legislation.gov.uk /aosp/1560/1

941 Allusion à la Confession of Faith Ratification Act

942 Allusions à la fois à la Confession of Faith Ratification Act et à la King's Confession de 1581 reproduite ci-dessus et qui constitue la première partie du présent texte

943 Le texte est celui reproduit in Knoop, D ; Jones, G P ; Hamer, The Early Masonic Catechisms ; "Edinburgh Register House MS - 1696", Manchester University Press, 1963, Second Edition, pp 31-34 – sauf pour le mot « aval » Réponse à la question 12 p. 32, qui est visiblement une faute de frappe, corrigée en « ovall » dans le même ouvrage p. 88, 138, 242.

944 Pour une traduction différente de celle que je propose, voir : Edmond Mazet : « Le manuscrit des archives d'Edinburgh 1696 » ; in Cahier de l'Herne n°62, l'Herne, Paris 2008, p.181 et Négrier P., Textes fondateurs de la tradition maçonnique, 1390-1760, Grasset & Fasqelle, Paris, 1995, p.97

945 "Due guard" variante de "dueguard" et "dewguard" manière de saluer signifiant « Dieu vous garde » Dictionary of the Scots Language. 2004. Scottish Language Dictionaries Ltd. V° dueguard et dewguard

Printed in Great Britain
by Amazon

74393842R00200